モノグラフ

病気の分子形態学

日本臨床分子形態学会 編

序　文

　近年の遺伝子解析法や遺伝子操作技術の発展は目ざましいものがあり，新しい医学生物学的事実が，次々と明らかにされています。すでにヒト遺伝子の全塩基配列が解明され，iPS細胞の臨床応用研究に代表されるように，新たな生命科学が展開されています。一方では，生命体を構成する細胞や組織の機能およびヒトの病気は，動物やヒト生体内臓器の構造に依存していますので，それをターゲットとする分子形態学的アプローチが，常に必要とされています。それにより，病気の臨床病理学的背景を解明することが，各臨床科の診断・治療に向けて必要であります。

　さて，2002年に「病気の形態学」が出版（学際企画）されたのに続く，このモノグラフ「病気の分子形態学」は，第2弾の日本臨床分子形態学会の出版事業となりました。以前の「病気の形態学」は，学会名称が日本臨床電子顕微鏡学会時に刊行され，主に電顕写真が掲載されて，その病態について解説がされておりました。しかし，すでに学会名称の変更があり，「日本臨床分子形態学会」になりました。そこでこの新しいモノグラフ「病気の分子形態学」には，電顕形態学的技法にとらわれず，幅広い臨床診断学的アプローチおよび機能分子形態学的技法を駆使して解析した内容が，掲載されています。21世紀に入り，ちょうど10年ほどが経過しましたが，このモノグラフは，生体内機能分子局在と機能を探る基礎的および最新のイメージング法に関する臨床医学的内容となっています。このような種々の顕微鏡法や免疫組織化学，In situハイブリダイゼーション等の分子細胞生物学的技法により明らかにされたモノグラフ「病気の分子形態学」を刊行することにより，新たな臨床および基礎医学的知識を，臨床医師，基礎・臨床医学者，コメディカルの皆様，および医学生などに伝え，病気の原因には形態と機能が密接に関連性を持つことの意義を理解して頂けることと思います。

　なお，各著者（総論と各論あわせて約90名）には，御自分の得意分野を中心に，わかりやすく記述してもらいました。もちろん臨床的な「ヒトの病気」の他に，実験動物，遺伝子改変動物や培養条件下細胞，遺伝子導入細胞による基礎医学的内容も加えています。さらに最近の分子形態学的解析法，分子生物学的技法，遺伝子解析法等に関する技術的知識も紹介されています。このモノグラフが日本臨床分子形態学会員をはじめとして，薬学や生命科学の研究者にも広く読まれ，臨床医学的研究と診断や病態の理解に役立つことを願っております。この刊行事業には，専門分野検討委員会メンバーが中心となりまして，モノグラフ発行委員会を立ち上げまして遂行いたしました。本書の編集・刊行にあたりまして，著者の皆様方には，御多忙中に原稿執筆等で御尽力をいただき，また快く出版を引き受けていただいた学際企画（株）の佐藤武雄会長に御礼申し上げます。

平成23年8月

日本臨床分子形態学会
モノグラフ発行委員会

モノグラフ発行委員会 (あいうえお順)

	市田　隆文	順天堂大学医学部附属静岡病院消化器内科
	岩井　眞樹	京都府立医科大学大学院医学研究科消化器内科学
	上野　隆登	朝倉医師会病院，久留米大学先端癌治療研究センター
※	大野　伸一	山梨大学大学院医学工学総合研究部解剖学講座分子組織学教室
	大槻　勝紀	大阪医科大学生命科学講座解剖学教室
	小路　武彦	長崎大学大学院医歯薬学総合研究科医療科学専攻 生命医科学講座組織細胞生物学分野
	小林　道也	高知大学医学部医療学講座医療管理学分野
	螺良　愛郎	関西医科大学病理学第二講座
※※	森　道夫	札幌医科大学医学部　名誉教授

※※ 理事長，※ 委員長

目次

第一章　総論

1. 病気と電子顕微鏡学 ………………………………………………………………… 9
2. 病態解析と免疫組織化学 …………………………………………………………… 12
3. 癌と分子形態学的解析法（Ⅰ）「大腸癌の組織発生と遺伝子異常」………… 16
4. 癌と分子形態学的解析法（Ⅱ）「マウス乳癌転移モデル」……………………… 19
5. 代謝疾患の形態学 …………………………………………………………………… 22
6. 細胞傷害「化学物質による細胞毒性」…………………………………………… 26
7. 細胞死の基礎と臨床 ………………………………………………………………… 29
8. 放射線被ばくによる発癌：特に内部被ばく発癌機構 …………………………… 33
9. 腫瘍被膜の分子病理形態学 ………………………………………………………… 37
10. 線毛形成と線毛病の分子機構 ……………………………………………………… 40
11. 臓器線維症の分子形態学 …………………………………………………………… 44
12. プロトンポンプ，特にⅤ型プロトンポンプの機能と病態 ……………………… 48
13. AIDS患者の超微形態像 …………………………………………………………… 51
14. 細胞間結合装置 ……………………………………………………………………… 54
15. 凍結技法と病態解析応用 …………………………………………………………… 58
16. 質量顕微鏡法 ………………………………………………………………………… 61
17. In situ hybridization ………………………………………………………………… 66
18. HELMET (histo-endonuclease-linked detection of methylation sites of DNA)法によるDNAメチル化部位の視覚化 ……………………………………………… 70
19. ディープエッチング法の病理診断学的応用 ……………………………………… 73

第二章　各論

Ⅰ．消化管の疾患

Ⅰ-1. *APC* 癌抑制遺伝子：*APC* tumor suppressor gene
　　　―その多彩な発現と機能― ………………………………………………… 79
Ⅰ-2. 胃底腺壁細胞の酸分泌における形態学 ……………………………………… 83
Ⅰ-3. 大腸腫瘍　―側方発育型腫瘍を中心に― …………………………………… 86
Ⅰ-4. 癌における Thymidine phosphorylase ……………………………………… 88
Ⅰ-5. 消化管と栄養 …………………………………………………………………… 91

Ⅰ-6.	GIST（特に十二指腸）について	95
Ⅰ-7.	ヒト胃における *H.pylori* の走査，透過電顕像	98
Ⅰ-8.	*Helicobacter heilmannii* の超微形態および壁細胞内への侵入性	101

Ⅱ．肝臓の疾患

Ⅱ-1.	我が国における急性肝不全の実態と治療	104
Ⅱ-2.	肝線維化病態に対する分子形態学的アプローチ	109
Ⅱ-3.	C型肝炎における鉄代謝異常	112
Ⅱ-4.	肝硬変の病態と細胞外マトリックス	116
Ⅱ-5.	アルコール性肝障害の病態	120
Ⅱ-6.	原発性胆汁性肝硬変の胆管障害機序	124
Ⅱ-7.	原発性硬化性胆管炎の病態と分子形態	127
Ⅱ-8.	自己免疫性肝炎の病理学的特徴	129
Ⅱ-9.	ウイルソン病	133
Ⅱ-10.	遺伝性鉄過剰症の肝病変について	136
Ⅱ-11.	早期肝細胞癌の病理	139
Ⅱ-12.	進行性肝細胞癌の形態	142
Ⅱ-13.	非アルコール性脂肪性肝炎（NASH：Nonalcoholic steatohepatitis）	145

Ⅲ．呼吸器の疾患

Ⅲ-1.	鼻アレルギーとタイト結合	148

Ⅳ．神経の疾患

Ⅳ-1.	2007年WHO新分類について	150
Ⅳ-2.	星細胞	154
Ⅳ-3.	乏突起膠腫：oligodendroglioma	157
Ⅳ-4.	脳室上衣細胞性腫瘍	160
Ⅳ-5.	中枢性神経細胞腫： Central neurocytoma, Extraventricular neurocytoma	163
Ⅳ-6.	胎児性腫瘍	165
Ⅳ-7.	髄膜腫：meningioma	168
Ⅳ-8.	神経鞘腫	172
Ⅳ-9.	血管芽腫	176
Ⅳ-10.	中枢神経系内上皮性嚢胞	179
Ⅳ-11.	ニューロパチー	183
Ⅳ-12.	広汎性発達障害	186

Ⅳ-13. 大脳皮質形成障害 ……………………………………………… 189
　　Ⅳ-14. 子宮内胎仔脳遺伝子導入法 …………………………………… 192

Ⅴ．循環器の疾患
　　Ⅴ-1. 薬剤性心筋傷害 ………………………………………………… 194
　　Ⅴ-2. 慢性心筋炎 ……………………………………………………… 197

Ⅵ．腎臓の疾患
　　Ⅵ-1. 糸球体腎炎・ネフローゼ症候群における
　　　　　タンパク尿の分子形態学的機序 ……………………………… 201
　　Ⅵ-2. 尿沈渣の形態学による腎炎の鑑別診断：risk-free renal biopsy …… 205
　　Ⅵ-3. 急速凍結・ディープエッチング法による
　　　　　ヒト糖尿病腎糸球体の微細構造 ……………………………… 209
　　Ⅵ-4. 腎糸球体足細胞スリット膜の分子解剖学 …………………… 212
　　Ⅵ-5. 囊胞腎の形態と分子病態 ……………………………………… 215
　　Ⅵ-6. ANCA関連腎炎の分子病態機構 ……………………………… 218

Ⅶ．皮膚の疾患
　　Ⅶ-1. 角化症の病態生理 ……………………………………………… 221
　　Ⅶ-2. 皮膚バリア障害と魚鱗癬，アトピー性皮膚炎 ……………… 225
　　Ⅶ-3. 自己免疫性水疱症の成り立ち ………………………………… 229
　　Ⅶ-4. 痤瘡の発症機序 ………………………………………………… 232
　　Ⅶ-5. 毛包幹細胞領域と皮膚疾患 …………………………………… 236
　　Ⅶ-6. 皮膚の創傷治癒 ………………………………………………… 240
　　Ⅶ-7. 乾癬の発症病態 ………………………………………………… 244

Ⅷ．骨・関節・筋の疾患
　　Ⅷ-1. 筋ジストロフィーにおけるアクアポリンの発現異常 ……… 247
　　Ⅷ-2. 骨の疾患：骨の加齢変化と骨粗鬆症 ………………………… 251

Ⅸ．口腔，唾液腺の疾患
　　Ⅸ-1. 薬剤による歯の障害とそのメカニズム ……………………… 254
　　Ⅸ-2. 歯周病，齲蝕症 ………………………………………………… 257
　　Ⅸ-3. 歯科インプラントの界面 ……………………………………… 262
　　Ⅸ-4. 歯原性囊胞：odontogenic cyst ………………………………… 266
　　Ⅸ-5. 歯原性腫瘍：odontogenic tumor ……………………………… 269
　　Ⅸ-6. 前癌病変，口腔癌 ……………………………………………… 274
　　Ⅸ-7. 唾液腺腫瘍 ……………………………………………………… 277

- IX-8. 口腔カンジダ症 …………………………………………………… 280
- IX-9. 慢性扁桃炎とタイト結合 …………………………………………… 284
- IX-10. 口腔傍器官とは何か？ …………………………………………… 287

X．乳腺の疾患
- X-1. 妊娠による乳癌予防の分子メカニズム ………………………… 290
- X-2. 天然産物による乳癌の化学予防と治療への応用 ……………… 293
- X-3. 遺伝子プロファイルからみた乳癌の亜分類 …………………… 296
- X-4. 乳癌の組織型：特徴的な病理形態 ……………………………… 299

XI．婦人科の疾患
- XI-1. 子宮頸癌 …………………………………………………………… 302
- XI-2. 子宮体癌に対するヒトモノクローナル抗体 HMMC-1 の特性 ………… 306
- XI-3. 卵巣腫瘍
  - 1）表層上皮性・間質性腫瘍 …………………………………… 309
  - 2）性索間質性腫瘍 ……………………………………………… 313
  - 3）胚細胞腫瘍 …………………………………………………… 317
- XI-4. 子宮筋腫・子宮内膜症 …………………………………………… 321
- XI-5. 子宮腺筋症と内膜ポリープ ……………………………………… 325
- XI-6. 絨毛性疾患：trophoblastic disease …………………………… 328

XII．内分泌の疾患
- XII-1. 下垂体前葉細胞のホルモン分泌機構 …………………………… 331
- XII-2. 甲状腺 ……………………………………………………………… 334
- XII-3. 内分泌腺の機能形態
  ―下垂体前葉における機能的組織構築の新しい概説― ………… 338
- XII-4. 下垂体細胞の分化，
  下垂体腺腫の原因遺伝子と視床下部・下垂体のクロストーク ………… 342
- XII-5. 原発性アルドステロン症をきたす副腎皮質微小腺腫の組織学的診断 …… 345

XIII．眼科領域の疾患
- XIII-1. アトピー白内障　―その発症に関与する要因とメカニズム― ………… 348
- XIII-2. 誘発白内障 ………………………………………………………… 351
- XIII-3. 薬剤誘発網膜変性 ………………………………………………… 354
- XIII-4. 脈絡膜新生血管 …………………………………………………… 357

索　引 …………………………………………………………………… 363

総論

1. 病気と電子顕微鏡学

田口　尚[1]，末松　貴史[2]
長崎大学大学院医歯薬学総合研究科 病態病理学[1]
長崎大学医学部中央電顕室[2]

キーワード
電子顕微鏡，病理診断学，腫瘍診断学，細胞内小器官

はじめに

古代ギリシャの神殿には乳癌を持つ女性の石像が奉納されており，古代の人たちは病気の存在を認識していたことを示している。おそらく人類の歴史とともに病気は人を苦しめてきたと思われる。病気の解明を目指す病理解剖学は 18 世紀に Morgagni により本格的に始まった。19 世紀，Virchow の時代に光学顕微鏡の発明と組織化学の進歩により，組織，細胞レベルでの病理学が生まれた。そして，1930 年代に開発された電子顕微鏡（電顕）は，1950 年代になり固定や切片作成技法が開発され，超微形態学的な研究が始められ，病気の解明や病理診断に大きな力を発揮するようになった。マクロからミクロへ，そして超ミクロの領域へと病気の形態学的検索が今日まで進んできた。

1. 病気と電子顕微鏡の役割

病気の場としての臓器，組織の検索は重要であるが，それを踏まえた細胞，分子のレベルで病気は理解されるようになった。病気の原因やそれに伴う変化が超微形態像にどのように反映されるかを探究していくのが電子顕微鏡学の使命でもある。電顕レベルでの免疫組織化学や酵素組織化学などの技法，あるいは X 線マイクロアナライザーを用いた分析などにより，機能面を含めた検索も広域に進められている。

電顕による検索は病気の本態を探る手段であるが，同時に，病理診断を支える大切な方法でもあり，腫瘍，遺伝性疾患，免疫炎症疾患などの鑑別診断において有用な検索法である。

2. 病気と細胞微細構造の変化

電顕レベルでの細胞観察が，どのように病気を捉え，病理診断に生かされているか，その概略を通覧し，電子顕微鏡学の実践に触れたい。

1）核の変化

核の変化の最も顕著な病態は腫瘍化に伴う核異型であり，光顕レベルでも観察されるが，電顕ではより明瞭に認められ，多くの知見が集積されている[1]。

アポトーシスにおいては核の断片化がみられる。この現象は 1970 年代初めに，電顕観察によって初めて明らかにされ，ネクローシスとは異なる細胞死として報告された。アポトーシスは生理的な細胞死とされていたが，癌や AIDS 等の多くの疾患時に誘導されることが明らかとなり，分子生物学分野でも重要な研究テーマとなっている。

2）細胞膜の変化

　細胞膜は電顕で観察すると，電子密度の低い中間層を挟む2層の高電子密度を有する膜で構成されており，細胞膜の重要な機能の基盤を示す。また，多くの上皮細胞は頂上領域に特異な機能を営むための構造を有する。微絨毛は細胞表面に飛び出した細胞質突起であり，小腸上皮や腎尿細管上皮で密在してみられる。線毛は運動性の細胞質突起であり，気管，気管支，卵管などにみられ物質移送に関係している。このような表面の突起構造は走査電子顕微鏡により明瞭に観察され，炎症あるいは腫瘍などの病変時には癒合，変形，消失などが認められる。また，微絨毛の存在は上皮系細胞であることを示し，腫瘍の鑑別に用いられる[2]。

3）細胞内小器官の変化

　細胞内小器官は細胞の機能を営むための構成成分であるが，その異常は電顕的な形態変化に反映される。例えば，多くの遺伝病はリソゾームタンパク質をコードする遺伝子の変異で起こる。これらはリソゾーム蓄積病とよばれ，異常蓄積構造物が電顕で観察される。ミエリン様構造は縞状に配列することから zebra body ともよばれ，Fabry 病，Tay-Sachs 病，Hurler 病などでみられる。Gaucher 病では glucocerebroside が網内系細胞に蓄積する。また，糖原病のポンペ病はリソゾーム内に多量のグリコーゲンの沈着を示す。その他，種々のリソゾーム蓄積病があり，特有の電顕像を示す[3]。

　ミトコンドリアはエネルギーを大量に消費する細胞に多く存在する。例えば，骨病変時に出現する破骨細胞では多量にみられ，骨融解に多量のエネルギーを必要とすることを表している。ミトコンドリア異常症においてはミトコンドリアの腫大や形態異常を示し，診断に有用な電顕所見である。

　割面小胞体はステロイドホルモンを合成する副腎皮質細胞などに多くみられる。また，割面小胞体は肝細胞では特によく発達し，解毒酵素を含み，殺虫剤や発癌物質等の疎水性物質を体外へ放出可能な水溶性物質に変える。割面小胞体の量から肝細胞の解毒機能が推測できるとされる。

4）細胞質内線維

　細胞質内線維は細胞骨格とよばれ，アクチンフィラメント，中間径フィラメント，微小管の3種が含まれる。中間径フィラメントの分子構造は組織特異的である。腫瘍において異常沈着を示すことがあり，ラブドイド腫瘍では，腫瘍細胞内のビメンチンフィラメントの集塊が細胞質内封入体様の像を示す。また，アルコール性肝障害における肝細胞の Mallory body は中間径フィラメントの集合物である。微小管は細胞内輸送や線毛動態と関係している。カルタゲナー症候群では微小管の異常により，気道上皮の線毛運動障害あるいは精子や卵子の線毛輸送障害を来し，呼吸器症状や不妊を示す。また，アルツハイマー症候群では脳組織内に神経原線維変化を起こす[3]。

3. 病気と細胞外基質の変化

　多くの疾患で細胞外基質に病的変化が出現し，電顕観察の診断学的意義は大きい。細胞

外の異常沈着の代表的疾患としてアミロイドーシスがあり，電顕的には特有な細線維構造を示す。このアミロイド細線維に酷似したアミロイド染色陰性の細線維が腎の糸球体基底膜などに認められ，fibrillary glomerulonephritis とよばれる。その他，腎病変を示すアルポート症候群，菲薄基底膜病，dense deposit disease, nail-patella 症候群などでは，糸球体基底膜などの細胞外基質に特徴的な電顕像を示すことから，腎臓病は病理診断に電顕検索が欠かせない領域である[4]。

おわりに：病気を探るこれからの電子顕微鏡

病気を探る電子顕微鏡を用いた研究はこれからも大きく進んでいくと期待される。特に分子の局在を捉える免疫電顕法の応用は，各種技術の開発と改良により，大きな広がりを示してきた[5]。また，ナノスケールでの立体構造を構築しようとする試みは電子線トモグラフィーあるいは超高圧電子顕微鏡を用いて始められている。その他，画質が格段によくなる位相差電子顕微鏡の研究現場への登場も期待されている。

病理診断学の領域においては，免疫組織化学の進歩が目覚ましく，精度の高い診断が可能となってきた。これからも電子顕微鏡学と免疫組織化学がお互いに補完し合うことで，新たな研究の展開を期待したい。

参考文献

1) Rosai, J：Ackerman's Surgical pathology. 8th edition, Mosby, Missouri：1996.
2) Henderson, D. W. et al：Ultrastructural appearances of the tumours. Churchill linvingstone, Edingburgh：1982
3) 町並 隆生：病理と臨床：8-16, 1992
4) 田口 尚：病理と臨床：66-75, 1992
5) 藤本 豊士 他：細胞工学別冊：2008

2. 病態解析と免疫組織化学

堤 寛

藤田保健衛生大学医学部第一病理学

キーワード

酵素抗体法，アポトーシス，テイラーメイド医療，病原体，酵素抗原法

　免疫染色は方法論的にすでに確立されており，染色技術そのものの難しさはなくなった。免疫染色には，美しく特異性の高い染色が求められる。さらに，多数のペルオキシダーゼ分子を結合した高分子ポリマーを二次抗体とするポリマー法（Envision 法，シンプルステイン）や CSA（catalyzed signal amplification）法と，加熱処理による抗原性賦活化を組み合わせることで，超高感度の免疫染色が可能となっている[1]。

　こうした特異性と感度に優れた免疫染色を諸種の病態解析に応用されている。本稿では，病態解析に際して注意すべき技術的"落とし穴"と病態解析への代表例を提示する。

1. 留意すべき技術的落とし穴[2,3]

　アビジン親和性を示すビオチン（ビタミン H）はミトコンドリアに含まれる。内因性ビオチン活性は，通常，ホルマリン固定で失活するが，ホルマリン固定パラフィン切片上の内因性ビオチン活性は EDTA による加熱処理で復活する。切片に EDTA（pH 8.0）による加熱処理を行う場合は，ABC 法や LSAB 法を避け，ポリマー法を採用すべきである。

　パラフィン切片を切りおくと抗原性が減弱する場合がある。とくに，核内抗原は薄切後時間が経つと抗原性が失活し，加熱処理で賦活化されにくくなる。代表例として，Ki-67（MIB-1），p53 タンパクおよびステロイドホルモン受容体（ER，PgR）があげられる。薄切切片を -20℃以下に冷凍保存するとよい。

　hot plate 上でのパラフィン切片の伸展温度を 70℃以上にすると抗原性が極端に低下することがある。過酸化物還元酵素のアイソザイム glutathione-S-transferase（GST）-pi および抗癌剤 5-FU のリン酸化酵素 orotate phosphoribosyltransferase（OPRT）といった細胞質内酵素が代表例となる。この場合，伸展温度は 50℃までが望ましい。

　抗原性賦活化の目的で行う加熱処理に際して，加熱後の切片を急冷すると Ki-67 を含めた一部の核内抗原が陰性化・減弱化する場合がある。加熱処理により一本鎖にほぐれた二本鎖 DNA が，急速冷却によって元の二本鎖に戻ってしまうためである。二次抗体に用いる標識ポリマーの分子量が小さいと，この偽陰性反応が生じにくい。

2. 免疫染色の病態解析への応用

1）細胞増殖とアポトーシス

　細胞増殖と細胞死の可視化は，腫瘍をはじめとする諸種の疾患の細胞動態を知る上で極

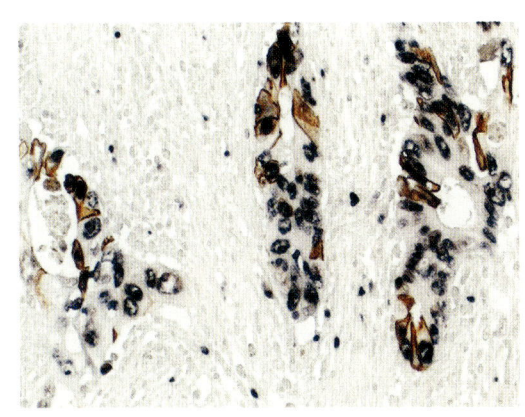

図1　5-FU系抗癌剤投与後の大腸癌にみられた増殖細胞のアポトーシス（Ki-67＝青色と cleaved cytokeratin 18＝茶色の二重免疫染色）
Ki-67陽性の増殖細胞の一部が，cleaved CK18陽性を呈しており，アポトーシスに陥っている。

めて重要な情報である。ホルマリン固定パラフィン切片に利用できる細胞増殖マーカーとして最も有用なのは Ki-67（MIB-1）である。加熱処理後に安定した核内陽性像が得られる。アポトーシスのマーカーとしては TUNEL 法が基本だが，固定の影響を受けやすく，手技も複雑で再現性に難点がある（偽陽性や偽陰性が問題となる）。アポトーシスの起点となる細胞質内酵素 caspase 3 は，アポトーシスが生じると切断・活性化されて cleaved caspase 3 となる。この cleaved caspase 3 に対する特異抗体を用いる免疫染色で，安定的にアポトーシスを証明できる（加熱処理が必須）。cleaved caspase 3 は，続いて caspase 6，poly（ADP-ribose）polymerase，cytokeratin 18（CK18），vimentin，actin など，70種類以上の核内・細胞質内タンパク質を限定分解するため，これら切断タンパクに対する抗体もまた，アポトーシスの証明に利用できる[4]。

アポトーシスに伴って生じるこうした一連のタンパク質限定分解カスケードの証明は，パラフィン切片におけるアポトーシス細胞の観察に，技術的な安定と高い再現性をもたらした。

次に，応用例を示す。

癌組織に対して，Ki-67 と cleaved caspase 3 ないし cleaved CK18 の二重染色を行うと，Ki-67 が陽性となる増殖性癌細胞の一部に，これらアポトーシス関連活性化タンパクの細胞質内陽性像が観察される場合がある。図1に，5-FU 投与によって縮小効果のみられた大腸癌における Ki-67 と cleaved CK18 の二重染色所見を示す。こうした奇異な所見は，抗癌剤による殺細胞効果が増殖細胞に強いことを反映していると思われる。

2）テーラーメイド医療への貢献

乳癌の病理診断にホルモン受容体（ER，PgR）と HER2 の免疫染色は必須となって久しい。これら免疫染色の結果が患者への治療方針を決定するからである。最近では，Ki-67 陽性率の評価も求められる。ER，PgR，HER2 がいずれも陰性のトリプルネガティブ症例は Ki-67 陽性率が高く，治療抵抗性を示す[5]。

図2に乳腺アポクリン癌における免疫染色を示す。アポクリン癌では ER，PgR が常に陰性で，HER2 は強陽性の場合と陰性の場合がある。HER2 陰性アポクリン癌はトリプルネガティブと判定されるが，実は AR（androgen receptor）が陽性で，かつ EGFR（HER1）も陽性となる。近い将来，AR や EGFR を標的とした治療法が確立される可能性がある。

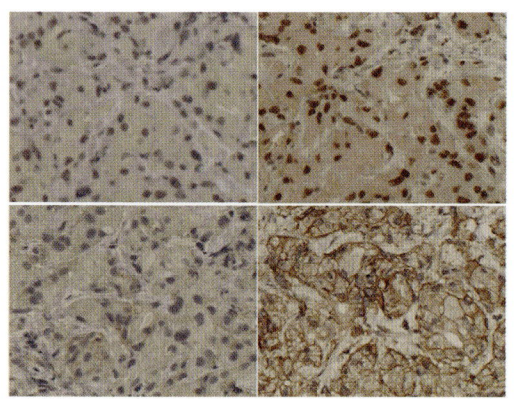

図2 乳腺におけるアポクリン癌のマーカー発現（左上：ER，右上：AR，左下：HER2，右下：EGFR）

アポクリン癌は ER, PgR, HER2 陰性のトリプルネガティブとなることが少なくないが，AR と EGFR が常に発現している点が特徴である。

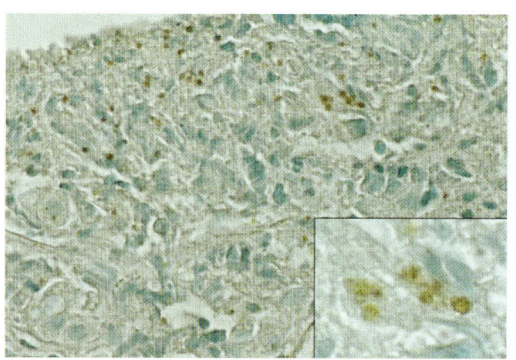

図3 患者血清による内臓リーシュマニア症の病理診断（肝生検，ホルマリン固定パラフィン切片，500倍希釈患者血清を用いた酵素抗体法間接法）

肝に形成された小肉芽腫を構成する Kupffer 細胞（類上皮細胞）の細胞質内に，原虫様構造物が陽性を示す（inset：拡大）。

大腸癌における EGFR, 胃腸管間質腫瘍（GIST）における c-kit（CD117），B細胞性リンパ腫における CD20 の免疫染色についても，病理診断にすでにルーチン化されている。今後，様々な腫瘍において，分子標的治療薬の治療戦略を決め手としての免疫染色のニーズが，ますます高まっていくと予測される。

3）病原体の証明

免疫染色や in situ hybridization 法といった組織化学的手法を導入すると，HE 染色や従来の特殊染色ではわからなかった感染症が確定診断できる。病変内における病原体の証明は，患者の治療に直結するのみならず，感染症の蔓延防止の役立つ社会性を有している。

特異性の明確な市販抗体を利用した免疫染色は有用だが，稀な輸入感染症や新興・再興感染症をもたらす多様な病原体に対する抗体パネルを揃えることは，事実上難しい。

患者血清中の抗病原体特異抗体を，パラフィン切片中に眠る病原体の同定に利用した実例を示す。一般に，膿瘍や肉芽腫形成といった生体反応が病理組織学的に確認できる場合は，患者血中に高タイターの特異抗体が存在する。患者血清は 500〜1,000 倍希釈が可能である。組織内の内在性 IgG による背景染色を避けるため，酵素抗体法間接法が選ばれる[6]。

図3では，肝に形成された小肉芽腫病変内に類円形の原虫が可視化されている。希釈患者血清による染色所見により，内臓リーシュマニア症（カラ・アザール）が強く示唆された。赤痢アメーバ，アカントアメーバ，クリプトスポリジウム，イソスポーラといった原虫類，回虫，顎口虫，広東住血線虫，ビルハルツ住血吸虫といった蠕虫類の感染症でも特異性の高い免疫染色が期待できる。水痘・帯状疱疹ウイルス感染症，ネコひっかき病，ブドウ球菌感染症などでも，回復期患者血清によって，パラフィン切片内の病原体が観察できる。バイオハザード防止の観点から，B型・C型肝炎ウイルスや HIV キャリアの血清は使用しない。

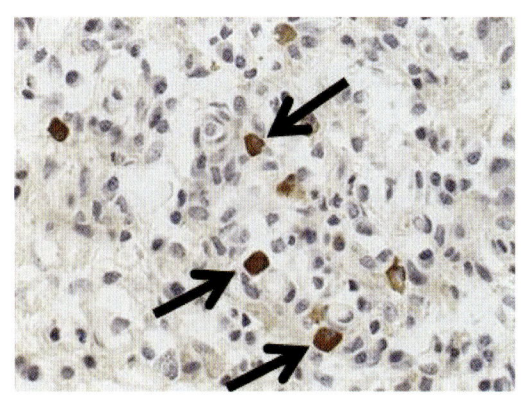

図4 関節リウマチの病変関節を用いた酵素抗原法（パラホルムアルデヒド固定凍結切片）
病変滑膜で産生されるIgGに反応するビオチン化自己抗原を利用して，この抗原を認識する特異抗体産生細胞の局在が可視化されている（矢印）。

4) 酵素抗原法の開発と応用

「酵素抗原法」は，酵素やビオチンなどで標識した抗原を組織切片に反応させて，切片上の特異抗体産生細胞を可視化する組織化学的技法である。標識抗体を用いる免疫染色の裏返しの方法である。実験的に horseradish peroxidase（HRP），ovalbumin，keyhole limpet hemocyanin を免疫したラットのリンパ節を対象として，HRPあるいはビオチン化抗原を利用した「酵素抗原法」を行った結果，これら抗原に対する特異抗体産生形質細胞の可視化に成功した。抗原投与部位の所属リンパ節では，全体の40％近くの形質細胞が特異抗体を産生していた点は特筆される[7]。

図4には，関節リウマチの滑膜病変に「酵素抗原法」を応用した結果を示す。滑膜から抽出したIgGに反応する抗原分子を自己抗原ライブラリーからスクリーニングして，ビオチン標識した。この標識抗原が，リウマチ病変に浸潤する形質細胞の一部に反応している。「酵素抗原法」を用いると，疾患の病態解析・診断および治療に有用な抗体を産生する形質細胞を病変内に特定することができる。今後，諸種の自己免疫疾患，感染症や腫瘍において，応用が期待される新しい方法論である。

参考文献

1) 名倉 宏，長村 義之，堤 寛（編）：*改訂四版 渡辺・中根 酵素抗体法*：学際企画，東京，2002.
2) 堤 寛，鴨志田 伸吾：免疫染色のコツ，病理と臨床 23：83-88，2005.
3) 堤 寛，鴨志田 伸吾：抗原性賦活化法，病理と臨床 23：189-198，2005.
4) 堤 寛，塩竈 和也，鴨志田 伸吾：アポトーシスの組織化学．病理と臨床 23：403-416，2005.
5) Carey A, Carey LA：Understanding and treating triple-negative breast cancer. Oncology 22：1233-1239，2008.
6) Tsutsumi Y：Diagnosis of infectious diseases using patients' sera. Seminar Diagnost Pathol 24：243-252，2007.
7) Mizutani Y, Tsuge S, Shiogama K, Shimomura R, Kamoshida S, Inada K, Tsutsumi Y：Histochemical Detection of antigen-specific antibody-producing cells in tissue sections of rats immunized with horseradish peroxidase, ovalbumin or keyhole limpet hemocyanin. J Histochem Cytochem, 57：101-111，2009.

3. 癌と分子形態学的解析法（I）
「大腸癌の組織発生と遺伝子異常」

前村 憲太朗，江頭 由太郎，大槻 勝紀
大阪医科大学生命科学講座解剖学

キーワード
　大腸癌，遺伝子異常，発癌経路

はじめに

　大腸癌は遺伝性を有するかどうかで，遺伝性大腸癌と散発性大腸癌に分けることができる。大腸癌は散発性のものが多く，癌のうちでも特に発癌に伴う多くの遺伝子異常が明らかになっている癌である。以前は大腸癌のほとんどがポリープ状の腺腫を母地に発癌してくると考えられていたが，平坦型や陥凹型の早期大腸癌がみつかるようになり，それらの癌では腺腫発癌で認められる遺伝子異常も検出されないことから，大腸癌の発癌にはいくつかの異なった経路が存在していると考えられている。

　大腸癌の際にみられる遺伝子異常には① chromosomal instability（CIN），② microsatellite instability，③メチル化異常，④ micro RNA 異常などがあり，以下に各々について概説する。

1. CIN

　染色体異常であり，18番染色体の欠損，7番，8番，13番染色体の増加などがみられる。また，DNA 量が正常とは異なる DNA aneuploidy や Loss of heterozygosity（LOH），*Ki-ras* 遺伝子の変異，*p53* 遺伝子の変異を伴うことが多い[1]。LOH は染色体不安定性と強い関連性がみられる。LOH の検出方法は PCR-microsatellite 法が一般的である。また，遺伝子の変異には点突然変異，欠損，挿入があり，PCR-SSCP 法やシークエンス法で検出するのが一般的である。我々は，PCR-RFLP 法で大腸癌患者の糞便から *Ki-ras* の点突然変異を簡便に検出する方法も報告してきている[2]。

2. MSI

　染色体上の2から4塩基程度の繰り返し配列の複製異常である。DNA ミスマッチ修復遺伝子に異常が生じて，様々な標的遺伝子の異常が蓄積し癌化する。大腸癌では標的遺伝子として *TGFβRII*，*GRB-14*，*TCF-4*，*BAX*，*IGFIIR*，*MSH-6* などが同定されている[3]。MSI は遺伝性大腸癌である家族性非ポリポーシス大腸癌のみならず散発性の大腸癌の発癌にも関与している。このタイプの癌の組織像は非常に特徴的で，低分化型腺癌，粘液癌や鋸歯状腺癌が多い。MSI の検出は一般的には NCI によって提唱されたマーカーセット（NCI パネル）を用いて PCR-microsatellite instability assay 法を行う。

3. メチル化異常

DNA のメチル化やヒストン修飾異常などのエピジェネティックな異常である。一部の腫瘍は，ゲノムワイドに遺伝子プロモーター領域の CpG アイランドの局所的な高メチル化を示す CpG island methylator phenotype（CIMP）である。CIMP では DNA ミスマッチ修復遺伝子である *hMLH1* に異常メチル化が起こり MSI を引き起こし発癌すると考えられている。CIMP 陽性大腸癌においては *Ki-ras* の変異を高率に認めるが *p53* の変異はほとんどみられない。解析方法としては，Methylation-specific PCR（MSP）法や combined bisulfate restriction analysis（COBRA）法などがある。COBRA 法ではメチル化を定量化できるという利点がある。

4. micro RNA 異常

micro RNA はタンパク質に翻訳されずに機能する塩基数 15 から 20 の小さな non-coding RNA の一種である。特定遺伝子の mRNA に対する相補的配列を有し，その遺伝子の発現を抑制する機能を有しており，発癌過程においても micro RNA の機能破綻が重要な役割を果たしている。大腸癌において発現が上昇している micro RNA としては miR-21, 24-1, 24-2, 25, 92-2, 107, 191, 214, 221, 223 などがあり，発現低下しているものには let-7 がある[4]。micro RNA の定量解析にはリアルタイム PCR を用いる。

また，散発性大腸癌は組織発生的な視点からみた場合，表1に示したように，①腺腫を前駆病変として発癌する 'adenoma-carcinoma sequence'[5]，②前駆病変を経ずに正常粘膜から直接発癌する '*de novo*' 癌 '[6] の２つの主たる発癌経路がある。また，近年では ③炎症性腸疾患（特に潰瘍性大腸炎）を背景に dysplasia という異型腺管を前癌病変として発癌する 'dysplasia-carcinoma sequence'[7]，④過誤腫から腺腫ができ，さらに発癌する 'hamartoma-adenoma-carcinoma sequence' や ⑤過形成性ポリープから鋸歯状腺腫を経て発癌する 'serrated pathway' などの経路もあり，それぞれの発癌経路における遺伝子異常も異なっている。

adenoma-carcinoma sequence 経路は，大腸癌の発生から浸潤に至るまで，*APC* 遺伝子，*K-ras* 遺伝子，*p53* 遺伝子，*DCC* 遺伝子が順次変異・欠失することにより，低異型性腺腫，高異型性腺腫，粘膜内癌　最終的に浸潤癌になるという Vogelstein らの大腸癌の多

表1　大腸癌の組織発生様式

① adenoma-carcinoma sequence
② *de novo* carcinoma
③ colitic cancer pathway
④ hamartoma-adenoma-carcinoma sequence
⑤ serrated pathway

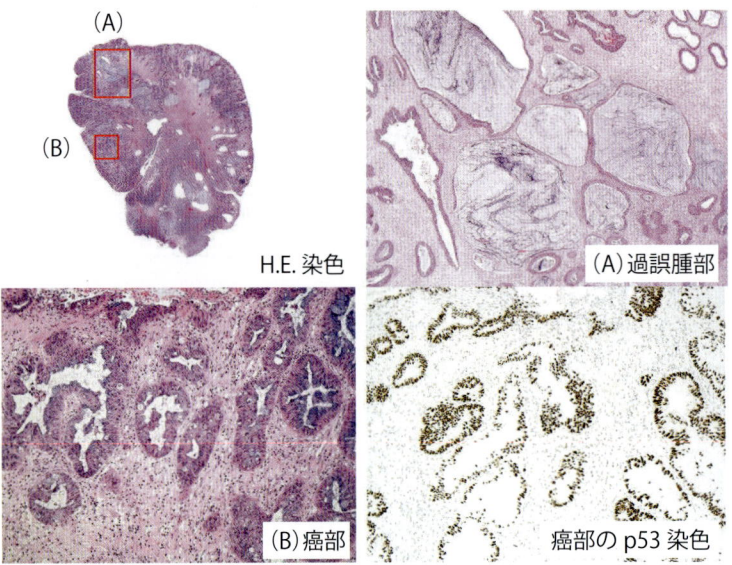

図　病理組織学的所見

大腸胃内視鏡検査にて有茎性ポリープを認め，組織学的に過誤腫の併存した腺癌であった（左上：HE×20）。過誤腫部（A：右上：HE×40），癌部（B：左下：HE×100）の組織像を示す。p53染色では癌部においてのみ陽性像がみられた（右下：HE×100）。

段階発癌モデルと合わせて広く認知されている。de novo 癌経路は，表面平坦・陥凹型大腸癌の発生モデル候補として考えられているが，adenoma-carcinoma sequence と異なり，APC や Ki-ras 遺伝子の変異の関与は少なく，p53 の変異が関与していると報告されている。

dysplasia-carcinoma sequence 経路でも，APC, Ki-ras, DCC 遺伝子の変異頻度は低く，p53 遺伝子の変異は dysplasia の段階ですでに高頻度にみられ，細胞周期制御因子である p16 のメチル化の頻度が高いと報告されている。

hamartoma-adenoma-carcinoma sequence においては PTEN および SMAD4 遺伝子，LKB-1/STK-11 遺伝子に異常がみられると報告されている[8]。また，図に自験例を示す。症例は 11 歳，男性。主訴は下血である。大腸内視鏡検査の結果，有茎性ポリープ認め，生検の結果は，過誤腫の併存した腺癌であった。また右下の図に示したが，癌部でのみ p53 の過剰発現が観察され，この発現経路に p53 異常が関与していることが示唆された。

大腸癌の組織発生と遺伝子異常について概説した。大腸癌において多くの分子レベルでの異常や発癌経路が明らかになり多くの情報が蓄積されている。今後もこれらの貴重な情報が大腸癌の診断・治療に寄与するものと考えられる。

参考文献

1) Sugai T et al.：Int J Cancer 88：614-619, 2000
2) Nishikawa T et al.：Clinica Chimica 318：107-112, 2002
3) 菅井 有 他：胃と腸：1965-1974, 2008
4) Osaki M et al.：Biomarkers 13：658-670, 2008
5) Morson BC et al.：Br J Surg 55：725-731, 1968
6) Warren S et al.：Am J Pathol 25：657-679, 1949
7) Wong NA et al.：Histopathology 39：221-234, 2001
8) Bosman FT：J Pathol 188：1-2, 1999

4. 癌と分子形態学的解析法（II）
「マウス乳癌転移モデル」

柴田 雅朗[1], 大槻 勝紀[2]
大阪保健医療大学保健医療学部[1]
大阪医科大学医学部生命科学講座解剖学[2]

キーワード
乳癌，転移，マウス，生体発光イメージング

　癌の終末像は転移による死であり，転移を克服することは癌治療の最大の課題といえる。癌細胞の浸潤・転移を担うシグナルを遮断できれば，転移抑制につながり，延命をもたらす。転移抑制を解析する *in vivo* 実験ツールとして，高転移性マウス乳癌モデルについて紹介する。

1. 生体発光イメージング可能なマウス乳癌転移モデル

　私達が研究に用いているマウス乳癌モデルは，BALB/c系マウスにMMTV（mouse mammary tumor virus）により誘発された乳癌より樹立されたBJMC3879細胞株[1]にルシフェラーゼ遺伝子を安定的に組み込んだものである[2]。本細胞株を同系マウスの皮下に移植すると，リンパ節や肺に高率に転移し[3,4]，ヒト乳癌と極めて類似した転移スペクトラムを示す。

2. 遺伝子治療

1) 生体への遺伝子導入法

　私達は非ウイルスベクターを用いたエレクトロポレーションを用いている。その利点として，①安全性が高く，②導入効率は至適条件であれば比較的高く，③抗原性がないので反復投与が可能で，反復投与によりウイルスベクターに匹敵する導入効率を発揮でき，④宿主の細胞周期に依存せず，⑤操作に経験を要せず，⑥特別な施設も必要としない。遺伝子導入装置はスクエアーパルス方式が望ましく，米国BTX社の遺伝子導入装置（BM機器）[3]や国産のCUY21EDIT（ネッパジーン株式会社）[5]を用いている。

2) 動物実験

　目的の遺伝子を組み込んだベクターや対照ベクターをDNA濃度として$0.5\,\mu g/\mu l$，溶媒は0.15M NaClとなるように調製し，移植腫瘍に直接，26G注射針を用いて，$50\,\mu g$（$100\,\mu l$）をゆっくりと注射する。直ちに伝導ジェルを腫瘍表面に塗布し，ピンセット型電極で腫瘍を挟み，100Vで1パルスの時間が20msecで8回パルスする（至適条件は別実験で決定する）。遺伝子発現は遺伝子導入後3〜7日で強い発現が観察されることから[6]，遺伝子導入は少なくとも1週間に1回行う。体重，腫瘍径を実験期間中，毎週，測定する。

腫瘍体積は長径×(短径)^2×0.4[7]で求める。実験開始の6〜7週に転移の拡がりを解析するために、生体発光イメージングを行っている(図1)。7〜8週後には全生存動物を麻酔下にて屠殺・剖検する。屠殺1時間前には50 mg/kg体重で5-ブロモ-2'-デオキシウリジン(BrdU)を腹腔内に注射し、正確に投与1時間後に屠殺する。肺には気管よりホルマリンを注入して肺を拡張・固定する。腋窩・鼠径リンパ節を採取し、その他肉眼的に異常のみられたリンパ節・臓器・組織も採取し、10％緩衝ホルマリン溶液にて固定し、病理組織学的検査に供する。分子生物学的解析用に腫瘍の一部を液体窒素で凍結し、-80℃で保存する。

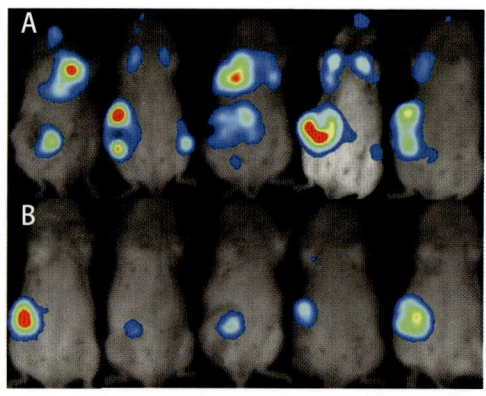

図1　生体発光イメージングにより乳癌の転移の拡がりは対照群(A)に比較して、遺伝子治療群(B：エンドスタチン)で抑制されているのがわかる。イメージングは Photon Imager (Biospace 社、フランス、桑和貿易扱い)にて実施した。

3. 病理組織学的解析

HE染色を施し、転移の有無を病理組織学的に精査する。リンパ節においては転移(図2A)の発生率と1個体あたりのリンパ節転移の個数を算出する。肺においては転移巣(図2B)のサイズが250μmあるいは1mm以上のものを転移として、発生率と1個体あたりの転移巣の個数を算出する。リンパ節、肺以外の臓器にも転移するため、1個体あたりの総転移数も求める。

移植腫瘍の未染色薄切標本を用いて、アポトーシスをTUNEL染色や抗ssDNA抗体を用いて、また細胞増殖をBrdU標識率を指標に、腫瘍内血管を血管内皮のマーカーであるCD31あるいはCD34(図3A)を、腫瘍内リンパ管をリンパ管内皮のマーカーであるLyve-1(図3B)あるいはポドプラニンを、それぞれに対する抗体を用いて免疫組織学的染色を施し、定量的に解析する。

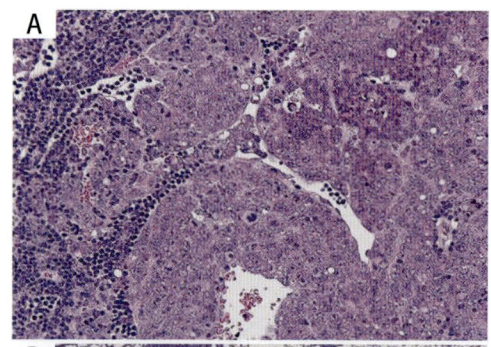

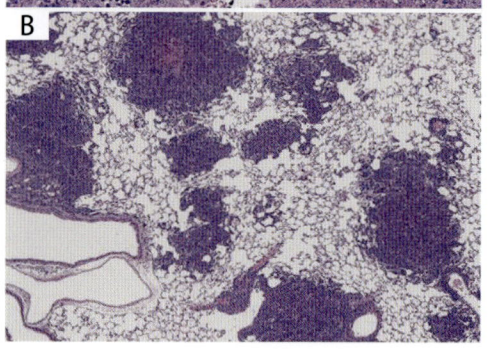

図2
A：乳癌細胞がリンパ節の類洞内に浸潤している(×200、HE染色)。
B：肺に大小様々な転移巣が観察される(×40、HE染色)。

4. 分子生物学的解析

必要に応じ、導入遺伝子の発現をウエスタンブロット法やリアルタイムPCR法などで定量化する。固定状態が良ければ、通常のパラフィン包埋薄切切片から抽出したRNAを

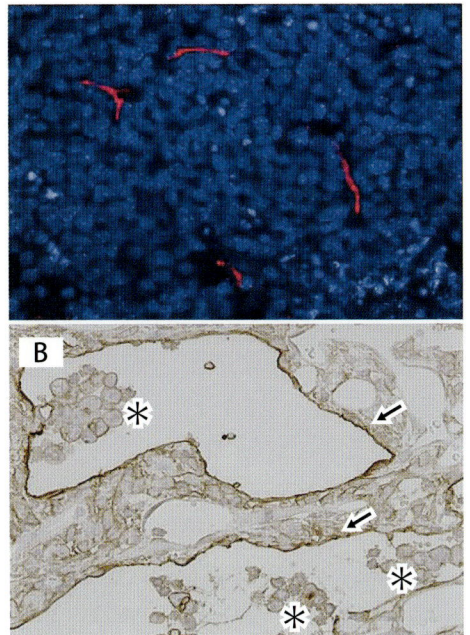
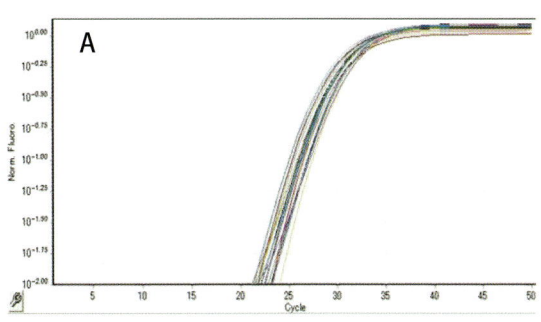
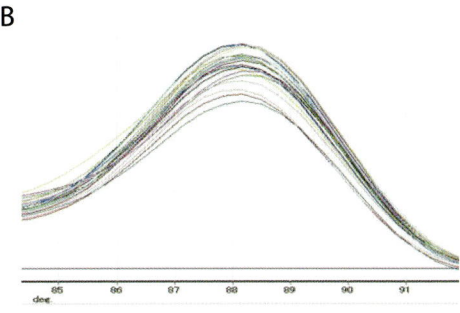

図3　腫瘍内微小血管を赤色蛍光（Alexa-594）で示す（A：×200，CD34免疫蛍光染色）。腫瘍内の拡張リンパ管（矢印）に癌細胞が浸潤（＊印）している（B：×200，Lyve-1免疫組織学的染色）。

図4　24サンプルの乳腺腫瘍について，4μm厚のパラフィン包埋薄切切片からRNA抽出を行い，リアルタイムPCRでGAPDH mRNAを解析した。全てのサンプルで増幅は良好で(A)，一定のメルティング温度でピークを示している(B)。

用いて，リアルタイムPCR解析が可能である[8]（図4）。ただし，この場合は増幅産物を100bp前後になるようプライマーを設定すると良い。

5. 評　価

　これらのデータを用いて，対照群と治療群との間の統計学的解析を行うが，発生率はフィッシャーの正確確率検定またはカイ2乗検定，平均値データの場合はまず分散の検定を行い，等分散であればスチューデントのt検定，等分散でなければコクランかウェルチの検定を行い，治療効果を判定する。

文　献

1) Morimoto J et al.：In vitro Cell Dev Biol 27A：349-351，1991
2) Shibata MA et al.：Anticancer Res 29：4389-4396，2009
3) Shibata MA et al.：Cancer Gene Ther 9：16-27，2002
4) Shibata MA et al.：Cancer Gene Ther 14：268-278，2007
5) Shibata MA et al.：Cancer Gene Ther 15：776-786，2008
6) Shibata MA et al.：J Gene Med 8：335-352，2006
7) Shibata MA et al.：EMBO J. 18：2692-2701，1999
8) Shibata MA et al.：Med Mol Morphol 41：34-43，2008

5. 代謝疾患の形態学

河野 裕夫，石原 得博
山口大学医学部病理形態学

キーワード

代謝性疾患，糖原病，アミロイドーシス，Gaucher 病，Fabry 病

　生物は，外界から糖質，脂質，タンパク質あるいは種々の無機質などの栄養素を体内に取り込み，これらからエネルギーや体に必要な物質の合成を行い，またその結果としての老廃物の再生・分解処理を行い不要物を体外に排出している。これらの物質代謝，すなわち物質の合成・分解あるいは化合物の貯蔵・保存は，生体内の極めて厳密な恒常性の中で維持されている。この物質代謝の恒常性に破綻が起こった病的状態が，物質代謝異常であり，それが原因として発症する疾患が代謝疾患あるいは代謝異常症とよばれる疾患である。その疾患の異常がどの物質に起こっているかによって，表1のように分類される。これらの疾患の多くは，Virchow 以来，病理形態学的に退行性病変として，「変性」として理解されていた。しかしながら，実際には，機能亢進や，部分的な代謝異常で，細胞・組織の機能の低下を来さないものもある。

　今日，代謝疾患の診断には，染色体，遺伝子の検索，生化学的に酵素活性の測定，あるいは沈着物の抽出同定が中心となってきている。しかしながら，代謝疾患の中には形態学的に特徴的な異常な沈着物を確認できるものがあり，これらの構造物に関する，組織学的あるいは超微形態学的な多くの検討が，これまで積み上げられてきている。これらの業績は分子生物学隆盛の現代においても，まったく色あせるものではない。時にこれらの形態学の所見は，その超微形態学的な規則性や繊細さを示し，芸術的なものさえ感じさせることがある。

　以下，臓器特異的な疾患に関しては各論の各項に譲るが，全身性の疾患を中心に特徴的なものを紙面の許す範囲で紹介する。代謝異常症の形態学的分類では，沈着物の由来や部位によって，表2のように分類される[1,2]。この分類にしたがって代表的な疾患を示す。

表1　代謝異常症

1. 脂質代謝異常
2. 糖質代謝異常
3. ムコ多糖ならびに糖タンパク質代謝異常
4. タンパク質代謝異常（変性）
5. 無機質・石灰代謝異常（変性）病的石灰化
6. 色素代謝異常（変性）

表2　沈着物質および沈着部位を中心とした代謝性疾患の分類

I. 生理的にみられる物質が生理的に存在する部位に過度に沈着する疾患
II. 生理的にみられる物質が通常生理的に存在しない部位に沈着する疾患
III. 正常な代謝の中間代謝産物が沈着する疾患
IV. 生理的にみられない異常代謝物質が沈着する疾患
V. 外来性異物が沈着する疾患

（Dustin らの文献[1] より改変）

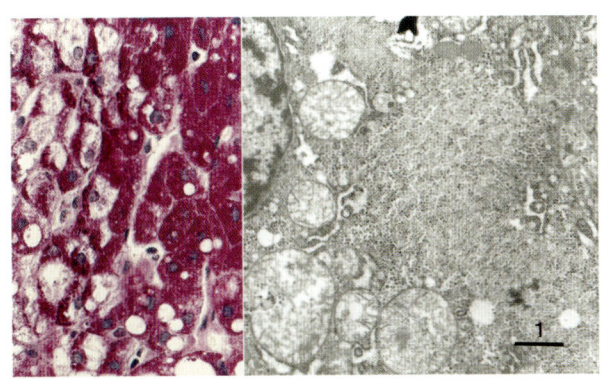

図1 糖尿病Ⅰ型　肝臓
　左：PAS染色，PAS陽性の多量のGlycogen顆粒を認める。
　右：透過電顕像，正常構造のGlycogen顆粒の増加。

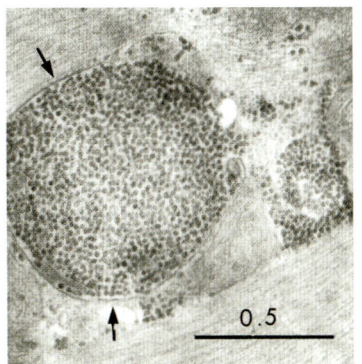

図2　糖尿病Ⅱ型　横紋筋
　透過電顕像：Glycogenosome，限界膜に囲まれた多数のglycogen granulesを認める。

1. 生理的にみられる物質が生理的に存在する部位に過度に沈着する疾患

　頻度の高いものでは，糖原病Ⅰ型（Von Gierke病），糖原病Ⅲ型（Cori病）があてはまる。糖原病Ⅰ型は，肝や腎に正常なGlycogenの蓄積を示すものである（図1）。Ⅰa型はグルコース6ホスファターゼ（G6Pase）の欠損であるが，Ⅰb型は，G6Paseは正常で，小胞体の膜移送に異常があり，同じ形態像を示す。Glycogen顆粒は，径20～50nmの円形粒子（β粒子）で，集合してロゼット状（α粒子）を呈する。

2. 生理的にみられる物質が通常生理的に存在しない部位に沈着する疾患

　糖原病Ⅱ型（Pompe病），Wilson病などが含まれる。糖原病Ⅱ型では，心筋に大量のGlycogen顆粒を認めるが，正常とは異なり，Lysosome中に認められるのが特徴で，Glycogenosomeとよばれる（図2）。Lysosomeの酸性αグルコシダーゼの欠損による。

3. 正常な代謝の中間代謝産物が沈着する疾患

　複合脂質やムコ多糖類沈着症が含まれる。代表的疾患では，Farber病，Gaucher病，Krabbe病，Fabry病，Niemann-Pick病，シアリドーシス，I-cell病などがある。Gucher病は，グルコセレブロシダーゼの欠損症で，肝，脾，リンパ節，骨髄などに特徴的なGaucher細胞とよばれる泡沫細胞が出現し，電子顕微鏡的には2～6nmの細管構造を認める（図3）。
　Fabry病は，ライソゾームのαガラクトシダーゼAの欠損による疾患で，白血球，心筋や血管内皮の胞体内に脂質の沈着による多数の空胞を認め，超微形態学的には，特徴的な求心状層状封入体（membranous cytoplasmic body（MCB）：ゼブラ小体）を認める（図4）。

4. 生理的にみられない異常代謝物質が沈着する疾患

　糖原病Ⅳ型（Anderson病），Lafora病，アミロイドーシス（以下「ア症」）などがある。ここでは，ア症について少し詳しく述べる[3]。ア症はアミロイド線維の沈着症で，全身性と限局性に分けられる。分類の詳細は特定疾患のHPを参照いただきたい。アミロイドは

正常にはみられない線維状構造のタンパクで，種々の臓器に沈着し，障害を起こす。組織切片上では，エオジンで紅色に染まる硝子様半透明，均質無構造物質。コンゴーレッド染色で燈赤色に染まり，偏光顕微鏡下で緑色の複屈折を示す。電子顕微鏡では，幅5～10nmで，長さ300～10,000nmの細線維である（図5）。種々の前駆体タンパクがβ構造に富むアミロイド線維となって沈着する。AA, AL, Aβ2M（透析ア症），Aβ（Alzheimer病），AIAPP（Ⅱ型糖尿病膵ラ氏島アミロイド）など多数のアミロイドタンパク，病型がある。アミロイドタンパクによってアミロイド線維の超微形態も若干異なる。

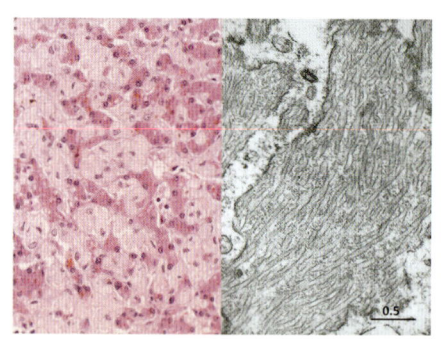

図3　Gaucher病，肝臓
　左：HE染色，類洞へのGaucher細胞の高度の浸潤で肝細胞が萎縮している。
　右：透過電顕臓，Gaucher細胞内には細管状構造を認める。

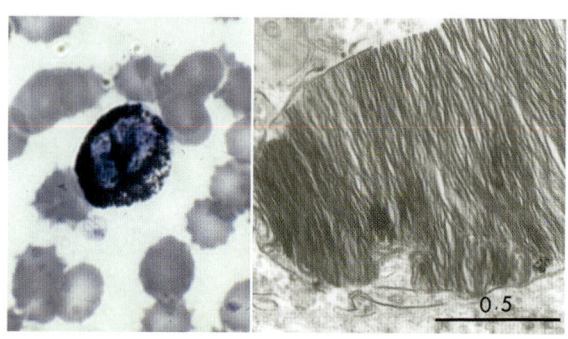

図4　Fabry病
　左：Suden黒染色，末梢血好中球，黒色に脂質の沈着を認める。
　右：超微形態では，特徴的なゼブラ小体を認める。

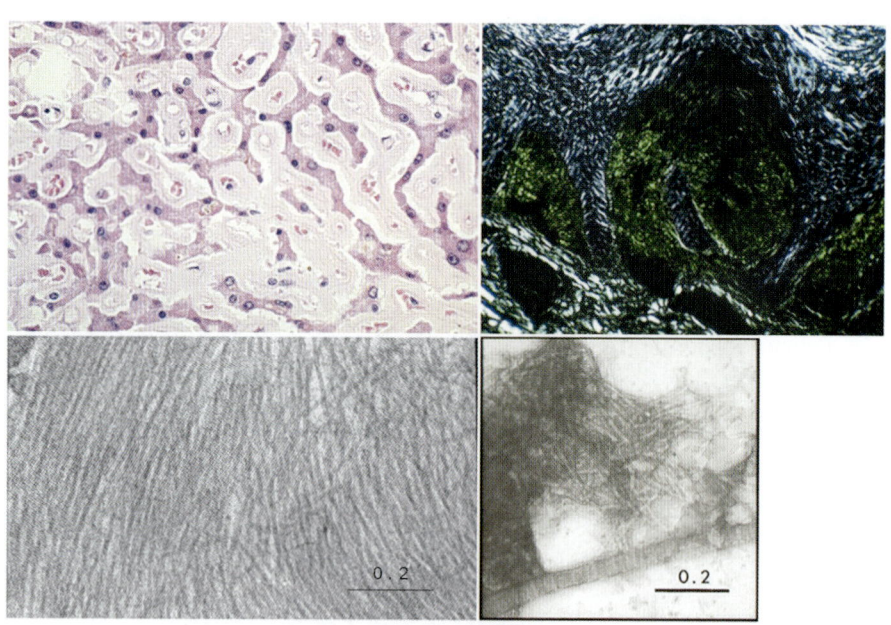

図5　アミロイド沈着
　左上(HE染色)：肝類洞に好酸性均質無構造のアミロイド沈着が高度。右上(Congo red染色，偏光顕微鏡観察)：皮膚アミロイド苔癬，真皮乳頭部のアミロイドが緑色複屈折を示す。下（左右），アミロイド線維，透過電顕像（右下：nagative染色）：アミロイド細線維を認める。右下では膠原線維との比較を示す。

5. 外来性異物が沈着する疾患

　リウマチ治療に使われる金製剤によるFelty症候群や，以前栄養剤として投与されたポリビニールピロリドン沈着症がある。Macrophageの胞体内のlysozymeの沈着物として認められる。Au等の金属はX線マイクロアナライザーで証明できる。

文　献

1) Dustin P et al.：Electron microscopy in Human medicine，vol. 2：149-245，1978
2) 石原 得博 他：病気の形態学：64-71，2002
3) 石原 得博（監修）：アミロイドーシスの基礎と臨床：2005

6. 細胞傷害
「化学物質による細胞毒性」

森本 景之, 土肥 良秋, 藤本 淳
産業医科大学第2解剖学

キーワード
細胞傷害, アポトーシス, 重金属, ミトコンドリア

1. 毒物による細胞傷害の基礎

毒物が生体に接し(暴露), 生体内に侵入すると(吸収), 毒物は血流に乗って生体内の各部に運ばれる(分布)。暴露と吸収は経気道, 経口, および経皮などいくつかの経路によってなされ, 生体内に分布した毒物は化学的修飾を受けて代謝される。消化管で吸収された毒物の大半は門脈を経て肝にいたり, 代謝を受けて毒性の低い物質に変換され, 最終的には腎から尿中に, 一部は肝から胆汁によって糞便中に排泄される。生体内に分布した毒物が毒性を発揮し, 顕著な傷害を起こす臓器を標的臓器という[1]。

2. 毒物による細胞傷害の作用機序

本項では, 標的臓器の1つである肝における細胞傷害を概説する。肝に分布した毒物は, 次の第1相から第3相の代謝を受ける。第1相は酸化・還元・加水分解からなる化学反応で, 滑面小胞体に分布するシトクロム P450 系の酵素や, モノアミン酸化酵素などによって触媒される。第2相はグルクロン酸抱合やグルタチオン S-トランスフェラーゼ抱合に代表される抱合反応である。第3相は, 第2相により抱合された中間代謝産物が細胞外へ能動輸送される過程である。細胞膜には毒物や薬物を細胞外へ排出するためのポンプとして働く P 糖タンパク質が存在し, アデノシン3リン酸(ATP)依存性に毒性を持つ化合物などの細胞外排出を行う。Multidrug Resistance Protein は P 糖タンパク質と同様に薬物排出に関与するタンパク質で, 各種抗癌剤のほか, グルタチオン抱合体, グルクロン酸抱合体などの輸送を行う。この排出機能が高いと, 細胞が抗癌剤等に抵抗性を示すようになり, 癌細胞の薬剤耐性の獲得として問題になる。これら以外にも金属結合性タンパク質であるメタロチオネインがサイトカインによって誘導され, 重金属に結合し, 解毒作用を発揮する。

有害物質による細胞傷害が軽度で, 回復可能な場合, 滑面小胞体, ペルオキシソーム, およびミトコンドリアなどの一過性増大によって肝の腫大を招く。しかし, 毒物の量が細胞の回復可能な許容量を越えた場合, 細胞内膜の Ca^{2+} チャンネルの崩壊を含む種々の変化が生じ, 肝細胞は細胞死へと導かれ, 肝が萎縮する。

3. 細胞傷害と細胞死

　前項のように，細胞は生理的な調整範囲を超えた強度な刺激を受けると，自ら修復を行うことができずに死にいたる。この細胞死にはアポトーシスとネクローシスの2つの様式が存在する。詳細は他章や成書に譲るが，以下に簡単に両者の違いを述べる。

　アポトーシスは能動的な細胞死であり，クロマチンの凝集とDNAの断片化によって特徴付けられ，ネクローシスとは異なり，細胞膜は保持されている。アポトーシスを起こした細胞は自ら凝集，断片化し，アポトーシス小体を形成して，細胞構成成分を細胞外へ漏出することなく近隣の食細胞によって速やかに貪食されるため，周囲組織の炎症も起こらない。アポトーシスは初期発生時の形態形成，組織の恒常性維持，免疫疾患そして化学療法による癌細胞の増殖抑制など様々な過程で重要な役割を果たしている。

4. 重金属による細胞傷害

　重金属の細胞毒性の例として，有機スズとカドミウムによる細胞傷害について概説する。有機スズは古くは農薬や防腐剤，漁具への甲殻類や藻類の付着防止などに使用されてきた。しかし，環境汚染の原因物質として問題視され，現在では使用が規制されている。生体に吸収された有機スズは，標的臓器である肝に分布し，肝細胞に著しいミトコンドリアの膨化を誘発する（図1）。膨化ミトコンドリアは呼吸能低下やATP産生低下などの機能異常をきたす。

　一方，カドミウムは少量の長期暴露では腎が，暴露量が多い場合には肝が標的臓器となる。イタイイタイ病は腎が標的臓器となり，近位尿細管上皮細胞の傷害によって代謝性骨疾患を招いたものである。肝細胞においてはメタロチオネインによる解毒が行われるが，過量のカドミウムは有機スズ同様に肝細胞のミトコンドリアに蓄積し，膨化を惹起する。肝細胞の他，角膜内皮細胞や大動脈内皮細胞においてもカドミウムによるミトコンドリアの機能障害が報告されている[2]。

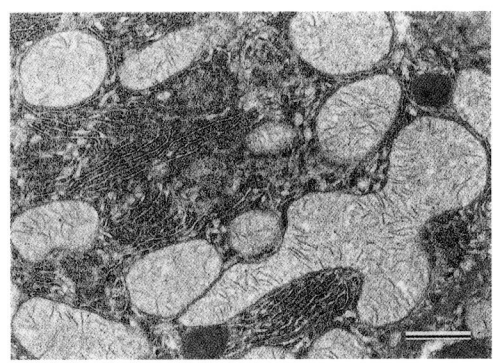

図1　有機スズ投与ラット肝細胞に出現したミトコンドリアの膨化

　Bar＝1μm（病気の形態学：74-76, 学際企画, 東京，2002より転載）

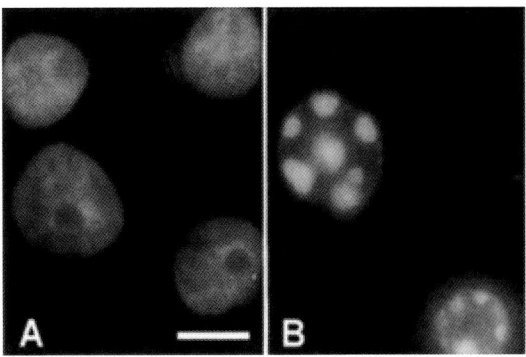

図2　塩化コバルトによるアポトーシスの誘導

　無処理のAと比較し，コバルト処理細胞Bではアポトーシスが誘導され，核の断片化を伴う典型的な核染色像を示している。Bar＝10μm（文献4より転載）

有機スズ，カドミウム以外に鉛なども種々の標的臓器構成細胞のミトコンドリアに蓄積することから，重金属によるミトコンドリア機能障害が標的臓器における細胞傷害の端緒と考えられる[3]。

5. 金属による細胞死

培養細胞を用いた実験においても，金属およびそのイオンが細胞に傷害を与え，細胞死を誘導することが報告されている[4]。培養ヒト顎下腺由来細胞（HSG 細胞），およびチャイニーズハムスター卵巣由来細胞（CHO 細胞）の培養液中に塩化コバルト，亜鉛，塩化マンガン，塩化ニッケル，塩化鉄をそれぞれ添加し，2価金属イオンに暴露させると細胞にアポトーシスが誘導された（図2）。塩化カルシウムや塩化マグネシウムではアポトーシスが誘導されなかったことより，Cl^-ではなく，各種の金属イオンがアポトーシスの誘因となったと考えられる[4]。

ミトコンドリアはアポトーシス誘導の初期段階においても様々な影響を受ける[5]。アポトーシス誘導刺激によってミトコンドリア外膜の透過性が亢進し，チトクロムcが細胞質へ漏出することにより，カスパーゼが活性化され，アポトーシスが誘導される機序が知られている。ミトコンドリア外膜にはbcl-2ファミリータンパク質が存在し，膜の透過性を調節している。p53はDNAが修復不能な損傷を受けた際に傷害細胞をアポトーシスへと導く因子であり，p53のアポトーシス誘導経路には転写依存的経路と非依存的経路が存在する。後者の経路において，p53がミトコンドリアへ移行してbcl-2ファミリータンパク質へ直接作用し，アポトーシスを誘導する。

6. まとめ

重金属および2価金属イオンによって細胞が受ける影響は，その暴露量や暴露方法によって多様である。細胞傷害の結果，細胞がアポトーシスへと導かれるか，ネクローシスを引き起こすかの分岐機序については，現段階ではまだ不明な点が多い。しかし，細胞傷害と細胞死において，ミトコンドリアは標的の1つとして非常に重要な細胞小器官であると考えられる。

文献

1) 佐藤 洋（編）：Toxicology Today 中毒学から生体防御の科学へ：金芳堂，京都，1994
2) 吉塚 光明：電子顕微鏡：128-135, 1992
3) 内海 耕慥 他（編）：新ミトコンドリア学：317-324, 共立出版社，東京，2001
4) Akita K et al. : Int J Oncol 31 (4)：923-929, 2007
5) 森 道夫（編）：病気と細胞小器官 細胞から病気のしくみを理解する：文光堂，東京，2002

7. 細胞死の基礎と臨床

伊藤 裕子，大槻 勝紀
大阪医科大学生命科学講座解剖学教室

キーワード

アポトーシス，オートファジー，ネクローシス，カスパーゼ

　細胞死研究の急速な発展は1972年KerrとWyllie[1]が電顕によって肝細胞でApoptosis（アポトーシス）を発見したことによる。形態学者による細胞死の分類はClarkeの分類（1991年）[2]が有名で，細胞死分類の基本となっている。Clarkeは細胞死をタイプⅠ～Ⅲの3つに分類した。さらに細胞死を実行するのにカスパーゼが必要か必要でないかにより，アポトーシス細胞死と非アポトーシス細胞死に分類した。

1. アポトーシス細胞死

　タイプⅠ細胞死で，DNAの断片化，細胞膜の変化（ホスファチジルセリンの細胞膜外葉への翻転），また核クロマチンの凝縮を伴う核の断片化を主とした，微細構造の特徴（細胞容積の減少，Buddingやアポトーシス小体の形成）がある。アポトーシス細胞の同定法は種々開発されているが，これら微細構造の特徴に基づいている[3～5]ので，複数の方法を用いるのが望ましい。また，試料によって最適な同定法が異なることに注意したい。例えば，培養細胞には蛍光色素法が用いられるが組織には適さない。

　現在，哺乳動物細胞におけるシグナル伝達経路としてデスレセプター経路，ミトコンドリア経路[6]，ER stressによる経路[7]などが報告されている。いずれも，細胞死の実行にはカスパーゼファミリーが働いている。

　DNAの断片化はシグナル伝達の下流で働くカスパーゼ3によって活性化されるCADにより実行される[8]。アポトーシス細胞は細胞膜に翻転したホスファチジルセリンなどの"eat me"シグナルにより組織内マクロファージに認識され，貪食される（図1）[9]。

　アポトーシス・シグナル伝達経路には組織特異性がある[10]。例えば，デスレセプター経路は出産時の羊膜[11]，回腸リンパ組織（GALT）におけるBリンパ球の選

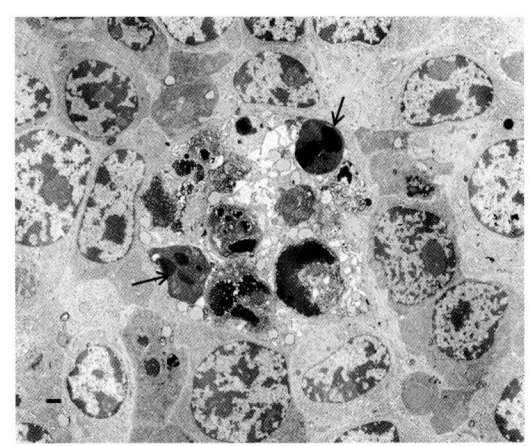

図1　マウス移植乳癌（BJMC3879）の電顕写真
マクロファージがアポトーシス細胞（矢印）を取り込んでいる。消化されたアポトーシス細胞も観察される。スケールバーは1μm。

択で，ミトコンドリア経路は腫瘍に対する抗癌剤投与[12]，また両者の経路を介した例として子宮内膜におけるアポトーシスがあげられる[13,14]。さらに，前立腺癌細胞に Riluzol（筋委縮性側索硬化症治療薬）を投与した実験ではER stressによる経路が主要な経路であることが知られている[15]。

2. 非アポトーシス細胞死

1) タイプⅡ細胞死

　Autophagy（オートファジー）として知られている。細胞質内に autophagic vacuole が形成され，autophagosome が蓄積する。核クロマチンの凝集は伴わない。オートファジーは飢餓状態に陥った細胞が生き延びるために自らの細胞内小器官を消化してエネルギーを得る現象として電顕観察で発見され（基礎的オートファジー），酵母で研究が盛んに行われてきた。オートファジーでは，まず細胞質に隔離膜とよばれる扁平な小胞が現れ，膜は細胞質・細胞内小器官を取り込みながら伸長し，先端同士が融合してオートファゴソームが形成される。autophagosome に lysosome が融合すると，内包物は分解され，自己消化で得られたアミノ酸は栄養源や生理活性物として再利用される。autophagosome 形成に関わる遺伝子は Autophagy 関連遺伝子（Atg）とよばれ，現在，autophagosome のマーカーとして酵母では Atg8，哺乳動物では LC3（microtubule associated protein 1 light chain 3）がその homologue として使われている。哺乳類のオートファジーは飢餓応答[16]だけでなく，細菌感染防御[17]，免疫応答[18]，神経系の虚血による細胞死・アルツハイマー・パーキンソン病[19]，発生，老化，そして癌化などの各種の疾患にも関連していることが報告されている。しかし，シグナル伝達経路の詳細についてはあまり解明されていない。我々は生体におけるオートファジーとして実験的慢性アルコール中毒下において肝臓細胞，精巣セルトリ細胞や精母細胞で autophagy を観察してきた（図2）。またオートファジーは，基底膜から遊離した細胞が周囲の細胞に取り込まれ，lysosome で消化される entosis（エントーシス）と形態が類似しているので鑑別が必要である。

2) タイプⅢ細胞死

　Necrosis（ネクローシス）で，オルガネラの膨張と空胞を伴う細胞死である。アポトーシスがプログラムされた細胞死であるのに対して，ネクローシスはアクシデンタルな細胞死として考えられている。我々は B lymphoma（図3）や肺癌細胞に 43℃の温熱処理でアポトーシスが，それより高温の温熱処理ではネクローシスが誘導されることを報告している[20]。最近，ネクローシスにおいて，形態的に

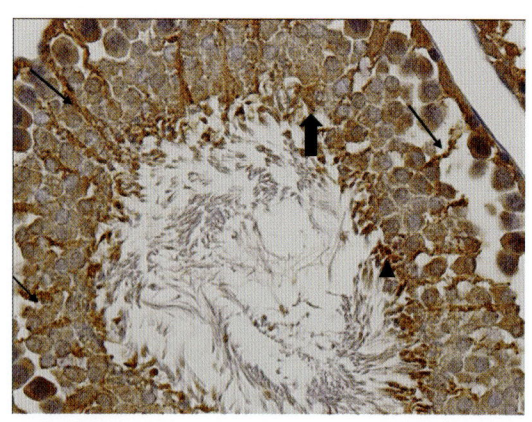

図2　慢性アルコール中毒症ラット精巣のLC3 免疫染色

　ヘマトキシリンで核染色。セルトリ細胞（細い矢印），精母細胞（太い矢印），残渣小体（矢じり）の細胞質に顆粒状に染色されている（×400）。

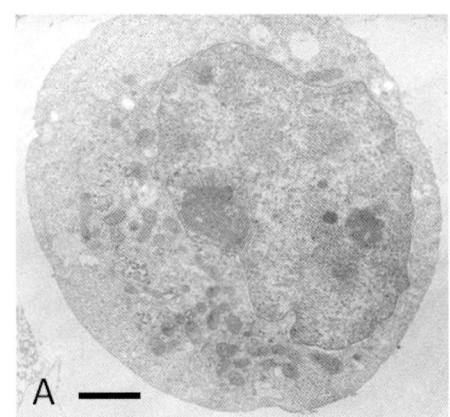 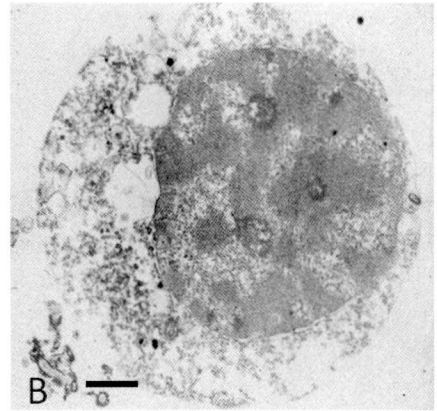

図3 マウスBリンフォーマの電顕写真
　Aは無処理, Bは47℃の温熱で20分間処理, ネクローシスが誘導された。スケールバーは1μm。

ネクローシスを明らかに示すが, アポトーシスと同様のシグナル伝達経路を示す細胞死の存在が報告されている。たとえば, 心筋梗塞, 脳梗塞などの虚血—再灌流時にみられるネクローシスではcyclophilin Dによりミトコンドリア膜透過性が非特異的に亢進している[21]。また, アポトーシスでデスレセプター経路を抑制するとネクローシスが誘導される[22]。このほか, ネクローシス様の形態を呈する細胞死として, 神経細胞を低酸素, 虚血下におくとesteraseのphospholipase A2が活性化され細胞死にいたることが知られている[23]。

　以上のように細胞死は, 様々なシグナル伝達経路が複雑にクロストークして, 種々のタイプの細胞死が起こされると考えられる。

文　献

1) Kerr, JFR. et al.：Br. J. Cancer, 26：239-257, 1972
2) Clarke, P. G.：Anat Embryol (Berl), 181：195-213, 1990
3) Gavrieli, Y., Sherman. Y. et al.：J, Cell Biol, 119：493-501, 1992.
4) Otsuki, Y.：Acta Histochem. Cytochem, 33：235-241, 2000
5) Otsuki, Y., Ito, Y.：Methods in Molecular Biology, vol. 203：41-54, Edt.V. V. Dienko, Humana press Inc., Totowa, NJ, USA, 2001
6) Hengartner, M. O.：Nature 407, 770-776, 2000.
7) Rutkowski, D. T., Kaufman, R. J.：Trends Biochem Sci., 32：469-476, 2007
8) Kawane, K. et al.,：Method Enzymol., 442：271-287, 2009
9) Miyanashi, M. et al.,：Nature, 450：435-439, 2007
10) Otsuki, Y., Med.：Electron Microsc., 37：163-169, 2004.
11) Kumagai, K. et al.,：Mol. Human Reprod., 7：681-689, 2001.
12) Shibata, M-A.,：Carcinogenesis, 24：453-459, 2003.
13) Otsuki, Y., et al.,：Lancet, 344：28-29, 1991.
14) Yamashita, H., et al.,：Mol. Human Reprod., 5, 358-364, 1999.

15) Akamatsu, K., et al., : Anticancer Res., 29, 2195-2204, 2009.
16) Codogno, P., et al., : Cell Death Differ.,12, 1509-1518, 2005.
17) Nakagawa, I., et al., : Science, 306 : 1037-1040, 2004.
18) Kawai, T., : Int. Immunol.,21, 317-337, 2009.
19) Yang, D. S., : Am J Pathol., 173 : 665-681, 2008.
20) Ito, Y, et al., : J Histochem Cytochem. 54 : 683-692, 2006.
21) Nakagawa, T., et al., : Nature, 434 : 652-658, 2005.
22) Cho, Y. S., : Cell, 137 : 1112-1123, 2009.
23) Shinzawa, K., : J Cell Biol., 163 : 1219-1230, 2003.

8. 放射線被ばくによる発癌：
特に内部被ばく発癌機構

福本　学

東北大学加齢医学研究所

キーワード

放射線被ばく，内部被ばく，発がん，トロトラスト，潜伏期間

はじめに

　レントゲンがX線を発見して7年後（1902年）にX線誘発皮膚癌の報告がされて[1]以来，放射線ががんを誘発することが知られている[2]。放射線の生物影響を考える際，大きく5要素を考慮する必要がある。①体外からの外部被ばくか，体内に取り込まれた放射性物質による内部被ばくか，②線質がX線やγ線などの光子線か，α線，β線，中性子線などの粒子線か，③単位時間あたりの照射線量である線量率は低いか高いか，④瞬時か持続的被ばくか，⑤総吸収線量はどれだけか，である。

　放射線の人体影響についての最も信頼のおける指標は，広島・長崎の原爆被爆者の統計である。これは①外部被ばくで②主にγ線による③大線量率の④瞬間的な⑤急性期には死なない程度の小〜中線量被ばくで，白血病以外に胃・肺・結腸・肝癌などのリスクが上昇している。ほぼ全身被ばくなので，発癌に関して臓器感受性が異なることがわかる。発癌の相対リスクは線量が大きい方が高いが，線量に直線的に比例するのか，閾値があるのかは重大な問題であるが結論はでていない[3]。

　原子力発電所における事故や核テロ，劣化ウラン弾などによる被ばくの可能性は高まっている。これは①内部被ばくで②α/中性子線の③小線量率④長期被ばくによって癌を誘発する。放射性物質（核種）によって代謝経路が異なるため，体内分布（標的臓器）や毒性も異なる。高LET放射線であるα線は飛程が短く（約 $80\mu m$），核種周辺の細胞しか被ばくしない。線量評価が複雑なため，外部被ばくに比べて研究は進んでいない。カザフスタンのセミパラチンスクでは，1949年から14年間に450回の核実験が，うち116回は大気圏内実験が行われた。住民は上空を通過する雲や放射性落下物によって体内外，両方から被ばくした。癌の発症リスクは食道・胃・肝癌の順であった[4]。

1. 古典的な放射線発癌機構の考え方と放射線影響

　発がんは，多段階の癌遺伝子の活性化と癌抑制遺伝子の不活性化の複合，すなわち遺伝子傷害の積み重ねの結果起こるとされている。古典的な考え方では，放射線によって，重大なDNA傷害である二重鎖切断が起こる。傷害DNAの修復の結果，細胞の生存に重要な遺伝子が傷害されれば細胞死が起こり，誤って修復されて変異がDNA複製を介して固定

図1 従来の放射線発癌機構の考え方
　放射線による損傷DNAの修復ミスが発癌につながる

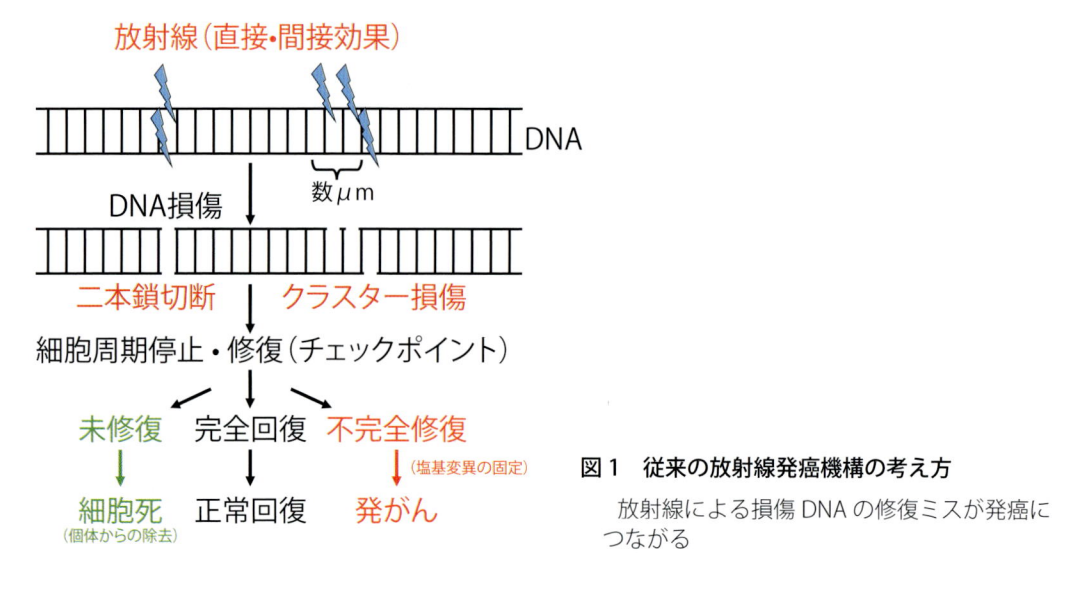

されればがんになる，という単純明快なものである（図1）。

　今日，放射線の生物影響を論ずる上で重要な考え方が加わっている[2]。1つはゲノム不安定性の誘導である。放射線による急性障害を乗り越えて生き残った細胞では遺伝子変異が起こりやすい状態が持続する現象である。もう1つはバイスタンダー効果である。被ばくした細胞から，近燐の被ばくしていない細胞に情報が伝わり，直接被ばくと同様の放射線影響を受ける現象である。gap junction を介した細胞間情報伝達や，被ばくした細胞由来のサイトカインやフリーラジカルなどの関与が考えられている。潜伏期をおいて，直接被ばくした細胞でなくとも放射線誘発がんが発症する可能性があるということである。

2. トロトラストによる肝発癌[5]

　自然α放射線源である二酸化トリウム（ThO_2）のコロイド溶液であるトロトラストは，急性の副作用が少ないため，第二次世界大戦中に傷痍軍人に血管造影剤として，約2万人に投与されたといわれている。Thの生物学的半減期は400年と長く，血管内に注射されて起こるトロトラスト沈着症（ト症）では，多くが肝に沈着して生涯にわたってα線に被ばくするため，肝腫瘍を発症した。一般の原発性肝癌は，肝細胞癌（HCC）が圧倒的に多いが，ト症では肝内胆管癌（ICC）が最も多い。さらに血管肉腫（AS）とHCCもほぼ同様な比率で発症した。ICCもASも投与後，発癌までの潜伏期は約40年，集積線量は約8 Gyである。ト症における相対リスクはICCで64倍，ASで1,600倍である。旧ソ連のプルトニウム（Pu）製造工場である，マヤクの従事者では，^{239}Puによるγ線外部被ばくと，吸入されて血中に入り肝に集積したα線内部被ばくが重なっていたため，肝ICCとASが多いことが特徴的である[6]。以上から，ト症ICCやASの発癌機構を解析することは，長期微量放射線によるヒトの発がんの機構解明をすることになる。ト症の解析から明らかにすべき課題は，古典的な放射線による発がん機構は正しいか，注入から発癌まで何故長い潜伏期間を要するのか，一体何がICCとASの発症を運命づけているのかである。

3. トロトラスト症から明らかになったこと[7, 8]

ト症 ICC では，癌抑制遺伝子 p53 の変異頻度が高く，変異パターンはフリーラジカルではなく，化学発癌にみられる transition 型が殆どである。DNA ミスマッチ修復遺伝子，hMLH1 のプロモーターのメチル化による不活性化の結果，マイクロサテライト不安定性が起こっている。肝細胞と胆管上皮の両方へ分化しうる幹細胞由来と考えられる。さらに，非癌部にもモノクローナルな遺伝子変異を認める症例がある。トロトラストは主にマクロファージに貪食されて集簇しつつ肝内を循環しており，その周囲の組織改変と線維化が顕著である。

オートラジオグラムから，ト症 ICC 例の肝非癌部の α 線密度は，均等に分布したと仮定した場合よりも 100 倍高いことがわかった。組織改変が激しいことから，癌化の標的細胞は Th 近傍で癌化の 1 イベントを受けた後，α 線の飛程外に移動し，そこで他のイベントを積み重ねた結果，癌化すると考えられる[9]。また，ICC 例の非癌部では AS 例に比べて α トラック密度が有意に高く，X 線蛍光分析からも ICC 患者と AS 患者では Th の娘核種の代謝・排出能が異なると考えられた[10]。

以上から，放射線発がんは古典的な単純な機構ではなく，被ばく組織の改変や炎症など，生体側の反応が関与していること，異常細胞のモノクローナルな増殖に，長期微量の被ばくによってゲノム不安定性やランダムな DNA 傷害が上乗せになった複雑な機構であることが明らかとなった（図 2）。

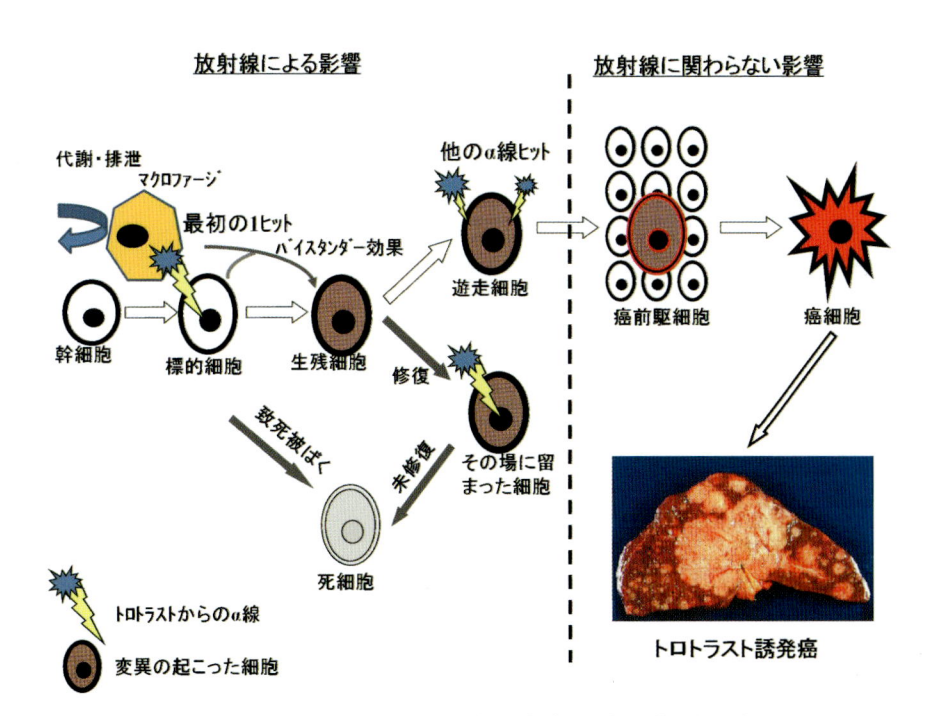

図 2 トロトラスト症から考えられる放射線内部被ばく発癌機構の考え方

　　トロトラスト由来の α 線に直接被ばくと，バイスタンダー効果によってヒットを受けて生き残った多分化能幹細胞は，α 線の飛程外へ移動し，そこでさらなる発癌に必要なヒットを受けて癌細胞となる。

さいごに

　人類は誕生以前から自然放射線に被ばくしている。米国 NCRP によれば，一人あたり 5 mSv/ 年の被ばくがあり，その過半は土壌のラドン由来の α 線である。世界には自然放射線レベルが高い地域が存在するが，有害事象は報告されていない。一方，ラドン温泉は健康に良いといわれている。どの程度の被ばくなら人体に安全か，有益か，有害か，慢性被ばくの人体影響は急性被ばくの積み重ねの結果か，等々多くの疑問がある。これらの疑問に答えるためには，ヒトにおける明らかな放射線誘発がんの症例から発癌機構を解明することが必要である。我が国では，病理標本と臨床経過，解剖記録，集積線量などあらゆるデータを包含した，世界的に貴重なトロトラスト症のアーカイブが確立している(http://www.idac.tohoku.ac.jp/db/thorotrast/)。このアーカイブを用いて最新の知見を導き出し，後世に引き継ぐことは，さらに一般的な発癌機構の理解と治療，予防に役立てるために必要である。

参考文献

1) Upton AC（1992）：Environ Res：59：36-48.
2) United Nations Office at Vienna.（2008）： UNSCEAR 2006 Report, Vol 1：(http://www.unscear.org/unscear/en/publications/2006_1.html) .
3) 佐渡 俊彦 他（2005 年）：放射線および環境化学物質による発がん：医療科学社
4) Bauer S et al.：Radiat Res（2005), 16：409-419.
5) 福本 学（1998 年）：放射線生物研究，23：351-364.
6) Sharp GB：J Radiat Res（2002), 43：371-80, Tokyo.
7) Fukumoto M et al.（2006）：Radiat Measure 41：1186-1190.
8) 福本 学 他（2009 年）：日本臨床：156-160.
9) Yamamoto Y et al.（2009）：Radiat Res 71：494-503.
10) Yamamoto Y et al.（2009）：Cancer Sci 101：336-340.

9. 腫瘍被膜の分子病理形態学

中山 宏文[1], 円山 英昭[2]
広島鉄道病院臨床検査室[1]
近森病院病理診断科[2]

キーワード
腫瘍，被膜，線維芽細胞，CD34，アルファ平滑筋アクチン

はじめに

全身の腫瘍の病理診断にあたって，被膜形成およびその破壊の有無を評価することが重要であり，被膜の破壊の程度については，多数の論文が発表されているが，被膜を構成する紡錘形の非上皮系細胞の発現形質，腫瘍組織型による被膜構成細胞の違い等に関しての報告は極めて少ない。主として著者らの知見に基づいて述べる。

1. 紡錘形非上皮系細胞の分類 ―被膜形成に関与する細胞を中心に―

全身の結合組織内には，紡錘形の間質細胞，いわゆる線維芽細胞が，膠原線維間に分布している。また，血管平滑筋周囲には，外膜から周囲組織にかけて連続して，膠原線維束とともに線維芽細胞が存在する[1]。実質臓器（大唾液腺，甲状腺，肝等）では，被膜は線維芽細胞を伴う疎な膠原線維束からなっている。免疫組織化学的に，線維芽細胞は，骨髄幹細胞および血管内皮細胞のマーカーであるCD34を発現することが特徴的であり，血管内皮細胞のマーカーであるCD31を合わせて染色することで，容易に区別できる[2]。浸潤癌の線維性間質，浸潤癌周囲の間質組織および種々の病的状態の線維芽細胞は，CD34を発現せず，アルファ平滑筋アクチンを発現する，活性化線維芽細胞，すなわち筋線維芽細胞とよばれる[2,3,4]。なお，筋線維芽細胞に対して，CD34を発現する線維芽細胞を，正常／未熟線維芽細胞とよぶことができる。筋線維芽細胞はアルファ平滑筋アクチンを発現しているため，平滑筋細胞との鑑別が必要となる。免疫組織化学的に筋線維芽細胞は高分子量カルデスモン陰性であるが，平滑筋細胞は陽性であり，容易に区別される。また，間質細胞ではないが，筋線維芽細胞と鑑別すべき紡錘形の細胞として筋上皮細胞がある。アルファ平滑筋アクチン陽性かつ高分子量カルデスモン陰性であるが，サイトケラチン14を発現するため，筋線維芽細胞と鑑別可能である[5]。以上の内容を表にまとめる（表）。

表　紡錘形非上皮系細胞および筋上皮細胞の免疫組織化学的鑑別

細胞の種類	CD34	CD31	ASMA	HCD	CK14
正常／未熟線維芽細胞	+	−	−	−	−
活性化線維芽細胞（筋線維芽細胞）	−	−	+	−	−
血管内皮細胞	+	+	−	−	−
筋上皮細胞	−	−	+	−	+
平滑筋細胞	−	−	+	+	−

ASMA：アルファ平滑筋アクチン
HCD：高分子量カルデスモン
CK14：サイトケラチン14

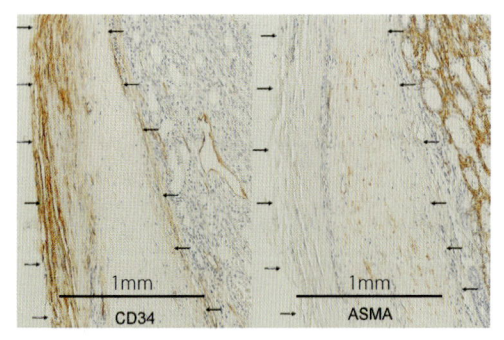

図1　大唾液腺多形腺腫の被膜部（矢印）
　写真左：CD34免疫染色，写真右：アルファ平滑筋アクチン（ASMA）。外側にCD34陽性細胞，内側にASMA陽性細胞が束状に配列している。

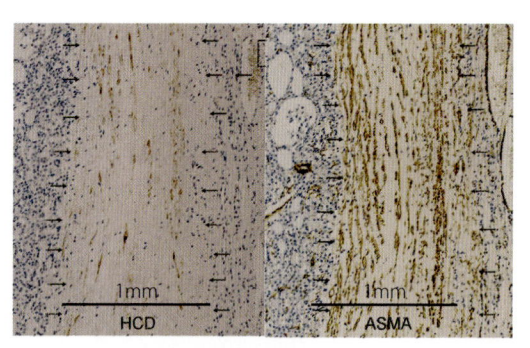

図2　甲状腺濾胞腺腫の被膜部
　写真左：高分子量カルデスモン（HCD）免疫染色，写真右：アルファ平滑筋アクチン（ASMA）免疫染色。被膜の紡錘形細胞はHCDおよびASMAいずれも陽性である。

2. 臓器別にみた腫瘍被膜

　腫瘍被膜を構成する可能性がある紡錘形非上皮系細胞は，正常／未熟線維芽細胞，筋線維芽細胞および平滑筋細胞である。ただし，臓器によって以下のごとく，大きく異なる。

　唾液腺，特に大唾液腺組織においては，唾液腺小葉隔壁，導管周囲，腺房周囲および臓器被膜にCD34を発現する正常／未熟線維芽細胞が束状に配列している。唾液腺腫瘍の大半を占める多形腺腫は明瞭な線維性被膜が全周あるいは半周以上を被包しており，しかも被膜は明瞭な2層構造を示す[5]。被膜外層はCD34を発現する正常／未熟線維芽細胞束で，内層はCD34を発現せず，アルファ平滑筋アクチンを発現する筋線維芽細胞束からなる[5]。他の良性腫瘍および悪性腫瘍においても腫瘍被膜が多形腺腫同様2層構造を示すことが明らかにされた（図1）[6]。良性では外層すなわちCD34陽性細胞層が内層すなわち筋線維芽細胞層より厚く，悪性では，外層よりも内層が薄い，とされている[6]。皮膚附属器に発生する良性混合性腫瘍では，大唾液腺の多形腺腫と同様，明瞭な線維性被膜が全周あるいは半周以上を被包しており，しかも被膜は明瞭な2層構造を示す[7]。

　甲状腺濾胞状病変では，腫瘍被膜の有無および被膜を貫通しているか否かが病理診断上重要である。濾胞状病変と被包型乳頭癌では，被膜を構成する紡錘形間質細胞の正常が異なる。正常甲状腺組織においては，甲状腺小葉隔壁および臓器被膜にCD34を発現する線維芽細胞が種々の程度に束状に配列している。濾胞状病変すなわち，腺腫様結節，濾胞腺腫および濾胞癌では，被膜の紡錘形細胞は高分子量カルデスモン陽性であり，平滑筋細胞と考えられる（図2）[8]。特に被膜が厚い症例の一部では，平滑筋細胞束の内側に筋線維芽細胞束が認められる。被包型乳頭癌の被膜部には，アルファ平滑筋アクチン陽性高分子量カルデスモン陰性の筋線維芽細胞の束状配列像からなり，濾胞状病変とは異なる（図3）[8]。なお，濾胞状病変の被膜に近接して内側に，退行性変化を伴う血管の輪切り像が存在する[9]。

　正常肝組織では，CD34を発現する線維芽細胞は臓器被膜および動静脈の外膜部に限局しており，他の臓器の正常／未熟線維芽細胞に相当する細胞は，類洞壁細胞である。肝細

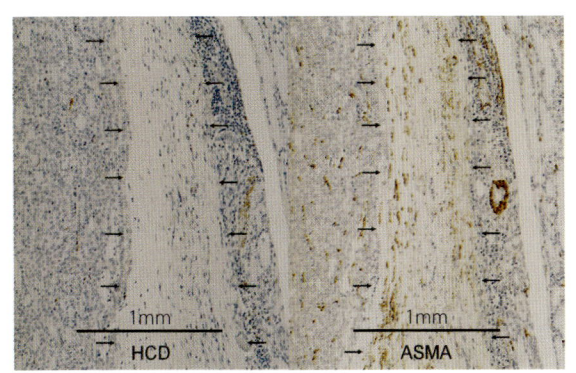

図3　甲状腺被包型乳頭癌の被膜部
　写真左：高分子量カルデスモン（HCD）免疫染色，写真右：アルファ平滑筋アクチン（ASMA）免疫染色，被膜の紡錘形細胞はASMA陽性HCD陰性である。

胞癌の腫瘍間質および隔壁を構成する紡錘形細胞は類洞壁細胞由来の筋線維芽細胞であり[10,11]，被膜には，筋線維芽細胞に加えて，高分子量カルデスモン陽性の平滑筋細胞が認められる[12]。

3. 今後の研究課題

　腫瘍被膜の筋線維芽細胞および平滑筋細胞の由来については，癌の増殖により破壊された既存の血管壁の一部や筋線維芽細胞の平滑筋細胞への分化の可能性，骨髄由来の間葉系幹細胞が考えられ，さらに詳細な検討が望まれる。

文　献

1) van de Rijn M, et al.：Appl Immunohistochem 2：71-80, 1994
2) Nakayama H, et al.：J Clin Pathol 53：626-629, 2000
3) Nakayama H, et al.：J Clin Pathol 54：846-848, 2001
4) Nakayama H, et al.：J Clin Pathol 55：741-744, 2002
5) Nakayama H, et al.：Mod Pathol 12：445-449, 1999
6) Soma L, et al.：Arch Pathol Lab Med 125：232-236, 2001
7) Nakayama H, et al.：Pathol Int 52：25-30, 2002
8) Nakayama H, et al.：J Clin Pathol 55：917-920, 2002
9) Sapino A, et al.：Mod Pathol 12：879-884, 1999
10) Enzan H, et al.：Hepatology 19：895-903, 1994
11) Kojima A, et al.：Virchows Arch 434：413-422, 1999
12) Nakayama H, et al.：J Clin Pathol 57：776-777, 2004

10. 線毛形成と線毛病の分子機構

萩原 治夫[1]，田中 秀幸[2]，芝 大[3]

帝京大学医学部解剖学[1]
群馬大学医学部保健学科[2]
京都府立医科大学生体機能形態科学[3]

キーワード

線毛，一次線毛，IFT，線毛病，線毛不動症候群

　線毛には，運動能があるものとないものがある。線毛の運動異常による遺伝性疾患としてカルタゲナー症候群[1]がよく知られている。運動能をもたない一次線毛は100年以上前に見出され[2]，最近になって感覚，細胞分化，細胞増殖などの多彩な機能を担っていることが明らかになった。現在，線毛異常による様々な遺伝性疾患（線毛病：ciliopathy）の原因遺伝子の解析が進められている。線毛病についての最近の知見をまとめた。

1. 線毛構造

　線毛は細胞自由表面の長さ約 $10\mu m$ の突起構造で，細胞膜と軸糸から構成される。線毛は細胞型により異なる名称でよばれているが，形態と運動能の有無により運動性線毛と非運動性線毛の2群に分類される（図1，2a）。運動性線毛の軸糸は，9本のダブレット微小管（周辺微小管）と中央の2本のシングレット微小管（中心対微小管）からなり（9＋2構造），周辺微小管のダイニン活性により線毛運動が起こる。運動性線毛は，気管や卵管の線毛細胞，脳室の上衣細胞にみられる。精子の鞭毛も本質的に運動性線毛と同じ構造である。胎生期に出現し，左右軸の形成に働くノード線毛は運動性線毛であるが，例外的に9本の周辺微小管からなる（9＋0構造）。非運動性線毛の軸糸の多くは9＋0構造で，ダイニン活性をもたない。非運動性線毛には，嗅細胞の嗅線毛，ほとんどすべての有核細胞に出現する一次線毛，視細胞の結合線毛などがある。

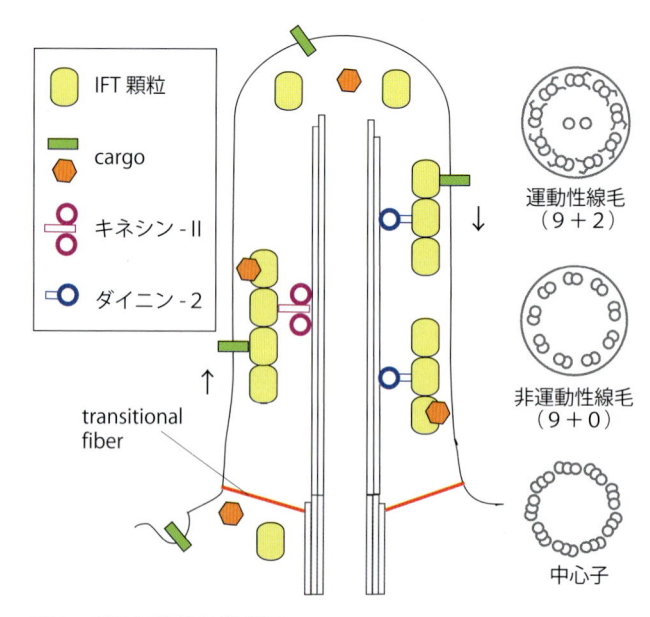

図1　IFTと線毛の模式図
文献6）より改変。

2. 線毛形成

　線毛は，基底小体から伸長する。基底小体は中心子と同じ構造である。200本前後の線毛を持つ線毛細胞の線毛形成では，既存の中心子の周囲にまたは既存の中心子と無関係に中心子が複製し，複製中心子が細胞先端部に移動して基底小体になる[3]。基底小体のトリプレット微小管のA管とB管の遠位端にチュブリン分子が重合して微小管が伸長し，線毛の軸糸が形成される。一次線毛形成では，既存のペアの中心子のうちの母中心子が基底小体になる。

　線毛形成における，軸糸の前駆物質や線毛の膜成分の運搬機構をIFT intraflagellar transport という（図1）。IFTは最初クラミドモナスの鞭毛で見出されたので[4]，線毛でもIFTが用いられる。基底小体に付随するtransitional fiberは，IFT粒子，モーター分子，線毛前駆物質の線毛内への移動のバリアーとして働く[5]。IFT粒子は複合体Aと複合体Bからなり，BBゾームにより結合している。線毛先端部への順行性輸送ではキネシン-Ⅱが，先端部から線毛基底部への輸送には細胞質ダイニン-2がモーター分子として働く[6,7,8]。膜成分の輸送には，BBSタンパク質やRab8が関与している[7]。

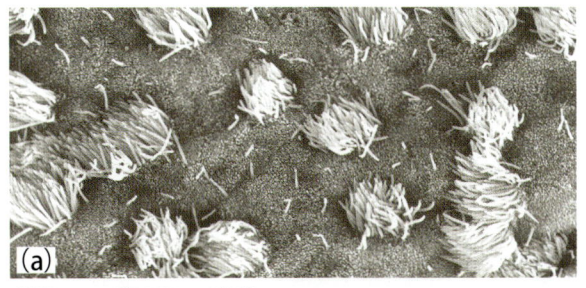

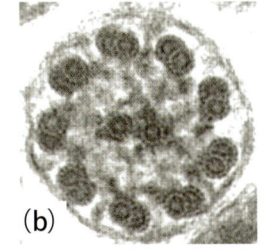

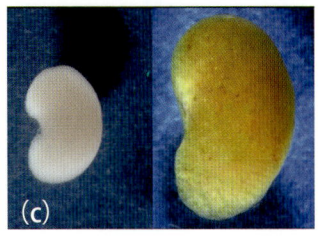

図2　線毛と線毛病
　a：ヒト卵管の運動性線毛と非運動性線毛（一次線毛），走査電顕像（×1,200）。b：線毛不動症候群の気管から採取された線毛におけるダイニン腕の欠損，透過電顕像（×140,000）。c：コントロールマウス腎臓（左）とネフロン癆モデルマウスの腎臓（右）（×2.7）。（文献11）

3. 線毛病

　線毛病の原因遺伝子を表1にまとめた。線毛は体内に広く分布し多彩な機能を有しているので，線毛病の症状は多様である。腎臓と肝臓の囊胞形成，網膜変性，内臓逆位は多くの線毛病に共通する[9]。NPHP1のように，複数の線毛病に共通する遺伝子があり，線毛病の区分については未整理な点もある。

　線毛不動症候群（図2b）は，運動線毛の異常による。DNAH5やDNAI1に加え，ダイニン腕形成に関与するKTUも線毛不動症候群の原因遺伝子である[10]。

　多発性囊胞腎は，常染色体優性の遺伝病で，原因遺伝子はPKD1，PKD2である。これらのコードするPC-1とPC-2の複合体は尿細管上皮の一次線毛に局在し，PC-1は尿細管内の尿の流れを感知する機械センサーとして，PC-2はカルシウムチャネルとして働く。多発性囊胞腎ではシグナル伝達経路が乱れ，異常な細胞増殖により囊胞が形成される。

　ネフロン癆（図2c）は，常染色体劣性の遺伝病で，線維化を伴う腎囊胞形成が特徴である。NPHP1-9が原因遺伝子で，コードするタンパク質は尿細管上皮の一次線毛や基底小体に

表1 線毛病の遺伝子と生物学的機能

症候群と症状	遺伝子	タンパク質局在	機能
多発性囊胞腎 　囊胞腎，肝囊胞，膵囊胞	PKD1 PKD2 PKHD1	線毛，細胞接合部 線毛，細胞接合部 線毛，基底小体	機械受容器 カルシウムチャネル 不明
ネフロン癆 　線維囊胞腎	NPHP1-9	基底小体，線毛	未確定
カルタゲナー症候群/線毛不動症候群 　気管支拡張症，慢性副鼻腔炎，内臓逆位 　男性不妊	DNAH5 DNA/1 KTU	ダイニン外腕 ダイニン外腕 細胞質	線毛運動 線毛運動 線毛運動
Almström syndrome (ALMS) 　網膜変性，肥満，糖尿病	ALMS1	基底小体	線毛形成
Bardet-Biedl syndrome (BBS) 　肥満，網膜変性，糖尿病	BBS1-14	基底小体，IFT複合体	線毛形成
Joubert syndrome (JBTS) 　脳の奇形	NPHP1 CEP290	基底小体，線毛 基底小体	未確定 不明
Meckel-Gruber syndrome (MKS) 　脳奇形，囊胞腎	MKS1 MKS3 CEP290	基底小体 線毛膜 基底小体	線毛形成 線毛形成 不明
Oral-Facial-Digital syndrome (OFD) 　頭蓋顔面異常，多指症，囊胞腎	OFD1	基底小体	線毛形成
網膜色素変性症 　網膜変性	RPGR	結合線毛	輸送

文献8) 12) を参考。

局在し[11]，Wntシグナル伝達経路などに関与する。

　BBSは，常染色体劣性の遺伝病で，肥満，網膜変性，糖尿病，多指症，腎障害を伴う。14の遺伝子が同定され，BBSタンパク質はBBゾームを構成してIFTに関与する。BBSはBBSタンパク質複合体異常によるIFT障害に起因する。

　MKSは，常染色体劣性の遺伝病で，腎囊胞，中枢神経系の奇形，多指症が特徴で，MKS1，MKS3，CEP290が原因遺伝子である。これらのコードするタンパク質は基底小体や線毛に局在し，線毛形成に働く。

　紙面の都合で省略したが，表1に挙げた線毛病以外にも線毛病の範疇に入る様々な遺伝病が見出されている。

文献

1) Afzelius BA：Science 193：317-319, 1976
2) Zimmermann KW：Arch Mikrosk Entwickl Mech 52：552-706, 1898
3) Hagiwara et al.：Med Electron Microsc 33：109-114, 2000
4) Kozminski KG et al.：Proc Natl Acad Sci USA 90：5519-5523, 1993
5) Deane JA et al.：Curr Biol 11：1586-1590, 2001
6) Green JA, Mykytyn K：Neuronal ciliary signaling in homeostasis and disease, Cell Mol Life Sci.：Epub ahead of print, 2010 Jun 11（Springer）

7) Emmer BT et al.：J Cell Sci 123：529-536, 2010
8) Lancaster MA, Gleeson JG：The primary cilium as a cellular signaling center, lessons from disease, Curr Opin Genet Dev, Jun：19（3）：220-9, 2009（Elsevier）
9) Cardenas-Rodriguez M et al.：Am J Med Genet C Semin Med Genet 151C：263-280, 2009
10) Omuran H et al.：Nature 456：611-615, 2008
11) Shiba et al.：J Cell Sci 122：44-54, 2009
12) Huang S, Hirota Y, Sawamoto K.：Various facets of vertebrate cilia, motility, signaling, and role in adult neurogenesis, Proc Jpn Acad Ser B Phys Biol Sci, 85（8）：324-36. Review, 2009（日本学士院）

11. 臓器線維症の分子形態学

仲谷 和記
大阪市立大学大学院医学研究科器官構築形態学

キーワード

臓器線維症，筋線維芽細胞，ファイブロサイト，サイトグロビン

はじめに

　生体は何らかの侵襲を受けると，それを排除し修復しようとする。その過程を創傷治癒過程とよび，侵襲を受けて死滅した細胞をマクロファージが処理し，それと同時に線維芽細胞によって「足場」となる細胞外マトリックス(ECM)が産生され，障害を受けた組織が修復される。肝臓のように組織修復能力に長けた臓器では，急性の組織障害を受けても，劇症化しない限り跡形もなく治癒する。

　しかしそのような臓器でも，組織障害因子によって惹起された炎症反応が遷延化して慢性炎症状態となった場合は，組織修復過程が破綻し，不可逆的な「組織リモデリング(再構築)」を生じて臓器の機能不全をもたらす[1]。

　創傷治癒過程が破綻して再構築された組織では，線維芽細胞が形質を変化させ，本来は「足場」として産生されたECMが「傷痕」として残存し蓄積されて行く。それによって臓器機能障害を生じたものが臓器線維症である。

　臓器線維症は様々な臓器における慢性炎症の終末像であり，生命予後にかかわる重篤な病態であることから，各分野で精力的に研究が進められており，本稿の限られた誌面では全てを網羅し俯瞰することが難しい。そのため本稿では，線維化病態の主役である筋線維芽細胞 myofibroblasts に焦点をあてる。それに加えて，今世紀に入ってすぐに発見された，内臓系線維芽細胞に広く発現する分子であるサイトグロビンを取り上げたいと思う。

1. 筋線維芽細胞

　炎症局面ではTGFβを始めとする様々なメディエーターの影響の下，線維芽細胞は活性化されて筋線維芽細胞に形質が変化する[2]。通常の創傷治癒過程においても線維芽細胞は軽度の活性化を受け，ECMの産生量が増し，細胞内にストレスファイバーを形成して収縮性を確保し，組織の修復にあたる。

　慢性炎症においては，線維芽細胞の活性化がさらに進み，ECMの産生量が著増する。そして，ECMを分解することで適切な「足場」環境を作るマトリックスメタロプロテアーゼ(MMP)の産生量が減少し，その阻害物質である組織メタロプロテアーゼ阻害因子(TIMP)の産生量が増加することにより，ECMが吸収されずに残存・蓄積して実質細胞の脱落部分が線維に置き換わり，線維化病変が形成される[3]。

　また，筋線維芽細胞内には著しいストレスファイバーが形成されて収縮性が増大し，組織の硬変化に拍車を駆ける。このストレスファイバーにはα平滑筋アクチン(αSMA)が

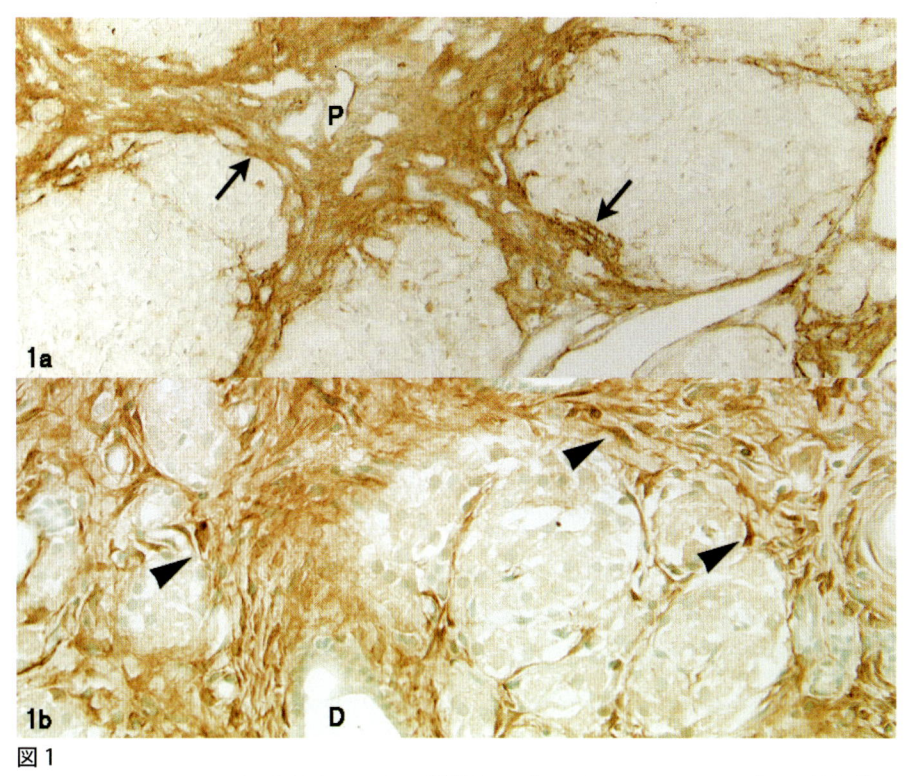

図1
a：チオアセトアミド反復投与ラット肝線維化モデルにおけるNCAMの発現。線維性隔壁（矢印）内の筋線維芽細胞にNCAMの発現が認められる（×50）。P：小葉間静脈。
b：慢性膵炎自然発生ラット（WBN/Kobラット）におけるCygbの発現。線維化組織内の筋線維芽細胞（矢じり）にCygbの発現を認める（×100）。D：小葉間導管。

含まれる。この分子は線維芽細胞の活性化の指標として広く用いられている[2]。

　線維芽細胞の活性化の指標となる分子は他にも多数報告されており，我々も肝臓の星細胞（伊東細胞）を検討した結果，神経細胞接着分子（NCAM：図1a），オステオネクチンなどの諸分子を同定している[4〜6]。NCAMは免疫グロブリンスーパーファミリーに属する接着分子で，神経系を中心に様々な細胞に発現する[4,7]。我々はヒト肝星細胞に同分子が発現することを初めて明らかにした[8]。ラット肝星細胞では活性化星細胞と活性化したグリソン鞘内線維芽細胞に発現する。この分子は種々のECMに結合するため，筋線維芽細胞とECMとの相互作用を担う機構の一部を構成していることが示唆される。オステオネクチンは当初，骨芽細胞が特異的に産生するECMとして同定されたもので，コラーゲンにカルシウムが沈着する過程を担う分子の1つである。我々はプロテオーム解析によって同分子がラット活性化星細胞に発現することを明らかにし，ヒト慢性肝炎の活性化星細胞が産生することを報告した[6]。

　線維化病変内の筋線維芽細胞の由来に関しては，組織に存在する線維芽細胞が形質転換したもののみである，と以前は考えられていた。しかし近年，様々な細胞種が筋線維芽細胞に形質転換して線維化病態に与ることが明らかとなっている[2,3]。その中でも臨床応用の面から注目されているのが，体内を循環しているファイブロサイト fibrocytes（FC）で

ある[9~11]。FCはCD34やCD45などの骨髄由来細胞マーカーを発現し，ECM産生能を有する間葉系前駆細胞である。TNFαを始めとする炎症性サイトカインやケモカイン，増殖因子の産生能を有し，各種炎症・免疫担当細胞の活性調節に関与することが示唆されている。この細胞はTGFβなどの影響下でαSMA陽性筋線維芽細胞に分化することが報告されており，実際，肺線維症や腎硬化症，動脈硬化症などの線維化病変内にFC由来の筋線維芽細胞が存在することが明らかとなっている。そして，ケモカイン／ケモカイン受容体システムを阻害することによりFCの炎症局所への集積が抑制され，臓器線維症が軽減することが報告されている。

2. サイトグロビン

線維芽細胞が活性化されて筋線維芽細胞に形質転換する際には様々な分子の発現が変化する。それを網羅的に検索しようとする試みが前世紀末頃から盛んに行われてきた。我々も静止期肝星細胞と活性化星細胞の両者が発現するmRNAやタンパク質の違いを比較することによって，両細胞の形質の違いを網羅的に解析した[12,13]。その過程で新規ヘムタンパク質サイトグロビンcytoglobin(Cygb)を発見した[14]。

Cygbはラット-ヒト間でアミノ酸配列に約94%の相同性が認められる[15]。ミオグロビンと約40%の相同性があり，ヘモグロビン，ニューログロビンに次いで発見された「脊椎動物第4番目のグロビンタンパク質」である。Cygbはヘモグロビン・ミオグロビンとはヘム鉄の配位構造が違うが，高い酸素結合能を持つ[16~18]。

我々の組織学的解析[19]により，Cygbは肝臓のみならず脾臓や消化管，膵臓，腎臓，心臓など内臓諸臓器の線維芽細胞系に発現し，線維化病変において発現が増強することが明らかとなった(図1b)。肝星細胞にCygbを過剰発現させると，酸化ストレスに対して抵抗性を示すようになり，筋線維芽細胞への形質転換が阻害されて線維化病変が減少することが報告されている[20]。Cygbの生理的機能に関しては，いまだ充分に解明されているとはいえない状況ではあるが，結合組織内における酸素貯蔵分子として機能し，活性酸素種の発生を制御している可能性が示唆され，臓器線維症に対する治療戦略の標的分子の1つとして期待される。

文 献

1) 小川佳宏：実験医学：1680-1687, 2010
2) Hinz B et al.：Am J Pathol 170：1807-1816, 2007
3) Friedman SL：Gastroenterology 134：1655-1669, 2008
4) Nakatani K et al.：Trends in Liver Cirrhosis Research (Dillon KH (ed))：Nova Science Publishers Inc, NY, 89-127, 2007
5) Nakatani K et al.：Arch Histol Cytol 69：61-72, 2006
6) Nakatani K et al.：Virchows Arch 441：466-474, 2002
7) Nakatani K et al.：Med Electron Microsc 37：29-36, 2004
8) Nakatani K et al.：Cell Tissue Res 283：159-165, 1996

9) Keeley EC et al.：Thromb Haemost 101：613-618, 2009
10) Mattoli S et al.：Curr Stem Cell Res Ther 4：266-280, 2009
11) 坂井 宣彦 他：医学のあゆみ：303-306, 2008
12) Kawada N et al.：J Biol Chem 276：25318-25323, 2001
13) Ikeda K et al.：Am J Pathol 153：1695-1700, 1998
14) 仲谷 和記 他：生体の科学：273, 2004
15) Asahina K et al,：Biochim Biophys Acta 1577：471-475, 2002
16) Makino M et al.：Acta Cryst D62：671-677, 2006
17) 宇野 公之：蛋白質核酸酵素：357-362, 2006
18) Sugimoto H et al.：J Mol Biol 339：873-885, 2004
19) Nakatani K et al.：Lab Invest 84：91-101, 2004
20) Xu R et al.：Mol Ther 13：1093-1100, 2006

12. プロトンポンプ，特にV型プロトンポンプの機能と病態

藤田 恵子[1]，田中 嘉代子[2]，穐田 真澄[2]

埼玉医科大学医学部解剖学[1]
埼玉医科大学医学部中央研究施設形態部門[2]

キーワード
　プロトンポンプ，V型プロトンポンプ，V型プロトンポンプインヒビター，リソソーム，癌

1. プロトンポンプとは

　生物は生体膜を介してプロトン（水素イオン）を能動的に輸送し，プロトン濃度勾配を形成して，生命活動の維持に必要なエネルギー産生や水素イオン濃度（pH）の調節に利用している。輸送エネルギーとしてATPを用い，ポンプのようにプロトンを膜内外にくみ上げる働きを担っているのが，巨大な膜タンパク質複合体である。

2. プロトンポンプのタイプと機能

　ミトコンドリアの内膜に局在し，細胞に必要なATPの大半を合成しているF型，胃粘膜上皮の壁細胞に存在し，胃酸分泌に関与しているP型がよく知られている。その他，プロトンポンプには，リソソームやゴルジ装置などの膜系細胞小器官に存在するV型がある。このV型は，破骨細胞の細胞膜にも存在し，細胞間隙を酸性化し，骨の分解・再吸収にかかわる特殊なものもある[1,2]。近年，癌細胞の細胞膜にもV型が存在し，癌細胞の浸潤に関係していることがわかってきた。本稿では，特にV型について我々の所見をもとに述べる。

3. V型プロトンポンプの機能

　V型は酵母の液胞（vacuole）から精製されたことから，液胞型（vacuolar）プロトンポンプともよばれ，水素イオンをリソソームやゴルジ装置などの膜系細胞小器官の内部に輸送し，内部のpHを酸性に維持して内外の水素イオンの電気化学的ポテンシャル差を形成する役割を担っている[1,2]。V型プロトンポンプが膜系細胞小器官の機能と密接に結びついている例として，リソソームにおける異物の分解があげられる。リソソーム内は，膜に存在するV型プロトンポンプの作用により，pH5前後の酸性環境となってはじめて，リソソーム中の加水分解酵素が活性化され，異物が消化される。V型プロトンポンプの作用を選択

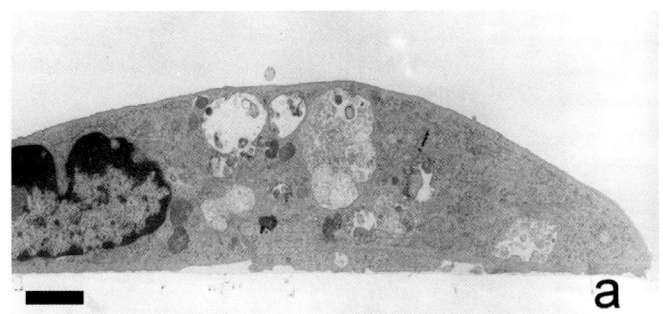

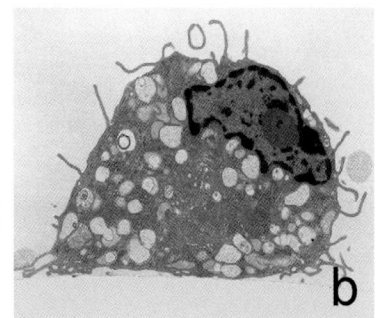

図1 マクロファージの電子顕微鏡写真
　V型プロトンポンプインヒビターを投与したもの（a）とコントロール（b）。aでは細胞の伸展が増強されて細胞質突起（微絨毛）がみられず，貪食した壊死組織片が処理されずにリソソーム内に大量に貯留している。Bar＝1μm

的に阻害するバフィロマイシンなどを作用させると，図1aに示したように，リソソーム内部は酸性化されず，リソソーム内に大量に未消化の壊死組織片が貯留していることが確認できる[3, 4]。

4. V型プロトンポンプインヒビターと癌

　V型プロトンポンプは，細胞の分化・増殖・癌化などと極めて密接な関係にある。癌細胞は正常細胞に比べてV型プロトンポンプが過剰に発現し，癌細胞の細胞外基質や細胞間隙を酸性化することにより，薬剤耐性，アポトーシス抵抗性，癌細胞の浸潤・転移のプロセスに重要な役割を担っていると考えられている。また，癌の悪性度，浸潤性に比例してV型プロトンポンプの発現量が増大することも報告されている。さらに，V型プロトンポンプインヒビターに対する感受性は，正常細胞よりトランスフォーメーションした細胞ほど高いことも知られている。マクロライド系抗生物質であるバフィロマイシンをはじめとするV型プロトンポンプインヒビターは，正常組織に悪影響を与えることなく癌細胞の増殖を選択的に阻害し，さらに，癌細胞はアポトーシスを起こして死んでいく（図2）ことから，V型プロトンポンプインヒビターに対する正常細胞と癌細胞との感受性の差を利用した癌治療が期待されている[5]。今後さらに，V型プロトンポンプの多様で巧妙な制御機構の詳細が明らかになるにつれて，癌細胞のV型プロトンポンプを分子標的とした薬剤開発が展開されると思われる。

　なお，V型プロトンポンプには，加水分解反応の活性中心がある表在性のV_1ドメイン，および，プロトンチャネルを形成する膜内在性のV_0ドメインが存在している。しかしながら，それぞれのドメインには，数種のサブユニットさらにアイソフォームが確認されており，それらの違いについては，プロトンポンプの多彩な機能とかかわるものと思われ，今後の課題である。

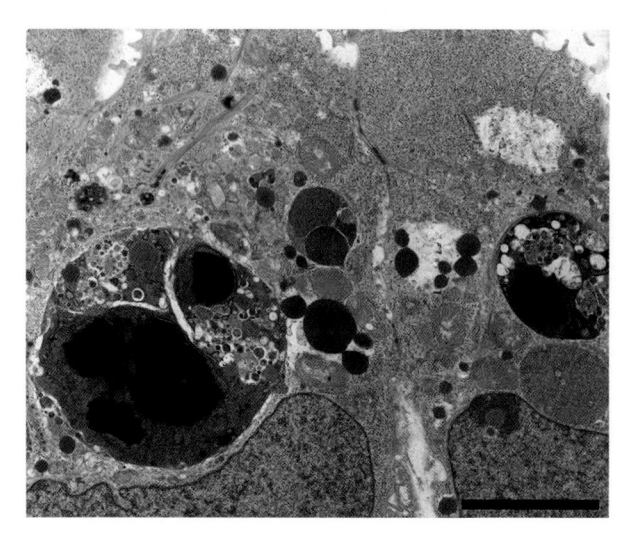

図2 培養液にV型プロトンポンプインヒビターを投与した培養肝芽腫細胞の電子顕微鏡写真
アポトーシス像が観察される。
Bar = 5 μm

文 献

1) 横山 謙 他：蛋白質 核酸 酵素：2035-2043，2004
2) 大熊 勝治：老年消化器病：161-170，1996
3) Hinoki A et al.：Pediatr Surg Int 22：915-923，2006
4) 穐田 真澄 他：組織学総論 ―細胞・組織の基礎から病態の理解へ―：東京農工大学出版会，東京，2010
5) Morimura T et al.：Pediatr Surg Int 24：1087-1094，2008

13. AIDS患者の超微形態像

寺田 総一郎[1], E. R. Schiff[2]

山王メディカルセンター・予防医学センター・国際医療福祉大学臨床研究センター[1]
Center for Liver Diseases, University of Miami School of Medicine[2]

キーワード

AIDS, 肝臓, cytotubular structure, tubuloreticular pattern, microsporidan hepatitis

Human Immunodeficiency Virus(以下HIV)は, レトロウイルス科にに属するRNA virusで, 大きくHIV-1とHIV-2に分類される。免疫に関連するCD4＋T細胞に感染し, それを契機として免疫不全を惹起する病態を引き起こす。HIVの直径は約100nmであるが, 生体の中では, 多くの日和見感染が生じ, ヒト組織内に他の種類のウイルスも超微的に多く観察される[1]。肝障害のある米国AIDS患者を対象に, 肝生検を行い超微的に観察し, その特徴ある形態像を中心に記述する。透過電顕像において, 肝臓のKupffer細胞を中心に, cytotubular structure(以下CTS)やtubuloreticular pattern(以下TRP)を観察した[2] (図1)。CTSは, 内部に外郭よりやや電子密度の低い物質を含むほぼ線状の構造物であり, 内部にはミトコンドリアやリボゾームを含む細胞質が認められる。CTSは, 以前非A非B型肝炎のチンパンジーへの接種実験でチンパンジーの肝臓内に観察されたものと同一構造物である[3, 4, 5]。また, TRPは網目状または数珠状で, 内部の電子密度がやや低く, 外縁が電子密度の高い構造物の集合体である。CTSは, 肝生検の得られたAIDS患者の9症例中4例(44.4%)に認められ, 一方TRPは9症例中5例(55.6%)に観察された。しかし, 2度肝生検を行った症例では, 最初の肝生検で, CTSとTRPがみられたが, 2回目の肝生検で同構造は観察されず, AIDS患者の肝臓に恒常的にみられるわけではない。また, この例のように, CTSとTRPがともに観察された症例は, 9症例中4例(44.4%)であり, CTSがみられた症例では, 必ず, TRPも認められている。一方, TRP単独で観察された症例は1例(11.1%)であった。したがって, TRPの方がCTSに比べ, 出現頻度がやや高いものと考えられるが, TRPは, 本邦のヒト慢性B型肝炎患者にrIL-2を投与した症例の肝生検でも観察され[6], また各種のウイルス感染

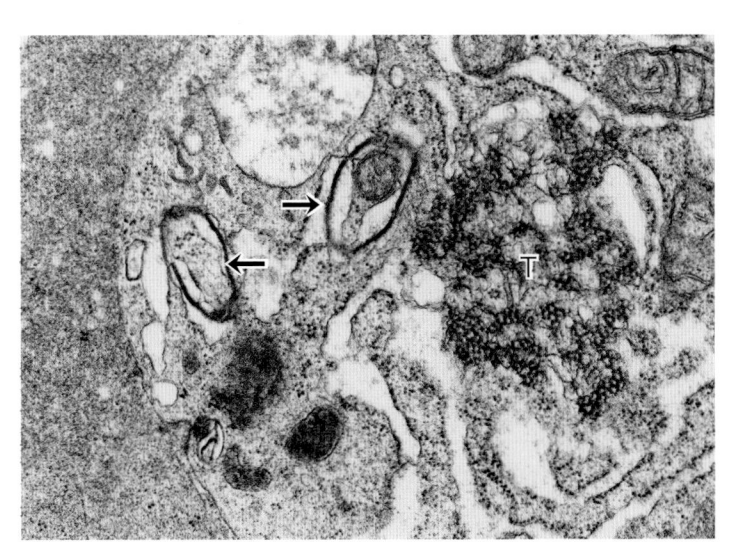

図1 ヒトAIDS患者肝臓のKupffer細胞内にみられるcytotubular structure (以下CTS：矢印)とtubuloreticular pattern(以下TRP：T) (×18,700)

症例にも頻繁にみられ[7]，AIDS患者の病態に特有なものではない。また，9例中1例では(11.1%)，CTS，TRP以外に，TRP構造をつなぐような，TRPの円形構造物より約5倍の長径の楕円形の数珠状のやや電子密度の高い構造物(内部は辺縁よりやや電子密度の低い不均一な構造物)を認め，粗面小胞体の変性像が疑われた(図2)。同様な構造物は，TRPと関連性のない場所にもみられ，近縁には遊離したと考えられるリボゾームも観察された。

このような構造物以外に，1回目の肝生検でCTSとTRPが同時に観察され，2回目の肝生検でCTSとTRPが観察されなかった

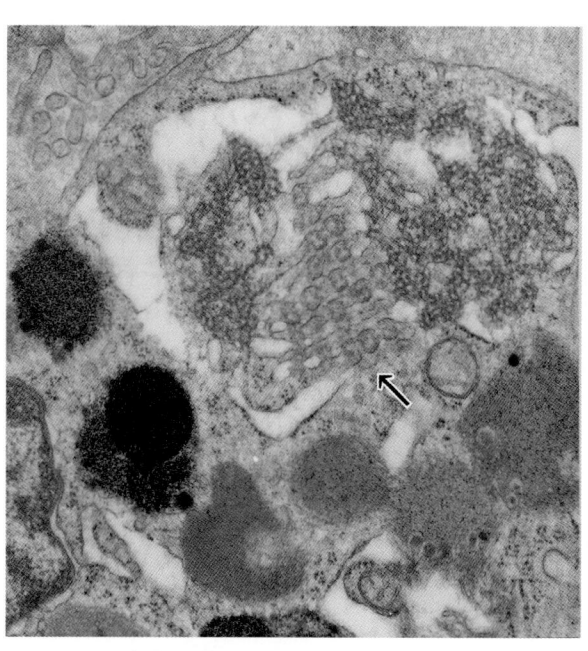

図2 AIDS患者肝臓のKupffer細胞内にみられるTRPを繋ぐ楕円形の数珠状の構造物(矢印)(× 15,400)。

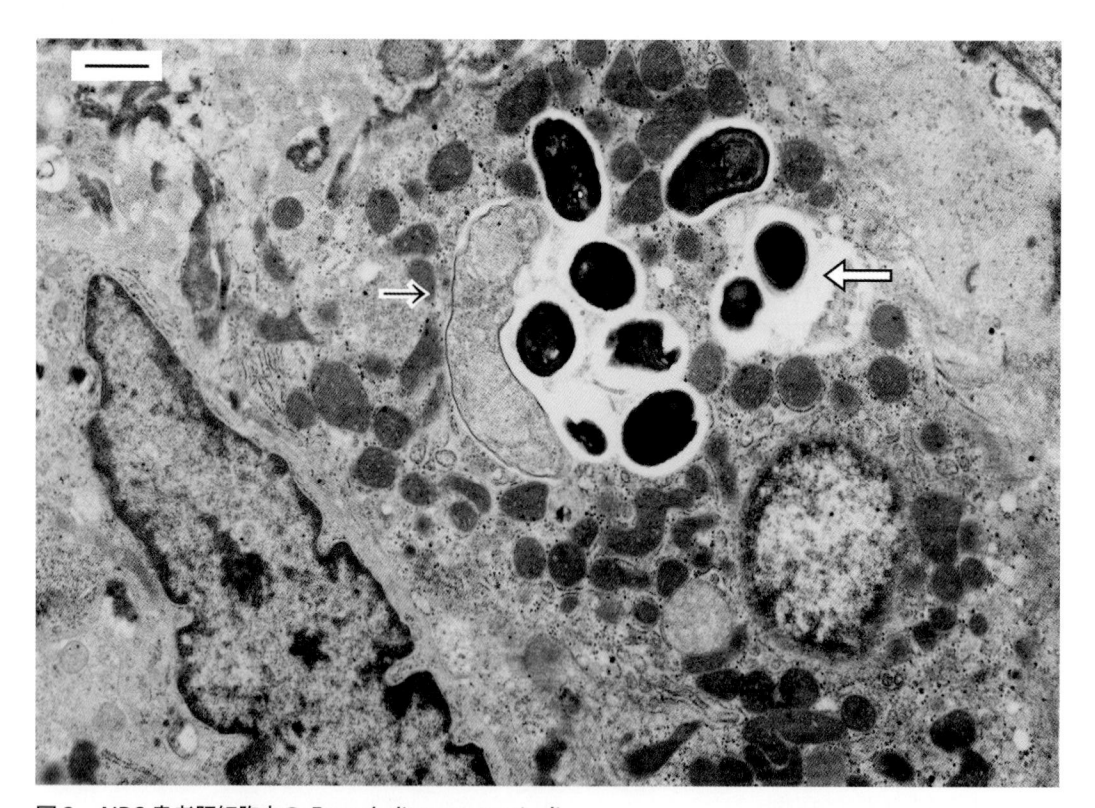

図3 AIDS患者肝細胞内の*Encephalitozoon cuniculi.*
　やや電子密度の低い長形のsporont(黒矢印)や電子密度の高いsporeが観察される(白矢印)。左上のbarは1μmを示す。

症例では，2回目の肝生検で肝細胞質内に，原虫様の構造物がみられ，その超微構造より*Encephalitozoon cuniculi* と確定した[8]（図3）。肝細胞質内では，parasitophorous vacuole により，肝細胞質と隔てられた状態で，やや電子密度の低い長形の sporont や電子密度の高い late sporont や spore が観察された。sporont の成熟に伴い polar tube が形成され，sheath 内に断面が二重構造の正円の5本の polar tube を認めた（図4）。この病期の患者の血液生化学所見は，T.B. 8.4mg/dl，AST/ALT 1460/183U/L，ALP 1377U/L と，最初の肝生検で CTS と TRP が同時に観察されたときの AST/ALT 265/158U/L，ALP384U/L にくらべ，胆汁うっ帯性の肝障害は進んでおり，microsporidan hepatitis の概念を確立した。なお，最初の肝生検の光顕所見は，小肉芽腫と類洞のうっ帯であり，二回目の肝生検で，*Encephalitozoon cuniculi* のみられたときの光顕所見は，門脈域の肉芽性，化膿性壊死であった。近年では油浸の高倍率の光顕像で原虫が確認されるようになったが[9]，その時点では光顕像で明らかではなかった。ヒト肝臓内で *Encephalitozoon cuniculi* を確認したのは世界最初である。

このように，AIDS 患者の病態の stage の変化に応じ，刻々と超微形態像は変化するが，多くの情報量を伴い極めて多面的な解釈が加えられる所見が得られ，生検等の組織を得た段階で，示唆に富む永続的な結果を得られることは，超微像の解析の重要性を示すものである。AIDS 患者の治療や病態の解明はいまだ十分ではなく，超微的な解析を含む分子形態学的検索は今後も発展する余地は十分にある。

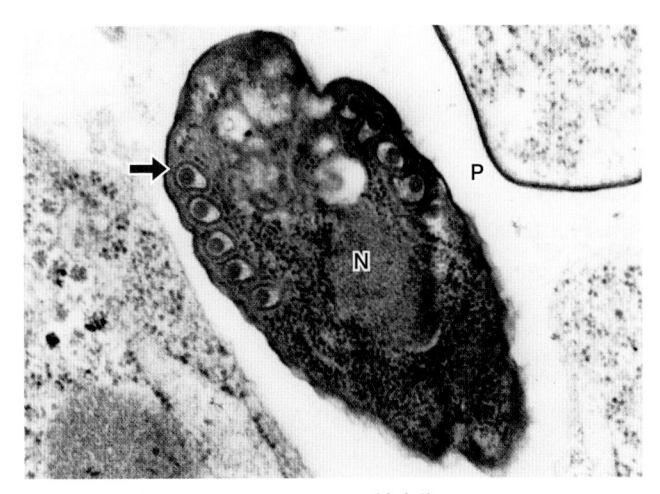

図4　肝細胞質内の late sporont の拡大像

late sporont の周囲は，肝細胞質と parasitophorous vacuole（P）で，隔てられている。断面が二重構造の正円の5本の polar tube が認められる（矢印）。N は核を示す。（× 29,700）

文献

1) Orenstein JM：Ultrastruct Pathol 32：161-169，2008
2) 寺田 総一郎 他：肝臓，28：100-101，1987
3) Jackson D et al.：Lancet I：1249-1250，1979
4) Shimizu YK et al.：Science 205：197-200，1979
5) Watanabe S et al.：Hepatology 4：628-632，1984
6) 寺田 総一郎 他：肝障害と免疫療法，21：63-68，1988
7) Chandra S et al.：Labo Invest 18：422-428，1968
8) Terada S et al.：Ann Intern Med 107：61-62，1987
9) Lono AR et al.：J Gastrointest Cancer 39：124-129，2008

14. 細胞間結合装置

小島 隆, 村田 雅樹, 高澤 啓, 田中 敏, 澤田 典均

札幌医科大学医学部病理学第二

キーワード

細胞間接着装置, タイト結合, アドヘレンス結合, ギャップ結合, デスモゾーム

1. 細胞間接着装置の種類

　ヒトの体は, 60兆個の細胞の調和のとれた働きによって, 生命を維持している。そのためには, まず細胞同士がしっかりと接着し集合する必要がある。さらに体の外部と内部が隔絶されることが大前提である。体の内部では, いくつかの細胞集団がコミュニケーションをとりながら特異機能を分担し, それらが統合されて生命が維持されている。このように細胞間接着装置は, 生体にとって必須なものである。細細胞同士が強固に接着するために, アドヘレス結合とデスモソームがあり, 外界からのバリアとしてタイト結合, 細胞集団のコミュニケーションのためにギャップ結合がある。それぞれの結合装置の構造の特徴と, 大まかな機能を模式図1に示す。最近, 細胞接着装置の構成分子の一部が, 遺伝性疾患の原因遺伝子であること, 感染性病原体の標的であることや自己免疫疾患の抗原であることが明らかになり, ヒト疾患とのかかわりが注目されている。

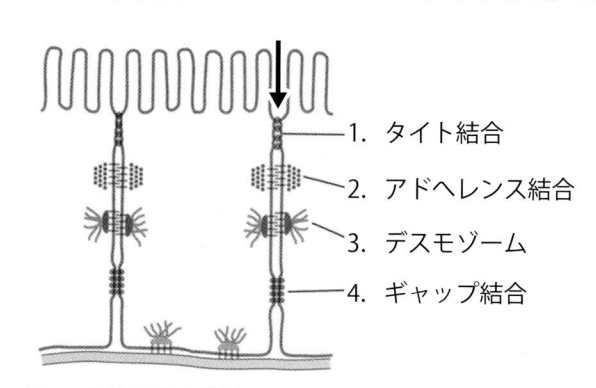

1. タイト結合
2. アドヘレンス結合
3. デスモゾーム
4. ギャップ結合

図1　細胞間結合装置

2. タイト結合の機能と疾患

　それぞれの細胞集団が分担している特異機能を果たすためには, 半独立した内部環境を保つことができる区域化が必要である。たとえば心臓血管系は, それ自体が内皮細胞に囲まれた閉鎖腔であると同時に, 中枢神経系や精巣を隔絶し保護するバリア(血液脳関門, 血液精巣関門)にもなっている。消化管では, 内腔面を覆う粘膜上皮細胞が身体の内外を隔絶し, また肝細胞から毛細胆管に排泄された胆汁は血中に漏れ出ることがない。体の表面は, 扁平細胞によって覆われ, 体の内部と外界が隔絶されている。このように体の内部と外界あるいは区域の内外が隔絶されるためには, 表面や内面を覆う細胞と細胞の隙間がしっかりとシールされている必要がある。この役割を担っているのが, タイト結合である[1]。したがってタイト結合機能の失調は, 浮腫, 黄疸, 下痢といった様々な病態と深くかかわっている(表)。

　タイト結合は, 上皮細胞の管腔面近くに存在し, 細胞の全周をベルトのように取り巻き,

表　タイト結合と疾患

I. フェンス機能の障害（細胞極性維持）：
　癌細胞

II. バリア機能の障害（細胞間隙経路の調節）：
1. 血管系
   浮腫，エンドトキシン血症，サイトカイン血症，糖尿病性網膜症，多発性硬化症，血行性骨転移
2. 消化管系
   細菌性胃炎，偽膜性腸炎，クローン病，潰瘍性大腸炎，セリアック病，コラーゲン蓄積性腸炎
3. 肝
   黄疸，原発性胆汁性肝硬変，原発性硬化性胆管炎
4. 呼吸器系
   喘息，アレルギー性鼻炎，新生児呼吸窮迫症候群
5. ウィルス感染
   レオウィルス，アデノウィルス，コクサッキーウィルス，ロタウィルス，HIV，HCV
6. 遺伝性疾患
   家族性低マグネシウム血症，難聴，嚢胞性線維症
7. その他
   卵巣過剰刺激症候群（OHSS）

膜貫通性タンパク質 claudin により，細胞膜と細胞膜を密着させている。そのためタイト結合は，細胞間隙（パラセルラー経路，模式図1の矢印）を通過する物質の透過性を制御するバリア機能を持つ。凍結割断法による細胞膜の膜内粒子の観察によって，タイト結合が，数珠状に配列した膜内タンパク質の網目構造からなり，この網目の密度や断裂がバリア機能の強さによく相関する[2]（図2）。

Claudin のほか膜貫通タンパク質 occludin，JAM，tricellulin，MarvelD3 が発見され，細胞質タンパクとして ZO-1，ZO-2，ZO-3 や cingulin など多くのタイト結合裏打ちタンパクが見出

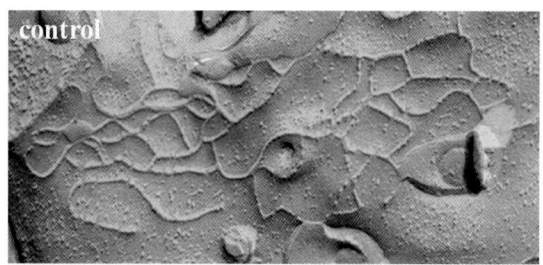

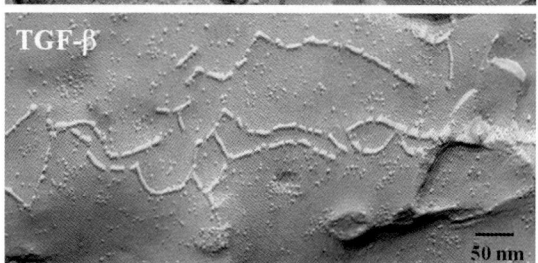

図2　ラット初代培養肝細胞の凍結割断レプリカ像
　TGR-β 処置によりタイト結合ストランドの減少がみられる（文献2より引用）。

され，タイト結合の研究は分子の時代に入った。遺伝性疾患では，低マグネシウム血症の原因遺伝子（claudin-16，-19），感音性難聴（claudin-14，tricellulin），魚鱗癬と胆管炎の合併症（claudin-1）が報告されている。また感染性病原体の標的となっており，C型肝炎ウイルスが occludin，claudin-1，6，レオウイルスが JAM-A，コクサッキーウイルスとアデノウイルスが CAR をレセプターとしている。コレラ菌，腸管病原性大腸菌，クロストリジウム

ディフィシル，ヘリコバクターピロリが，タイト結合機能を低下させる。ダニ抗原や花粉は，タンパク分解酵素として claudin や occludin の細胞外ドメインを切断し，タイト結合を破壊する。一方，タイト結合は細胞膜のリン脂質や膜タンパクの横拡散 (lateral diffusion) を止めるフェンス機能を合わせ持っており，管腔面と側面・底面の細胞膜の特性を保つのに役立っている。したがって癌細胞におけるタイト結合の消失は，細胞膜の極性を失わせる。

3. アドヘレンス結合の機能と疾患

　カドヘリンを主な構成タンパク質とする結合装置である。30種類以上もあるカドヘリンは，同じカドヘリン分子としか接着しないので，同種の細胞を認識する第一歩となる。続いてカドヘリンの細胞内ドメインに細胞質のカテニンが結合し，これに細胞骨格のアクチンが結合してアドヘレンス結合が形成される。最近，アドヘレンス結合に nectin が発見され，タイト結合の形成にも深く関与している。アドヘレンス結合は，結合装置複合体の中では最も基本的な結合装置と考えられている[3]。

　アドヘレンス結合には，ラデイキシンなどのチロシンリン酸化の基質になるタンパク質が存在し，それらがアクチンとの結合性を持つことから，細胞間の情報伝達に働くことが示唆されている。カドヘリンやカテニンの異常はヒトの胃癌などで起こり，浸潤，転移能が高くなることが知られている。Nectin はヘルペスウイルス，necl-5 はポリオウイルスのレセプターである。

4. ギャップ結合の機能と疾患

　ギャップ結合は，膜貫通性タンパク質 connexin (Cx) が6量体を作ったもので，その中央に直径2nm程のチャネルが形成される。そのチャネルを通して，カルシウムイオン，c-AMP などセカンドメッセンジャーや小分子が隣の細胞に通過できる。それゆえギャップ結合は，臓器や組織のホメオスターシスの維持に重要で，細胞傷害，細胞増殖，癌など多くの病態でギャップ結合の変化をみることができる[4]。その異常が原因となる疾患に，ヒトの Charcot-Marie-Tooth 病 (Cx32)，感音性難聴 (Cx26, Cx30, Cx31)，白内障 (Cx46, Cx50) がある。

5. デスモゾームの機能と疾患

　膜貫通タンパク質としてカドヘリン型接着分子 desmoglein (Dsg) と desmocollin が，細胞内の desmoplakin と desmoglobin を介して細胞骨格である中間径フィラメントと結合し，中間径フィラメント (上皮細胞ではケラチン，間葉系細胞の場合はビメンチンなど) の細胞膜への付着点となっている (図1)。デスモゾームの機能の1つは，中間径フィラメントを細胞膜に繋ぎ止めて，細胞の張力を保つことである。デスモゾームが失われると，中間径フィラメントは細胞膜を離れ核の周囲にとぐろを巻くようになる。

　デスモゾームは特に皮膚の表皮に多い細胞間結合装置であるが，表皮内に水疱ができるヒト天疱瘡 (pemphigus) では，Dsg1 や Dsg3 に対する自己抗体が疾患の原因とされる。

ブドウ球菌性熱傷様皮膚症候群は，黄色ブドウ球菌の外毒素により皮膚に水疱形成が起こる疾患であるが，これは外毒素のプロテアーゼ活性によりDsg1を切断するためである[5]。

文　献

1) Sawada N et al.：Med Electron Microsc 36：147-156，2003
2) Kojima T et al.：Liver Int，28：534-54，2008
3) 高井 義美：ネクチンとネクチン様分子による細胞接着の制御機構—故月田承一郎先生から学んだ細胞生物学研究，生化学 78：631-646，2006
4) 小山田 正人 他（森 道夫 編）：ギャップ結合チャネル病—細胞社会のネットワーク障害—：病気と細胞小器官：55-65，文光堂，2002
5) 天谷 雅行：自己免疫と感染症の標的分子，デスモグレイン，日本臨床免疫学会誌，26：325-333，2006

15. 凍結技法と病態解析応用

大野 伸一，寺田 信生，大野 伸彦
山梨大学大学院医学工学総合研究部解剖分子組織学教室

キーワード

免疫組織化学，凍結固定法，生体内凍結技法，凍結置換固定，可溶性タンパク

　最近では，遺伝子改変技術の進歩は目ざましいものがあり，すでに iPS 細胞の臨床応用研究にみられるように，新たな生命科学分野が展開されている。しかし一方では，生命体を構成する細胞組織の機能が，動物生体内臓器に依存する限り，分子形態学的アプローチは必要とされる。すでに光顕・電顕免疫組織化学法は確立されており（図 1），多くの医学生物学的および臨床病理学的知見が報告されてきた。本稿では，凍結技法を併用した免疫組織化学法について概説する[1〜3]。

1. 凍結固定法

　通常の固定剤による灌流および浸漬固定法では，灌流圧の影響や試料切除後の虚血や酸欠が，どうしても起こってしまう（図 1-ⅰ）。一方，凍結固定法では，新鮮切除組織を速やかに液体窒素(-196℃)冷却純銅に圧着凍結したり，イソペンタン－プロパン混合寒剤（-193℃）やプロパン単独寒剤に浸漬凍結する（図 1-ⅱ，ⅲ）。この処理により，化学固定中に起こる分子形態学的変化を少なくすることができる。しかし凍結固定で氷晶形成が起こるために，電顕レベルでは凍結組織表面より約 10 μm までが良好であるが，一方，光顕レベルのパラフィン包埋切片では，200〜300 μm までが観察可能である。

2. 凍結固定法の特徴

　この特徴は，生体内細胞組織構造に，より近い形態像が得られることである。また凍結試料を凍結置換固定して，パラフィン包埋することで，連続切片上で HE 染色や光顕免疫

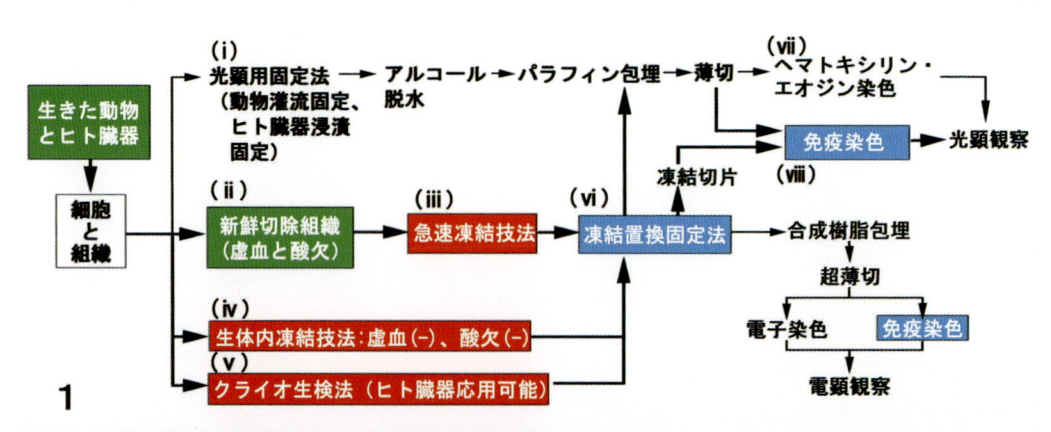

図 1　一般的光顕・電顕試料作製法と凍結試料処理法

染色も可能である（図1-vi, vii, viii）。例えば，血管内アルブミンを考えてみると，実験動物を灌流固定すれば，それらは固定液とともに流失してしまう。また臓器の一部を切除して化学固定液につけたとしても，やはり可溶性物質の移動と流失は避けられない。一方，この凍結固定法では，そのような移動と流出を防止できる。しかし，臓器組織の切除による正常血行動態の消失や酸素欠乏が，必ず起こってしまう（図1-ii）。特にミリ秒単位のタンパク応答である生体内チャネル開閉やレセプター反応などのタンパク分子相互作用の解析は困難であった。そこで，動物生体内で循環血流が維持された細胞組織を凍結する必要があった。

3. 生体内凍結技法による"生きた"形態像

　これは，上記の 1. ～ 2. で述べた凍結固定法を麻酔下動物生体内で直接に行う方法である。すでに，この生体内凍結技法により，新しい免疫組織化学的所見が得られているが，詳細については文献を参照にしていただきたい[4,5]。ここでは，この手技と特徴を簡単に紹介する[2]。例えば麻酔下動物（マウス，ラット等）を開腹する。肝臓，脾臓や腎臓などの臓器をできるだけ速やかに，あらかじめ液体窒素で冷却したメス刃で切り込むと同時にイソペンタン－プロパン混合寒剤をかけて生体内凍結する。さらに液体窒素で追加冷却後，発泡スチロール箱に液体窒素を十分に満たして，小型歯科用電気ドリルで臓器組織を摘出する。この特徴は，麻酔下動物において，虚血と酸欠の影響がまったく無い細胞組織の形態像が得られることである（図1-iv）。特に光顕レベルでは，観察範囲が広く，十分な実験データを収集することができる。

4. 凍結置換固定法

　まず2%パラフォルムアルデヒド含有アセトンの凍結置換固定液を作製する[1,2]。次にドライアイス・アセトン（約-80℃）中で冷却したこの凍結置換固定液に，液体窒素中で保存していた試料を投入する。その後，-80℃で約20時間の凍結置換固定後に，-20℃，2時間と4℃，2時間と徐々に温度を上昇させる。さらに室温で純アセトン中2回洗浄後，キシレンを通して，パラフィン包埋をする。このステップにおいて，臓器組織の凍結固定時に形成された小さな氷晶孔は，そのままの状態で凍結置換固定される。そのために，パラフィン切片のHE染色標本では，表層部の凍結良好な部位から，深い凍結不良な部位までが，氷晶サイズにより明瞭に判別できる。この凍結良好な組織部位では，細胞組織内の水分は，微細な氷晶として物理固定されるために，分子間隙は保存されている。これにより，光顕免疫染色時には，抗体の浸透性が容易になる。また，生体内凍結—凍結置換固定法では，可溶性タンパクの保存が良好であり，免疫組織化学的に検討することができる（図1-iv, vi）。

5. 病態解析応用

　すでに述べたように，凍結固定を行うと，組織表層部の形態像はよく保存されて，通常の固定，脱水，包埋試料と比較して，細胞組織の収縮や細胞内物質の移動と流失が防止できる。ヌードマウスに移植した培養ヒト肺癌細胞株による腫瘍組織塊を，生体内凍結—

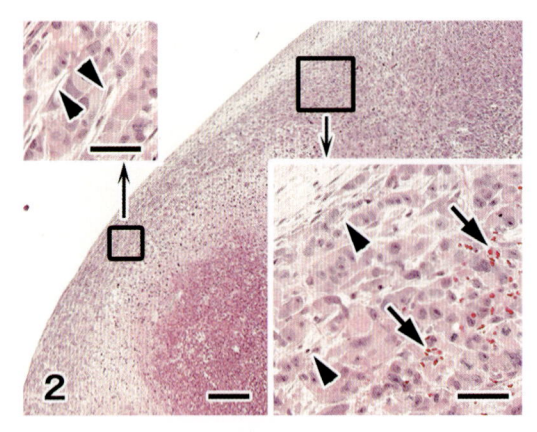

図2 生体内凍結-凍結置換固定法によるヌードマウスに皮下移植した培養ヒト肺癌細胞株のHE染色像

赤血球の流れた毛細血管（矢印，右下挿入図）と空虚な血管（矢頭，左右挿入図）が判別できる。スケールバー＝200μm（挿入図：50μm）。

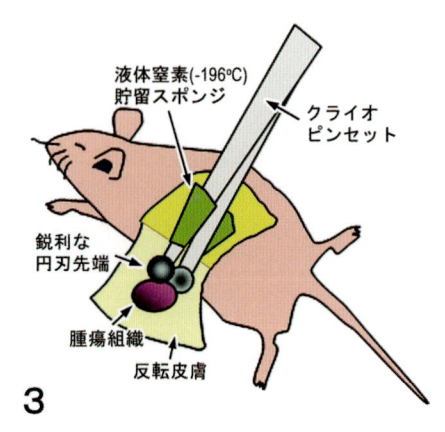

図3 クライオ生検法の模式図

クライオピンセットにより腫瘍組織を凍結採取後にイソペンタン－プロパン混合寒剤中に速やかに投入する。

凍結置換固定法を用いてパラフィン包埋し，HE染色をすると（図2），毛細血管内の流動赤血球（矢印）や核異型を伴う腫瘍細胞が観察される。しかし，この生体内凍結技法では，同一個体から経時的に組織試料を採取することは困難である。一方，臨床現場でのヒト生検法は，経時的に試料採取が可能であることから，動物臓器を直接に凍結採取するクライオ生検法をすでに開発した（図1-ⅴ）。このクライオ生検法により（図3），生きた動物の正常血行動態を保持し，試料切除に伴う虚血と酸欠の影響のない臓器組織を，経時的に凍結採取することができる[2,3,5]。この方法は，ヒト病理組織標本採取にも応用可能であり，HE染色とともに免疫組織化学的解析もできる。

文 献

1) 大野 伸一 他：組織細胞化学 2007：35-44，中西印刷，京都，2007
2) 大野 伸一 他：組織細胞化学 2009：179-186，中西印刷，京都，2009
3) Ohno N et al.：Cancer 113：1068-1079，2008
4) Ohno S et al.：Recent Res Devel Mol Cell Biol 6：65-90，2006
5) Ohno S et al.：J Electron Microsc 59：395-408，2010

16. 質量顕微鏡法

内山 佳之, 西尾 朋久, 井上 菜穂子, 瀬藤 光利
浜松医科大学分子解剖学

キーワード
質量分析法, 質量顕微鏡法, MALDI

はじめに

質量分析の手法を組織切片上に二次元展開することによって, 組織上に存在する物質の固有の質量とその局在情報を同時に知ることを可能としたのが, 質量顕微鏡法である[1]。これまでの光を検出する光学顕微鏡法や, 電子を検出する電子顕微鏡法と異なり, 質量顕微鏡法は生体分子の質量を検出することで可視化を行う。質量顕微鏡法は, 未知の物質が含まれた試料に対してその局在情報を失わずに形態を直接観察ができる[2]。現在, タンパク質や脂質をはじめとした多くの代謝産物, 金属などの検出法, さらには投与された薬物とその代謝を可視化する方法[3,4]として研究されている。

1. 質量顕微鏡法とは

質量分析法とは, 原子, 分子, クラスターなどの粒子を気体状にイオン化し, それらを質量電荷比に応じて分離・検出する手法である。通常の質量分析法は, 分離・精製した試料を用いて行うため, 目的物質の組織細胞内分布や局在という位置情報が失われてしまう。これに対し, 主にマトリックスレーザー脱離イオン化法 (matrix-assisted laser desorption/ionization : MALDI)[5] を利用した質量顕微鏡法では, 薄切した生体組織をそのままの形態でイオン化することが可能であり, 目的物質の二次元分布を知ることができる。測定領域は任意の間隔によって測定点を設定可能であり, 現在では $10\,\mu m$ の解像度における解析が可能となっている[6]。組織切片に対してレーザーを二次元走査し, 測定点ごとのマススペクトルの中から任意の分子情報を選択的に抽出し, 測定点ごとのシグナル強度比に応じて対象分子の組織切片における分布を可視化することができる[7]。

2. 質量顕微鏡法の実際

質量顕微鏡法は凍結試料を薄く切片化した生体試料にマトリックスを噴霧して均一な微細結晶をつくり, 観察したい部位に正確に微小径のレーザーを照射して微小領域でのイオン化を行う。さらにレーザーを二次元走査しながら各照射点に存在する分子のイオン化を行い, レーザーを照射した場所ごとに発生してくるイオンを質量分析計で検出する。これら一連の操作が通常の質量分析法とは異なるため, 実験の各ステップでは質量顕微鏡法固有の操作が必要となってくる[8,9]。

質量顕微鏡で生体試料を観察するためには, まず凍結生体組織から薄切片を作成する。

生体内分子の効率良いイオン化を実現するために,最適な厚さの生体組織切片を作成する。特に高分子量のタンパク質を分析する場合は,切片の厚さを 10μm 以下にすることによって,高効率のイオン化と低ノイズの質量スペクトルが得られる[10]。切片を接着させるスライドグラスには伝導性を有する酸化インジウムスズを表面コートした ITO スライドグラスを用いることが多い。

さらに,対象物質の種類に応じ,適切な前処理が必要になる。例えば,タンパク質の場合,イオン化を促進するために切片中のリン脂質を有機溶媒で洗浄する。また,分子量が大きくそのままではイオンとして検出されにくいタンパク質を消化産物として検出するために,組織上で試料の拡散を最小限に抑えるタンパク質変性法,酵素消化法(on-tissue digestion 法)[11] が施行される。本手法では組織内タンパク質を変性させた後に,ケミカルインクジェットプリンターを用いて微少量のトリプシン溶液を組織切片上に分注しタンパク質を消化させた後,質量分析で検出する[12]。さらに組織切片をポリフッ化ビニリデン膜に転写させることで,タンパク質を変性・還元することが可能となり,その結果酵素消化効率が向上し,組織内の塩をも除くことができる。一方,脂質のような低分子の場合,洗浄操作によって組織切片上での位置情報が失われやすいため洗浄を行わないのが一般的である。

マトリックス溶液の組織切片上への塗布は,マトリックスの結晶が均一かつ微細に生成されることが測定感度向上のために重要である。マトリックス溶液を霧状に噴霧するスプレーコーティング法や,組織切片上の予め定められた領域に正確な量のマトリックスを滴下するドロップレット法が用いられる[13]。

3. 質量顕微鏡法の応用

以下に,質量顕微鏡法の生体組織への応用研究を紹介する。

1) タンパク質解析

パラフィン包埋組織切片を加工し,異なる分化段階(中分化型,高分化型,未分化型)の胃癌組織と正常組織から調製した直径約 3 mm の組織切片をのせた tissue microarray を作製した(図 1A)。作成した切片に対し,質量顕微鏡法により解析することで,未分化型胃癌組織に特異的に発現しているタンパク質の検出を行った[14]。その結果,未分化型癌特異的に発現する分子として m/z 1325.6 の Histon H4 を検出・同定することに成功した。また,分化度にかかわらず検出された分子として,m/z 976.4 の Actin が検出・同定された(図 1B)。この手法は一度に数万のイオンを解析可能なので,従来法よりも効率的にバイオマーカーの探索ができる。また,未標識で解析が可能であることから,抗体を使用するが故に少数の既知のタンパク質しか比較できないこれまでの免疫組織学的手法に対して優位性をもつ。さらに 1 時間以内に解析が完了することも重要な利点である。

2) 脂質の解析

質量顕微鏡法の特徴の 1 つに,脂質のような低分子物質の組織内分布を選択的に可視化できることがあげられる。その特性を臨床検体の分析に応用した例を示す。質量顕微鏡

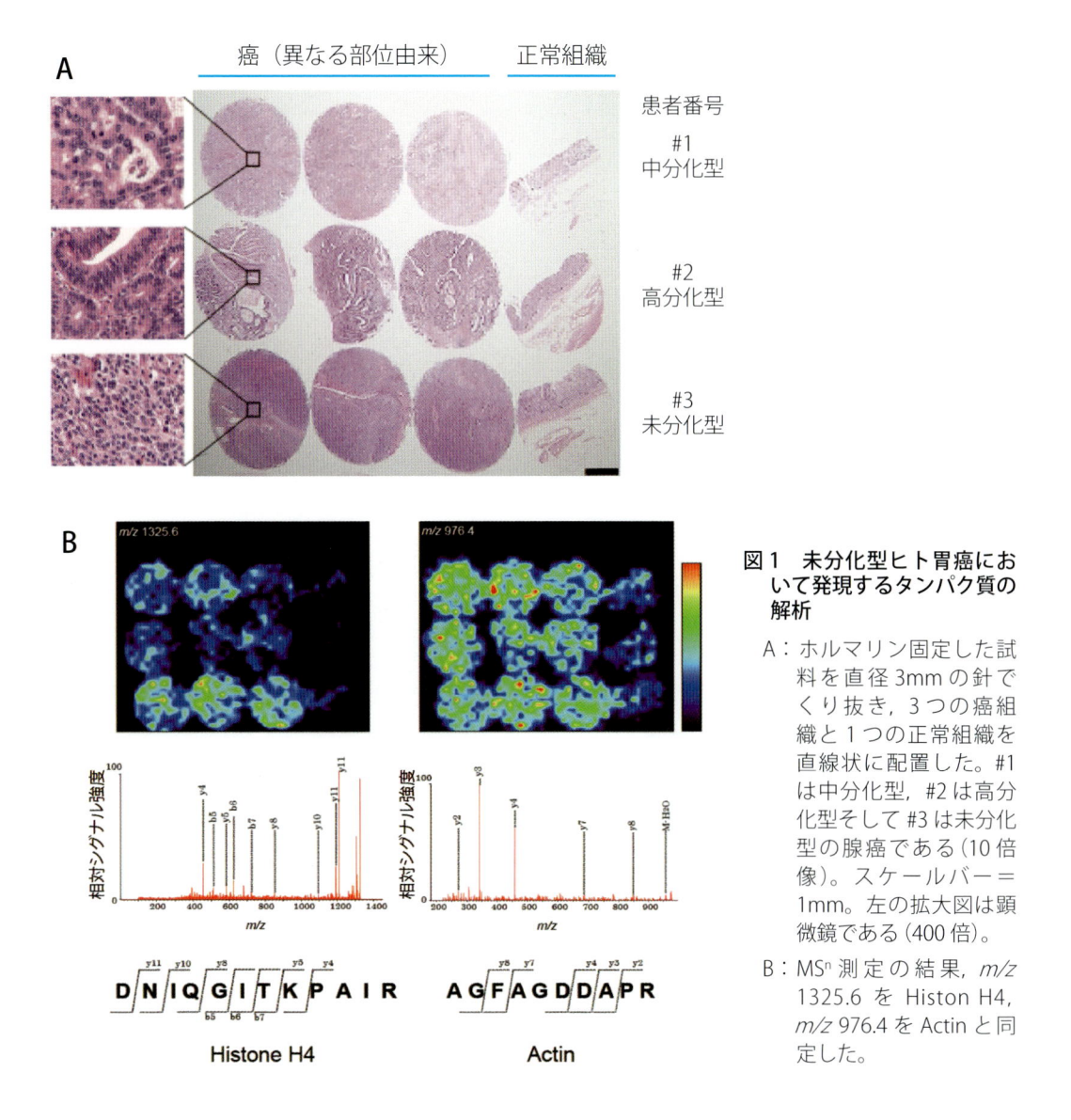

図1 未分化型ヒト胃癌において発現するタンパク質の解析

A：ホルマリン固定した試料を直径3mmの針でくり抜き，3つの癌組織と1つの正常組織を直線状に配置した。#1は中分化型，#2は高分化型そして#3は未分化型の腺癌である（10倍像）。スケールバー＝1mm。左の拡大図は顕微鏡である（400倍）。

B：MSⁿ測定の結果，m/z 1325.6をHiston H4，m/z 976.4をActinと同定した。

法によってヒトの大腸癌肝転移組織と正常組織の各部位から得られる質量スペクトルデータを加算して比較した[15]。図2Aは測定に供した試料である。1つの切片の中に正常組織，大腸癌肝転移組織，および間質組織がみられる。質量顕微鏡法による解析の結果，正常組織特異的に m/z 616.1 のシグナルが（図2B（a）），癌組織特異的に m/z 725.5 のシグナルが検出された（図2B（b））。MSⁿ測定により m/z 616.1 は赤血球中のヘモグロビンの補欠因子である Heme B と同定することができた（図2C（a））。これは血管の豊富な正常肝臓組織と，転移した大腸癌の相対的な血液循環量の違いを反映していると推測する。さらに癌特異的なシグナル m/z 725.5 が Sphingomyelin（d18：1/C16：0）のナトリウム付加体（＋Na）であり，新しい疾患バイオマーカーとなり得る可能性が示唆された（図2C（b））。また，本手法は癌組織の病理診断の補助ツールとして使用することも可能である。

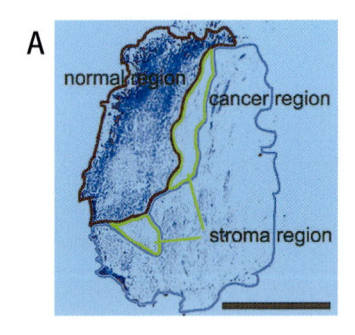

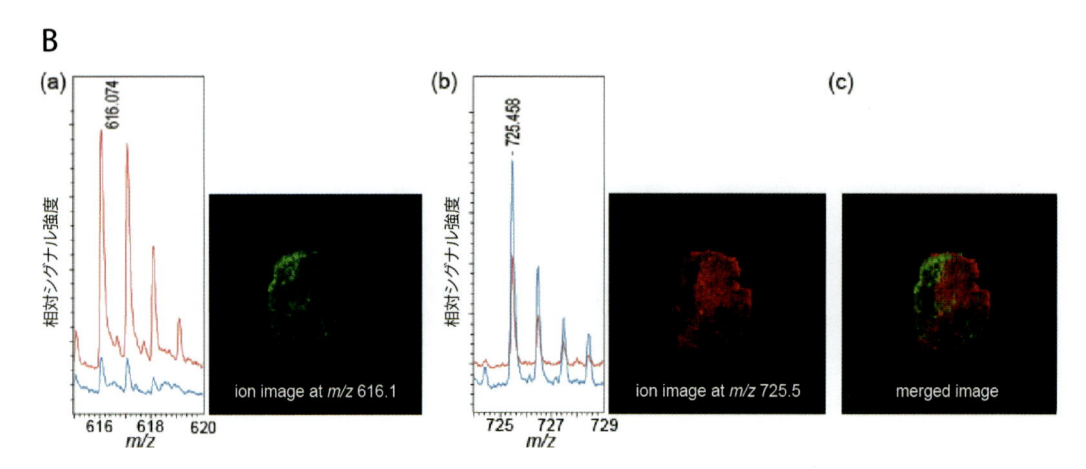

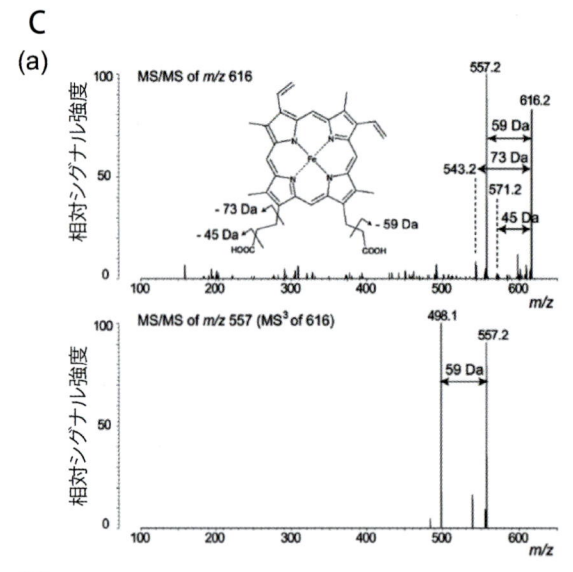

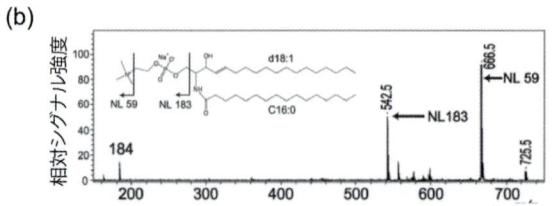

図2 ヒト大腸癌肝転移組織において特異的に検出されるピークの解析

A：ヒト大腸癌肝転移組織薄切片のHE染色画像である。スケールバー＝1mm。

B：正常部位に特異的なシグナルとして m/z 616.1，癌部位に特異的なシグナルとして m/z 725.5 のピークが検出された。

C：m/z 616.1，m/z 725.5 を各々，MS^n 測定したときのスペクトルである。MS^n 測定の結果，m/z 616.1，m/z 725.5 を各々 sphingomyelin（SM）と同定した。

おわりに

質量顕微鏡法は既存の質量分析を応用し，高い空間分解能で組織切片の形態観察と質量の分布測定を同時にできる。臨床分野ではバイオマーカーの探索，病理診断の補助ツールとして様々な活用が期待される。実際に実験を行う際の詳細な情報は成書[13]を参照していただけたら幸いである。

文 献

1) Setou M, Ed.：Imaging Mass Spectrometry：Springer, Tokyo, 2010
2) 瀧澤 義徳 他：細胞工学：51-60, 2009
3) Sugiura Y et al.：J Neuroimmune Pharmacol, 5（1）：31-43, 2010
4) 森部 絢嗣 他：医学のあゆみ, 232（7）：817-818, 2010
5) Gross H J.：Mass Spectrometry A Textbook, Springer, Berlin, 2004
6) Harada T et al,：Anal Chem 81：9153-9157, 2009
7) Shimma S et al.：J. Mass Spectrom. Soc. Jpn. 53：230-238, 2005
8) Tanaka H et al.：Tanpakushitsu Kakusan Koso, 54（3）：224-229, 2009
9) 尾上 健児 他：細胞, 42（4）：23-26, 2010
10) Sugiura Y et al.：J Mass Spectrom Soc Jpn, 54（2）：45-48, 2006
11) Shimma S et al.：Surf Int Anal, 38（12-13）：1712-1714, 2006
12) Sugiura Y et al.：Anal Chem, 78（24）：8227-8235, 2006
13) 瀬藤 光利 編：質量顕微鏡法, シュプリンガー・ジャパン, 2008
14) Morita Y et al.；Cancer Sci, 101（1）：267~273, 2010
15) Shimma et al.：J Chromatography B, 855：98-103, 2007

17. In situ hybridization

菱川 善隆，小路 武彦
長崎大学大学院医歯薬学総合研究科医療科学専攻
生命医科学講座組織細胞生物学分野

キーワード
in situ ハイブリダイゼーション，mRNA，合成オリゴDNA，28S rRNA，チミン二量体

はじめに

In situ hybridization (ISH) 法は，組織切片上あるいは細胞標本上で特異的な塩基配列を持つ核酸分子を雑種形成反応を利用して視覚化し，特定の遺伝子発現状態およびその局在を細胞レベルで検討するための方法論として発展してきた[1〜3]。そもそもISH法は染色体上で特定の遺伝子部位を検出する方法論として始まり (chromosomal-ISH)，遺伝子クローニングや癌遺伝子解析の進展とともに特定のmRNAの細胞内局在化法 (histo-ISH) として発展し，今日では必須の分子組織細胞化学方法論となっている。本稿では，mRNAを対象とする免疫組織化学的ISH法を中心に扱う。

1. ISH法の意義

様々な種類の細胞により構成される器官・組織での特異的遺伝子発現解析では，ノザンブロット法やRT-PCR法による細胞集団の平均値としての結果では不十分であり，ISH法を用いた特定の細胞集団や細胞個々のレベルでの検討が必要となる。一方，タンパクの細胞内局在解析には免疫組織化学が有効であるが，分泌性タンパクでは，タンパク合成後の貯蔵・分泌・取り込み等によりその局在に変化を生じる場合があり，タンパクの局在が必ずしもその細胞でのその時点での合成を意味しない。さらに，例えばステロイドホルモン受容体等では，オートクレーブ等による抗原賦活化法により以前は陰性とされていたものが陽性であることも判明してきた。このように，シグナルの有無が必ずしも細胞内での産生状態を反映するものではなく，最終的な意義付けにはISH法によるmRNAレベルでの局在証明の検討が必要となる。

2. ISH法の原理

1) 雑種形成の原理

DNAはアデニン (A)，グアニン (G)，チミン (T)，シトシン (C) から構成され，RNAはA，G，CおよびTの替わりのウラシル (U) から構成されている。核酸塩基間では，Aに対してTあるいはUが，Gに対してはCが相補的であり，それぞれ2本および3本の水素結合により複合体を形成する。したがって，標的とするmRNAなどの塩基配列に相補的な塩基配列をもつDNAあるいはRNA (プローブ：探索子) と適当な条件下で反応させると両

鎖は二本鎖の安定な分子雑種を形成する。分子雑種の安定性は基本的には塩基間に形成された水素結合の総数に依存している。

実際に ISH 法を行う場合には，分子雑種の安定性を検討することが肝要である。この安定性は，いわゆる融解温度（Tm 値）で表され，一般的には DNA 鎖間で得られた次の式で計算される。[Tm ＝ 81.5 ＋ 16.6 log（溶液中の塩濃度）＋ 0.41 ×（GC 含量：％）－ 675/ 塩基数－ 0.61 ×（ホルムアミド濃度：％）]。この Tm 値は塩濃度，GC 含量，分子雑種の長さ，ホルムアミド濃度などにより影響を受ける。そこでより厳しい条件，すなわちより相補性が高い雑種しか存在できないような条件を「stringency が高い」といい，高温度，低塩濃度，高濃度のホルムアミド存在下などが相当し，Tm-15 度から Tm-30 度で 15 〜 17 時間ハイブリダイゼーションを行うのが通例である[1, 2]。

2) 免疫組織化学的 ISH 法の原理

図 1 に示すように，最初に標的 RNA に相補的な配列（アンチセンス配列）をもつ核酸分子（ここでは合成オリゴ DNA）を抗原性物質（ハプテン）で標識しプローブとする。次いで，組織切片等とハイブリダイゼーション反応を行わせた後に，最終的にハプテンに対する抗体を用いて免疫組織化学的にシグナルを検出する。ここでは西洋ワサビペルオキシダーゼ（HRP）活性を利用してシグナルを視覚化している。

3) プローブの選択

ISH 法ではプローブを放射性あるいは非放射性物質で標識し，雑種形成反応後その標識物の特性あるいは活性を利用して，その雑種形成部位を視覚化する。最近では解像力や簡便さに勝る非放射性 ISH 法が広く利用されている。非放射性プローブの標識物としては，ビオチン，ジゴキシゲニン，チミン二量体などの抗原性物質が知られている。特に，チミン二量体法[1, 2]は，紫外線（λ＝254 nm）照射により DNA そのものをハプテン化するもので，ハプテン化反応中に不必要な物質の混入がなく，標識後のプローブの精製も不要であり，常に一定の標識率のプローブを用いることができるために結果の再現性も高くなる。

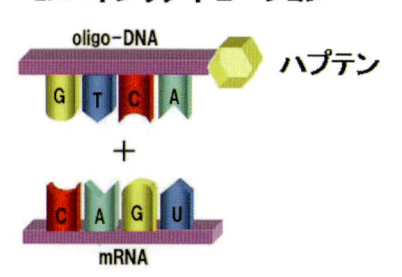

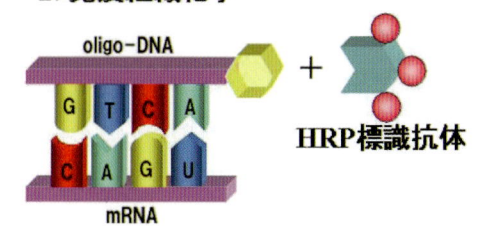

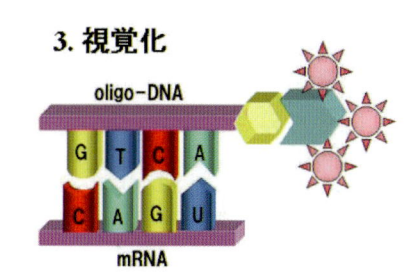

図1　免疫組織化学的 ISH 法の原理

標的とする mRNA に相補的な核酸配列をもつオリゴ DNA を合成し，その末端をチミン二量体やジゴキシゲニン等のハプテンで標識しプローブとする。ついで組織切片上で in situ（その場で）雑種形成を行わせて，最終的に HRP 標識等の抗ハプテン抗体を用いて免疫組織化学的に視覚化する。

3. 実際の ISH 操作手順

パラフィン包埋切片を用いたフローチャートを示す（図 2）。具体的な実験プロトコルや必要とされる試薬や緩衝液の作成法，各操作の詳細は，他書を参照のこと[1~3]。

1）前処理

塩酸処理は RNase やヒストン様塩基性タンパク質を標本から除去する除タンパク操作である。タンパク質分解酵素処理は，標的核酸を露出させることを目的とする必須の処理である。良好なシグナルを得ることができるかどうかの最大のポイントである。一般的にはプロテイナーゼ K が使用される。タンパク質分解酵素処理の至適条件は，固定状態や試料の種類，臓器により異なり，後述の 28S rRNA シグナルなどを指標として至適化する必要がある。

2）ハイブリダイゼーション

ハイブリダイゼーションは湿箱中で 37℃〜 42℃で一晩反応させる。次に，未反応のプローブを組織標本から除去し相補性の低い分子雑種を解離させるために，ハイブリダイゼーションに用いた条件よりもやや stringency が高い条件で洗浄を行う。その後，通常の免疫組織化学を行う。

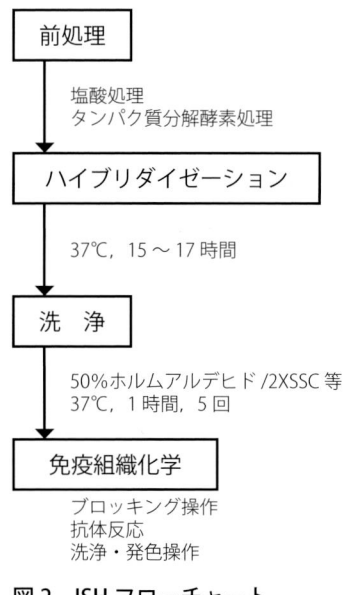

図 2　ISH フローチャート

4. 結果の評価

ISH 実験では得られたシグナルが本当に正しいかどうかについての以下の詳細な検討が必要となる（図 3）。

1）陽性対照実験

組織レベルでの雑種形成可能な RNA の保存度を検討するために，28S rRNA に注目して雑種形成可能な RNA 保存度の評価システムを確立している[4]。この検出系は，タンパク質分解酵素処理等の前処理条件の至適化や，毎回の実験の陽性対照，試料間での特定の遺伝子発現程度を比較検討する際にも有用である。また，遺伝子発現量に関して，画像解析システムを用いた半定量的解析でも発現量基準として利用できる。

2）陰性対照実験

シグナルの特異性の検定として以下の実験系を行う。RNase の前処理によるシグナル消失実験によるシグナルが RNA 由来であって，DNA あるいはタンパク質との反応によるものではないことを確認する。得られたシグナルが塩基配列特異的であることを示すためにセンス鎖をプローブとして用いる。塩基配列特異性を示すには，アンチセンスプローブと同じ配列を持つ標識されていないオリゴ DNA の過剰量存在下での競合阻害実験や過剰量の非標識センスプローブを添加してシグナルの消失を確認する中和実験も行う。

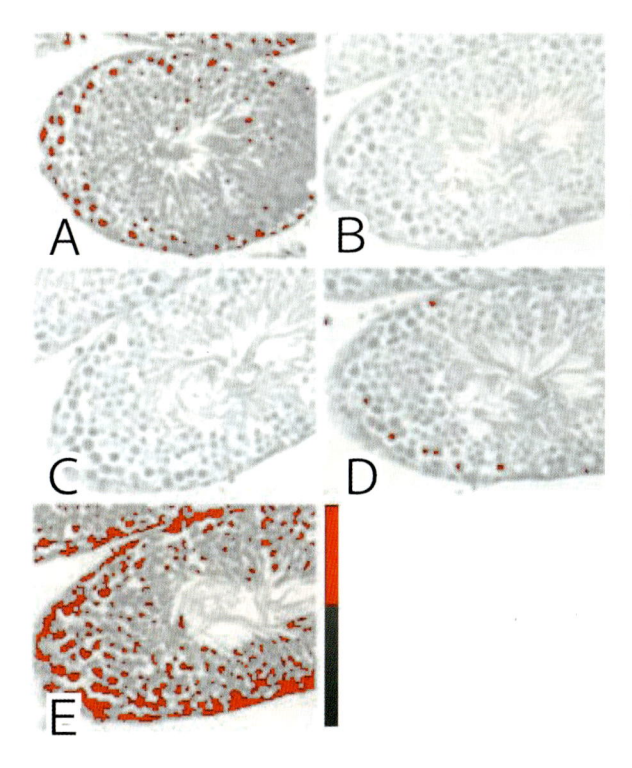

図3 対照実験例

ジエチルスチルベストロール投与マウス精巣でのエストロゲン受容体（ER）β mRNA の検出。画像解析システム（ツアイス，DAB システム）を用いた。（×400）

A：チミン二量体化アンチセンス合成オリゴ DNA プローブで精祖細胞並びに精母細胞にシグナル（赤色）を検出。
B：競合阻害実験：モル比で 50 倍の非標識のアンチセンス合成オリゴ DNA 処理。
C：中和実験：同量の非標識のセンス合成オリゴ DNA 処理。
D：標識センスプローブ。
E：陽性対照：28S rRNA 検出プローブにより RNA の保存状態を確認。

結 び

ISH 法による特異的 mRNA の検出法の基本的な操作原理について概説した。組織あるいは細胞での特定の物質の分子基盤を理解するためには，ISH 法による遺伝子レベルの解析のみならず HELMET 法[5] などを用いたエピジェネティックな制御機構の解明を含めた包括的な分子組織化学的解析が益々必要になってくると思われる。

文 献

1) 小路 武彦 編：In situ hybridization 技法：学際企画，1998
2) Koji T (ed)：Molecular Histochemical Techniques (Springer Lab Manuals)，Springer-Verlag：2000
3) 菱川 善隆 他（日本組織細胞化学会 編）：組織細胞化学 2010：47-60，中西印刷，2010
4) Yoshii A et al.：J Histochem Cytochem 43：321-327，1995
5) Koji T et al.：Histochem Cell Biol 130：917-925，2008

18. HELMET (histo-endonuclease-linked detection of methylation sites of DNA) 法による DNA メチル化部位の視覚化

小路 武彦

長崎大学大学院医歯薬学総合研究科医療科学専攻
生命医科学講座組織細胞生物学分野

キーワード

DNA メチル化，エピジェネティクス調節，イソシゾマー酵素，TUNEL 法，分子組織細胞化学

緒　言

　生命現象を理解するうえで，生命の最小単位である細胞個々について，遺伝情報の流れとその制御状態を正確に把握することが必要である。最近，遺伝子発現の制御機構としてDNA のメチル化やヒストン修飾等のエピジェネティクス調節の重要性が特に細胞分化や癌化との関連で注目されている。そこで本稿では，エピジェネティックな調節の根幹をなす DNA のメチル化部位解析法として新たに開発した HELMET 法[1]について解説する。

1. HELMET 法とは何か？

　真核生物の DNA では，CG メチラーゼによる CpG 配列のシトシンのメチル化が起こり，それによってその下流域の遺伝子の不活性化が引き起こされ，細胞分化の誘導や分化の固定化が生じることが知られ，エピジェネティクス制御機構として注目されている。そこで我々は，イソシゾマー性の制限酵素が CG を含む同一の塩基配列を認識するが，そのメチル化の有無により切断能力が異なることに着目し，制限酵素が認識する塩基配列に特異的なメチル化レベルを細胞単位で検出し定量する方法を開発し，HELMET と名付けた[1]。

2. HELMET 法の必要性

　DNA の特定箇所のメチル化は，細胞分化の方向性を規定するとともにゲノム内ウイルス遺伝子の不活性化やゲノム imprinting への関与が知られている。さらに，最近では種々の癌でメチル化の昂進や，また脱メチル化剤の抗癌作用などから DNA の異常メチル化の発癌への関与が強く示唆されている。しかしながら，これまで組織内で細胞分化段階特異的な DNA のメチル化レベルに関する知見はほとんど皆無であった。5-メチルシトシンに対する免疫組織化学は可能であるが，CpG 配列のメチル化は，全ヒトゲノム 3×10^9 塩基中，3×10^7 箇所で生じるため，シグナル強度が飽和レベルに達し細胞間での差異を議論するのは困難であった。一方，CpG 配列で CCGG 配列を取る頻度は全 CpG 中 5％に過ぎず，その結果本法によればメチル化レベルの差異を視覚化可能となるものと考えられる。

尚，本稿では CCGG 配列に関するイソシゾマーである *Hpa* II と *Msp* I の組み合わせを用いて解析しているが，他の組み合わせを用いることも可能である。

3. HELMET 法の原理と具体的方法論

　ここでは，基本的な CCGG 配列のメチル化部位局在化法について述べる。この配列では 2 番目の C がメチル化される。メチル化されていない場合は *Hpa* II でも *Msp* I でも同様に切断される。一方メチル化により *Hpa* II では切断不可能となるが，*Msp* I では切断可能である。

　切断部位は，3'-OH が自由端となっているので，ターミナルデオキシヌクレオチジルトランスフェラーゼ（TdT）を作用させるとそこにハプテン化ヌクレオチドを取り込むので，切断箇所をそのハプテンに対する抗体を用いた免疫組織化学により検出できる。すなわち，両制限酵素を連続的に作用させることで，切断部位を異なる核酸アナログで標識し分別的な染色を行い，定性的あるいは定量的解析を行うものである。これらの原理を図 1 に示した。

　この原理にしたがい，CCGG と C^{met}CGG 部位を区別して検出するため，切片上でまず DNA の 3'-OH 部位をジデオキシ ATP（ddATP）とジデオキシ TTP（ddTTP）を基質として TdT で取り込ませてブロックした後，非メチル化 CCGG のみ切断できる *Hpa* II で切断し，

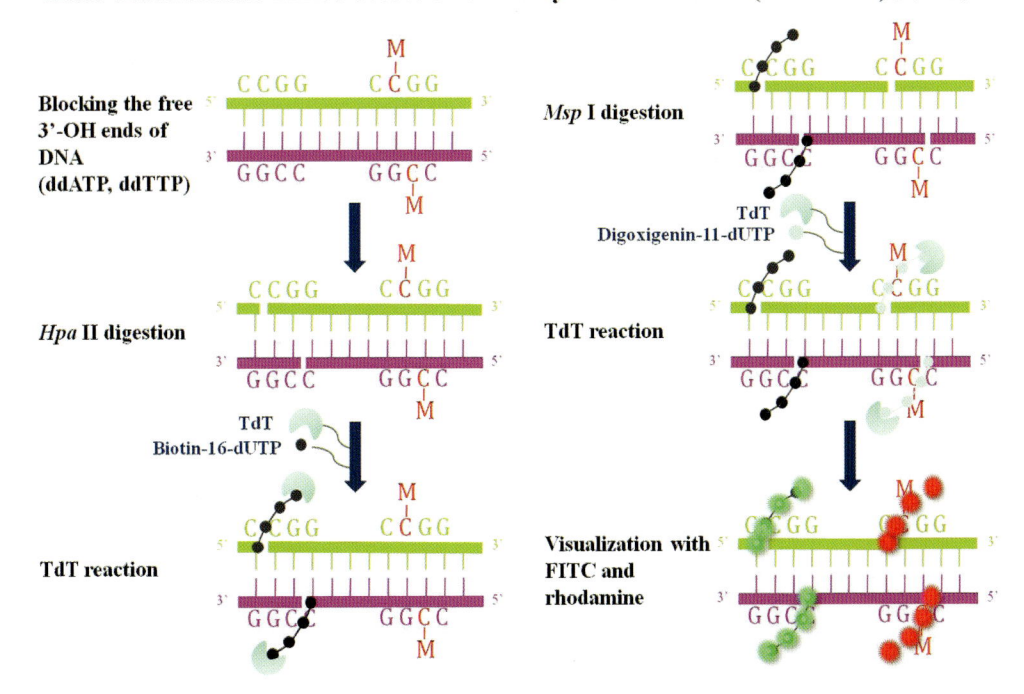

図 1　HELMET 法の原理
　内容は本文参照。

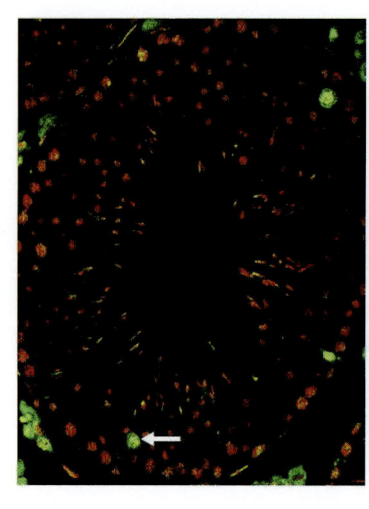

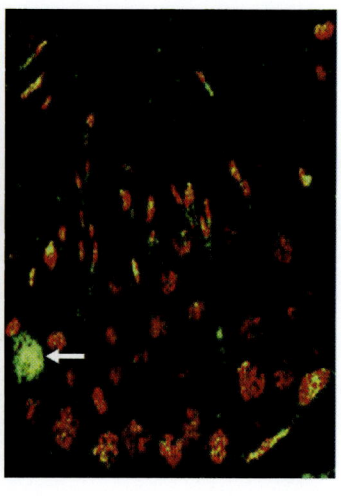

図2　HELMET法によるマウス精子形成細胞におけるメチル化 CCGG 配列の局在解析[1]

マウス精巣パラフィン包埋切片上で，HELMET 法を施行した。非メチル化 CCGG 部位は緑で，メチル化 CCGG 部位は赤色で，また両者共存の場合は黄色の蛍光染色となる。右図（800倍）は左図（400倍）を拡大したもの。生殖細胞の分化段階毎に両者の割合が異なることが判る。アポトーシス細胞（矢印）では CCGG 配列の非メチル化が明白である。

その後切断によりできた 3'-OH 部位を TdT 反応を用いてビオチン-16-dUTP で標識する。ジデオキシヌクレオチドでブロック後，今度はメチル化 CCGG も切断できる *Msp* I で切断し，ジゴキシゲニン-11-dUTP で標識する。本稿では最終的に，FITC 標識抗ビオチンおよび rhodamine 標識抗ジゴキシゲニン抗体を用いてシグナルを分別的に検出した。

特に重要なことは，アポトーシス細胞ではすでに 3'-OH が自由端となっているので，その箇所を予め TdT が反応できないようブロックする必要がある。また，TdT 作用後にも同様に反応を停止させるために同様のブロックが必要で，この目的のために $20\,\mu M$ ddATP と $20\,\mu M$ ddTTP を TdT で取り込ませている。また，DNA の組織中に隠れている切断部位が TdT 反応中に出現すると制限酵素活性に関係ない非特異的な染色を呈するので，4% PFA/PBS で操作毎に再固定を行っている。具体的な操作や特異性の検定に関しては，参考文献を参照頂きたい[2,3]。具体手例として，マウス精巣パラフィン切片において HELMET 法にて，メチル化 CCGG と非メチル化 CCGG を検出した例を示した（図2）。これらの検出結果は，画像処理ソフトで簡単に定量化できる点を強調したい。

おわりに

本稿では，細胞分化を規定するエピジェネティクスな調節機構，その中でも本質的な CCGG 配列のメチル化部位の視覚的検出法について解説した。新しい方法であるが，細胞単位でのメチル化レベルを定量的に扱える点，ユニークな知見を提供するものと思われる。

参考文献

1) Koji T et al：Histochem Cell Biol 130：917-925, 2008
2) 小路 武彦 他：日本臨床：in press, 2010
3) 小路 武彦（日本組織細胞化学会 編）：組織化学 2010：印刷中, 2010

19. ディープエッチング法の病理診断学的応用

逸見 明博

日本大学付属練馬光が丘病院病理部

キーワード

急速凍結，ディープエッチング，病理診断，癌肉腫，スケノイド線維

はじめに

数年来病理検体を用いて，急速凍結ディープエッチング (QF-DE) 法で電顕観察を行ってきた[1〜4]。病理検体でも十分に観察可能な電顕標本を得ることができ，診断に応用できると考えている。ここに実際例を紹介する。

1. 材料および方法

手術室で切除された手術検体は直ちに病理検査室に運び，光顕標本と通常電顕標本，およびQF-DE法によるレプリカ標本を作製した。QF-DE法は大野らの手技[5]を用いた。その概要は，手術検体を5 mmほどの大きさに剃刀を用いて切り出し，PBで軽く洗浄し組織表面から可溶性タンパクを除去する。次に切り出し面を液体窒素で冷却した純銅表面 (-196℃) へ瞬時に圧着し急速凍結を行う。この手技により凍結面より約10〜15 nmの深さの範囲は硝子化状態で凍結され，氷晶による組織破壊のない電顕観察に適した領域が得られる。凍結面の最表層部は剃刀による挫滅があり割断を行うが，これは液体窒素に入れた試料の凍結面にメスで細かく傷をつけ手作業で行う。試料を -180℃程まで冷やされた専用の装置 (EIKO FD-3AS etching machine) の中に移し 10^{-7} Torrの高真空状態で温度を -95℃まで上げて10分ほど保ちディープエッチングを行う。同じ装置内で白金と炭素を薄く蒸着するとレプリカ膜が完成する。あとは装置より取り出し組織の部分を家庭用の塩素系漂白剤で溶かし，金属のレプリカ膜をグリッドで回収して透過電顕で観察する。

2. 結 果

症例1は胃腸管自律神経腫瘍の腫瘍細胞間にみられたスケノイド線維 (SF) の通常電顕とレプリカ像である (図1 a, b)。このSFは消化管などの神経性腫瘍に特異的に出現する構造物して報告されたが[6]，私はそのような意味合いは少ないと考えている。この線維は通常電顕で45 nmの横紋構造がみられることが特徴であるが，レプリカでは，SFとSFの間を連結する細線維が観察され，SFと連絡細線維との結合部が太くなることにより横紋構造が形成されていることが判明した (図1 c, d)。また，レプリカで観察すると腫瘍細胞間には既存のプロテオグリカンと思われる間質マトリックスの網目構造が明瞭に観察され，この網目線維の太さはSFにみられた連結細線維の太さに一致し，網目の線維間距離がSFの横紋の距離や連結細線維の長さと一致していた (図1 e)。このような事実から，SFは腫瘍細胞間に存在する既存のプロテオグリカンの編み目構造に，何らかの顆粒状物

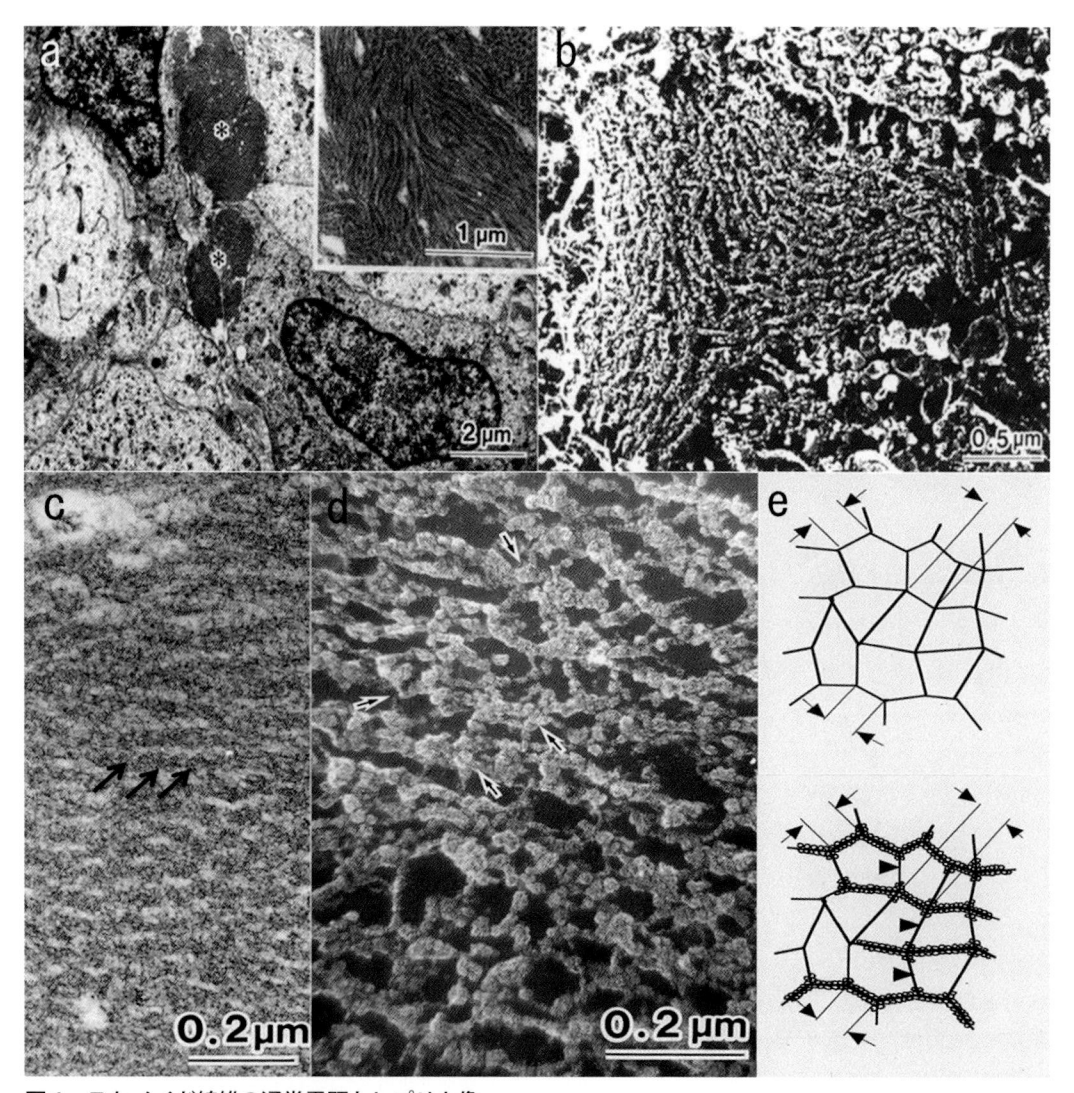

図1 スケノイド線維の通常電顕とレプリカ像

a：腫瘍細胞の通常電顕像（＊：スケノイド線維［SF］, inset：SF の強拡大），b：SF のレプリカ像，c, d：SF の強拡大像（c：通常電顕, d：レプリカ像, ↑：横紋部），e：間質マトリックス（上）および SF（下）のシェーマ（矢頭：SF の連結細線維）

が沈着し形成されたのではないと考えられた[1,2]。

　症例2は食道の"いわゆる癌肉腫（so called CS）"と診断した症例である[3]。so called CS とは本来は扁平上皮癌（SCC）であるが，癌腫細胞の一部が肉腫様に変化したと考えられる腫瘍で，病理診断では①：癌腫領域および肉腫領域が存在し，②：両者の領域で腫瘍細胞に移行像がみられ，さらに③：上皮性腫瘍細胞が SCC の特徴を有することの3点が重要なポイントとなる。本症例では①は HE 写真（図2a, b）のように癌腫および肉腫領域から構成されていた。また②については，図2c, e, f の通常電顕写真のように一連の移行像を示す細胞が観察された。つまり，上皮様腫瘍細胞は，隣同士の細胞の間に細胞接着を有し全周性に取り囲む高電子密度の細胞質領域を有していた（図2c）。上皮様細胞と

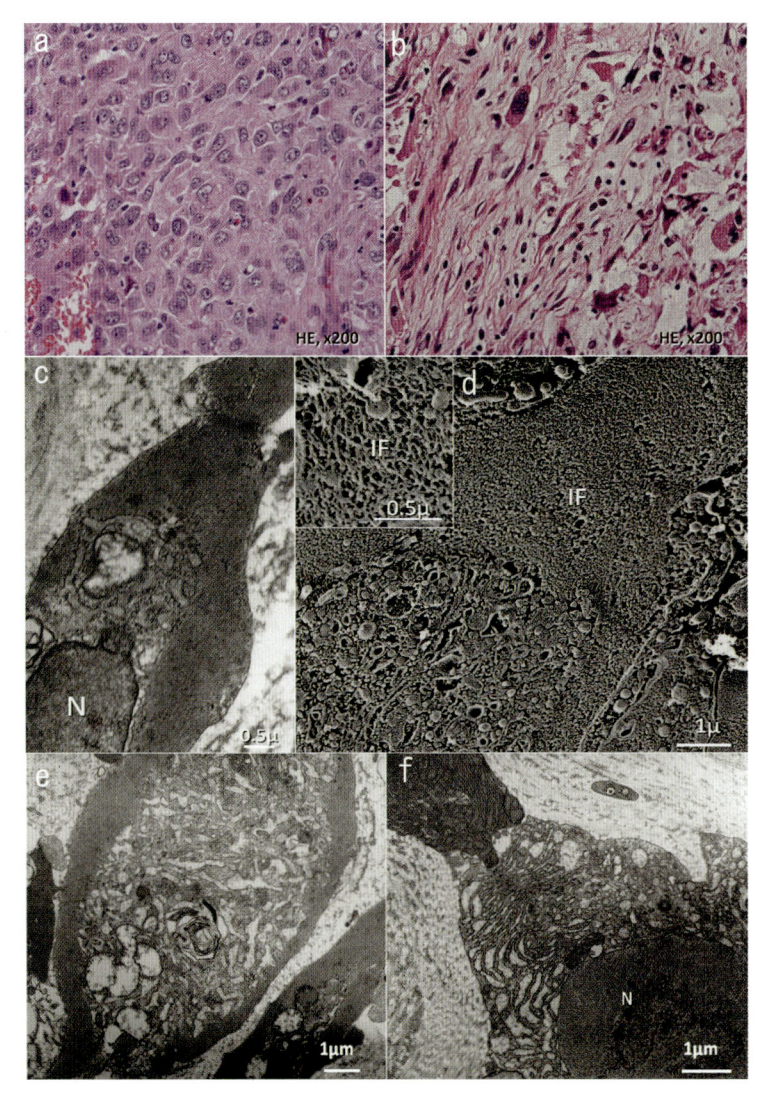

図2 いわゆる癌肉腫の光顕および電顕像

a：癌腫領域（HE 染色）
b：肉腫領域（HE 染色）
c：上皮様腫瘍細胞（通常電顕）
d：上皮様腫瘍細胞のレプリカ像（IF：中間径線維，inset：IF 強拡大）
e：移行腫瘍細胞（通常電顕）
f：肉腫様腫瘍細胞（通常電顕）

肉腫様細胞との移行段階の細胞は，細胞接着がなくなり全周性高電子密度領域も減少し，逆に核周囲には粗面小胞体（rER）の増加がみられた（図2e）。また肉腫様細胞は，細胞質全域に rER を有する線維芽細胞様の所見を示していた（図2f）。ところで通常電顕では，SCC 細胞の特徴としてデスモゾームやトノフィブリルの存在が重視されるが，この症例は図2cのように細胞接着構造を有する上皮様腫瘍細胞が存在していたが，典型的なデスモゾームやトノフィブリルは確認できず，通常電顕所見のみでは③の診断基準にあたる SCC の像はつかめなかった。そこで我々はレプリカの観察による中間径線維（IF）の細胞質内の分布と量に着目した。

　レプリカによる観察では，腺癌細胞や扁平上皮癌細胞では細胞骨格の所見に異なる特徴がみられ，前者では IF 量は細胞尖端部で高密度に存在するが，その他の細胞質では比較的少なく IF 分布に極性がみられた。逆に後者では細胞質全周に比較的均一にしかも多量

のIFが存在していた．本症例の通常電顕の観察では，上皮性腫瘍細胞には細胞質に全周性の高電子密度の領域がみられたが，これはレプリカの観察では大量のIFの網目構造からなることが判明し（図2d），SCC細胞の特徴を備えていると考えられた．③に関しては，この所見が決め手となりso called CSの診断を行った[3]．つまりQF-DE法という新しい方法を用いて通常電顕の診断基準とは異なるIFの分布や量といった視点で腫瘍の病理診断がなされた症例である．

おわりに

QF-DE法では標本作製過程で細胞中の可溶性タンパクを除去するため，可溶性物質の観察は基本的に不可能である[5]．また標本作製過程において凍結不良や可溶性タンパクの除去がうまくいかないなどのアーティファクトが多く，良好な観察領域は極端に少なくなる．そのため特定の構造を狙った観察にはあまり向かない．そのため細胞密度の低い腫瘍では，腫瘍細胞を観察できる頻度が極端に減少する[6]．また，レプリカ膜における超微形態の所見をよむにはある程度の慣れが必要であり，必ず通常電顕標本や光顕標本を作製し，これらを対比しながら時間をかけて詳細に観察することが重要である．このようにQF-DE法を用いた病理検体の観察にはまだ幾つかの問題点があることも事実である．

一方，QF-DE法を用いることにより症例に示したように細胞骨格や細胞外マトリックスなどの線維の立体構造や，細胞膜や小器官膜と線維の関連性，膜内タンパク粒子の状態など，通常電顕では観察の難しい種々の超微構造が三次元的に高解像度で観察できる．病理検査材料でも写真で示したような良好な電顕標本が得られており，病理診断への応用も十分可能である．また，症例2に示したように，通常電顕とは異なる視点で所見をとらえて病理診断を行える可能性があり，地道に症例を積み重ねることにより，新たな知見が得られると考えている．

文献

1) Hemmi A et al.：Virchows Arch 434：267-276, 1999
2) Hemmi A et al.：Pathol Int 51：338-348, 2001
3) Hemmi A et al.：Med Electron Microsc 37：119-129, 2004
4) Hemmi A et al.：J Electron Microsc 55：89-95, 2006
5) Ohno S et al.：Virchows Arch [A] 418：61-70, 1991
6) Min KW：Ultrastruct Pathol 15：603-611, 1992

各論

I-1. *APC* 癌抑制遺伝子 : *APC* tumor suppressor gene
―その多彩な発現と機能―

千田 隆夫, 下村 敦司, 向後 晶子
藤田保健衛生大学医学部解剖学第一講座

キーワード

APC 癌抑制遺伝子（APC 癌抑制タンパク質），大腸癌，Wnt シグナル伝達系，微小管，シナプス伝達

1. *APC* 遺伝子は大腸癌の原因遺伝子である

家族性腺腫性ポリポーシス（familial adenomatous polyposis：FAP）は，若年で大腸に多数のポリープを発生し，そのポリープのいくつかが必ず癌化する，予後不良の遺伝性疾患である（図1）。この FAP の原因遺伝子として，第5染色体長腕（5q21-22）にある *APC*（adenomatous polyposis coli）遺伝子が同定された。非遺伝性の大腸癌でも 70 〜 80％の高率で，*APC* 遺伝子の変異が起こっている。さらに，胃癌，肝癌，膵癌，甲状腺癌などでも，*APC* 遺伝子の変異がみられることがある。

2. *APC* 遺伝子は大腸癌癌化過程における "ゲートーキーパー遺伝子" である

遺伝性，非遺伝性を問わず，大腸癌は正常粘膜→過形成→腺腫→癌→転移という連続的な段階を経て悪性化する。この各段階に多数の癌遺伝子，癌抑制遺伝子の異常が関与する（図2）。*APC* 遺伝子は，この癌化過程の最初に位置するので，大腸癌の "ゲートーキーパー遺伝子" とよばれている。

3. *APC* タンパク質は β- カテニンに結合しその分解を促進して癌化を抑制する

APC 遺伝子は，2843 個のアミノ酸からなる分子量約 300kDa の遺伝子産物（APC タンパク質）をコードする。APC タンパク質は，細胞増殖や形態形成に関与する Wnt シグナ

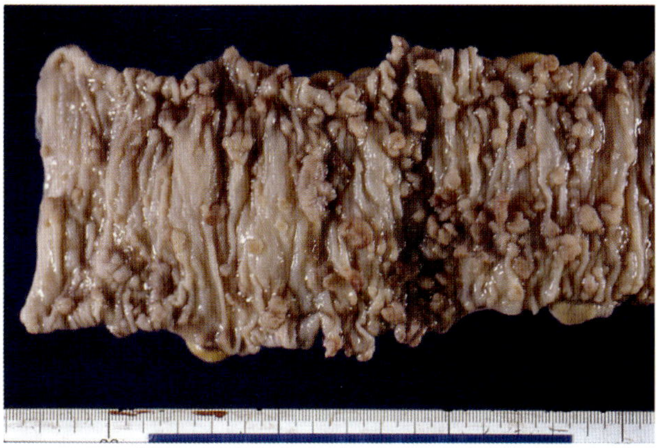

図 1　家族性腺腫性ポリポーシス（Familial Adenomatous Polyposisi：FAP）の剖検結腸粘膜。

粘膜に多数のポリープができている。FAP の原因遺伝子は *APC*（Adenomatous Polyposis Coli）である。

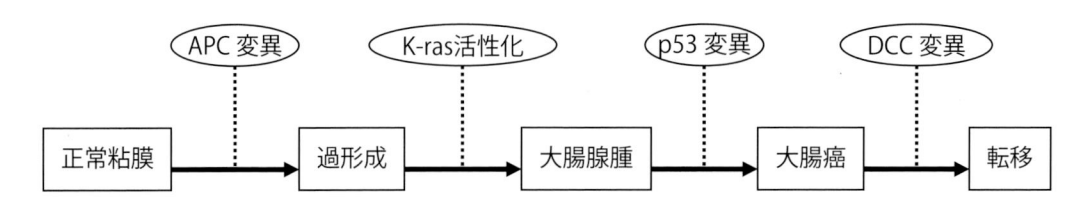

図2　大腸癌の多段階発癌と遺伝子異常
　大腸癌の発生と悪性化の過程で，APC，K-ras，p53，DCC などの遺伝子異常が段階的に生じる。

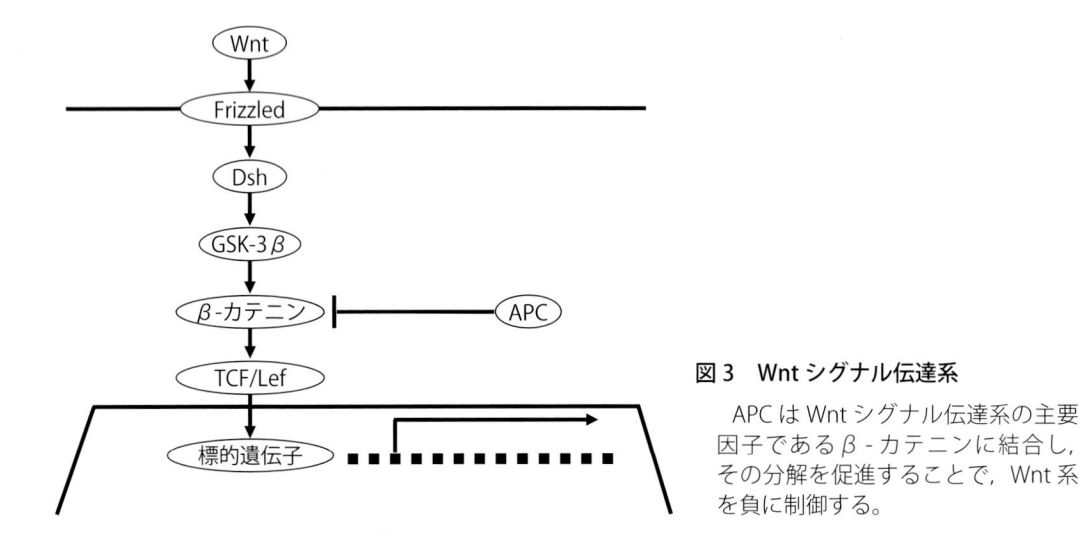

図3　Wnt シグナル伝達系
　APC は Wnt シグナル伝達系の主要因子である β-カテニンに結合し，その分解を促進することで，Wnt 系を負に制御する。

ル伝達系のキータンパクである β-カテニンと結合し，その分解を促進するため，通常状態の細胞では Wnt シグナルは伝達されない（図3）。細胞に Wnt 刺激が入ると，β-カテニンの分解は抑制され，細胞内に β-カテニンが蓄積する。この β-カテニンが TCF/Lef 転写因子と結合して核に移行し，Wnt シグナルの標的遺伝子の転写を活性化する。細胞増殖を制御する Wnt 系の異常活性化は，細胞の癌化を引き起こす。APC タンパク質は β-カテニンの分解促進を通じて Wnt 伝達系を負に制御することで，細胞の癌化を抑制している。これが APC タンパク質の癌抑制メカニズムである。正常の腸管上皮には，相当量の APC タンパク質が発現している（図4A）。

4. 大腸癌では APC タンパク質の β-カテニン結合部位が喪失している

　FAP や非遺伝性大腸癌の多くでは，*APC* 遺伝子に変異が生じ，β-カテニンと結合する領域を失う。そのため，分解されずに細胞質に蓄積した β-カテニンは核に移行して，細胞を異常増殖させる。ヒトの FAP と同様の APC 変異を持つ Min マウス（*Apc* $^{Min/+}$）の腸管に発生した癌では，正常 APC タンパク質の発現はなく，β-カテニンへの結合能を失った変異 APC タンパク質のみが発現している。この変異 APC タンパク質は β-カテニン結合部以降の C 末端側が合成されていないので，APC の C 末端を認識する抗体で免疫染色しても，癌化した部位は染まらない（図5）。

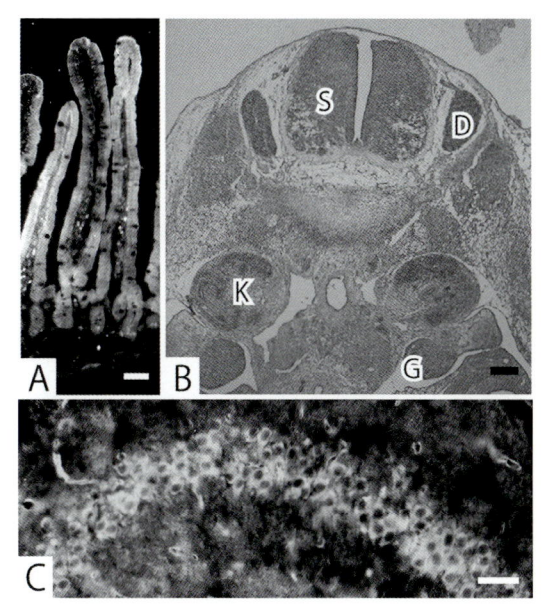

図4 マウスにおけるAPCタンパク質の発現
A：8週齢マウスの腸上皮におけるAPCタンパク質の発現。
B：胎生12.5日マウスの脊髄（S），後根神経節（D），腎臓（K），生殖腺原基（G）における*APC mRNA*の発現。
C：8週齢マウスの海馬におけるAPCタンパク質の発現。
Bar=（A－C）100μm

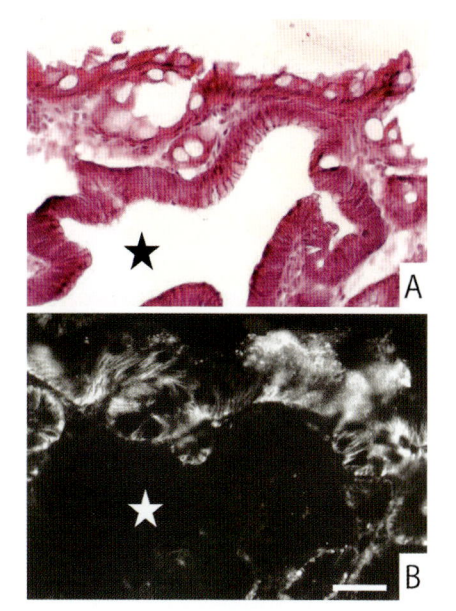

図5 MinマウスC結腸の病理組織像とAPCタンパク質の発現
Minマウス結腸の連続切片に，HE染色（a）と抗APC-C末端抗体による免疫蛍光染色（b）を施した。癌化し始めている腺窩（★）には，正常APCタンパク質の発現はみられない。Bar=100μm

5. APCタンパク質は全身に広く分布する

　APCタンパク質は腸管だけではなく，全身の組織細胞に広く分布している（脳，食道，耳下腺，顎下腺，胃，小腸，肝臓，胆嚢，膵臓，結腸，肺，腎臓，膀胱，精巣，子宮内膜，胎盤，乳腺，皮膚，胸腺など）。マウスとラットでは，胎生期の中枢神経系における*APC*遺伝子（APCタンパク質）の発現が確認されている（図4B）。APCタンパク質はニューロンの分裂・分化や，放射状グリアに依存するニューロンの移動を制御していることが明らかになっており，脳の発生・発達に重要である。生後の脳では，APCタンパク質の発現に部位差が生じ，大脳皮質，海馬，嗅球，小脳皮質では多量のAPCタンパク質が認められる（図4C）。

6. APCタンパク質は様々なタンパク質との結合を通じて多彩な機能を発揮する

　APCタンパク質には，β-カテニン以外にも様々なタンパク質との結合部位が存在する（図3）。APCはこれらのタンパク質との結合を介して，Wntシグナル系の調節以外の様々な機能に関与している可能性がある。
　たとえば，APCタンパク質はN末端側のアルマジロ繰り返し部位で，Gタンパク質を調節するAsefと結合する。Asefにはアクチン細胞骨格を改編して細胞運動を制御するはた

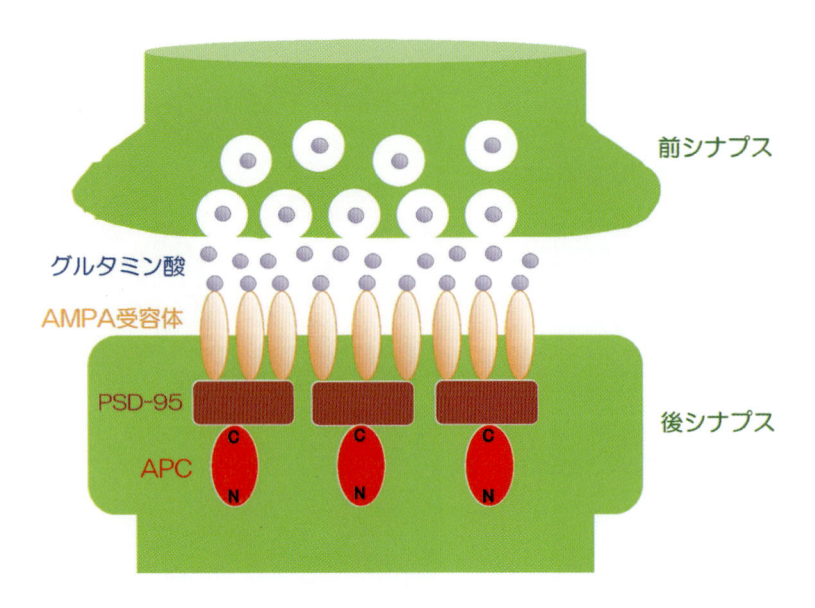

図6 シナプス後膜におけるグルタミン酸AMPA受容体のクラスタリングとAPC/PSD-95複合体

APC/PSD-95複合体はグルタミン酸AMPA受容体をシナプス後膜に集積させ（クラスタリング），グルタミン酸によるシナプス伝達効率を高めていると考えられる。

らきがあるので，APCタンパク質はAsefを介して細胞運動に関与している可能性がある。

　APCタンパク質の塩基性領域は，微小管や微小管結合タンパク質EB-1と結合する。したがって，微小管が関与する様々な細胞機能にAPCが関与している可能性がある。実際，APCが細胞分裂時の染色体分離に関与している事実が報告されており，*APC*遺伝子の異常によって，染色体分離がうまくいかずに染色体不安定性が増大し，癌化を誘発すると考えられる。

　APCタンパク質のC末端には，分子内にPDZ領域を持つ一連の類縁タンパク質が結合する。この中にはDLG，PSD-95，PSD-93，SAP102など，シナプスに局在するタンパク質が多い。神経伝達物質の受容体やイオンチャネルは，これらのPDZ類縁タンパク質と結合してシナプス膜に凝集し，高次神経機能の基盤となるシナプス伝達を担っている。APCタンパク質はDLGやPSD-95との結合を介して，アセチルコリン受容体やグルタミン酸受容体をシナプス膜に集積させていることが示唆された（図6）。このように，APCタンパク質は癌抑制以外にも，多彩な機能を演じていることが明らかになりつつある。

文　献

1) 千田 隆夫：APC癌抑制遺伝子産物の機能，医学のあゆみ 186巻：248-249，1998
2) 千田 隆夫：*APC*癌抑制遺伝子 ―その多彩な発現と機能―，臨床電子顕微鏡学会誌 33巻：65-74，2001
3) 千田 隆夫：*APC*癌抑制遺伝子，病気の形態学：85-88，2002
4) Senda T et al.：*Adenomatous polyposis coli*（*Apc*）tumor suppressor gene as a multifunctional gene. Anat Sci Internat 80：121-131，2005
5) Senda T et al.：*Adenomatous polyposis coli*（APC）plays multiple roles in the intestinal and colorectal epithelia. Med Mol Morphol 40：68-81，2007

I-2. 胃底腺壁細胞の酸分泌における形態学

津山 新一郎 [1,3]，前薗 理恵 [2,3]

鹿児島大学大学院医歯学総合研究科神経解剖学分野 [1]
鹿児島大学大学院医歯学総合研究科遺伝子治療・再生医学分野 [2]
（旧 細胞生物構造学分野 [3]）

キーワード

胃底腺壁細胞，超微形態，酸分泌活性，細胞内分泌細管，小管小胞

　胃底腺壁細胞は胃液の成分である塩酸を分泌する細胞である。胃底腺は分岐単一管状腺であり胃底部，胃体部に広く存在するが幽門部には存在しない。胃底腺構成細胞は未分化細胞が腺峡部で分裂し上方の胃小窩と下方の腺体部の二方向へ移動し分化する。その中で壁細胞はラットなどの齧歯類では胃小窩，腺体部の両方に分布するがヒトでは腺頸部より深い位置にのみ存在する。前者で上方へ移動した細胞は3〜4日くらいの寿命と考えられているが下方へは，はるかに長い寿命が報告されている。動物種による分布域の違い，特に胃小窩内に分布する壁細胞については今後の課題として残るが，本稿では現時点で前述したような酸分泌と内因子の産生を行っている腺体部方向に移動する細胞と考えられている壁細胞に関して酸分泌，分泌休止時の超微形態の変化について述べる。

　壁細胞において胃酸はプロトンポンプ $H^+ \cdot K^+$-ATPase の働きによりプロトン H^+ が細胞外に出されそこで塩素 Cl^- と結合して塩酸 HCl となる。この過程については多くの研究者の努力の結果により明らかにされておりここで文献をリストすることは割愛させて頂く。このプロトンポンプの腺内の分布を免疫染色等でみると腺頸部，体部，（胃小窩）の壁細胞に広く分布する。壁細胞はみな同じように腺内全てで酸分泌を行うのであろうか。プロトンポンプは膜貫通型のタンパク分子でありそれが細胞外腔側に面した場合にはポンプ機能が活性となる。

　壁細胞は特徴的超微構造を持つ細胞である。その特徴とは①細胞内分泌細管；細胞頂部より細胞内に彎入した形質膜②分泌細管内の微絨毛；細胞表面の微絨毛と同様にアクチンの芯を有する微絨毛③小管小胞構造；滑面小胞体に似た細管構造，の3つの構造である。これら3つの構造は形質膜の相互に移行した結果の形態と考えられている。形質膜の脂質二重層は中

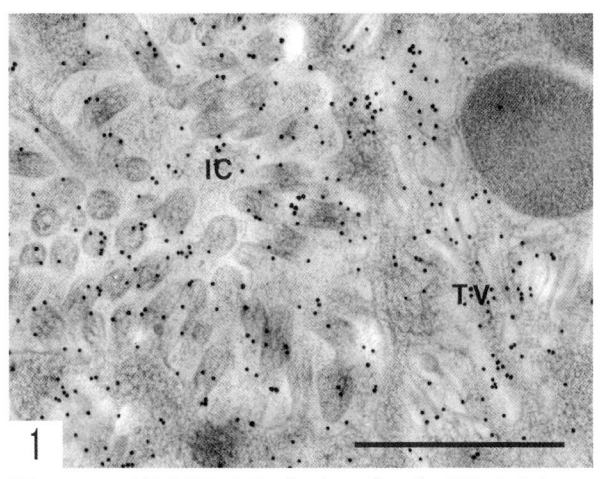

図1　コロイド金法によるプロトンポンプの細胞内分布

細胞内分泌細管（IC），小管小胞（TV）の膜の両方に分布がみられる。基本的にこの分布パターンは壁細胞の胃粘膜上における胃底腺の位置，腺内での頸部，体部等の腺内高さレベルでの位置のいずれにおいても概ね共通する。スケールバー＝1μm。

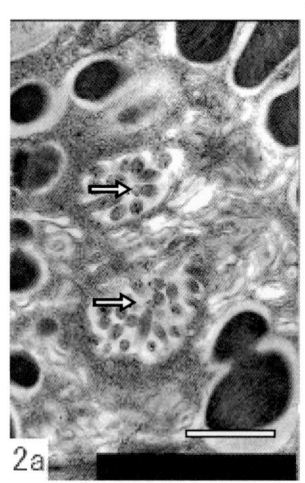

図 2a　エズリンの細胞内分布

胃底腺の中でも腺峡部，頸部に存在する壁細胞においては特徴的に細胞内分泌細管および微絨毛の膜にのみ金粒子のラベルがみられる（矢印）。スケールバー＝1μm。

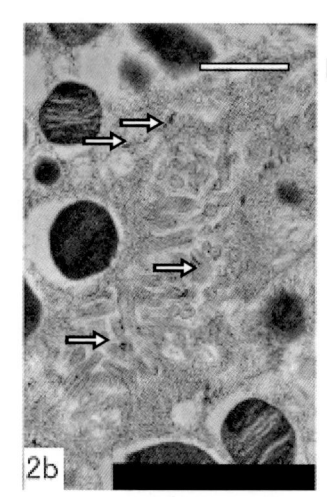

図 2b　CD44 の細胞内分布.

エズリンの分布が細胞内分泌細管および微絨毛にのみ限局したのに対してCD44のラベルは細胞内分泌細管，小管小胞の膜のいずれにも金粒子の分布がみられ（矢印），CD44が膜に普遍的分布を示している。スケールバー＝1μm。

にプロトンポンプ，CD44 等の膜貫通型の分子を入れるが，プロトンポンプは閉じられた膜系においては外からの K^+ の供給が遮断されるためプロトンの放出は途絶する。外腔に面する場合には K^+ の供給が保障されプロトンポンプとしての機能を維持する。すなわち，塩酸の分泌活性の高い時には細胞頂部の細胞内分泌細管の彎入は大きくなり膜の表面積が大きくなり腔に面する微絨毛は長さ，数を増す結果プロトンポンプの活性が増大する。分泌活性の低いときは，逆に細胞内分泌細管の彎入は狭まり表面積が小さくなり微絨毛の長さも短くなる。閉じられた膜系では取り込まれたプロトンポンプは機能が不活化する。このようなプロトンポンプを包含した膜の移行は形質膜を裏打ちするアクチンの動態によるものと考えられている[1]。

細胞内分泌細管と小管小胞構造の相互の移行には何がかかわるか。胃底腺構成細胞の中で最も大きな含有量を持つ壁細胞のアクチンの作用，つまりアクチンフィラメントが細胞膜に結合することにより形態変化が起こりアクチンフィラメントよって細胞内分泌細管および微絨毛の形成，維持が行われる。アクチンが膜から解離することによりその形態に変化が起こり細胞内分泌細管および微絨毛と小管小胞構造との間で相互に変化すると考えられている[2]。言葉を換えると小管小胞は酸分泌休止時の膜の貯蔵の場ともいえるわけである。小管小胞構造は電子顕微鏡レベルで滑面小胞体様構造を呈するがその形態はラセン構造，ディスク様構造のようなある一定の形をとるもの，あるいはシャトルムーブメントによる動的形態あるいは浸透圧による変化として小管小胞形成等が考えられている。ただそのような動きの時にアクチンの動作を保障するものとして細胞膜中の貫通型タンパクとして存在するCD44の細胞質内のC末端にアクチンを係留するエズリン分子がある。リン酸化エズリン分子の介在によりアクチンフィラメントとCD44間の結合が起こると考えられている[3]。

分泌の活性の高い状態の壁細胞を免疫染色してみると胃底腺全体に分布する壁細胞の中でも特に腺頸部に近い位置に存在する細胞に特にリン酸化エズリンの局在がみられる。またこの分布は免疫染色においてCD44分子のラベルが細胞内分泌細管およびその内腔の微

絨毛の膜表面と小管小胞膜に局在するのに対し，リン酸化エズリンは腺頸部を含む腺上部の細胞内分泌細管およびその内腔の微絨毛の膜表面に限局する。このことから胃酸分泌は胃底腺全体に広がる壁細胞のすべてがかかわるのでなく特に頸部から腺体上部に存在する壁細胞の関与が大きいと考えている[4]。相互移行の形態的メカニズムについてはある特殊な折りたたまれた構造の小管小胞膜が分泌細管膜との間に存在する，分泌細管膜の小管小胞とのシャトルムーブメントによる，等の幾つかの説があるが定説はない。我々は胃底腺の中でも腺頸から腺体上部の壁細胞がリン酸化エズリンの作用により活性状態に変化すると考えているがアクチンと形質膜中のCD44の結合に必要なエズリンのリン酸化のきっかけをつくるのは何か？の問題が残る。

　以上，整理すると①胃底腺のどの位置の壁細胞が最も酸分泌の活性なものかの確定②細胞内分泌細管膜と小管小胞の間の移行メカニズムの確定③エズリンのリン酸化の引き金を引くのは何か④上方移動した壁細胞の機能は何か，等々のさらなる深化が今後の課題である。

参考文献

1) Duman J G. et al.：J Cell Science, 115：1251-1258, 2002
2) Wang F. et al.：J Biol. Chem. 283：26714-26725, 2008
3) Tamura A. et al.：J Cell Biol. 169：21-28, 2005
4) Wakamatsu D.：Acta Histochem. Cytochem, 38：331-337, 2005

I-3. 大腸腫瘍 ―側方発育型腫瘍を中心に―

古屋 泰雄, 小林 道也
松田外科胃腸科医院

キーワード
　大腸腫瘍, 側方発育型腫瘍, 走査電子顕微鏡

1. 側方発育型大腸腫瘍とは

　大腸の上皮性腫瘍の中には隆起型病変とは異なり, 腸管の内壁に沿い側方へ発育する表面型腫瘍が存在する。これらは側方発育型腫瘍と呼称され, 顆粒や結節の集簇からなる顆粒型と, 肉眼的に表面に顆粒や結節を持たない非顆粒型に大別されている[1]。これらの腫瘍の細胞増殖帯は腫瘍表層に位置し, 既存の非腫瘍性上皮を側方, および深部へ置換しながら発育すると考えられている。

2. 側方発育型大腸腫瘍の立体組織構築

　走査電子顕微鏡で表面構造を観察すると, 腫瘍の辺縁では, 管状の腫瘍腺管開口部が密に配列しており, これらの間に腫瘍内に遺残している既存の腺管開口部が介在している（図1）。組織浸軟法[2]による観察では, 腫瘍腺管は腺頸部付近で分岐を示すものもみられ, 既存の腺管開口部は小型の円形で, 腺頸部付近でも狭小な構造を取っている（図2）。腺管単離法[3]による観察では, 腫瘍腺管は開口部が細長く, 腺底部に向かって狭くなる形態を取っており, 小腺管の発芽や分岐を伴っている（図3）。この腫瘍では, しばしば腫瘍性上皮と既存の上皮が同一基底膜上で連続する腺管が観察され, 表層側の腫瘍から構成される部分は, 先述の腫瘍腺管と同様の形態をとっており, この深部に円筒状の腺管構造

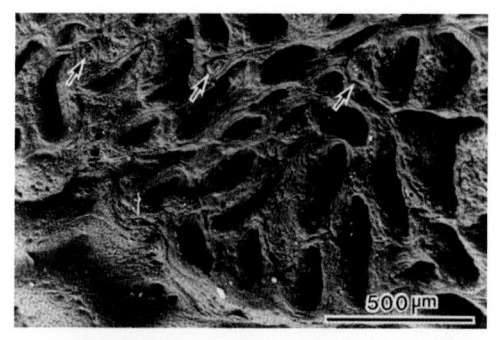

図1　側方発育型大腸腫瘍（非顆粒型）の走査電子顕微鏡像
　管状の腫瘍腺管開口部の間に既存の腺管開口部（矢印）がみられる。

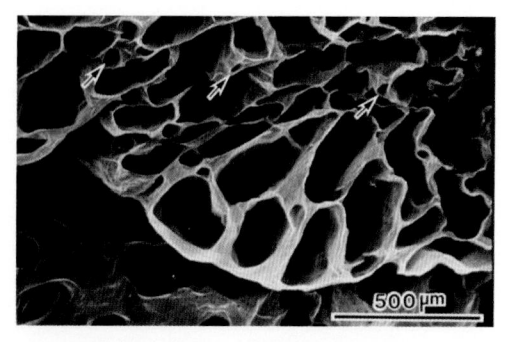

図2　組織浸軟標本の走査電子顕微鏡像
　細胞成分は除去され, 膠原線維からなる組織骨格が剖出されている。既存の腺管開口部（矢印）は腺頸部付近でも狭小な構造を取っている。

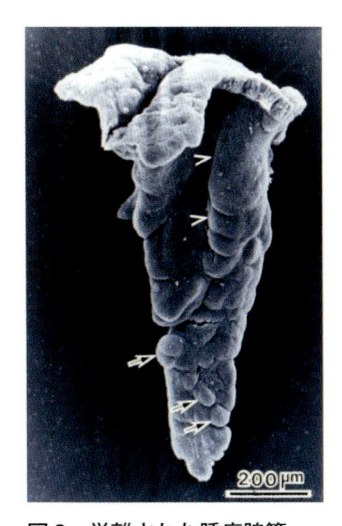

図3 単離された腫瘍腺管
小腺管の発芽や分枝（矢印）を形成している。

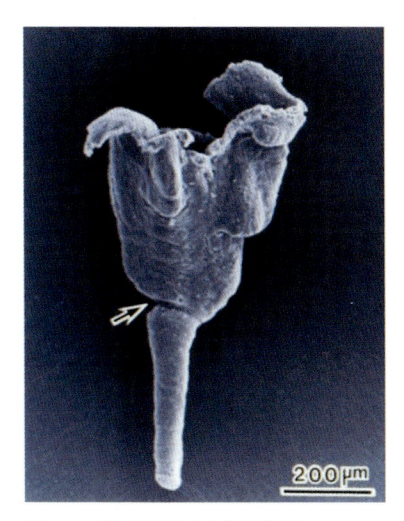

図4 腫瘍辺縁部の腫瘍腺管
腫瘍性上皮と既存の上皮が矢印の部分で接している。

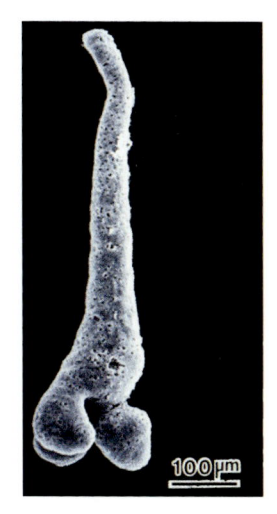

図5 腫瘍内に遺残する既存腺管
腺頚部までは狭小化しているが，体部以下では囊状の拡張や分枝の形成がみられる。

が連なる像が観察される（図4）。腫瘍巣の辺縁部の腫瘍腺管の多くは，この二層構造を取っており，この腫瘍の発育進展様式を反映している。

一方，小型，円形の開口部を持つ遺残腺管は腺頚部までは狭小化しているが，体部以下では反応性過形成性の変化により拡張や分枝を形成する傾向にある（図5）。

文　献

1) 工藤 進英：側方発育型腫瘍（Laterally spreading tumor；LST）について，早期大腸癌 2（5）：477-481，1998
2) Ohtani O：Three-dimensional organization of the connective tissue fibers of the human pancreas：A scanning electron microscopic study of NaOH treated tissues. Arch Histol Jpn 50：557-566，1987
3) Araki K, et al.：A scanning electron microscopic study of the three-dimensional configuration of isolated crypts from human colon adenomas. Med Electron Microsc 27：55-60，1994

I - 4. 癌における Thymidine phosphorylase

並川 努[1]，小林 道也[2]
高知大学医学部外科学講座外科 1[1]
高知大学医学部医療学講座医療管理学分野[2]

キーワード

Thymidine phosphorylase，胃癌，大腸癌，化学療法，抗癌剤

はじめに

Thymidine phosphorylase (TP) はチミジンとチミンの間を変換するピリミジンヌクレオチド代謝に関与する酵素であり，5-FU や 5-FU のプロドラッグを活性化する作用を有する[1,2]。また TP は血管新生因子である血小板由来血管内皮細胞増殖因子（Platelet derived endothelial cell growth factor：PD-ECGF）と同一タンパクであることが知られており[3,4]，腫瘍の増殖に伴う血管新生には TP の酵素活性が必須であり[5]，浸潤，転移，リンパ管侵襲やリンパ節転移に関する相関性にも注目されている。

TP は悪性腫瘍症例の血中で高いことが発見され，正常組織に比較して腫瘍組織内において比較的高い活性を示すことが知られている[6]が，超微形態的局在についての報告は少ない[7,8]。TP の局在観察を行うことは，癌の発育進展，抗癌剤の臨床応用を考える上においても重要である。

1. TP 活性の定量測定

手術により切除された胃癌および大腸癌の腫瘍部と腫瘍近傍の正常組織を enzyme-linked immunosorbent assay (ELISA) 法を用いて[9]，TP 活性の定量測定を行った。

胃癌，結腸癌，直腸癌いずれにおいても腫瘍組織内で正常組織より有意に TP 活性が高値を示した（図1）。

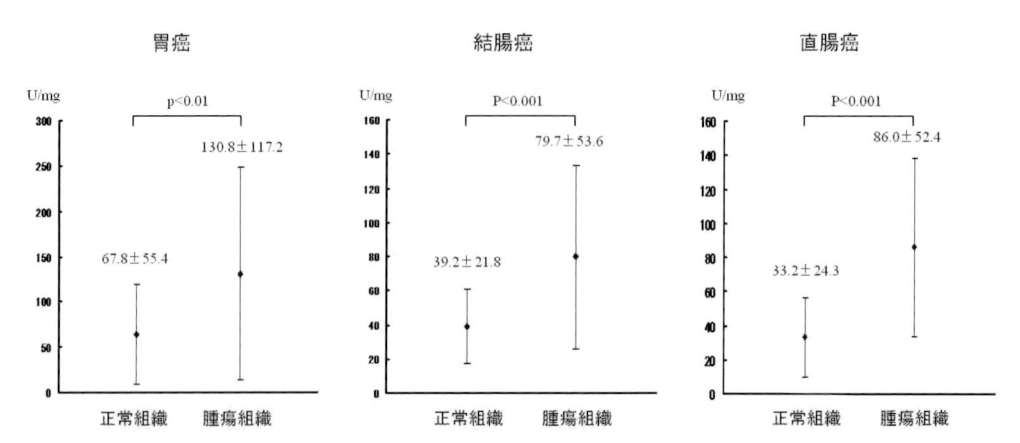

図1 ELISA 法による TP 活性の定量測定

胃癌，結腸癌，直腸癌いずれにおいても正常組織より高い TP 活性が腫瘍組織にみられる。

2. TPの光学顕微鏡的局在

　採取した標本を20%フォルマリンで24〜48時間固定後パラフィン包埋し，4μm切片を作製し，抗TP抗体を用いてAbidin-biotin complex（ABC）法で免疫組織染色を行いTPの光学顕微鏡的局在観察を行った。

　TPは癌細胞とともに炎症細胞，なかでもマクロファージと好中球にみられ（図2A，図3A），TPの陽性率は大腸癌より胃癌で有意に高く認められた。腫瘍組織だけでなく腫瘍間質の炎症細胞にもその存在が認められていることが指摘されており[1, 7〜9]，またすべての癌細胞にTPがみられているわけではなく，その発現の程度は臓器あるいは組織型，炎症細胞浸潤の程度にかかわってくる可能性が示唆される。

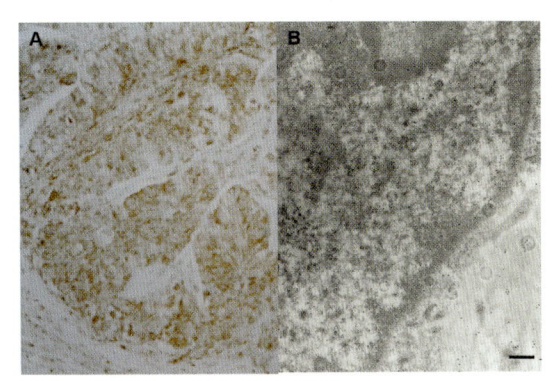

図2　癌細胞におけるTPの局在
　A：ABC法によるTPの免疫組織学的観察では，癌組織にTPが局在している。
　B：金コロイド包埋後染色法によりTPに反応した金コロイドは癌細胞の細胞質と核にみられるが，特異的な細胞内小器官への反応はみられない。（Bar＝1μm）

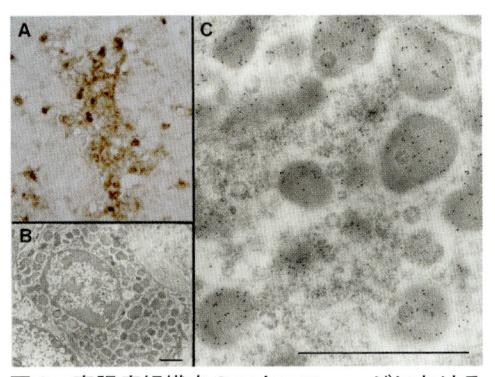

図3　直腸癌組織内のマクロファージにおけるTPの局在
　A：ABC法によるTPの免疫組織学的観察では，癌組織周辺に浸潤した炎症細胞にTPがみられる。
　B，C：金コロイド包埋後染色法により，マクロファージ内の顆粒に特異的に金コロイドがみられる。（Bar＝1μm）

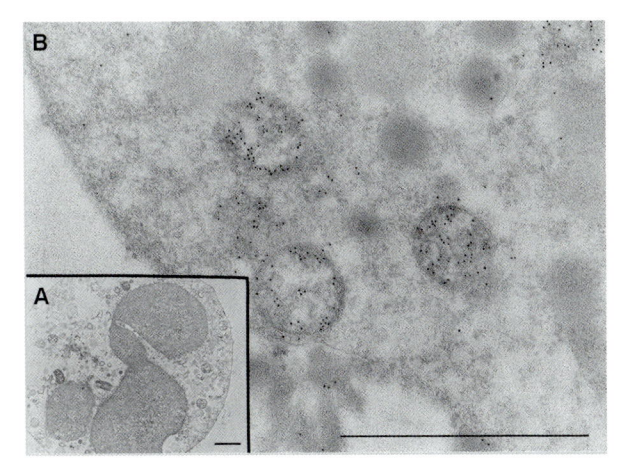

図4　胃癌組織内の好中球におけるTPの局在
　A，B：金コロイド包埋後染色法により，好中球のミトコンドリアに特異的に金コロイドがみられる。（Bar＝1μm）

3. TPの超微形態的局在

　採取した標本を1.0%パラフォルムアルデヒドと1.25%グルタールアルデヒドの混合液にて4℃で24時間浸漬の後Lowicryl K4Mに包埋し，超薄切片を作成した。1% BSAで20分間処理し，抗TP抗体に4℃一晩，続いて10nm金コロイド標識抗マウス抗体で反応させ，電子染色の後透過電子顕微鏡でTPの超微形態的局在観察を行った。

　TPに反応した金コロイドは，癌細胞の細胞質と核（図2B），直腸癌組織中のマクロファージ内の顆粒（図3B, C），および胃癌組織中の好中球内のミトコンドリア（図4）にみられた。マクロファージ内の顆粒に特異的に局在していることはマクロファージがTPを産生していることを示す所見であると考えられる。一方，癌細胞内に存在することは明らかであるが細胞内小器官への局在を証明することはできておらず，今後の解明が待たれる。

まとめ

　免疫電子顕微鏡を用いた超微形態的局在観察により，TPはマクロファージで産生され，好中球のミトコンドリアと癌細胞の細胞質にも存在することが示された。今後，個々の症例に応じて有効な治療法を選択するテーラーメード医療を実践するために，新たなバイオマーカーとしてTPの有用性が期待される。

参考文献

1) Miwa M et al.：Eur J Cancer 34：1274-1281，1998
2) Nishida M et al.：Biol Pharm Bull 19：1407-1411，1996
3) Furukawa T et al.：Nature 356：668，1992
4) Haraguchi M et al.：Nature 368：198，1994
5) Miyadera K et al.：Cancer Res 55：1687-1690，1995
6) Yoshimura A et al.：Biochem Biophys Acta 1034：107-113，1990
7) Kobayashi M et al.：J Mol Histol 35：69-74，2004
8) Kobayashi M et al.：Med Mol Morphol 38：112-117，2005
9) Yoshikawa A et al.：Biochem Biophys Acta 1034：107-113，1999

I-5. 消化管と栄養

藤田 守[1], 馬場 良子[2], 熊谷 奈々[1], 坂口 彩[1]

中村学園大学・大学院[1]
産業医科大学医学部第2解剖学[2]

キーワード

消化管,小腸,吸収上皮細胞,消化吸収,膜消化

はじめに

ヒトをはじめ,多くの生物は生命活動の維持と将来の生命活動のために,外界から調節的に食物を摂取し,栄養素を生体内に取り入れて代謝している。消化管は栄養補給系の重要な場であり,栄養素の消化・吸収に関しては小腸の吸収上皮細胞が中心的役割を演じている(図1)。

1. 小腸吸収上皮細胞の頂部細胞膜領域 [1,2]

頂部細胞膜領域は管腔に面し,光学顕微鏡レベルでは刷子縁(brush border)または線条縁(striated border)とよばれる。電子顕微鏡レベルでは管腔側から順に糖衣(glycocalyx)[3],微絨毛(microvilli),端網層(terminal web)が観察される。

糖衣は微絨毛膜の表面から管腔に向かって超微細糸が分枝状に伸びたもので,シアル酸,ウロン酸,硫酸などを含む酸性多糖類がフェルト状に三次元的網目構造を形成し,陰性に荷電している。膵アミラーゼやプロテアーゼなどの消化酵素を吸着して消化作用を営むと同時に,細菌等の侵入に対する防御的役割も果たすなど,糖衣の形成する特殊な微小環境(microclimate)は,栄養素を細胞内に取り込む前の選択的関門の役割を担っている。続く微絨毛の膜は三層構造を呈し(図2a,b),リン脂質が非極性基を互いに向い合せて配列する二分子層からなり,その所々にタンパク質粒子が組み込まれている。微絨毛膜の凍結割断レプリカ像ではP面に膜内粒子,E面に相補的な凹みが存在する(図2c)。また,微絨毛膜には終末消化酵素のオリゴペプチダーゼ,二糖類分解酵素等が存在し,選択的親和

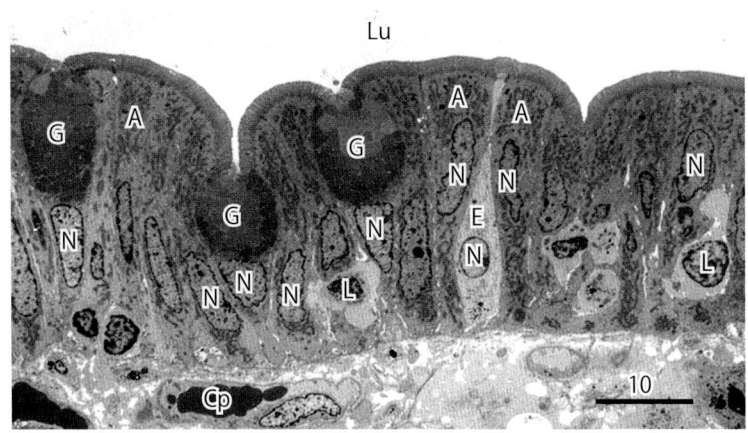

図1 ヒト小腸吸収上皮の透過型電子顕微鏡像

A:吸収上皮細胞, G:杯細胞, E:内分泌細胞(基底顆粒細胞), L:リンパ球, Lu:管腔, N:核, Cp:毛細血管

Bar = 10 μm

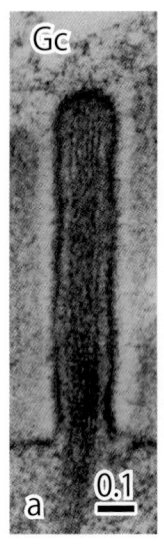

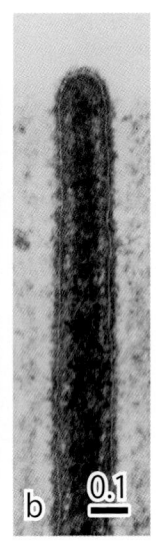

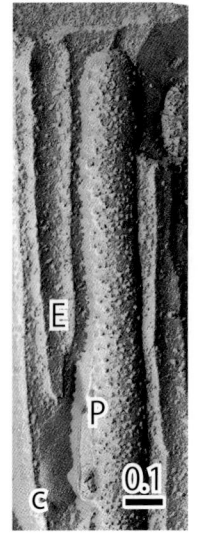

図2 ヒト小腸吸収上皮細胞の微絨毛強拡大像
 a：通常固定（Gc：糖衣）
 b：タンニン酸固定。タンパク質がよく固定されている。
 c：凍結割断レプリカ像。タンパク質粒子が観察される（P：P面，E：E面）。
 Bar＝0.1μm

性を持った輸送担体（キャリア）も備わっている。このような頂部細胞膜領域の構造的分化によって微小環境が増幅され，栄養素の吸収効率が高められている。また，微絨毛内には細胞骨格系として約20〜30本のアクチンフィラメント（actin filament）が平行に縦走し，端網層内に放散している（図2a）。それらのフィラメントは，ビリンというタンパク質で架橋されており，ミオシンⅠとカルモジュリンによって細胞膜に連結されている。このような微絨毛内の細胞骨格系によって頂部細胞膜領域の構造は維持されている[2]。

2. 栄養素の消化と吸収

食物は胃でペプシン，塩酸等に処理され，糜粥の形で十二指腸に送られると，調節的に分泌された膵液と胆汁により，液状消化（中間消化）を受ける。小腸では第1段階目の管腔内液状消化（luminal digestion）または一次消化と，吸収上皮細胞の頂部細胞膜領域における第2段階目（終末段階）の膜消化（membrane digestion）または二次消化が行われ，栄養素が効率良く吸収上皮細胞内に吸収される。

1）タンパク質の消化と吸収

食物中のタンパク質は胃液のペプシンによって加水分解され，十二指腸で膵液中のトリプシン，キモトリプシン，カルボキシペプチダーゼによる管腔内液状消化を受け，オリゴペプチドまで中間消化される。小腸吸収上皮細胞頂部の糖衣によって形成される微小環境を選択的に通過したオリゴペプチドは，オリゴペプチドのN末端やC末端からアミノ酸やジペプチドを遊離させるエキソペプチダーゼ群と，ペプチド内部の結合を加水分解するエンドペプチダーゼ群によって，微絨毛膜で効率良く膜消化を受ける。遊離された塩基性，酸性，中性α-，中性β-アミノ酸は特異的で独立したアミノ酸輸送担体系のアミノ酸・Na^+共輸送体により細胞内に取り込まれる[4]。ジペプチドやトリペプチドは，小ペプチド輸送担体系の小ペプチド・H^+共輸送体により細胞内に取り込まれ，細胞質内のペプチダー

ゼによってアミノ酸に分解される[5, 6]。アミノ酸や小ペプチドは終末消化酵素による膜消化を受けて微絨毛膜を通過すると，微絨毛内のフィラメントに沿って下降し，端網層を抜ける。細胞質内を通過したアミノ酸は基底側部細胞膜領域からアミノ酸単輸送体，アミノ酸・Na^+共輸送体により，能動輸送機構で細胞間隙へ放出された後，粘膜固有層内の有窓毛細血管に入り，門脈を経て肝臓へ送られる。

2) 糖質の消化と吸収

食物中のデンプン等の多糖類は，唾液，膵液中のα-アミラーゼによる管腔内液状消化を受け，二糖類（マルトース，スクロース，ラクトース），マルトトリオース，α-限界デキストリンなどに分解され，糖衣に吸着される。微絨毛にグルコアミラーゼ複合体，スクラーゼ・イソマルターゼ複合体，β-グリコシダーゼ複合体などが存在するが，これらは1本のポリペプチドとして合成され，N末端の疎水性部分で膜を貫通して酵素活性部位を膜から突き出している[2]。膜消化によって生じた単糖類のうち，グルコースとガラクトースはD-グルコース-D-ガラクトース・Na^+共輸送体（SGLT1）によって能動輸送され，拡散によって細胞内を移動する。フルクトースはフルクトース輸送体（GLUT5）による促進拡散によって取り込まれる。細胞内に輸送され，蓄積された糖は，基底側部細胞膜領域の促進拡散の担体（GLUT2）を介して細胞外に放出された[7]後，有窓毛細血管から門脈を経て肝臓に送られる。

3) 脂質の消化と吸収

食物中の脂質の大部分は中性脂肪（トリグリセリド）である。トリグリセリドはリパーゼによる管腔内消化を受けて，脂肪酸とβ-モノグリセリドに分解され，さらに，胆汁酸塩と集合体（ミセル）を形成して微小環境内に入る。膜消化は受けず，微絨毛膜に接触して脂質層に溶け込み，吸収上皮細胞内に取り込まれる[8]（図3）。その後，脂肪酸結合タ

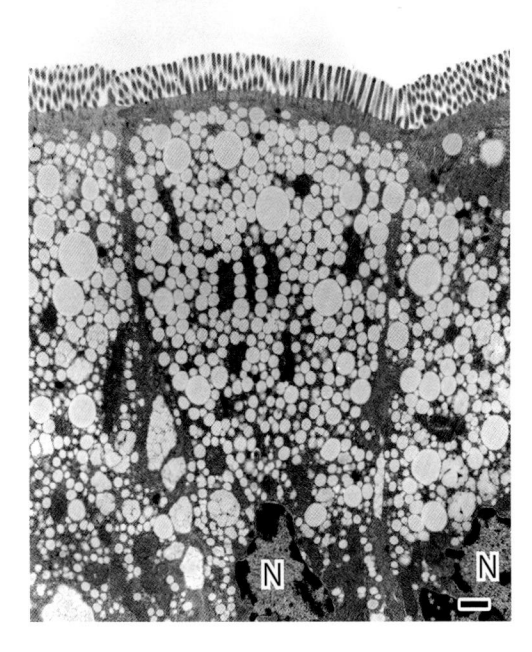

図3 コーンオイルを経口投与したラット空腸吸収上皮細胞

細胞内に大きさの異なる多量の脂質滴が観察される。N：核，Bar＝1μm

ンパクと結合して滑面小胞体に運ばれ，小胞体膜に局在するトリグリセリド合成酵素の働きにより，小胞体内腔でトリグリセリドに再合成される。次に，粗面小胞体内で合成されたアポタンパクB，A-Ⅰ，A-Ⅳなどが加わり，アポリポタンパクB，A-Ⅰ，A-Ⅳとなってゴルジ装置へ運ばれ，そこで糖が付加されてカイロミクロンや超低比重リポタンパク(VLDL)となる。一方，コレステロールはステロールキャリアタンパクに担われて滑面小胞体内に運ばれ，ゴルジ装置内でトリグリセリドやアポタンパクとともにカイロミクロンを形成する。小胞の形で細胞内を輸送され，側部細胞膜領域からエキソサイトーシス(exocytosis)によって細胞間隙へ放出されたカイロミクロンは粘膜固有層内のリンパ管(中心乳糜管)へ運ばれ，乳糜槽，胸管を経て鎖骨下静脈へ移送される。

参考文献

1) 藤田 守 他：電子顕微鏡 36：9-15，2001
2) 柴田 洋三郎 他：医学のあゆみ 169：770-774，1994
3) Bennett HS.：Histochem Cytochem 11：14-23，1963
4) 星 猛：消化と吸収 20：19-26，1997
5) Alpers DH.：Raven Press：1723-1749，1994
6) 吉岡 政洋 他：消化管［胃・腸］の分子医学：37-48，1995
7) Hediger MA et al.：Nature 330：379-381，1987
8) Cardell RR et al.：J Cell Biol 34：123-155，1967

Ⅰ-6. GIST（特に十二指腸）について

寺田 総一郎[1]，岩澤 俊一郎[2]，縄野 繁[3]，遠藤 久子[4]

山王メディカルセンター予防医学センター[1]
千葉大学大学院医学研究院呼吸器内科学[2]
国際医療福祉大学三田病院放射線診断センター[3]
国立国際医療研究センター病院中央検査部臨床病理室[4]

キーワード

十二指腸 GIST, c-kit, CD34, Imatinib, NSCLC

Gastrointestinal stromal tumor（GISfT）は消化管間葉性腫瘍として近年注目されている疾患の1つであるが，Cajal 細胞が起源とも考えられている[1]。GIST の部位は，胃原発が50%と最も多く[2]，次に小腸，直腸で，十二指腸原発例は 4% と少なく[3]，診断に迷うことも多い[4]。その治療は原則外科切除で[5]，分子標的剤の1つである Imatinib mesylate（Imatinib）が著効する[6]。組織学的には，GIST の腫瘍細胞は，紡錘形かつ多型性で，CD117（c-kit）陽性，また約 60 ～ 80% は CD34 も陽性である[7]。また，約 27% の GIST 症例では他の悪性腫瘍も合併する[8]。十二指腸 GIST と非小細胞性肺癌（NSCLC）が合併し，多発性に全身に転移のみられた症例を経験し，その免疫組織学的所見を含め論じる。

症例は 64 歳男性で，嘔気，嘔吐，咳嗽のため受診となった。2006 年 3 月中旬より嘔気，嘔吐出現し，近医受診。ALP 592IU/l，γ-GTP 260IU/l と肝機能障害，軽度の鉄欠乏性貧血を認め 4 月 21 日紹介となった。心窩部に 4 × 4cm の弾性硬の腫瘤を触知し，胸部単純 X 線で右肺門部に腫瘤陰影を認めた。腹部超音波検査では，十二指腸球部を中心に充実性の腫瘤が見られ，肝臓には大小不同の腫瘤を多数認め，大きい腫瘤の内部は液状性であり，一部 bull's eye sign も認めた。上部消化管内視鏡検査では，十二指腸球部前壁に中心部に浅い潰瘍を 2 ヶ所有する硬い Borrmann Ⅱ型が連なるような腫瘤が見られた。一方，腹部造影 CT 検査では，図 1 に示すように十二指腸の部位の腫瘤と肝臓に多発性肝腫瘤を認めた。胸部造影 CT 検査で，右肺に腫瘤陰影を認め，縦隔リンパ節の腫大も多数観察された。頭部造影 MRI において，左側頭葉に転移性腫瘤を認めた。ガストログラフィンで上部消化管造影を行い，胃前庭部は，十二指腸の腫瘤により圧排されていた。Ga シンチでは，上腹部正中付近に uptake を認め，十二指腸の腫瘤に一致した。上部消化管内視鏡検査で生検を頻回に行ったが GIST を示唆する組織所見は得られなかった。多発性肝腫瘤に対し肝生検を行い，組織学的には紡錘形の細胞の集簇がみられ，KIT（＋），CD34（＋），Vimentin（＋），

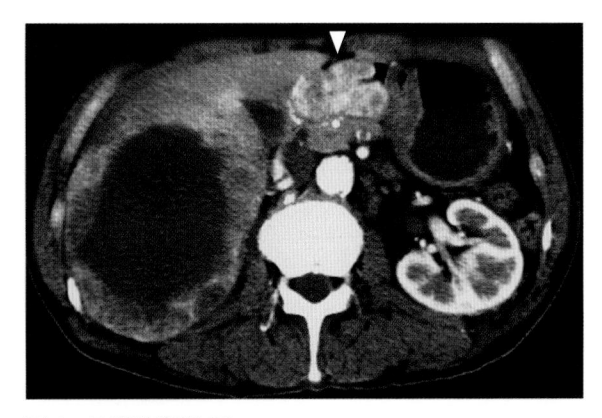

図 1　入院時腹部 CT

嚢胞化した大きな肝腫瘤と，十二指腸に直径約 5.5cm の軽度早期濃染を示す充実性腫瘤をみる（arrowhead）。

S-100（±），α-SMA（±），CD45（−）であった。肝生検組織の核分裂数は8個/強拡大50視野で，MiB-1 indexは1%以下であった。以上の所見より，十二指腸GIST，GISTによる多発性転移性肝腫瘍，また，気管支ファイバーで，右気管支からのTBLBで肺扁平上皮癌と診断され，重複癌と診断した。最初に十二指腸GISTに対し，Imatinib 400mg/日投与を開始した。投与20日目で，肝機能障害は改善し，経口摂取量も増加し，その後，腹部CT上の改善も観察した。しかし，胸部CT上は肺腫瘤の増大を認め，CDDP＋VNRによるNSCLCに対する化学療法を併用したが，コントロール困難になり，癌性心膜炎も認められ，第103病日に永眠された。

剖検所見では，右肺扁平上皮癌と十二指腸GISTを認めた。十二指腸GIST（図2A，B）は，十二指腸基部（胃幽門から2.5cmの前壁部位を中心に）に4.5×4.5×1.0cmのSkandalakis[9]の混合型の充実性弾性硬の結節性腫瘤を認め，図3のような組織像を呈し，免疫組織化学染色ではKIT（＋）（図4），CD34（＋），Desmin（−），α-SMA（−）でGISTと診断した。核分裂数は0〜1個/50視野で，MiB-1 indexは1%以下であった．肝臓に直径10cmまでの転移性多発性腫瘤を認め，中心壊死，出血性腔を形成するものや充実性のものなど様々で免疫組織化学染色は肝生検と同様であった。転移性肝腫瘍は2種類認められ，茶褐色の大きい腫瘍はGISTによるもので一番大きい腫瘍の内部には肉眼的にImatinib治療の効果によると考えられる腫瘍組織の消失が観察された。その組織の核分裂数は，剖検時の十二指腸GISTの結果と同一であった．他の白色の転移性肝腫瘍はNSCLC由来であった。さらに，前立腺ラテント癌も認めた。十二指腸GISTのc-kit遺伝子exon 9，11，13，17領域の遺伝子配列解析で，exon 11のcodon 562〜575のdeletionがあった。

GISTの悪性度については，胃以外のGIST[10]，PSの悪い症例[11]では予後が悪く，本例ではImatinib治療前の転移性肝腫瘍の肝生検において，核分裂数が多く，CTでGISTの腫瘍径も5cm以上でガイドライン[12]分類では高リスクの範疇に入った。しかし，このような環境下の癌治療においてもImatinibによる治療は有効と考えられた。GISTの確定診断には組織の免疫組織化学的な解析が必須である。

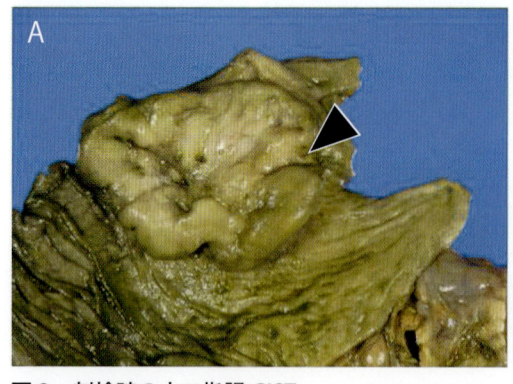

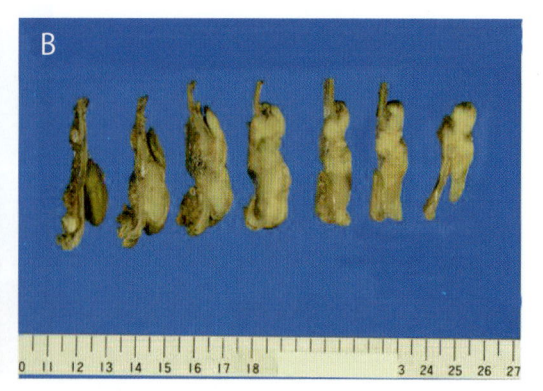

図2　剖検時の十二指腸GIST
　A：全体像　B：割面像。十二指腸の近位部に中心部に陥凹のある弾性硬の腫瘍をみる（A：arrowhead）。割面像では灰白色の断面がみられる（B）。

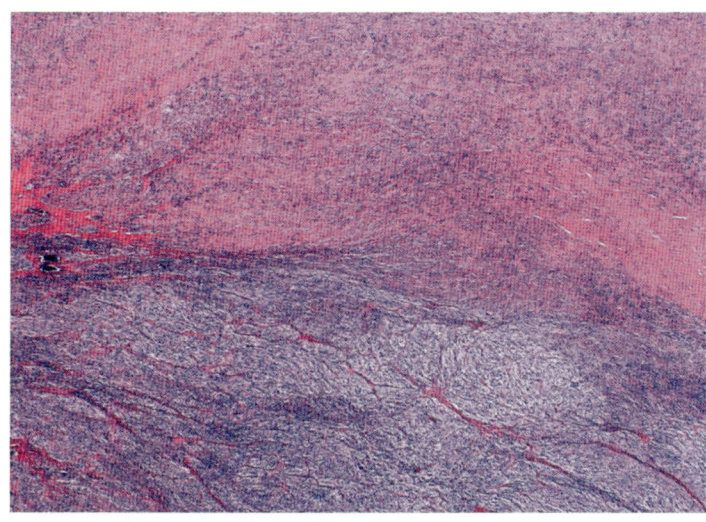

図3 十二指腸 GIST の光顕像
多様性のある細胞密度をもつ紡錘形の細胞が束状になっている（HE 染色，×13）。

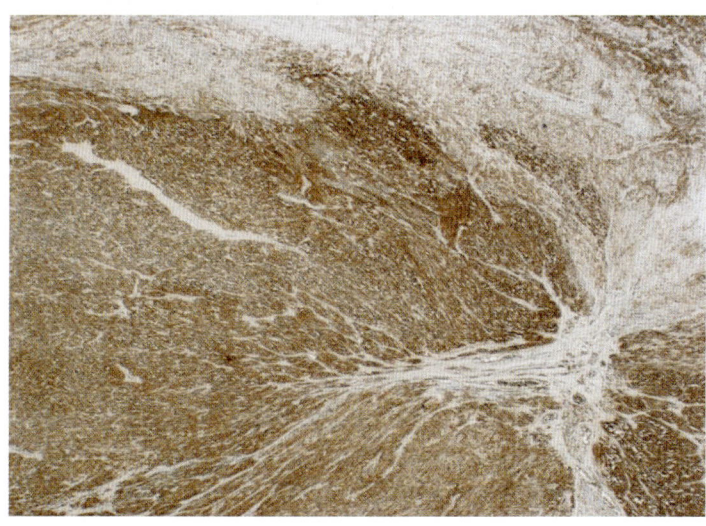

図4 十二指腸 GIST の光顕像
腫瘍細胞は強い CD117（KIT）活性を示す（CD117 の免疫組織化学染色，ABC 法，×13）。

文 献

1) Miettinen M et al.：Pol J Pathol 54：3-24，2003
2) Emory TS et al.：Am J Surg Pathol 23：82-87，1999
3) Meesters B et al.：Eur J Surg Oncol 24：334-335，1998
4) 三並 敦 他：肝胆膵治療研究会誌 5：82-87，2007
5) Demetri GD et al.：J Natl Compr Canc Netw 2：S1-S26，2004
6) Demetri GD et al.：N Engl J Med 347：472-480，2002
7) Miettinen M et al.：Virchows Arch 438：1-12，2001
8) Liszka Ł et al.：J Gastroenterol 42：641-649，2007
9) Skandalakis JE et al.：Int Abstr Surg 110：209-226，1960
10) Dermatteo RP et al.：Cancer 112：608-615，2008
11) Rutkowski P et al.：Med Sci Monit 13：515-522，2007
12) 日本癌治療学会，日本胃癌学会，GIST 研究会編：GIST 診療ガイドライン：4-28，金原出版，東京，2008

I-7. ヒト胃における *H.pylori* の走査, 透過電顕像

寺田 総一郎 [1], 織田 正也 [2], 日比 紀文 [3]

山王メディカルセンター予防医学センター [1]
山王メディカルセンター内科 [2]
慶應義塾大学医学部消化器内科 [3]

キーワード

胃, *Helicobacter pylori*, glycocalyx, adhesion pedestal, 好中球

Helicobacter pylori（以下HP）は, グラム陰性桿菌で, 慢性胃炎や胃・十二指腸潰瘍に関連しており, 近年では, 胃癌にも大いに関係していることが疫学的に報告されている[1]。cagA陽性HPが, 胃癌発生に関与し[2], IV型分泌機構を介しcagAがHPから胃粘膜上皮細胞に注入される機構が報告されている[3]。今回は, ヒト慢性胃炎患者の胃生検の超微形態を中心に述べる。

胃生検の光顕像でもHPの菌体は観察されうるが, ギムザ染色が最も適している。図1のように, 走査電顕像では, 胃粘膜上皮細胞に付着したHP菌体が捉えられ, 菌体近くにはflagellaもみられる。胃粘膜上皮細胞のmicrovilliとは, 糸状のglycocalyxで繋がっており, 互いに情報の交換が行われていると考えられる。このglycocalyxは写真でみられるように, 胃粘膜上皮細胞のmicrovilli間にも観察される。しかし, このglycocalyxは必ずしも均一の太さではなく, 枝分かれしたような像も認められる。また, HPが胃粘膜上皮細胞に付着した部位のmicrovilliは, 乱れ, 疎となり, その高さは付着していない部位のmicrovilliに比べ低く, 一部には先端に球形の突出した突起も認められ, 変性像と考えられた。それに比較し, HPが付着していない部位のmicrovilliは, 高さも高く, 密で, 付着している部位に比べ, 規則性がみられる。一方, このglycocalyxは透過電顕像では図2のように観察され, 電子密度の高いHP菌体が, 胃粘膜上皮細胞のmicrovilliに付着した部位の近傍に, HP菌体からと胃粘膜上皮細胞のmicrovilliからのglycocalyxが交わったような像がみられる。したがって, この信号伝達には, 双方のglycocalyxが関与している。また, 走査電顕像と同様, 胃粘膜上皮細胞のmicrovilli間にもglycocalyxは観察される。HP菌体が完全に胃粘膜上皮細胞に接着

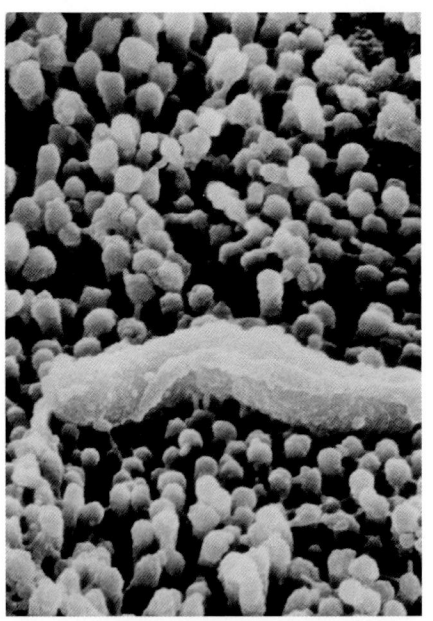

図1 *H.pylori*（HP）陽性慢性胃炎患者の胃組織の走査電子顕微鏡写真

胃粘膜上皮細胞に付着したHP菌体とflagellaがみえる。菌体と胃粘膜上皮細胞のmicrovilli間やmicrovilli同士の間には, 均一でない太さの一部枝分かれしたglycocalyxが認められる（×11,000）。

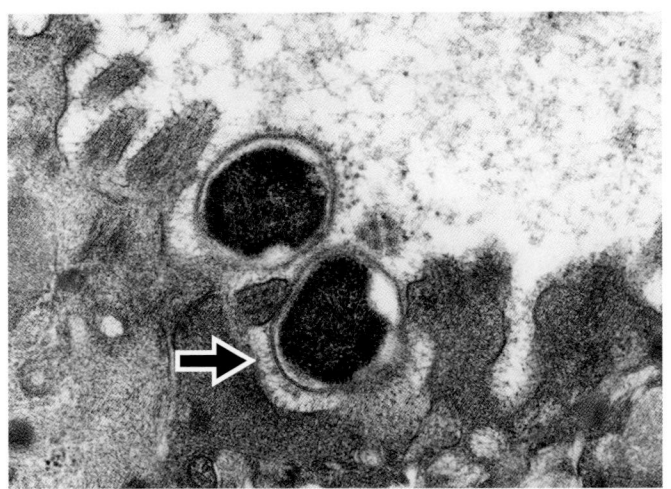

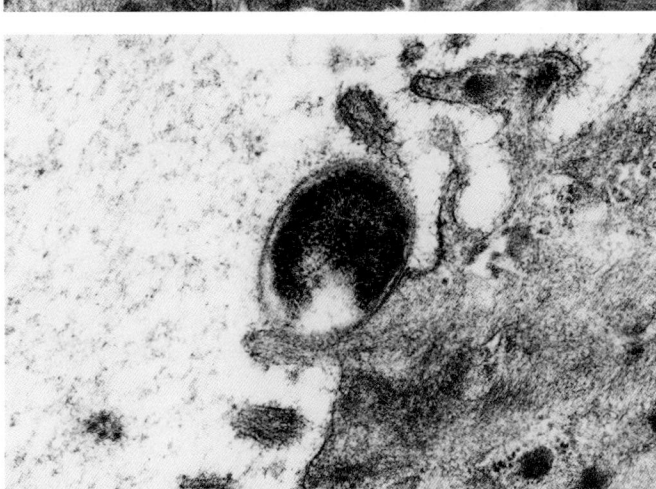

図2 HP陽性慢性胃炎患者の胃組織の透過電子顕微鏡写真

HP菌体と胃粘膜上皮細胞のmicrovilliの間（→），そしてmicrovilli間にglycocalyxが観察される（×22,700）。

図3 HP陽性慢性胃炎患者の胃粘膜上皮細胞に接着したHP（adhesion pedestal）（×26,100）

した状態はadhesion pedestalとよばれている（図3）。この段階で，HPが超微的に接着した部位にglycocalyxは観察されず，HP菌体が胃粘膜上皮細胞のmicrovilliを圧排したような像が観察され，これは走査電顕像の所見と一致する。さらに，弱拡大の透過電顕像でみると，HP菌体が胃粘膜上皮細胞に付着または接着した状態が多い部位では，胃粘膜上皮細胞のmicrovilliも消失または減少しており[4]，形態学的にも胃粘膜上皮細胞の機能が奪われていることを示唆している。また，一部のHPは，胃粘液層に遊走した好中球に貪食されており，胃粘膜上皮細胞内[5]（図4）や粘膜下層の膠原繊維近傍にも，HPは観察された。さらに，HPの死菌とみられる電子密度の高い菌体の残渣像も胃組織内にみられている。したがって，HP自体はかなり動的に胃組織内を動いていることが考えられる。

超微像から，HP菌体の分布を解析してみた[6]。すると，粘液層中に浮遊しているHPは全体の約66%，好中球に貪食されたものは3%，胃粘膜上皮細胞の形質膜とHPの形質膜が向かい合っている状態，すなわち接着前の状態が21%，adhesion pedestalを形成しているものが10%カウントされた。胃粘液層の好中球の数は，HPの菌体量に相関することが報告されており[5]，超微像でも観察されたように，HPが胃粘液層に遊走した好中球

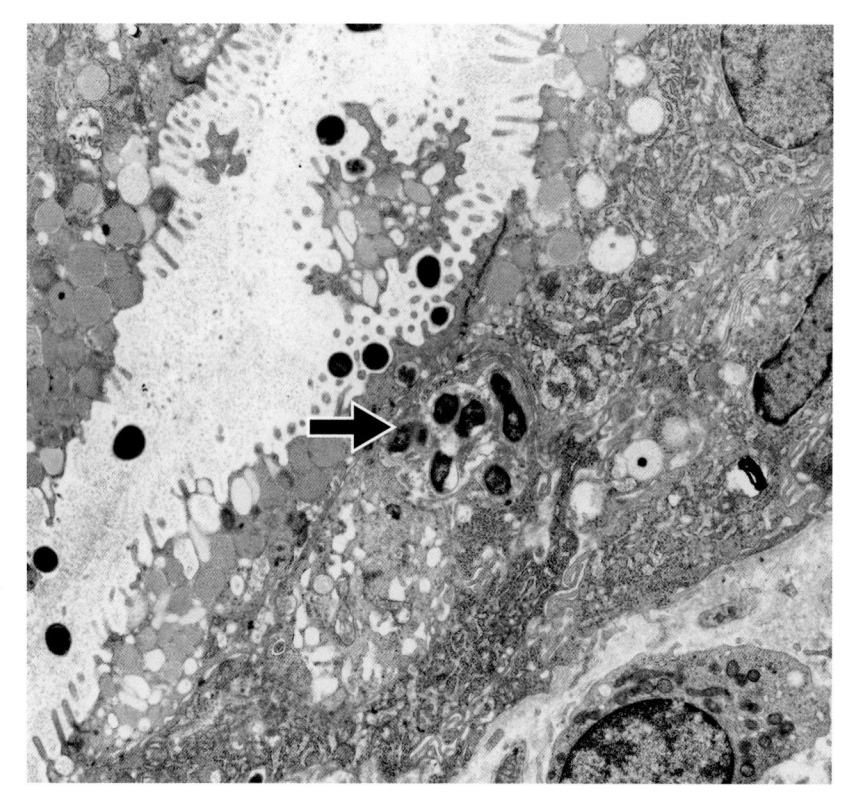

図 4 HP 陽性慢性胃炎患者の胃粘膜上皮細胞内の HP 菌体（→）（× 3,300）

に貪食され，それがトリガーとなり活性酸素やモノクロアミンなどの胃粘膜上皮細胞に有害な物質が産生され[7]，胃粘膜上皮細胞の障害に結びつく。したがって，microvilli や直接的な胃粘膜上皮細胞への影響なども含め，HP の病原性は多面的である。なお，HP 陽性慢性胃炎では，超微的に胃粘膜上皮細胞の空胞変性もみられる。

　HP に対する除菌療法は近年，盛んに行われているが，このような治療による HP 菌体の変化や胃組織の超微的な検討は少ない。Amoxicillin を投与した HP の培養系の走査電顕像では，rod 状の HP 菌体から spherical な形へと変化するが，それが死菌かどうかは定まっていない[8]。このような治療や様々な臨床条件に応じた形態学的な検討が今後望まれる。

文　献

1) Uemura N et al.：N Engl J Med 345：784-789, 2001
2) Blaser MJ et al.：Canver Res 55：2111-2115, 1995
3) Covacci A et al.：Proc Natl Acad Sci USA 90：5791-5795, 1993
4) Terada S et al.：J Clin Electron Microscopy 25：5-6, 1992
5) 寺田 総一郎 他：炎症，14：417-423, 1994
6) Terada S et al.：Eur J Gastroen Hepat 5：S45-49, 1993
7) Suzuku M et al.：Am J Physiol-Gastr L 263：G719-725, 1994
8) Itoh M et al.：J Gastroenterol 34：571-576, 1999

I - 8. *Helicobacter heilmannii* の超微形態およびと壁細胞内への侵入性

中村 正彦, 土本 寛二
北里大学薬学部臨床薬学研究・教育センター病態解析学

キーワード

Helicobacter heilmannii, 壁細胞, zoonosis, H^+, K^+-ATPase, 細胞内小管

はじめに

Helicobacter heilmannii（*H.heilmannii*）は, *H. pylori* とともに人に感染する *Helicobacter* 属の菌である。*Helicobacter* 属には, *H. pylori* 以外に30種類以上の菌種が属することが明らかとなっている。なかには zoonosis（人獣共通感染症）として人にも感染することが知られているものもあり, *H.heilmannii* もその1つであり, *H. pylori* に遅れること5年の1987年に K. L. Heilmann により初めて記載された[1]。

病変形成との関連では, 胃潰瘍, 十二指腸潰瘍, 胃癌[2], マルトリンパ腫[3] などとの関連が報告されているが, 特徴的なのは萎縮性胃炎との関連がないことである。また, 活発な運動性と胃腺深部までの侵入性も認められ, 従来 *H. pylori* が壁細胞に分布するとされた報告のすくなくとも一部は *H. heilmannii* あるいは類縁する *H. heilmannii-like* organism だった可能性があると考える。

この点を明らかにする目的で, 我々は, カニクイザル由来の *H. heilmannii* を用いて C57BL/6 マウスにおける感染モデルを形成し, 壁細胞との関連について検討した[4]。

1. 免疫組織化学および *in situ* hybridization による検討

サルより C5H マウスに継代した菌の 16S rDNA 遺伝子を検討した結果, 従来の *H. heilmannii* と類似していることを明らかにし, DDBJ に *Candidatus* Helicobacter heilmannii TKY として登録した（図1）。この菌を C57BL/6 マウスに感染させ, 菌量の推移および胃粘膜傷害について検討した。その結果, 胃底腺部胃粘膜においては,

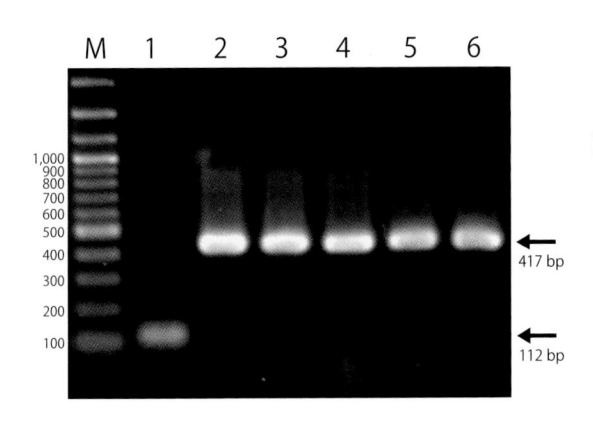

図1 16S rDNA による *H. heilmannii* と *H. pylori* の同定

1. H. heilmannii 感染マウスの胃から抽出した DNA
2. H. pylori RC1 の菌体 DNA
3. H. pylori TN2GF4 の菌体 DNA
4. H. pylori ARCC43579 の菌体 DNA
5. H. Pylori SS1
6. H. pylori NCTC11637

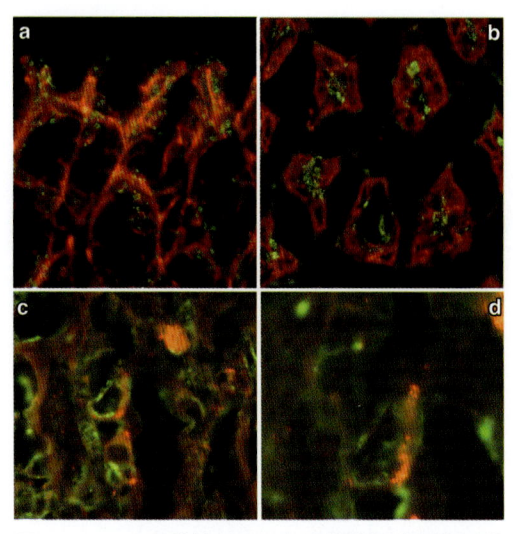

図2 *H. pylori* 抗体を用いた胃底腺部壁細胞近傍の *H. heilmannii* の分布

a, b：胃底腺内腔に多数の菌体を認める（×150）。
c, d：H, K-ATPase との二重染色により菌（赤）が壁細胞（緑）内に分布する（c：×250, d：×500）。

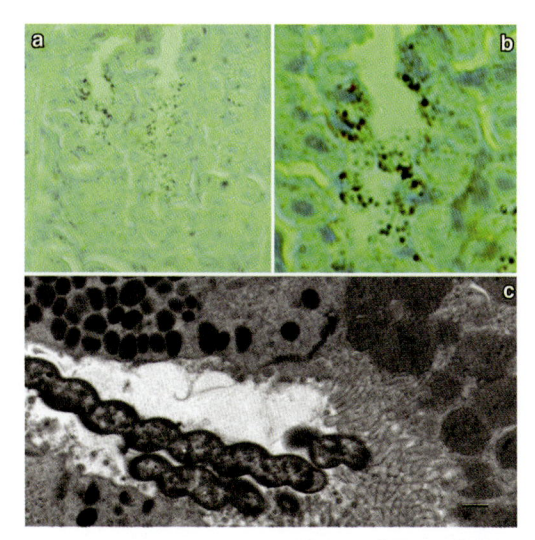

図3 *in situ* hybridization 法および電子顕微鏡による観察

a, b：菌はこの方法でも胃底腺腔内に分布する（a：×200, b：×400）。
c：電子顕微鏡による観察から長い螺旋菌であることがわかる。

H. heilmannii は、*H. pylori* と同様に表層粘液細胞近傍の粘液層内に多く分布したが、さらに胃底腺腔深部にも分布することが明らかになった（図2, 3）。さらに、H^+, K^+-ATPase 免疫組織化学との二重染色により壁細胞内に *H. heilmannii* が存在することが観察された。

2. 電子顕微鏡による検討

電顕による観察では、*H. heilmannii* の菌体は多くは胃底腺腺腔に分布していた（図3）。一部は壁細胞の細胞内小管内に認められた（図4）。また、一部の菌体は、壁細胞内で変性していた。

3. *H. heilmannii* に関連して

H. heilmannii 研究の現時点における大きな問題は、純粋培養が現時点では不可能であることである[5,6]。そのため特異抗体作成、遺伝子解析ができず、形態観察による同定が主体を占めてきた。*H. heilmannii* は urease 活性が *H. pylori* よりも強いものと弱いものが報告されていることから、rapid urease test で強陽性を示すこと、病理組織での螺旋構造の多さの確認が重要である。しかし、urease test 陰性の *H. heilmannii* の報告もあり、我々も陰性例を認めていることから、urease のみで菌の有無を判定することはできない。

H. heilmannii の同定は、最近その 16S rRNA が報告されたことから[6]、ある程度可能になってきた。また、豚から分離された *Helicobacter suis* の 16S rDNA の配列が *H. heilmannii* に極めて類似していることが明らかとなっている。

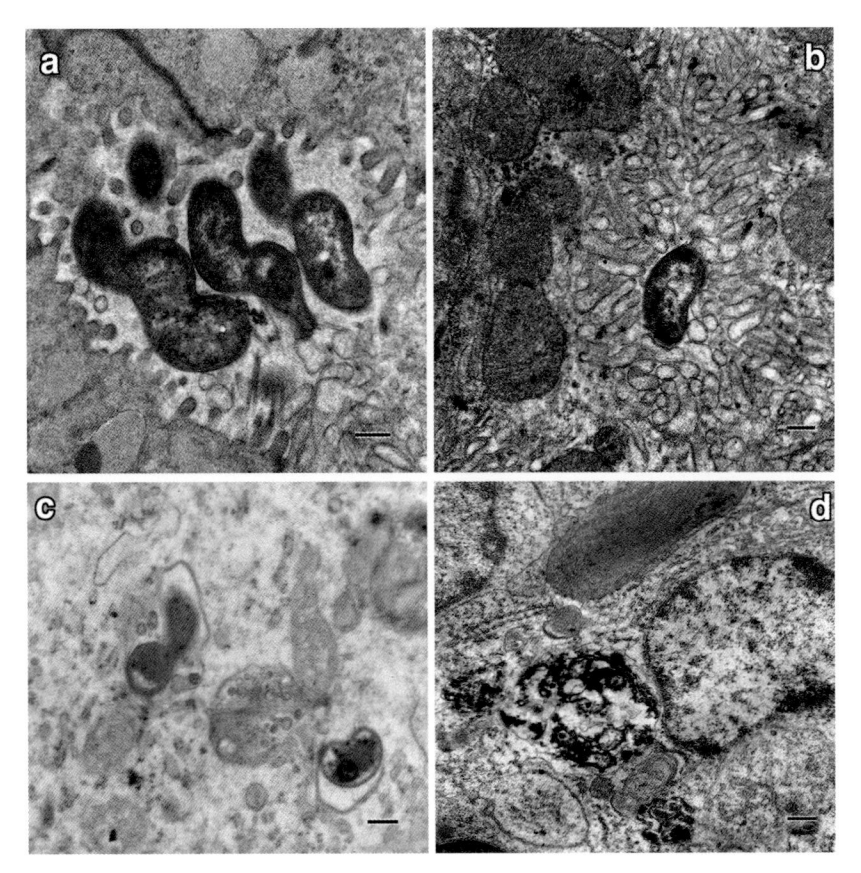

図4 電子顕微鏡による壁細胞内の *H. heilmannii*
　　a：腺腔（×8,000），b：細胞内小管（×5,000），c：一部空細胞（×12,000），d：細胞質内の変性した菌体と思われる部位も観察される（×3,000）。

おわりに

H. heilmannii による壁細胞傷害が，胃潰瘍形成あるいは MALT リンパ腫形成などとどういう関連があるかは現時点では明らかになっていない。形態学的には明らかな細胞内小管に対する侵入性が認められるが，壁細胞減少を伴う胃粘膜萎縮は長期観察でも認められないという大きなジレンマも抱えている。今後免疫学的な観察も含めた詳細な検討によりその臨床的意義を明確にする必要があると考えられる。

文　献

1) Heilmann KL, et al.：Gut 32, 137-140, 1991
2) Morgner A, et al.：Lancet 346：511-512, 1995
3) Morgner A, et al.：Gastroenterology 118：821-828, 2000
4) Nakamura, M., et al.：Infect Immun 75：1214-1222, 2007.
5) Andersen, L. P., et al.：J Clin Microbiol 37：1069-1076, 1999.
6) Baele, M., et al.：Int J Syst Evol Microbiol 58, 1350-1358, 2008
7) Chisholm SA, et al.：Diagn Microbiol Infect Dis 46：1-7, 2003

II-1. 我が国における急性肝不全の実態と治療

持田 智

埼玉医科大学消化器内科・肝臓内科

キーワード
劇症肝炎，LOHF，肝性脳症，人工肝補助，肝移植

1. 急性肝不全の概念

肝不全は肝細胞の数減少ないし機能低下によって，黄疸，腹水，肝性脳症，出血傾向などの症候を呈する疾患群であり，その経過から急性および慢性肝不全に分類される。急性肝不全の成因は多彩であるが，リンパ球浸潤に代表される肝炎像の有無によって2群に大別される。我が国では，肝炎ウイルス感染，薬物アレルギー，自己免疫性肝炎など肝炎像の認められる急性肝不全を劇症肝炎（fulminant hepatitis）ないし遅発性肝不全（LOHF：late onset hepatic failure）に分類している。一方，欧米では薬物中毒など肝炎像の認められない症例も含めて劇症肝不全（fulminant hepatic failure）ないし急性肝不全（acute liver failure）として扱っていることに注意する必要がある。

2. 劇症肝炎とその類縁疾患の定義

我が国における劇症肝炎の診断基準は1981年に犬山シンポジウムで決定された[1]。「初発症状出現から8週以内に昏睡II度以上の肝性脳症を生じ，プロトロンビン時間（PT）が40%以下を呈する肝炎」と定義され，発症から昏睡出現までの期間が10日以内の急性型と11日以降の亜急性型に分類される。厚労省研究班は2002年にこの診断基準を再評価し[2]，概念を明確にするために注意事項を追記した。

まず，先行する慢性肝疾患が存在する場合や，肝炎像を示さない急性肝不全は劇症肝炎から除外することを明記した。慢性肝疾患からの発症例は「acute-on-chronic」と診断するが，B型無症候性キャリアの急性増悪例は劇症肝炎に含めている。また，PTが40%以下に低下しているが，肝性脳症が昏睡I度までの症例は急性肝炎重症型[3]，発症から8週以降24週以内に肝性脳症を生じる症例はLOHFと診断し[4]，劇症肝炎の類縁疾患として扱うことにした。

3. 我が国における劇症肝炎，LOHFの成因

劇症肝炎は稀少疾患であり，我が国における発生数は年間約400例である[5]。その実態は厚労省研究班が全国調査を実施しており，1998～2008年に発症した劇症肝炎1,004例（急性型505例，亜急性型499例），LOHF 88例が登録されている[6〜11]。これら症例の解析から，最近はB型キャリア例と生活習慣病，悪性腫瘍など基礎疾患を有する症例が多くみられることが判明した（表1）。

表1 劇症肝炎，LOHF の成因，合併症，予後（1998～2008年の発症例）

		急性型		亜急性型		LOHF	
		98～03年	04～08年	98～03年	04～08年	98～03年	04～08年
症例数		316	189	318	181	64	24
男：女（不明）		167:148(1)	102:87	151:166(1)	79:102	27:37	8:16
年　齢*		45.1±16.6	48.6±16.4	47.8±17.1	52.9±16.8	51.9±15.0	61.2±11.9
HBV carrier（%）		12.3	9.5	17.2	12.6	4.8	17.4
基礎疾患 b（%）		32.7	41.1	41.5	51.4	51.6	50.0
薬物歴（%）		36.6	40.9	45.4	67.2	50.0	75.0
成因（%）	ウイルス性	70.9	64.0	31.4	29.3	12.5	29.2
	自己免疫性	1.6	2.6	10.7	14.4	14.1	33.3
	薬物性	6.0	12.2	11.3	16.0	18.8	16.7
	不明例	18.7	19.0	41.8	40.3	50.0	20.8
	評価不能例	2.8	2.1	4.7	1.1	4.7	0
救命率（%）	内科的治療	53.7 (145/270)	51.9 (84/162)	24.4 (57/234)	23.4 (30/128)	11.5 (6/52)	15.0 (3/20)
		53.0	(229/432)	24.0	(87/362)	12.5	(9/72)
	ウイルス性	52.9	(155/293)	22.2	(30/135)	33.3	(4/12)
	A型	77.1	(37/48)	33.3	(2/6)	100	(1/1)
	B型	47.0	(111/236)	17.4	(20/115)	30.0	(3/10)
	急性感染	54.7	(88/161)	31.3	(10/32)	50.0	(1/2)
	キャリア	29.3	(12/41)	13.0	(10/77)	28.6	(2/7)
	自己免疫	30.0	(3/10)	20.0	(8/40)	14.3	(2/14)
	薬物性	61.0	(25/41)	27.1	(13/48)	0	(0/13)
	成因不明	56.6	(43/76)	26.6	(34/128)	10.0	(3/30)
	肝移植例	71.7 (33/46)	85.2 (23/27)	81.0 (68/84)	79.2 (42/53)	75.0 (9/12)	100 (4/4)
		76.7	(56/73)	80.3	(110/137)	81.3	(13/16)
	全体	56.3 (178/316)	56.6 (107/189)	39.3 (125/318)	39.8 (72/181)	23.4 (15/64)	29.2 (7/24)
		56.4	(285/505)	39.5	(197/499)	25.0	(22/88)

a 平均±SD，b 生活習慣病，悪性腫瘍，精神疾患など

表2 劇症肝炎の肝移植適応ガイドライン（新）

スコア	0	1	2
発症 - 昏睡（日）	0～5	6～10	11≦
PT（%）	20<	5<≦20	≦5
T.Bil（mg/dL）	<10	10≦<15	15≦
D/T	0.7≦	0.5≦<0.7	<0.5
血小板（万）	10<	5<≦10	≦5
肝萎縮	なし	あり	

厚生労働省「難治性の肝・胆道疾患に関する研究」班

<スコア合計点と死亡率>

作成モデル（1998～2003年の370例）
0点：0%，　1点：8.7%，　2点：20.0%，　3点：23.1%，
4点：56.3%，　5点：73.8%，　6点：85.5%，　7点：91.3%，
8点：96.3%，　9点以上：90.0%

Validation用モデル（2004～2007年の111例）
0点：0%，　1点：25.0%，　2点：17.6%，　3点：28.6%，
4点：56.3%，　5点：64.2%，　6点：93.3%，　7点：100%，
8点：100%，　9点以上：100%

劇症肝炎，LOHF の成因で最も多いのはウイルス性で，急性型の約7割，亜急性型の約3割を占めている（表2）。A 型は大部分が急性型に分類されるが，その頻度は低率であり，何れの病型でも大部分を占めているのは B 型である。B 型は急性感染例とキャリア例が5：3の比率で見られ，前者は急性型，後者は亜急性型に分類される頻度が高率である。なお，最近は HBs 抗原陰性，HBc 抗体ないし HBs 抗体陽性のいわゆる「B 型既往感染例」が，リツキシマブ，副腎皮質ステロイドなどの免疫抑制・化学療法を受けた際に発症する"de novo 肝炎（HBV 再活性化）"の症例も登録されていることが注目される。

　自己免疫性例は亜急性型と LOHF で多く，何れも各病型の10％以上を占めている。また，薬物性症例に関しては，最近は健康食品，サプリメントが原因の症例が多くなっていることが注目される[12]。成因不明例もいまだ多く認められ，亜急性型の成因として最多であり，その約40％に相当していた。なお，筆者らは劇症肝炎，LOHF 症例を対象に，artificial neural network の手法である SOM 法を用いてクラスター解析を実施したところ，成因不明例の大部分は薬物性ないし自己免疫性と同一のクラスターに分類された（未発表）。成因不明例の発症には薬物アレルギーないし自己免疫機序が関与している可能性がある。

4. 広汎ないし亜広汎肝壊死の成立機序と病態（図1）

　劇症肝炎急性型は病理組織学的には一般的に広汎肝壊死を呈する。臨床的には肝壊死，炎症が一過性であり，血清トランスアミナーゼ値は高度上昇するが，半減期に従って速やかに低下する症例が多い。ラット，マウスを用いた動物実験の成績から，広汎肝壊死の成立には，活性化した Kupffer 細胞，肝マクロファージが惹起する類洞内皮細胞障害，類洞内凝固に起因する微小循環障害が関与していると想定される[13]。

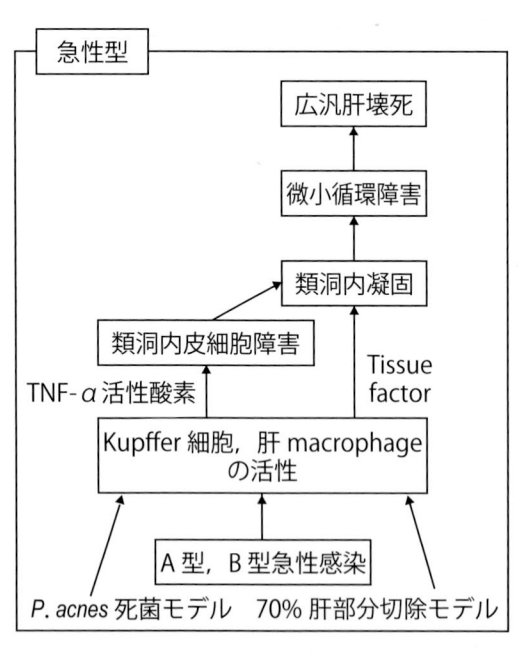

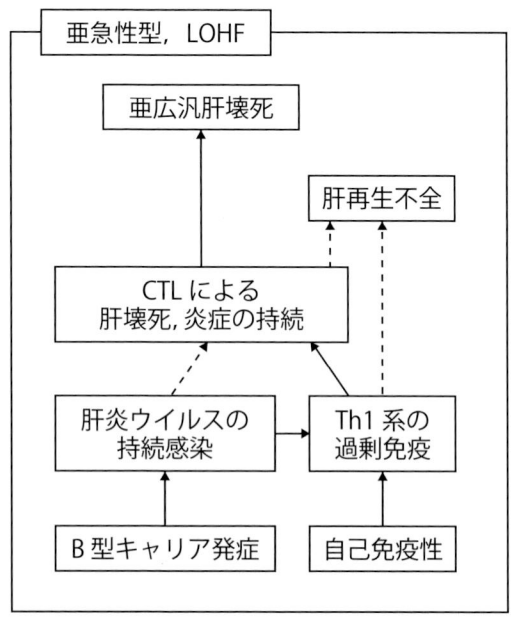

図1　劇症肝炎の病型と成立機序（仮説）

一方，劇症肝炎亜急性型，LOHFは血清トランスアミナーゼ値の上昇は軽度であり，病理組織学的には亜広汎肝壊死を特徴とする。しかし，これらの病型では肝壊死，炎症が持続し，肝再生不全を併発して予後不良である。亜広汎肝壊死の成立には，活性化した肝マクロファージ，NK細胞，細胞障害性Tリンパ球による肝細胞のapoptosis誘導が重要と考えられている。

なお，劇症肝炎は全身性炎症反応症候群（SIRS）の病態を示す症例が稀ではなく，感染，消化管出血，腎不全，播種性血管内凝固（DIC）などを25～50％が併発し，多臓器不全（MOF）に陥る症例も多い[6]。

5. 劇症肝炎，LOHFの治療と予後

劇症肝炎の治療で最も重要なのは，成因に対する治療と肝庇護療法によって肝壊死の進展を阻止することである。成因に応じた肝壊死の抑制目的の治療としては，A，B型急性感染例では肝類洞内凝固による微小循環の対策として抗凝固療法が，B型キャリア例では核酸アナログ製剤とインターフェロンによる抗ウイルス療法が，自己免疫性と薬物性では副腎皮質ステロイドの大量投与が，病態に応じて選択されている。また，昏睡II度以上の肝性脳症を併発して劇症肝炎ないしLOHFと診断された場合は，血漿交換，血液濾過透析を中心とした人工肝補助療法を開始する。

以上のような治療体系は1990年代後半に確立したが，劇症肝炎，LOHFの予後はその後も明らかな改善がみられない。急性肝不全の予後は病型に依存しており，内科的治療のみを実施した症例における救命率は亜急性型とLOHFで特に低率である（表1）。成因との関連ではA型の予後が特に良好であり，一方，B型キャリア例と自己免疫性例は病型を問わず救命率が低い。なお，HBV再活性化例は特に予後不良であることから，厚労省研究班はその予防に関するガイドラインを発表し[14]，その有用性に関する検証を進めている[15]。なお，肝移植を実施した症例も含めた救命率は急性型56％，亜急性型40％，LOHF 25％に達している（表1）。

6. 肝移植適応ガイドライン

日本急性肝不全研究会の作成した肝移植適応ガイドラインは作成した当初は正診率が高かったが[16]，1998年以降の症例を対象にした場合は正診率が低下することが問題になっている[17]。そこで，厚労省研究班は1998～2003年に発症した劇症肝炎，LOHFの臨床所見を基に新たなガイドライン（2008年）を作成した（表2）[18]。また，筆者らは既存の概念から脱却することを目的に，決定木法，radial basis function法，back propagation法などデータマイニングの手法を用いて，3種類の予後予測システムを作成した[18]。これらシステムはvalidationを実施しても正診率が高率であり，高精度での予後予測を提供できると考えられる。

文 献

1) A型肝炎，劇症肝炎：第12回犬山シンポジウム：110-230，中外医学社，東京，1982
2) 持田 智 他：日本消化器病学会雑誌, 99：895-904, 2002
3) 鈴木 一幸 他：厚生労働省定疾患対策研究事業「難治性の肝疾患に関する研究」班 平成13年度研究報告書：87-96, 2002
4) Gibson AES, et al.：Hepatology 6：288-294, 1986
5) 森 満 他：厚生労働省特定疾患対策研究事業「難治性疾患の疫学研究班」平成17年度報告書：39-42, 2006
6) Fujiwara K, et al.：Hepatol Res 38：646-657, 2008
7) 坪内 博仁 他：厚生労働省科学研究費補助金（難治性疾患克服研究事業）「難治性の肝・胆道疾患に関する調査研究班」平成17年度報告書：61-69, 2006
8) 坪内 博仁 他：厚生労働省科学研究費補助金（難治性疾患克服研究事業）「難治性の肝・胆道疾患に関する調査研究班」平成18年度報告書：90-100, 2007
9) 坪内 博仁 他：厚生労働省科学研究費補助金（難治性疾患克服研究事業）「難治性の肝・胆道疾患に関する調査研究班」平成19年度報告書：83-94, 2008
10) 坪内 博仁 他：厚生労働省科学研究費補助金（難治性疾患克服研究事業）「難治性の肝・胆道疾患に関する調査研究班」平成20年度報告書：83-93, 2009
11) 坪内 博仁 他：厚生労働省科学研究費補助金（難治性疾患克服研究事業）「難治性の肝・胆道疾患に関する調査研究班」平成21年度報告書：95-106, 2010
12) 濱岡 和宏 他：薬物性肝障害の実態：第44回日本肝臓学会総会：81-86, 2008
13) 藤原 研司 他：肝臓 43：341-351, 2002
14) 坪内 博仁 他：肝臓, 50：38-42, 2009
15) 持田 智：厚生労働科学研究費補助金肝炎等克服緊急対策事業（肝炎分野），平成21年度研究報告書：2010
16) 杉本 潤一 他：肝臓, 42：543-556, 2001
17) Mochida S, et al.：Hepatol Res 38：970-979, 2008
18) 持田 智：劇症肝炎，わが国における問題点. 肝臓, 50：497-502, 2009

II-2. 肝線維化病態に対する分子形態学的アプローチ

稲垣　豊[1]，東山礼一[1]，茂呂　忠[1,2]，中尾祥絵[1]，皆川香織[1]，三上健一郎[1]
東海大学医学部再生医療科学・総合医学研究所[1]
ミノファーゲン製薬研究所[2]

キーワード
肝線維症，コラーゲン，マトリックスメタロプロテアーゼ（MMP），レポーターマウス

はじめに

　肝線維症は，肝炎ウイルス感染，アルコール多飲，非アルコール性脂肪性肝炎，自己免疫学的機序，肝内胆汁うっ滞，さらには肝うっ血など，種々の原因により肝組織中にコラーゲンをはじめとする細胞外マトリックスが過剰沈着し，肝硬変への進展に伴い肝機能不全を引き起こす病態である。近年，この肝線維化進展にかかわるコラーゲン産生細胞の多様性が注目されるようになってきた。本稿では，線維肝組織において増加する I 型コラーゲン遺伝子のプロモーター活性を指標として，肝線維化病態をダイナミックに捉える筆者らの研究内容を紹介するとともに，その中で浮かび上がってきたコラーゲン産生細胞の多様性の問題を論じたい。

1. I型コラーゲン・レポーターマウスを用いた肝線維化病態の解析

　線維肝組織におけるコラーゲンの主要産生細胞である星細胞は，生理的条件下ではビタミンAの貯蔵細胞であるとともに，その長い突起と収縮機能を介して類洞内微小循環の調節に寄与している。しかしながら，肝細胞壊死や炎症に伴って放出された増殖因子やサイトカインの刺激を受けると α-smooth muscle actin（αSMA）陽性の筋線維芽細胞へと形質転換し，活発にコラーゲン産生を行うようになる。また，正常肝組織から分離した星細胞をプラスティック上で培養すると，ビタミンA脂肪滴の減少とともに αSMA 発現が増加し，コラーゲンを産生するようになることから，生体内における星細胞の活性化過程を擬するモデルとして，肝線維化機序の解明や抗線維化薬剤の効果判定などに頻用されている。

　筆者らは，星細胞の肝線維化病態への関与を I 型コラーゲン遺伝子のプロモーター活性の可視化により捉えることを目的に，トランスジェニック・レポーターマウスを作製した。線維肝組織において増加する細胞外マトリックスの主要成分である I 型コラーゲンの α2鎖をコードする遺伝子（COL1A2）の転写開始部位の上流，-17.0 キロ塩基から -15.5 キロ塩基の間には，胎児の発生過程や出生後の諸臓器において，コラーゲン産生細胞においてのみ強い活性を示す組織特異的なエンハンサー配列が存在する。同エンハンサーならびに -350 塩基の COL1A2 プロモーター断片を緑色蛍光タンパク（EGFP）遺伝子に連結したトランスジェニックマウス（COL/EGFP Tg）に四塩化炭素を単回投与すると，48 時間後の肝組織において中心静脈周囲の壊死部位に一致して EGFP 陽性の間葉系細胞が観察された（図 1A）。このマウスの肝臓から星細胞分画を採取して FACS 解析を行うと，全星細胞の約 30% が EGFP 陽性であった。一方，同マウスの総胆管を結紮した場合には，結紮翌

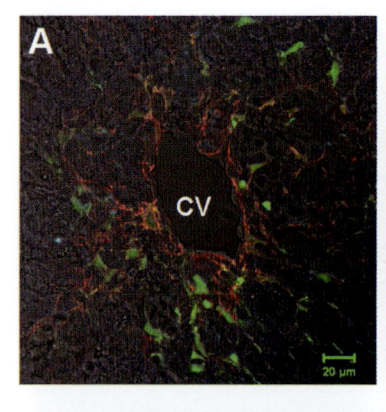

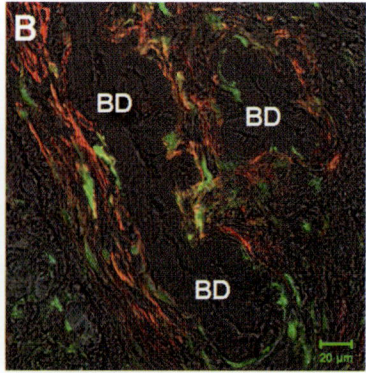

**図1 肝線維化刺激による
Ⅰ型コラーゲン遺伝子プ
ロモーターの活性化**

四塩化炭素投与(A)およ
び総胆管結紮(B)を行った
COL/EGFP Tg の肝組織
において，EGFP 陽性（緑
色）のコラーゲン産生細胞
が同定された。αSMA（赤
色）の免疫蛍光染色像を示
す。CV：中心静脈，BD：
胆管（文献1から引用改
変）。

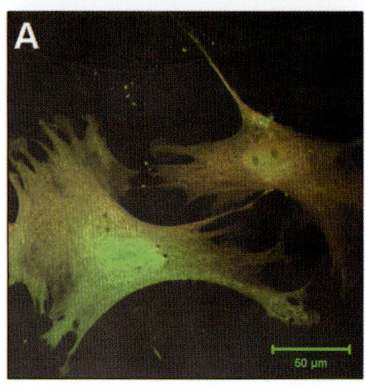

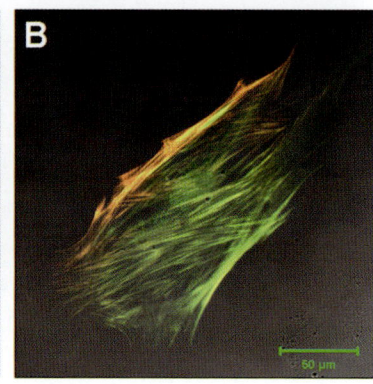

**図2 星細胞の培養に伴う
Ⅰ型コラーゲン遺伝子プ
ロモーターの活性化**

COL/EGFP Tg から分離
した星細胞を初代培養に
供すると，EGFP（緑
色）と内因性Ⅰ型コラー
ゲン（A，赤色）あるいは
αSMA（B，赤色）との共
発現が認められた（文献1
から引用改変）。

日から胆管の上皮下に EGFP 陽性の間葉系細胞が認められ（図1B），いずれの肝線維化モデルにおいても早期からコラーゲン産生細胞を特異的に同定することが可能であった。また，未処理の COL/EGFP Tg から星細胞を分離して初代培養に供すると，活性化に伴って EGFP 蛍光が出現し，内因性Ⅰ型コラーゲン（図2A）あるいは αSMA（図2B）との共発現が認められた。

2. 線維肝組織におけるコラーゲン産生細胞の多様性

星細胞，より正確にはこれが活性化して形質転換した筋線維芽細胞がコラーゲン産生を通じて肝線維化過程において中心的役割を担っていることは，上述した通りである。また，門脈域に存在する線維芽細胞は，胆管結紮モデルに代表される胆汁うっ滞型肝線維症の発症と進展において重要な役割を演じると考えられている。近年，これらの細胞以外に，骨髄由来細胞によるコラーゲン産生や，肝細胞あるいは胆管上皮細胞の上皮間葉移行（Endothelial-to-mesenchymal transition：EMT）が肝線維化過程において果たす役割が，にわかに注目を浴びるようになってきた。

肝線維化過程における骨髄由来細胞のコラーゲン産生への関与が数多く報告されてきたものの，骨髄由来であることやコラーゲン産生の直接的証明は，感度および特異度の点で必ずしも充分とはいえなかった[1]。線維肝組織に浸潤した骨髄由来細胞によるコラーゲン

産生を厳密に評価するために，筆者らは上述した COL/EGFP Tg を用いて実験を行った。すなわち，同 Tg では I 型コラーゲンを産生する全細胞が EGFP を発現するのに対して，その骨髄細胞を移植されたレシピエントマウスでは骨髄由来細胞のコラーゲン産生細胞のみが EGFP を発現する。このレシピエントマウスを用いて検討を行ったところ，四塩化炭素投与あるいは総胆管結紮のいずれの肝線維化モデルにおいても線維肝組織内に浸潤した骨髄由来細胞に EGFP 発現は認められず，これらの細胞による I 型コラーゲン産生を通じての肝線維化進展への直接的関与は否定的であった[1]。

　同様の問題点は，EMT についても指摘できる。これまでに総胆管結紮後の肝線維症マウスや肝移植後に再発した原発性胆汁性肝硬変症例において胆管上皮細胞の EMT が，また四塩化炭素投与マウスにおいて肝実質細胞の EMT が報告されてきた。しかしながら，これらの研究では S100A4(FSP1) をはじめとする間葉系細胞のマーカー陽性をその論拠としており，これらの細胞がコラーゲンを産生して肝線維化の進展に直接的にかかわっている証拠を見出すことはできない。最近，肝細胞は初代培養下ではコラーゲン産生能を有するものの，四塩化炭素投与による肝線維症の進展には肝細胞の EMT は関与しないことが報告された[2]。同様に，筆者らの COL/EGFP Tg を用いた検討においても，総胆管結紮後の肝線維化過程において胆管上皮細胞の EMT によるコラーゲン産生への直接的関与を示唆する所見は得られなかった。

おわりに

　これまで肝線維症は，コラーゲン線維の細胞外への沈着を組織学的に観察する，いわば静的な解析により評価されてきた。しかしながら，筆者らの COL/EGFP Tg を用いた研究結果にみられるように，肝線維症は細胞内における I 型コラーゲン遺伝子プロモーターの活性化によりもたらされるダイナミックな変化であり，その病態の正確な理解には動的な視点と手法とが必須である。加えて，組織におけるコラーゲンの含有量は，コラーゲンの合成と分解の動的バランスの上に規定されており，肝線維化病態をコラーゲン合成と分解の両面から包括的に解析する研究が，ますます重要かつ必須と考えられる。

文　献

1) Higashiyama R, et al.：Gastroenterology 137：1459-1466, 2009
2) Taura K, et al.：Hepatology 51：1027-1036, 2010

II-3. C型肝炎における鉄代謝異常

日野 啓輔，仁科 惣治，是永 匡紹
川崎医科大学肝胆膵内科学

キーワード
　C型肝炎，鉄，ヘプシジン，活性酸素，ミトコンドリア

はじめに

　C型慢性肝炎では肝組織内に鉄が蓄積し，病態進展に重要な役割を果たすことが知られている。事実，C型慢性肝炎に対する治療として瀉血療法が認可されている。本稿では我々の知見を中心にC型肝炎における鉄代謝異常の分子機構について解説する。

1. C型肝炎ウイルス（HCV）コアタンパクによる活性酸素の産生

　OkudaらはHCVコアタンパク発現が調節可能なHuh7細胞において活性酸素（ROS）や脂質過酸化物が上昇することを報告し，HCVコアタンパクが直接的に酸化ストレスを誘導することを示した[1]。細胞内におけるROSの最大産生部位はミトコンドリアである。ミトコンドリア内膜に存在する電子伝達系は5つの複合体（呼吸鎖複合体）からなり，電子の移動による電気勾配とADPの存在下でATPを産生するが，この過程でどうしても電子のleakが生理的に起こり，仮に電子伝達系に障害があれば電子の受け渡しが滞りROSの産生が増大する。KorenagaらはHCV構造タンパクを発現するトランスジェニックマウスの肝ミトコンドリア分画において呼吸鎖複合体Iの活性が低下していることを明らかにした[2]。また，Tsutsumiらはミトコンドリアのシャペロンタンパクであるprohibitinとcytochrome c oxidase（呼吸鎖複合体IV）のinteractionがHCVコアタンパクにより阻害されてcytochrome c oxidaseの活性が低下すると報告している[3]。

2. 鉄代謝異常分子機

　脊椎動物における生体の鉄恒常性維持は十二指腸粘膜上皮からの鉄吸収ならびに網内系からの鉄放出により厳密に調節されている。この点において肝蔵で生成，分泌されるペプチドホルモンhepcidinは十二指腸上皮細胞血管側および網内系マクロファージに存在するferroportinという鉄輸送体の発現を抑制し，十二指腸からの鉄吸収ならびに網内系からの鉄放出を抑制することで体内の鉄含有量を調節することが明らかにされている。Fujitaらは体内鉄に対するhepcidin量として血清中のhepcidin/ferritin比がC型慢性肝炎患者において有意に低下していることを報告し，体内鉄に対するhepcidinの産生が相対的に低下していると指摘している[4]。我々はHCV全遺伝子が組み込まれたトランスジェニックマウス（HCV TgM）を用いてhepcidin産生低下の分子機序について検討した[5]。肝臓と血清中の鉄濃度が上昇するとともに脾臓の鉄濃度が低下する時期に一致して肝臓のhepcidin mRNA発現量は有意に低下し，これに対応してHCV TgMの十二指腸と脾臓での

ferroportinの発現は有意に高かった。

　HCV TgMの初代培養肝細胞を用いた検討ではhepcidinのプロモーター活性が有意に低下していた。さらにその原因としてhepcidinの転写因子の1つであるCCAAT/enhancer binding protein（C/EBP）のhepcidinプロモーター領域への結合能が抑制されていることが明らかとなった。C/EBPファミリーにはC/EBP homology protein（CHOP）が存在するが，CHOPはCEBPと二量体を形成し，CEBPの標的DNAへの結合を阻害することが知られている。そこでHCV TgMの肝臓におけるCHOPの発現を調べてみると有意に亢進しており，これは肝内のROSの産生と連動していることが明らかとなった。また，hepcidinの転写調節経路の1つとしてIL-6によるJAK-STATシグナルを介する系が報告されているが，HCV TgMにlipopolysaccharide（LPS）を腹腔内投与しIL-6などの炎症性サイトカインを誘導するとhepcidin mRNAの発現は上昇し，JAK-STATを介する転写調節経路の障害は認めなかった。一方，別のグループからはHCVレプリコンにおけるhepcidin転写抑制機構としてhistone deacetylase（HDAC）活性の亢進によるヒストンのアセチル化抑制によって転写因子であるCEBPやSTAT3のプロモーター領域への結合能が低下することやhepcidinの発現を抑制するhypoxia inducible factorsを安定化させることが報告されているが[6]，HDAC活性亢進の上流にあるのはやはりROSである。以上をまとめるとHCV TgMあるいはHCVレプリコンにおける肝内鉄蓄積機構は図1のように考えられるが，HCV誘導性のROSがhepcidinの転写を抑制することがHCV感染における鉄代謝障害機構の主要な原因と考えられる。

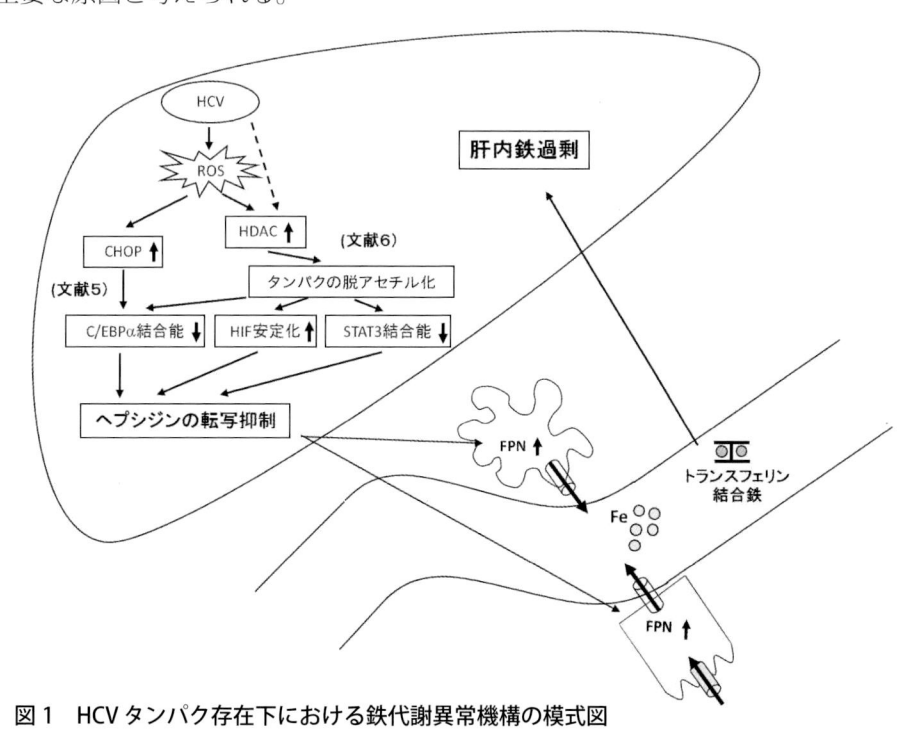

図1　HCVタンパク存在下における鉄代謝異常機構の模式図

　　HCV, C型肝炎ウイルス；ROS, 活性酸素；HDACl, histone deacetylase；
　　CHOP, C/EBP homology protein；C/EBP, CCAAT/enhancer-binding protein；
　　HIF, hypoxia inducible factor；STAT, signal transducer and activation of transcription

3. 鉄蓄積に伴う酸化ストレスと肝発癌

　Katoらは瀉血によりC型慢性肝疾患患者の肝発癌が抑制されることを報告し[7]，肝内鉄蓄積が肝発癌を促進させることを示唆した。しかしその機序については不明な点が多いため，前述のHCV TgMに軽度の鉄過剰餌（通常餌に含有される鉄の5倍濃度）を与えC型慢性肝炎患者と同等の肝内鉄濃度にすることにより肝発癌を来たすか否かについて検討した。鉄負荷6ヶ月目のHCV TgMは肝内の脂肪沈着が亢進し，中心静脈周囲には小滴性脂肪沈着も目立った。さらにミトコンドリアの超微形態異常を認め，脂肪酸分解も低下した。鉄負荷12ヵ月目になると肝内脂質過酸化物とともに8-hydroxy-2'-deoxyguanosine（8-OHdG）の蓄積が亢進し，最終的には鉄負荷HCV TgMのみに肝細胞癌を含む肝腫瘍を45％（5/11）認めた[8]（図2）。このようにHCV TgMは肝内鉄濃度がC型慢性肝炎のそ

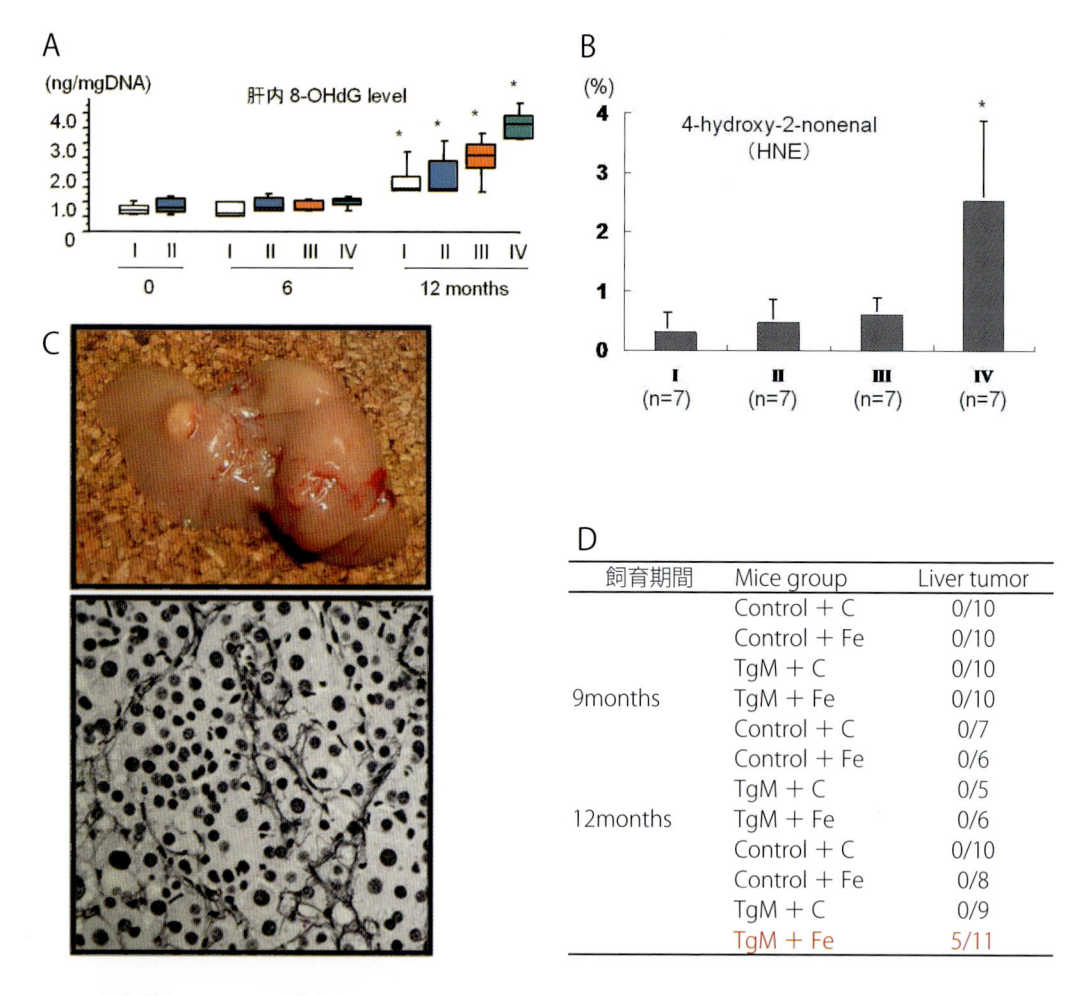

飼育期間	Mice group	Liver tumor
9months	Control + C	0/10
	Control + Fe	0/10
	TgM + C	0/10
	TgM + Fe	0/10
12months	Control + C	0/7
	Control + Fe	0/6
	TgM + C	0/5
	TgM + Fe	0/6
	Control + C	0/10
	Control + Fe	0/8
	TgM + C	0/9
	TgM + Fe	5/11

図2　鉄負荷HCV TgMの肝内酸化ストレス，酸化的DNA障害ならびに肝腫瘍発生
　A：肝組織内8-hydroxy-2'-deoxyguanosine（8-OHdG）発現量
　B：12ヵ月目の肝組織内脂質過酸化物（4-hydroxy-2-nonenal, HNE）の発現量
　C：HCV TgMにおける肝細胞癌（肝組織の倍率：×400）
　D：鉄負荷の有無から見たHCV TgM，コントロールマウスの肝腫瘍発生率

れに匹敵してくるとミトコンドリア障害とともに肝内の脂肪沈着が亢進し，遂には酸化ストレスが亢進するとともに酸化的 DNA 障害が進行し肝発癌をきたすことが明らかになった。しかしこの動物モデルは肝内に炎症や線維化を引き起こさない点が C 型慢性肝炎患者と大きく異なっている。炎症と鉄代謝については IL-6 による JAK-STAT シグナルを介する hepcidin の転写調節機構が存在し，肝内に炎症が強くなると hepcidin の転写亢進が予想され，HCV 起因性酸化ストレスによる hepcidin の転写抑制と拮抗する可能性も考えられる。したがって実際の C 型慢性肝疾患における hepcidin の転写調節はより複雑と考えられ，このことは C 型慢性肝疾患患者のなかでも肝内の鉄沈着は様々の程度で起きるという臨床的事実を反映しているように思われる。

おわりに

C 型肝炎においては HCV タンパクにより産生される ROS が hepcidin の転写を抑制することにより鉄代謝障害が引き起こされると考えられる。さらに鉄蓄積は酸化ストレスの増強因子となり病態進展や肝発癌に深く関与している。

文 献

1) Okuda M, et al.：Gastroenterology 122：366-75, 2002
2) Korenaga M, et al.：J Biol Chem 280：37481-8, 2005
3) Tsutsumi T, et al,：Hepatology 50：378-86, 2009
4) Fujita N et al.：Mol Med 13：97-104, 2007
5) Nishina S, et al.：Gastroenterology 134：226-38, 2008
6) Miura K, et al.：Hepatology 48：1420-9, 2008
7) Kato J, et al.：Cancer Res 61：8697-702, 2001
8) Furutani T, et al.：Gastroenterology 130：2087-98, 2006

II - 4. 肝硬変の病態と細胞外マトリックス

高原 照美
富山大学医学部第三内科

キーワード
　肝硬変，細胞外マトリックス，コラーゲン，ラミニン，肝星細胞

1. 概　念

　肝硬変症は，種々の原因で生じた肝臓の炎症が慢性に経過した際にみられる病態で，形態的には線維性隔壁，結節形成を特徴とする。病因は様々であるが線維化が進行すると共通の病態を呈する。硬変肝では線維成分の主体をなすコラーゲン量が正常肝の4～5倍に増加する。成因として日本で多いものは，C型肝炎＞B型肝炎＞アルコール性の順で，この3者で肝硬変全体のほぼ95％を占める。その他の成因として自己免疫性肝疾患（自己免疫性肝炎，原発性胆汁性肝硬変），非アルコール性脂肪性肝炎，代謝疾患（ウィルソン病，ヘモクロマトーシス），うっ血肝，薬物性肝障害，寄生虫疾患などがあげられる。本項では肝硬変の病態を細胞外マトリックス（ECM）の面から概説する。

2. 正常肝の細胞外マトリックス

　肝臓は他臓器に比べてECM含量は少なく，正常肝では肝被膜を除けば大部分のECMが門脈域と中心静脈周囲に存在する。実質内ではDisse腔にごくわずかのECMしか存在せず，肝細胞索の構築を保ちながら類洞と肝細胞間の物質交換がスムーズになされている。ECM構成成分は大きく分けて，コラーゲン蛋白，糖蛋白，ムコ多糖の3種に分類されるが，その中でもコラーゲン蛋白が最も多く，組織のframeworkを形成する。
　I，III型コラーゲンは肝臓を構成するコラーゲンの約80～95％を占める主要な線維性コラーゲンである[1,2]。一般に創傷治癒や線維化初期にはIII型コラーゲンが増加し，遅れてI型コラーゲンが増加する。IV型コラーゲンは非線維性コラーゲンであり基底膜の主要な構成成分で，肝臓ではコラーゲンの約1～5％を占め，血管，胆管周囲の基底膜を構成するとともに正常肝でもDisse腔内に連続的にみられ，類洞内皮細胞の裏うちをなし，フィルターとして働くと考えられる。一方，糖蛋白としてフィブロネクチン，ラミニン等があげられる。いずれも細胞の接着を促進するが，それ以外に細胞の移動，分化，増殖，組織修復など様々の生理活性を示す。フィブロネクチン（FN）はDisse腔内にも連続的にみられる。一方，ラミニンは基底膜構成成分の主要成分であるが，正常肝では血管，胆管周囲の基底膜のほか，Disse腔内にはごくわずか存在するのみである。

3. 肝硬変の細胞外マトリックスの変化

　肝硬変は肝線維化が進展して門脈 ― 中心静脈相互間に線維束が発達して再生結節をな

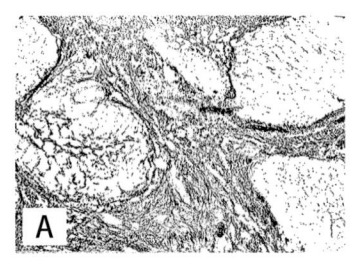

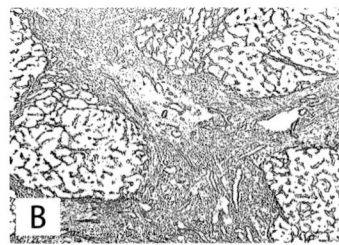

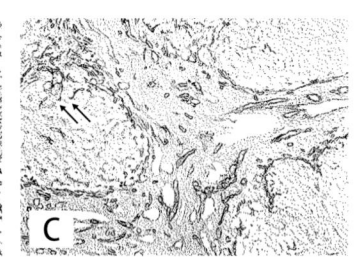

図1 肝硬変の細胞外マトリックスの免疫染色（×35）
 A：Ⅲ型コラーゲン。線維束にⅢ型コラーゲンが著明に増加する。肝実質内は類洞に添って観察される。
 B：Ⅳ型コラーゲン。線維束内の線維間に増加し，血管，胆管周囲の基底膜にも認める。実質内では類洞に添って連続的に認める。
 C：ラミニン。線維束内の血管，胆管周囲の基底膜に強く観察される。また一部の類洞に強く観察される（→）。

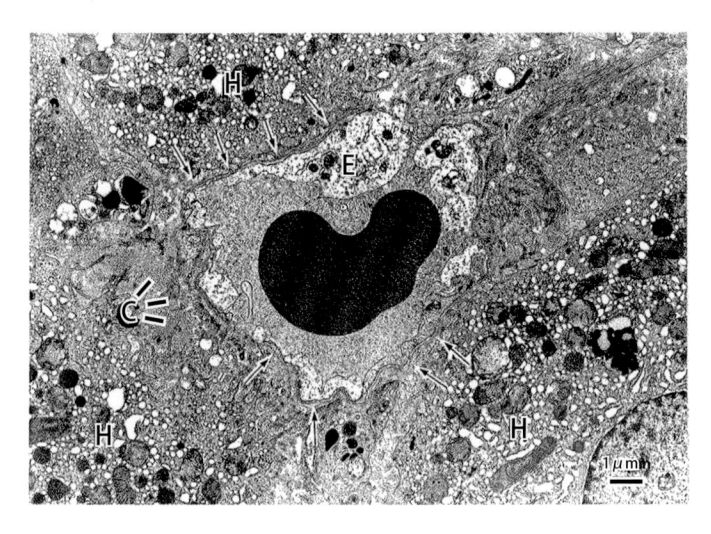

図2 アルコール性肝硬変の小葉内の通常電顕像

　Disse 腔にコラーゲン線維（C）の沈着や electron dense な構造物を認める。また内皮細胞（E）直下に基底膜様構造（→）が観察され，類洞毛細血管化を示す。H：肝細胞

した状態である。線維化は主として炎症反応に伴って起こる現象であり，特に炎症が慢性化した際に著明となる。成因が何であれ，肝細胞の脱落・壊死が繰り返されると壊死局所にⅠ型コラーゲンを主とするECMが蓄積し，それを産生する細胞群が集簇して線維化が惹起される。肝の線維形成細胞としては，第一に門脈域に少数みられる線維芽細胞があげられるが，中心静脈周囲やDisse腔にみられる線維形成には肝星細胞（hepatic stellate cell）が主として関与すると考えられている[2,3,4]。

　ウイルス肝炎では門脈域からⅠ，Ⅲ型コラーゲン線維が進展し，肝硬変では線維性隔壁内に著明に蓄積する（図1）。またDisse腔内にもⅠ，Ⅲ型コラーゲンの増加が認められる。またⅣ型コラーゲンも　線維化過程ではDisse腔内で増加するが，ラミニンの増加が著明になる（肝硬変では約10倍）と，類洞内皮細胞下に基底膜様構造をとることが知られている。毛細血管化がみられる部位を免疫電顕で観察すると，ラミニンの連続的な沈着が認められ，毛細血管化にⅣ型コラーゲンとラミニンによる基底膜構造の出現が関与することが示唆される[2]。類洞の毛細血管化が生じると物質交換が妨げられ，肝細胞機能はますます低下する（図2）。

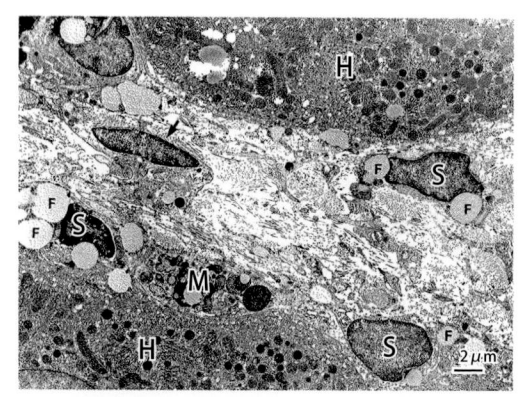

図3　慢性四塩化炭素障害ラットの線維性隔壁の通常電顕像

増加したコラーゲン線維内に脂肪滴を有する多数の肝星細胞(S)を認める。星細胞は脂肪滴(F)を有しているが，細長く進展して脂肪滴の減少した筋線維芽様細胞(→)も認める。

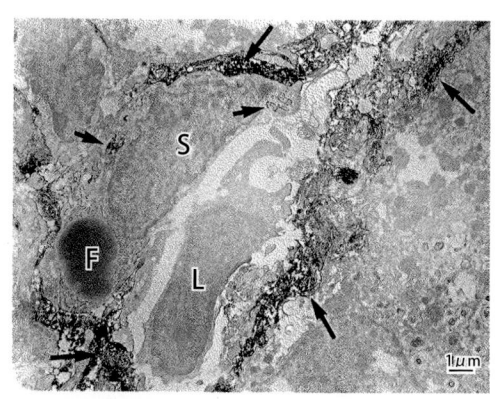

図4　C型肝硬変の小葉内のⅢ型コラーゲンの免疫電顕像

Disse腔内にⅢ型コラーゲンの増加がみられる（長い矢印）。また，脂肪滴(F)を有する星細胞(S)の粗面小胞体内に陽性所見（短い矢印）を認める。L：リンパ球

4. 肝星細胞の活性化

　肝星細胞は類洞の肝細胞側のDisse腔に位置し，胞体から伸びる枝状の突起で類洞内皮細胞を包囲し，一方肝細胞とも接している。形態的には発達した粗面小胞体，Golgi装置，ビタミンAを含有する脂肪滴を持ち，微細構造は線維芽細胞に類似している。また胞体周囲には線維束がみられる。本細胞の主機能は正常肝ではビタミンAを貯蔵すること，また肝特異的pericyteとしての機能を持ち，エンドセリン，一酸化窒素，一酸化炭素などの血管作動性メディエーターに応じて収縮・弛緩し類洞の微小循環を調節することである。肝臓が障害を受けると星細胞の形態が劇的に変化し，筋線維芽様細胞（myofibroblast-like cell）に形質転換するが，肝細胞壊死や未熟な線維化部位には活性化星細胞が多数認められる[3,4]（図3）。これらの星細胞はDisse腔にみられる正常の星細胞に比べやや大きく伸展して核の切れ込みがめだち，脂肪滴も減少・消失し，線維束も増加して筋線維芽様に形質転換している。星細胞の活性化はKupffer細胞，マクロファージや凝集した血小板から放出されるPDGF，TGF-β1が関与する。活性化によって星細胞は貯蔵ビタミンAが減少・消失し，細胞骨格タンパクであるデスミンやα-平滑筋アクチン（α-SMA）が増加することで収縮能が増強し，Ⅰ型コラーゲンを主とするECMを過剰に産生する（図4）。肝線維化過程では星細胞でのECMの遺伝子発現は著明に増加し，Ⅰ，Ⅲ型コラーゲン遺伝子は7～15倍に発現が増加する[5]。星細胞の活性化は，潜在型TGF-β1を自ら産生することによりオートクライン的に活性化し，コラーゲンの合成をさらに亢進させる。

　一方，線維化はECMの産生と分解のバランスで生じており，産生が分解を上回った結果である。ECM分解はmatrix metalloproteinase（MMP）が担当するが，肝臓では主にコラゲナーゼ（MMP-1, -8, -13），ゼラチナーゼ（MMP-2, -9)等が産生される。この中でもコラーゲンを分解するMMP-1（齧歯類ではMMP-13が担当）が最も重要である。さらにMMPの活性を阻害するものとしてMMPと結合するtissue inhibitor of metalloproteinase(TIMP)があり，MMP と TIMP のバランスで分解系が調節されている[6]。肝星細胞は MMP-1，-2，-9，-13，ストロメライシンと TIMP-1，-2 を分泌する[7,8]。線維化が進行すると TIMP-1，-2 の発現が増加するために分解系が結果的に低下する。つまり線維化過程では活性型星細胞は ECM 産生系が分解系を上回り，結果的に ECM 蓄積に進む。

最後に

近年，C 型肝炎に対するインターフェロンや B 型肝炎に対する核酸アナログ製剤が使用されるにしたがい，炎症の改善とともに肝硬変の線維化は可逆的であることが知られている。今後，線維化の病態は改善過程も含めて考察する必要がある。

引用文献

1) Schuppan D, et al. : Structure of the extracellular matrix in normal and fibrotic liver : collagens and glycoproteins. Sem Liver Dis 10 : 1-10, 1990
2) 佐々木 博 他：臨床電顕誌，28：7-25, 1995
3) Takahara T, et al. : Collagen production in fat-storing cells after carbon tetrachloride intoxication in the rat. Immunoelectron microscopic observation of type Ⅰ, type Ⅲ collagens, and prolyl hydroxylase. Lab Invest 59：509-521, 1998
4) Takahara T, et al. : Extracellular matrix formation in piecemeal necrosis : immunoelectron microscopic study. Liver 12：368-380, 1992
5) Takahara T, et al. : Type Ⅵ collagen gene expression in experimental liver fibrosis : quantitation and spatial distribution of mRNAs, and immunodetection of the protein, Liver 15：78-86, 1995
6) Author MJ：Collagenases and liver fibrosis. J Hepatol 22：43-48, 1995
7) Takahara T et al. : Gene expression of matrix metalloproteinases in acute and chronic liver injuries. In : Extracellular Matrix and the Liver- Approach to Gene Therapy-, Okazaki I, Friedman SL (Ed.) : 333-346, Academic Press, Amsterdam, 2003
8) Yata Y et al. : Spatial distribution of tissue inhibitor of metalloproteinase-1 mRNA in chronic liver disease. J Hepatol 30：425-432, 1999

II - 5. アルコール性肝障害の病態

横森 弘昭
北里大学北里研究所メディカルセンター病院消化器内科

キーワード
　アルコール性肝障害，エタノール代謝，線維化

1. 概念と定義

　B型およびC型ウイルス性肝炎に対する診断学が進歩し，全肝疾患の中に占めるALDの割合を客観的に判定することができるようになり，純粋に「アルコール性」と診断できる肝硬変の割合は，全肝硬変の中では全国平均で約15％，地域によっては40％を占めている[1]。ウイルス性肝炎の治療法が進歩し，それによる肝硬変，肝癌の減少が予想される時代に入ったが，それに対してアルコールに起因する肝障害の比率は増加する傾向にあり，正しい診断と肝障害の病態の知識が不可欠である。

　アルコール性肝障害（ALD）は，過度のアルコール摂取に起因する肝障害の総称で脂肪肝からアルコール性肝硬変まで広く含まれ，「アルコール性」と定義されるためには，少なくとも，アルコールの長期大量摂取が原因であること，アルコール摂取の中止により改善することの2点が満たされる必要がある。ALDは，長期・過度のアルコール摂取に起因する肝障害の総称である。我が国における「アルコール性」の定義は，文部省総合研究A高田班（1991年）にその診断基準試案が作成された際に提案され，現在もそれを踏襲している[2]。ここではその詳細については文献を参照に本稿では割愛するが，ALDの進展形式として欧米ではアルコール性肝炎を経て肝硬変になると理解されていたが，我が国では壊死・炎症が目立たず線維化か主体の肝線維症から肝硬変へ進展する例も多いと考えられ，アルコール性肝硬変の前駆病変としてアルコール性肝線維症の分類が加えられているのが特徴である。主な病変はアルコール性脂肪肝，アルコール性肝線維症，アルコール性肝炎，アルコール性肝硬変である。病理学的に以下に示す。

1) アルコール性脂肪肝

　アルコール過剰摂取で初期から共通に生じる。通常，トリグリセリドが含まれる大きな脂肪滴が肝細胞核を圧迫する大滴性脂肪肝の所見を示す。

2) アルコール性肝線維症

　我が国のALD患者で多く認められる病型で，炎症細胞浸潤や肝細胞壊死が軽度なのに対し，中心静脈の肥厚とその周辺の線維化（perivenular fibrosis），肝細胞周囲線維増生（pericellular fibrosis），門脈域から星芒状に進展する線維化（stllate fibrosis）など膠原線維の産生が特徴的である。

3) アルコール性肝炎（脂肪性肝炎）

　小葉中心部を主体とした肝細胞の膨化（風船化：ballooning），肝細胞壊死，マロリー体

(Marolly body)，多核白血球浸潤と，線維化など最も特徴的な病理組織像を示す。マロリー体はアルコール硝子体ともよばれ，細胞核周辺にみられる無定形の好酸性物質で，アルコール性肝炎を示唆する重要な所見であるが，非アルコール性脂肪性肝炎でも出現するため，特異的なものではないとされている。

4）アルコール性肝硬変症

ALDの末期像であり，初期の定型例では再生結節は小さく，比較的均一な"小結節性"肝硬変症（micro-nodular cirrhosis）の像を呈す。

2. 病態

1）エタノール代謝

アルコール性肝障害の病態を理解する上でエタノール代謝を知ることは重要である。エタノールは胃で20％，小腸で80％が吸収され，その95％は肝臓で酸化されてアセトアルデヒドとなり，残り5％は呼気，尿，汗とともに排泄される。エタノールの90〜95％はアルコール脱水素酵素（ADH）によってアセトアルデヒドとなる。残りの数％がチトクロムP-450（CYP2E1）に代表されるミクロソーム・エタノール酸化系（MEOS）やカタラーゼによって酸化されてアセトアルデヒドとなる。アセトアルデヒドはアルデヒド脱水素酵素（ALDH）によって酢酸になる。この過程でミトコンドリア内の還元型ニコチンアミドアデニンジヌクレオチドホスフェート（NADH）/NAD$^+$の比が増加し，リンゴ酸からオキザロ酢酸へのクエン酸回路の活性が低下して脂肪酸酸化が抑制されトリグリセリドが増加し脂肪肝となる。一方，酢酸は脂肪酸の合成などに使用されるため，脂肪肝の原因となりうる。また乳酸/ピルビン酸の比を増加させることになり，血中乳酸濃度も増加させる。

また，NADH等の補酵素の変化は肝小葉の中心部領域に起こるため，脂肪肝は中心静脈の周辺に高度にみられる肝小葉中心部は肝血流の下流に相当するため，酸素分圧は低い。よって，肝細胞障害は小葉中心領域においてより強く発生する。アルコールが酸化されて生じるアセトアルデヒドはミトコンドリアを障害し，細胞骨格である微小管を阻害する。このため肝内のタンパク輸送が障害され，肝細胞内に粒留し，水分増加をきたし，結果的に風船様腫大を引き起こす。ADHやALDHには酵素活性の異なる多型が存在し，その多型の頻度は人種によって大きく異なる。日本人の大半がアセトアルデヒドの生成速度が速く，半数近くの人は分解が遅い。そのためアルデヒドが蓄積され，自律神経刺激症状が出現しやすい人が比較的多い。すでに慢性アルコール摂取時にはアルコール代謝が促進し，それにはADHではなくMEOSが主成分である小胞体に存在するチトクロムP450E1（CYP2E1）が誘導される。このCYP2E1は活性酸素（O2-）の産生や，ヒドロキシラジカル（・OH）の産生に関与する。また，アセトアルデヒド自体も抗酸化物質であるグルタチオンと結合して，その抗酸化機能を低下させ，結果として酸化ストレスを発生させる[3]（図1）。

さらに，アルコール性肝炎の発症および重症化には腸内細菌由来のエンドトキシン（リボ多糖：LPS）の門脈血中への流入に伴うKupffer細胞活性化が極めて重要な役割を果たしている（図2）[3]。重症アルコール性肝炎のように強い炎症が繰り返される際には，腸内

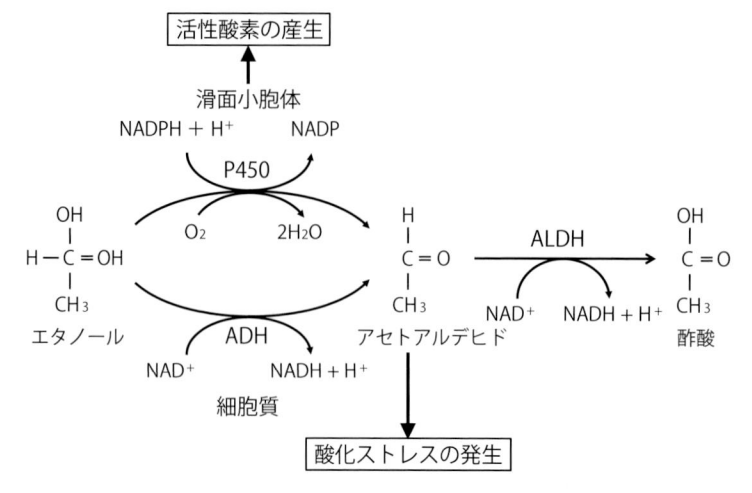

図1 生体におけるアルコールの代謝経路

NADPH：還元型ニコチンアミドアデニンジヌクレオチドホスフェート，ADH：アルコール脱水素酵素，MEOS：チトクロームエタノール酸化系，ALDH：アルデヒド脱水素酵素，NAD：ニコチンアミドアデニンジヌクレオチド（文献3を改変）

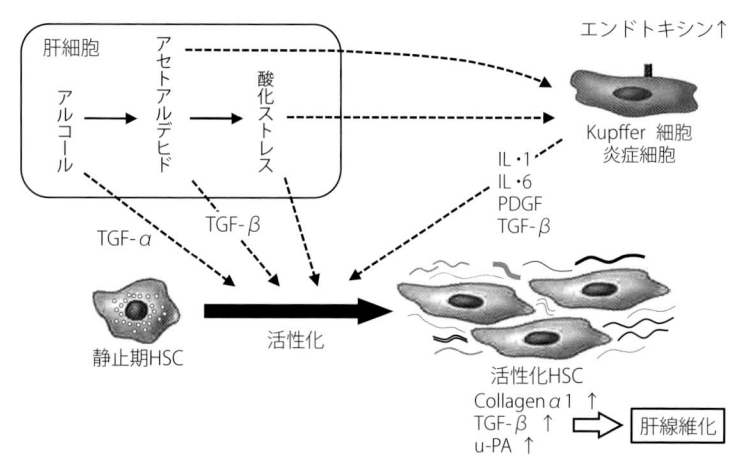

図2 アルコール性肝線維症の線維化進展機序

TGF：トランスフォーミング増殖因子，IL：インターロイキン，HSC：肝星細胞，u-PA：ウロキナーゼ型プラスミノーゲンアクチベーター，PDGF：血小板由来成長因子（文献3を改変）

細菌由来のLPSがKupffer細胞を活性化し，類洞内皮や肝実質細胞を傷害するとともに，トランスフォーミング増殖因子（TGF）-βの産生などを介して肝星細胞を活性化し肝線維化を促進すると考えられる（図2）。また，TNF（腫瘍壊死因子）αなどで惹起される肝細胞アポトーシスもアポトーシス小体のKupffer細胞や肝星細胞への取込み（engulfment）などを介して線維化誘導に関与しうることがわかってきた[8]。したがって，アルコール性肝障害では，粘膜バリア機構の保全および腸内細菌の制御は，炎症の抑制のみならず肝線維化の進展防止の観点からも極めて重要であることが示唆される。

2）アルコールと肝線維化

肝線維化とは，肝細胞の障害に対する結合組織性修復が起こった状態である。この中心的役割を担っているのが，傍類洞腔に存在する伊東細胞（＝肝星細胞：HSC）である。このHSCは普段は胞体に多量の脂肪滴を保有し，脂肪摂取細胞として肝細胞のビタミンAの代謝に関与している。しかし，肝障害が起こると脂肪滴は減少し平滑筋と線維芽細胞の両方の構造特徴を発現し，筋線維芽細胞に変身する。この細胞は膠原線維産生細胞としてI

型コラーゲンやフィブロネクチンといった細胞外マトリックスを産生し肝細胞周囲に線維化を起す（図2）[3]。すなわち①アルコールが肝細胞中のトランスフォーミング増殖因子（TGF）-αの産生を亢進させ，TGF-αがラットHSCのI型コラーゲンの合成を促進する。さらにTGF-αの誘導にはアルコール代謝の過程で変生した活性酸素がNF-kBの活性化に必要であり，②アセトアルデヒドには肝細胞障害に伴うKupffer細胞の間接的な活性化のみならず，直接Kupffer細胞自身を活性化する作用があり，活性化されたKupffer細胞はTGF-βなどのサイトカインを産生することで，HSCの活性化を惹起し肝線維化を促すとされている。また，③肝細胞障害による炎症細胞からのサイトカイン（インターロイキン：IL-1，IL-6，血小板由来増殖因子：PDGFなど）の産生やアルコールにより発生した酸化ストレスは，HSCを活性化させるcollagen α1，TGF-β1とそのレセプター，ウロキナーゼ型プラスミノーゲンアクチベーター（u-PA）などが，HSCにおけるコラーゲン合成・増殖が促進される。さらに，④長期間のアルコール摂取は消化管粘膜の透過性亢進，腸内細菌叢のバランス破綻，細内系細胞の機能低下を起す。その結果，エンドトキシンが発生して門脈より肝臓に流れ込んでくる。エンドトキシンは肝内のKupffer細胞や単球を活性化してTNF-αやIL-1などのサイトカインを衆生して線維化進展に関与しているといわれている[3]。

3）アルコール性肝線維症の治療

最近，コラーゲン特異的シャペロンに対する低分子干渉RNA（siRNA）をビタミンA結合型リポソームに詰め込んで活性化肝星細胞に送達する方法で肝線維化の改善が報告された[4]。この研究では3種類のラットモデルを急性および慢性の肝硬変から快復させることを証明したもので今後臨床でのアプローチが望まれる。

文　献

1) 青柳 豊 他（恩地 森一 監）：他肝硬変の成因別実態 2008：1-10，中外医学社，2008
2) 高田 昭 他：アルコール性肝障害に対する新しい診断基準の提案，肝臓 34：888-896，1993
3) 河野 豊（高後 裕 編）：アルコール性肝線維症の診断と治療，最新医学別冊 新しい診断と治療のABC 62，消化器9，アルコール性肝障害：110-117，2008
4) Sato Y, et al：Resolution of liver cirrhosis　using vitamin A-coupled liposomes to Denver siRNA against a conagen-specific　chaperone. Nat Biotechnol 26: 431-442, 2008

II-6. 原発性胆汁性肝硬変の胆管障害機序

原田 憲一
金沢大学大学院医学系研究科形態機能病理学

キーワード
原発性胆汁性肝硬変，自然免疫，サイトカイン，胆管炎，アポトーシス

はじめに

　原発性胆汁性肝硬変（PBC）は，中高年の女性に好発し，抗ミトコンドリア抗体（AMA）の出現と肝内小型胆管の選択的障害，破壊，消失を特徴とする自己免疫疾患である。胆管消失により慢性胆汁うっ滞をきたし，最終的に胆汁性肝硬変へと進展する。いまだPBCの原因は不明であるが，PBCと尿路感染症との関連性は古くから指摘されており，また2001年の疫学調査でもPBCと細菌感染（尿路および膣感染症）との関連性が確認されている[1]。本稿では，PBCの胆管障害機序について自然免疫の関与を中心に概説する。

1. 胆管病変の組織像

　PBCでは隔壁胆管から細胆管レベルの慢性胆管炎，また慢性非化膿性破壊性胆管炎（CNSDC）とよばれる特徴的な胆管障害像もみられ，小葉間胆管を中心に胆管消失をきたす。CNSDCは，胆管上皮の増殖性変化と破壊性変化（上皮細胞の壊死と変性，アポトーシス，胆管の破綻）が混在した像からなる。胆管周囲には，リンパ球や形質細胞の著明な浸潤がみられ，また病初期では好酸球の浸潤が目立つ症例もある。このような胆管の周囲に類上皮細胞の浸潤と肉芽腫形成もみられ，特に障害胆管が埋もれている肉芽腫性胆管炎は診断的価値が高い所見である。また，胆管上皮層には細胞障害性T細胞（CTL）が進入する像を認め，CTLが胆管障害に直接関与していると考えられている。

2. 胆管障害の機序

1）性　差

　PBCの発症率に著明な性差が存在することより，病態形成にエストロゲンの作用が古くから想定され，エストロゲンがPBC病態の増悪因子とも考えられていた。しかし，Alvaroらはラットを用いた検討にて胆管細胞はエストロゲン受容体（ER）のα，βサブセットともに発現し，エストロゲン作用にて細胞増殖活性が亢進することを報告した[2]。さらに，ヒト肝組織を用いた免疫組織化学的検討で，正常肝の胆管ではERの発現を認めないが，PBCを含めた病的肝の胆管ではERを発現しており，病的肝のなかではPBCの胆管におけるERαの発現が低下していることから，エストロゲン欠乏によるPBCの病態発生機序を想定し，さらにはエストロゲン補充治療が病態を軽減するとの見方も示している[3]。またIsseらは，マウス胆管細胞ではオスに比しメスではERαの発現が亢進し，エストロゲン刺激によるIL-6産生も亢進していることを報告しており，雌雄による胆管細胞の差異

について証明している[4]。しかし，ヒト培養胆管細胞を用いた検討はいまだなされておらず，エストロゲン刺激による細胞動態などゲッシ動物とヒトとの異同についてさらに検討する必要がある。

2) 胆管細胞アポトーシス

PBC の胆管上皮，特に CNSDC の胆管細胞では，細胞増殖が亢進しているにもかかわらず胆管消失をきたす理由として，胆管上皮細胞での増殖と消失のバランスの乱れ，すなわちアポトーシスによる細胞死の促進が重要と考えられる。アポトーシスを誘導する因子として，アポトーシス関連レセプターである Fas (CD95)，TRAIL，TNF-α，分泌物を介したアポトーシス伝達系であるパーフォリンやグランザイム，内因性アポトーシス調節因子 Bcl-2 ファミリー，細胞周期調節因子であるサイクリン/サイクリン依存性キナーゼ複合体 p53 や WAF1 (p21) が挙げられる。PBC の障害胆管では，bcl-2 発現低下によるアポトーシス感受性の亢進，細胞周期停止および Fas-Fas リガンド系を介したアポトーシスの関与が報告されている。また近年，アポトーシスに特異的に表出する Apotope と呼称される抗原が PBC の病態形成に関与すると報告されている[5]。

3) 細菌成分の関与

AMA の主要対応抗原であるピルビン酸脱水素酵素 E2 成分 (PDC-E2) は種を越えて保存性の高い酵素であり，自己免疫の発生機序として AMA と微生物成分との交差反応性が想定されている。また，PBC 胆管または胆管周囲における LPS（グラム陰性菌）やリポタイコ酸（グラム陽性菌）の異常集積も報告されている[6]。さらに，MHC class I 様の抗原提示分子である CD1d は菌体成分の膜脂質を T 細胞に提示できる分子群であるが，PBC の胆管上皮や肉芽腫に CD1d の発現がみられ，PBC の胆管病変や肉芽腫形成に何らかの感染症あるいは菌体成分の関与が示唆される[7]。さらに，PBC の障害胆管周囲には，燐脂質成分（胆汁に由来）を含む泡沫細胞が多数出現しており，これらの細胞が細菌壁成分である LPS やリポタイコ酸などの脂質成分や胆汁中の脂質成分の抗原提示に関与している可能性がある。また NKT 細胞は CD1d 分子と結合した糖脂質を認識する細胞であるが，NKT 細胞は IFN-γ や IL-4 などのサイトカインの産生により Th1 や Th2 型ヘルパー T 細胞への誘導を促し，また Fas-Fas リガンドを介したアポトーシスを誘導する細胞障害性エフェクター細胞としても作用する。この NKT 細胞が PBC の肝組織内，特に障害胆管周囲で増加しており，胆管から CD1d とともに表出されている菌体由来の糖脂質成分を認識し，PBC 特異的な胆管周囲の Th1 型サイトカインネットワークの形成や胆管細胞のアポトーシス誘導に加担している可能性がある[8]。

4) 胆道系自然免疫

細菌などの微生物に対する免疫応答である自然免疫機構は，マクロファージなどの免疫担当細胞のみならず上皮細胞も有しており，胆管細胞も細胞膜結合型菌体認識受容体である TLR を発現している。特に，胆管細胞は TLR3 や TLR4 の発現があり，リガンド刺激に対して細胞内シグナル伝達分子である NF-κB や IRF-3 が活性化され，抗菌ペプチドやサイトカインを産生し，胆管固有の自然免疫機構を形成している。PBC の胆管では TLR4 の

発現が亢進し，また肝内では TLR3 を介した免疫応答が亢進していることが報告されており，微生物に対する過剰な生体反応またはトレランスの破綻が PBC の胆管炎の発生に加担していると想定されている[9,10]。また，細胞遊走に加え接着分子としての機能を併せ持つケモカインである fractalkine（CX3CL1）が PBC の傷害胆管で発現亢進し，胆管炎の病態形成に関与するが，この fractalkine の産生誘導に，単球から自然免疫応答にて産生される TNF-α が重要であることが報告されている[11,12]。

5）胆管周囲微小環境

サイトカインは自己免疫性疾患の発生，進展に重要な役割を果たすが，細胞性免疫に関与する Th1 型と液性免疫に関与する Th2 型に続いて，近年第 3 の病原性 Th 細胞として Th17 細胞が新たに分類され，自己免疫性疾患にみられる慢性炎症への関与が注目されている。PBC の病態形成には，細胞性免疫，液性免疫ともに関与しているが，特に胆管周囲では Th1 細胞による細胞性免疫が PBC の胆管障害に関与している。しかし，PBC の胆管炎周囲では Th17 細胞が疾患特異的に多数浸潤しており，胆管における慢性炎症の組織発生に関与している。また，胆管細胞は自然免疫応答にて Th17 誘導性サイトカインを産生し，また PBC 傷害胆管でも発現を認めることから，胆管における自然免疫応答が胆管周囲の Th17 型環境の形成に加担している[13,14]。

最後に

PBC は異常な獲得免疫に起因する自己免疫性疾患であるが，その initiation として微生物に対する何らかの自然免疫の関与が想定されている。また，その自然免疫応答は initiation として関与するだけで，AMA の出現や胆管破壊などの病態発生後には微生物の存在を必要としないとも考えられている。今後，胆管特異性，性差，AMA など PBC の特徴を説明づける病態の解明，さらには治療への応用に向けてさらに検討が必要である。

文　献

1) Parikh-Patel A, et al.：Hepatology, 33：16-21, 2001
2) Alvaro D, et al.：Gastroenterology, 119：1681-1691, 2000
3) Alvaro D, et al.：J Hepatol, 41：905-912, 2004
4) Isse K, et al.：Hepatology, 51：869-880, 2010
5) Lleo A, et al.：Hepatology：2010
6) Haruta I, et al.：Autoimmunity, 39：129-135, 2006
7) Tsuneyama K, et al.：Hepatology, 28：620-623, 1998
8) Harada K, et al.：Liver Int, 23：94-100, 2003
9) Wang AP, et al.：J Autoimmun, 25：85-91, 2005
10) Takii Y, et al.：Lab Invest, 85：908-920, 2005
11) Isse K, et al.：Hepatology, 41：506-516, 2005
12) Shimoda S, et al.：Hepatology：2009
13) Harada K, et al.：Hepatology, 25：791-796, 1997
14) Harada K, et al.：Clin Exp Immunol, 157：261-270, 2009

II-7. 原発性硬化性胆管炎の病態と分子形態

向坂 彰太郎

福岡大学医学部消化器内科

キーワード

タイトジャンクション，胆汁うっ滞，潰瘍性大腸炎，共焦点レーザー顕微鏡，免疫組織化学

　原発性硬化性胆管炎（Primary Sclerosing Cholangitis：PSC）は，肝内および肝外胆管の非特異的炎症とそれに伴う線維増生により，胆管壁の肥厚と内腔の狭窄をきたす疾患である。胆管狭窄は次第に増強し，胆汁うっ滞の結果，胆汁性肝硬変による肝不全へと進行する。PSCでは，病理学的に胆管周囲の同心円状の線維化は，onion-skin like appearance（たまねぎの皮状線維化）とよばれ，PSCの組織上の最も特徴的な所見である（図1）。透過電顕で観察すると，胆管細胞には特に大きな変化を認めないにもかかわらず，胆管周囲に線維芽細胞を認め，同心円状に膠原線維が走行しているのが観察され（図2），胆管が狭窄する像も認められる。

　胆管周囲の線維増生が如何にして生じるかは，いまだ不明であるため，原発性という呼称が用いられている。しかし，本疾患には，欧米で約70％，本邦で約30％の患者に潰瘍性大腸炎を合併する。このため，腸管から吸収された物質が，門脈を経て肝臓に至り，胆管に障害をもたらすことが，本疾患の病態に関与していると推測される。以前の筆者らの研究において[1]，実験的にラット大腸に潰瘍を作製すると，後にラット胆管周囲に膠原線維の増生と胆管の狭窄をきたす結果を得ており，本疾患の病態を考える上で重要な所見と考えられる。

　一方，本疾患では進行すると，胆汁うっ滞のために黄疸を呈してくる。しかし，本疾患では胆汁がどのような経路を通って逆流するのか，全く解っていなかった。そこで，筆者

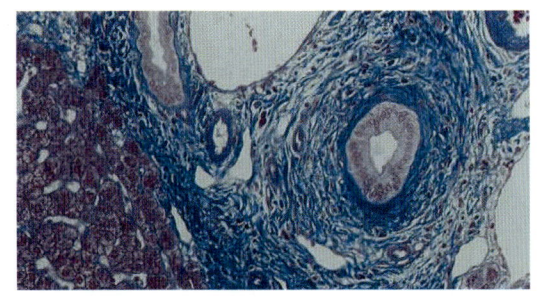

図1 原発性硬化性胆管炎の光顕像（アザン染色，×100）

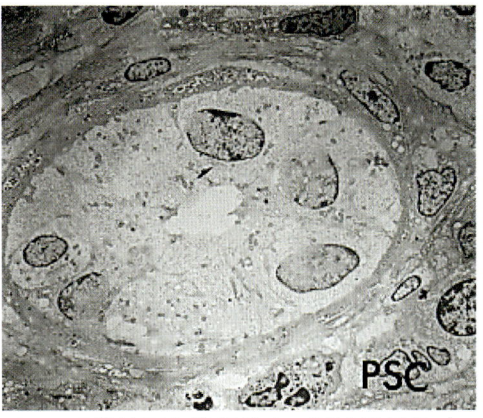

図2 原発性硬化性胆管炎の透過電顕像（×1,200）

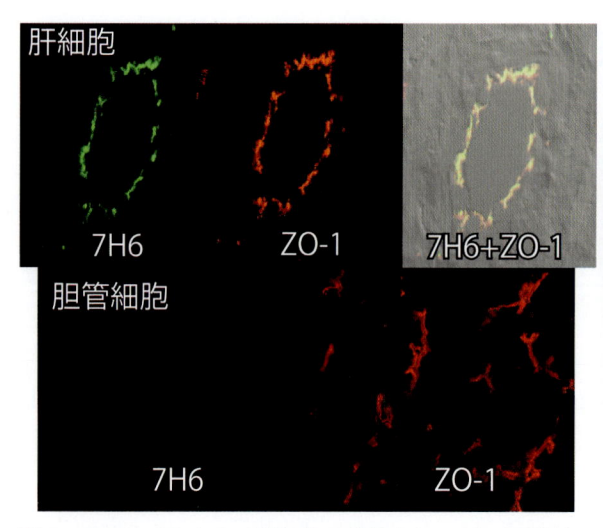

図3　7H6とZO-1の二重染色の共焦点レーザー顕微鏡による観察（文献2）

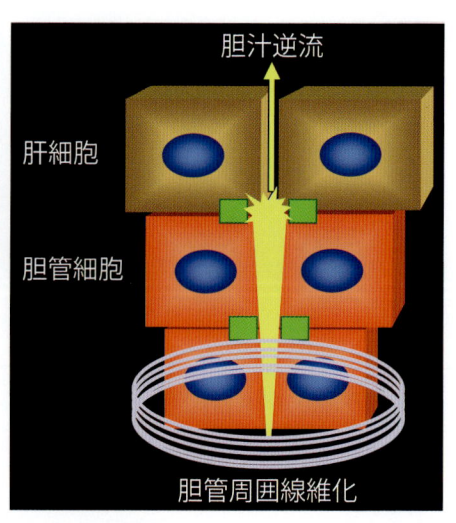

図4　原発性硬化性胆管炎における胆汁逆流の模式図

　らは，その透過性に依存しないタイトジャンクションタンパクであるZO-1と，透過性が亢進するとその局在に変化がみられるタイトジャンクションタンパクである7H6に対する抗体を用いて，免疫二重染色と共焦点レーザー顕微鏡による観察を行った。その結果，本疾患の肝臓では，たとえ高度の黄疸を呈した患者肝においても，胆管のタイトジャンクションは保たれていることが解った。一方，肝細胞のタイトジャンクションでは，ZO-1の蛍光は認められるが，7H6の蛍光は消失していた（図3）。このため，本疾患では胆管狭窄により胆管内圧が上昇し，胆汁が逆流するが，それは膠原線維に囲まれた胆管ではなく，その透過性が胆管より高いと考えられる肝細胞のタイトジャンクションを通って起こることが解った[2]（図4）。このことは，以前のfreeze fracture replica法による観察では解らなかったことで，新しい手法を用いることで明らかとなった。

　本疾患は，その原因ならびに病態の成立過程について，不明な点が多い。このため，本疾患に特異的な治療法はみいだされておらず，進行した患者においては，肝移植のみが治療の選択肢となる。一刻も早いさらなる病態の解明と，それに基づいた治療法の確立が望まれる。

文　献

1) Koga H et al. : Int J Mol Med. (2002) 9：621-626
2) Sakisaka S et al. : Hepatology (2001) 33：1460-1468

II-8. 自己免疫性肝炎の病理学的特徴

岩井 眞樹
京都府立医科大学消化器内科

キーワード

自己免疫性肝炎，診断，急性発症型，組織学的特徴

　自己免疫性肝炎（AIH：autoimmune hepatitis）はその発症・進展に自己免疫機序の関与が推定されている原因不明の肝炎である。AIH に特異的なマーカーはいまだ同定されておらず，診断は既知の肝障害の原因を除外する方法で行われている。これまで国際的にはAIH の診断基準，score 化が提唱され診断に用いられてきた[1,2]。しかし内容の煩雑さから，近年簡便な simplified criteria [3] も導入され，その評価が問われている。しかしいずれの診断基準も確定的なものは無く，他疾患との鑑別にはより詳細な肝の病理学的特徴を明らかにする必要がある。そこで score からタイプ1型の AIH と診断された症例（n = 29）の肝組織変化を観察した。

　これまで① Interface hepatitis，②リンパ球と形質細胞の優位な浸潤，③肝細胞のロゼット形成，④胆管病変が少ないのが特徴と言われてきた[2]。そこで筆者は臨床的に，急性肝炎様に発症した急性型（n = 9），原因不明の慢性肝障害の経過中に診断された慢性型（n = 16）および慢性経過中に急性増悪を呈した慢性増悪型（n = 4）に分類し，それぞれの臨床所見のみならず肝組織変化の特徴を明らかにした。

　一般に急性型の AIH では，ウイルス性肝炎でみられるような発熱，食欲不振，倦怠感の症状は少なく，黄疸を発症しても，軽い倦怠感のみを訴える場合が多い。急性型，慢性増悪型で ALT/AST はウイルス性肝炎同様に高値を呈し，同時に急性型では黄疸を認める。慢性型や慢性増悪型では IgG 高値を認め，急性型では正常または軽度上昇のみである。抗核抗体（ANA）は慢性型，慢性増悪型で高力価，急性型で低力価または陰性である[4]。

　このように臨床所見の異なる型の AIH 間で，いかなる肝組織の変化を認め，共通所見は何かを観察し，AIH の病理学的特徴を検討した。

1. 急性型の場合

症例 1） 74 歳　女性

　主訴　倦怠感　黄疸，現病歴　3ヶ月前より倦怠感自覚。1ヶ月前の肝機能検査でAST 704 IU/l，ALT 758 IU/l，T.Bil 4.5mg/dl と異常値の指摘を受け，ANA 陰性，IgG 値は正常であった。組織学的に形質細胞浸潤を伴う interface hepatitis（図 1a）と中心静脈周囲壊死（図 1b）を認めた。プレドニゾロンを投与，約 1ヶ月で肝機能は正常化した。

症例 2） 33 歳　女性

　主訴　倦怠感，現病歴　倦怠感を自覚し，これまで異常の指摘がなかった肝機能検査が2ヵ月後，AST 1056 IU/l，ALT 1365 IU/l，T.Bil 3.39mg/dl，IgG 1270mg/dl，ANA 陰

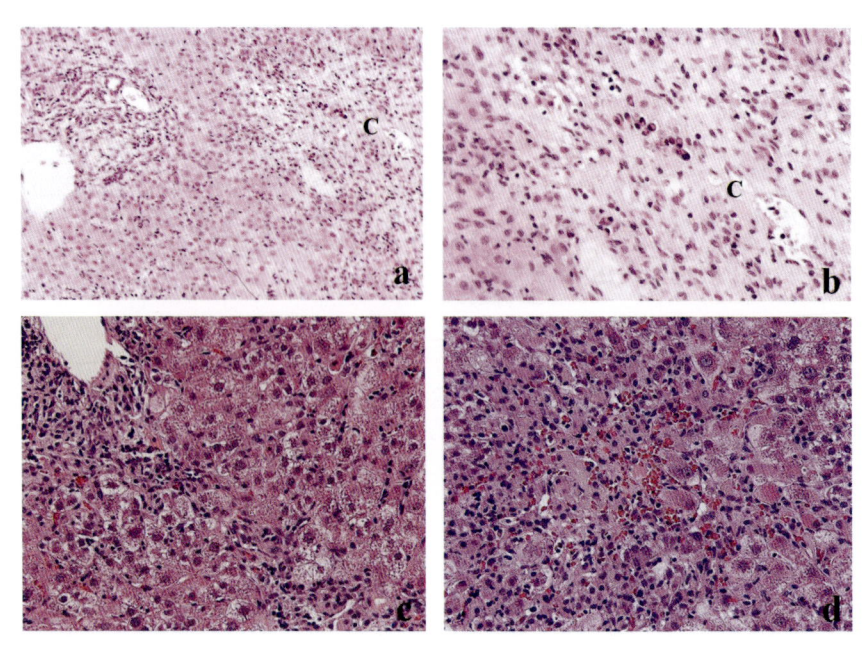

図1 急性型
a： Interface hepatitis と中心静脈(C)周囲の壊死（HE染色，×40）
b： 中心静脈(C)周囲壊死に形質細胞浸潤（HE染色，×80）
c： Interface hepatitis，索構造の乱れと膨化した肝細胞（HE染色，×80）
d： 中心静脈周囲壊死（HE染色，×80）

性と判明。肝生検を施行，組織学的に肝小葉の索構造は乱れ，形質細胞やリンパ球浸潤を伴う interface hepatitis と肝細胞の膨化や（図1c），中心静脈周囲の壊死（図1d）を認め，プレドニゾロン投与3ヵ月後に肝機能は正常化した。

症例3） 14歳 女性

現病歴 2ヶ月前より倦怠感あり，黄疸を認め，AST 857IU/l，ALT 945 IU/l，T.Bil 28.7mg/dl，PT 50％で，ANA 陰性。肝生検で小葉構造は乱れ，中心静脈周囲に巨細胞を認め（図2a），門脈域には小型細胞が配列し，リンパ球，形質細胞，好中球の浸潤を認めた（図2b）。プレドニゾロンとアザチオプリン併用法を行い，3ヵ月後に肝機能は正常化した。

以上の如く急性型では，形質細胞を伴う interface hepatitis と中心静脈周囲の壊死を伴う所見を特徴とし，稀に融合性巨細胞肝炎[5]の所見がみられた。

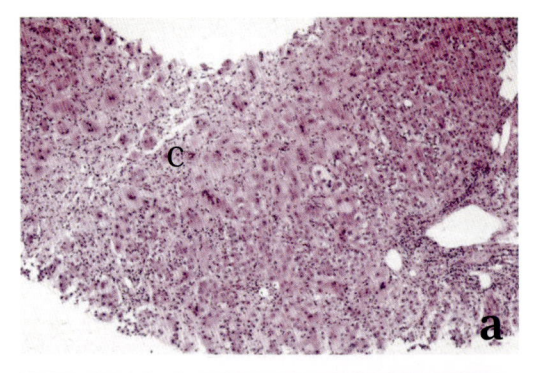

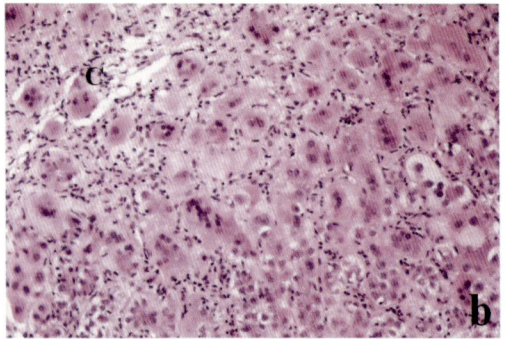

図2 急性型
a： 強い索構造の乱れと中心静脈(C)周囲の巨細胞（HE染色，×50）
b： 中心静脈周囲の融合性巨細胞（HE染色，×100）

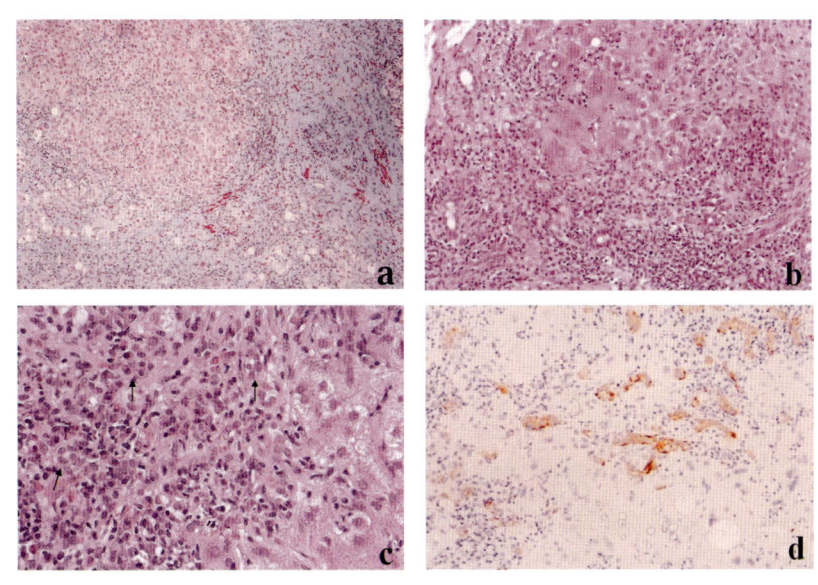

図3 慢性型
a: 小葉改築傾向と架橋形成（MT染色, ×40）
b: Interface hepatitis と小葉内の広汎壊死（HE染色, ×40）
c: 壊死巣内の偽胆管形成(矢印)（HE染色, ×80）
d: 偽胆管形成細胞のCK19陽性反応（免疫染色, ×40）

2. 慢性型の場合

症例1) 63歳 男性

現病歴　半年前より肝障害の指摘を受けていた。その後もALT 276 IU/l, AST 332 IU/lと肝障害が持続し，IgG 2123mg/dl, ANA x40であった。肝生検では肝小葉改築傾向と線維化による架橋形成がみられ（図3a），小葉内に広汎壊死および同部にリンパ球，形質細胞浸潤の集塊を認め，残肝細胞の膨化がみられた（図3b）。なお壊死巣に偽胆管形成が混在し（図3c），構成細胞にCK19陽性反応を認め（図3d），肝実質細胞の盛んな再生所見と考えられた。

慢性型は，他疾患に比し短期間で門脈間に強い線維化がみられ，門脈域や小葉内に形質細胞を伴う広範壊死を認める。一方，膨化した残肝細胞や偽胆管形成を認め，同時に再生が盛んであることが推察される。

3. 慢性増悪型

症例1) 59歳 女性

現病歴　7年前に肝障害を指摘され，生検にてAIHと診断，プレドニゾロンの投与を受け改善。その後も少量投与で改善していたが，突如黄疸の指摘を受け，肝機能検査でAST 808 IU/l, ALT 655 IU/l, T.Bil 3.7mg/dl, ANA x2560で肝生検を実施。小葉構造は乱れ，門脈域に広汎壊死と同部に強いリンパ球と形質細胞の浸潤がみられ（図4a），壊死巣内に非破壊性胆管炎の所見がみられた（図4b）。なお障害の少ない門脈域にロゼット形成がみられた（図4c）。

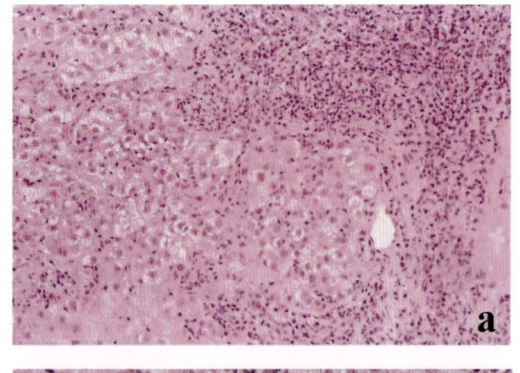

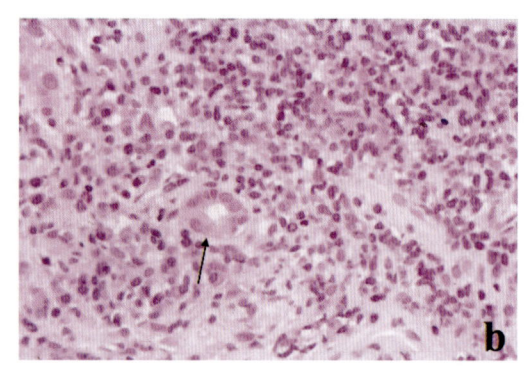

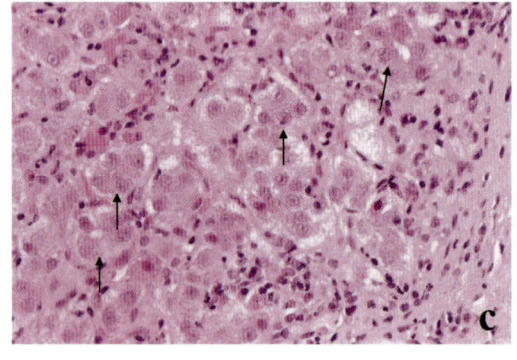

図4 慢性増悪型
 a：Interface hepatitis と広範な門脈域と小葉内壊死（HE 染色，×40）
 b：壊死巣内の非破壊性胆管（矢印）炎とリンパ球，形質細胞浸潤（HE 染色，×80）
 c：ロゼット形成（矢印）（HE 染色，×160）

　慢性増悪型では interface hepatitis の所見のみならず，門脈域に広範な肝細胞壊死を認め，同部にリンパ球，形質細胞の浸潤集塊と胆管障害がみられ，障害の少ない門脈域に再生所見のロゼット形成がみられた．

　臨床的に AIH と診断されても，急性型，慢性型で異なる肝の組織学的変化がみられた．Interface hepatitis は共通した AIH の変化ではあるが，慢性型では門脈域や小葉内に広範な細胞壊死と，同時に再生所見を認める．AIH では他疾患に比し著名な形質細胞浸潤がみられ，急性型では中心静脈周囲壊死が並存している場合が多い．AIH では，強い炎症所見と早期から線維化の進展がみられ，迅速な診断，治療が求められる．
　プレドニゾロンなどの免疫抑制剤による治療の遅れや不応例で，急性肝不全に陥り[6]，移植が必要とされる AIH があり，確実な病理学的診断が求められる．

参考文献

1) Johnson PJ et al.：Hepatology 18：998-1005, 1993
2) Alvaretz F et al.：J Hepatol 31：929-938, 1999
3) Hennes EM et al.：Hepatology 48：169-176, 2008
4) Iwai M et al.：Hepatol Res 38：784-789, 2008
5) Saadah OI et al.：J Gastroenterol Hepatol 16：1297-1302, 2001
6) Tripathi D et al.：Semin Liver Dis 29：286-296, 2009

II - 9. ウイルソン病

原田 大，本間 雄一，原田 理子
産業医科大学第3内科

キーワード
ATP7B，エンドソーム，胆汁，銅，Wilson 病

1. 概念

Wilson 病（WD）は常染色体劣性遺伝により遺伝する銅過剰症である。WD 患者は約 1/30,000 の割合で存在し，異常遺伝子保有者（ヘテロ接合体）は約 1/80 の割合で存在する[1〜3]。銅は生体の必須元素であり，電子伝達系（cytochrome c），フリーラジカルの処理（superoxide dismutase），メラニン産生（tyrosinase），神経伝達物質の産生（dopamine hydroxylase），結合組織の架橋（lysyl oxidase）や鉄代謝（ceruloplasmin = Cp）などに重要である。*ATP7A* の遺伝子異常による Menkes 病では，銅欠乏により早期に死亡する[4]。ただし銅の過剰は細胞に害をおよぼす。銅の排泄経路は胆汁のみであり，肝細胞より胆汁への銅排泄が障害されると体内に銅が蓄積し組織障害が生じる[1〜3]。

2. 病態

第 13 染色体の本疾患遺伝子 *ATP7B* は，1993 年に cloning された。WD では，*ATP7B* の変異により遺伝子産物で銅輸送体である WD タンパク（ATP7B）の機能異常により肝細胞から毛細胆管への銅排泄が障害される。

生体の銅代謝の中心は肝細胞が担っている。血中の銅は，肝細胞類洞側膜の hCTR1 という銅輸送タンパクにより細胞質に取り込まれる。ATP7B は銅輸送 ATPase で 8 回膜貫通タンパクであり，その細胞内局在に関しては現在も論争中である。我々はこのタンパクが後期エンドソームに存在することを示した[5, 6]。ATP7B は細胞質の銅を後期エンドソームの内腔へ取り込み，その銅はライソゾームを介して毛細胆管へ排泄されると考えられる[2, 3, 5, 7]（図 1）。

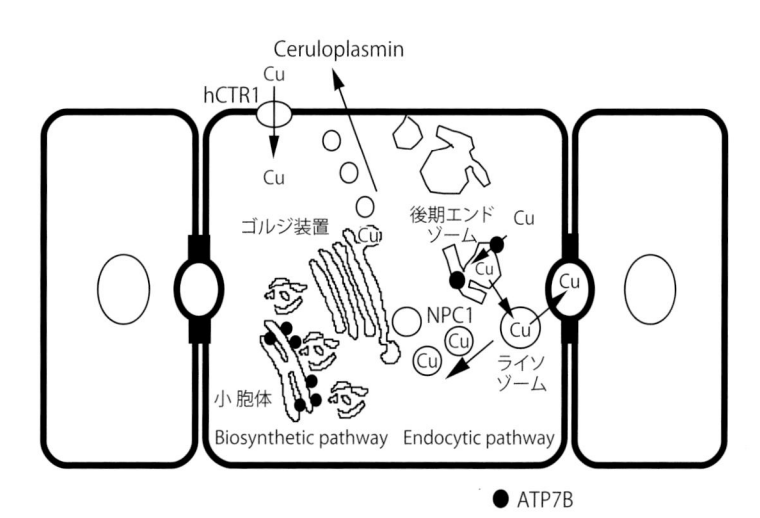

図 1 肝細胞での銅の代謝機構

ATP7Bは肝細胞が産生する分泌タンパクであるCpへの銅の結合にも関与しており[8]，後期エンドゾーム内の銅は，Niemann-Pick C1タンパク（NPC1）依存性にゴルジ装置へ運ばれCpに結合する[9]。

3. 診　断

　WDの発症時の年齢や症状は多岐におよんでいる。肝型，神経型やその両方の症状を伴うなど多彩である。Kayser-Fleischer角膜輪の存在は肝外への銅の沈着を意味する。溶血性貧血を伴う肝不全で発症することもある（劇症型）。我々は，ある変異タンパクは，プロテアソームで分解され後期エンドゾームに局在できないことを見出した[10]。*ATP7B*の変異によるタンパクの性質の差が，多彩なWDの症状に関与していると考えられる。

　診断は血中Cp，血清銅，尿中銅排泄量，肝生検による肝銅含量の測定，Kayser-Fleischer角膜輪の存在や遺伝子解析などより総合的に行う。本症患者ではCpに銅が結合できず分解されるため血中のCpが低くなる。Cpが正常な患者も約1割存在する。血清銅はCpの低下のために低値となる。Cpと結合しない遊離の銅濃度は増加する。遊離の銅が排泄され尿中銅は上昇する[1,3]。肝生検において，WDに確定的な病理組織所見はない。慢性肝炎，脂肪肝，肝硬変などの組織像を呈しうるため肝内の銅含量の測定が重要である。電子顕微鏡では肝細胞のミトコンドリアの形態に変化がみられる。ミトコンドリアの機能障害が脂肪肝にも関連している（図2A）。進行例ではライソゾームの蓄積が起こる（図2B）。*ATP7B*の遺伝子解析は最も確実な診断法であるが，患者においても変異が発見されないことがあり総合的な判断が重要である[1]。

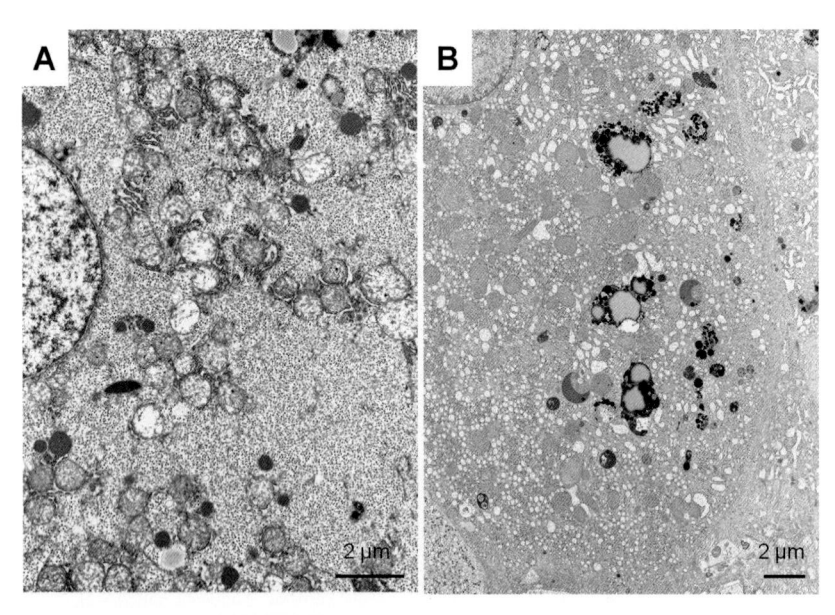

図2　WD患者肝の電子顕微鏡像
　A：ミトコンドリアのクリスタが不規則になっている。
　B：肝細胞内にライソゾームが蓄積している。

4. 治　療

　本疾患は数少ない治療可能な先天性代謝異常症である。早期に診断し，治療すれば予後は良好である。診断が遅れると神経症状などが不可逆的である。

　低銅食とし，生涯を通じての薬物療法を要する。治療の中断（怠薬）は致命的である。怠薬すると治療を再開しても劇症型の経過をとることがあり注意を要する[1]。

　銅キレート剤の第一選択はD-ペニシラミンである。この薬剤導入以前の本疾患は致死的であった。空腹時に内服することが重要で，食後投与ではキレート効果は低い。妊娠中も必ず継続する。出産児の奇形の率は高くない。神経型では，治療開始時に症状が増悪することがある[1]。副作用で本薬剤が使用できない患者にはトリエンチンを使用する。神経型には，こちらを第一選択することもある。本剤も空腹時に内服する。キレート剤の投与量は尿中銅排泄量や血清遊離銅を参考に調節する。過度の除銅は銅欠乏症状をきたし，貧血や鉄過剰症を引き起こす。酢酸亜鉛により腸管上皮細胞内で金属結合タンパクであるメタロチオネイン（MT）の発現が亢進する。吸収された銅はMTと結合して血液中へ入らず細胞の脱落とともに便中へ排泄される。このため亜鉛は，銅の吸収を抑制し，無症状の患者やWDの安定期の維持療法においては，第一選択となる。劇症型WDや治療抵抗例は肝移植の適応となる。ヘテロ接合体の肉親からの生体部分肝移植も可能である。慢性肝疾患であるが，肝細胞癌の発生は稀である。

おわりに

　WDは数少ない治療可能な先天性代謝異常症である。稀な疾患との認識があるが，決して稀ではない。常に本疾患を念頭に置くことが重要である。

文　献

1) Roberts EA et al.：Hepatology 47：2089-2111，2008
2) Harada M.：Med Electron Microsc 35：61-66，2002
3) 原田 大 他：肝臓，44：501-505，2003
4) Linder MC et al.：Am J Clin Nutr 63：797-811，1996
5) Harada M et al.：Gastroenterology 118：921-928，2000
6) Harada M et al.：Am J Pathol 166：499-510，2005
7) Harada M et al.：Hepatology 17：111-117，1993
8) Terada K et al.：J Biol Chem 273：1815-1820，1998
9) Yanagimoto C et al.：Exp Cell Res 315：119-126，2009
10) Harada M et al.：Gastroenterology 120：967-974，2001

II-10. 遺伝性鉄過剰症の肝病変について

巽　康彰, 服部 亜衣, 林　久男

愛知学院大学薬学部

キーワード

鉄過剰症, ヘモクロマトーシス, ヘプシジン, フェロポルチン病, 無セルロプラスミン血症

はじめに

1996年, ヘモクロマトーシス（以下ヘモクロと略す）の遺伝子変異として, *HFE* のC282Yのホモ接合体がはじめて報告された[1]。我々は, 2006年, 我が国の遺伝性鉄過剰症について報告した[2]。本稿ではその後に公表された症例を文献として挙げた。日本人のヘモクロは *TFR2* と *HJV* によるものが多い。また, 網内系の鉄過剰症であるフェロポルチン病も確認されている。我が国で初めて確認された脳と肝臓に強い鉄蓄積を起こす無セルロプラスミン血症も紹介する[3]。

1. 鉄代謝に関与する小腸粘膜上皮細胞, 肝細胞, 網内系細胞

肝細胞で産生されるヘプシジンが鉄代謝を調節している[4]。血液中にでた活性型ヘプシジン25は小腸粘膜上皮細胞と網内系細胞に発現したフェロポルチン（その遺伝子は *SLC40A1*）と結合し, その鉄汲み出し能を制御する。鉄欠乏ではヘプシジン産生が抑制され, 腸管での鉄汲み出しが亢進する。鉄過剰ではヘプシジンが大量に分泌され, フェロポルチンを不活化し, 鉄吸収を抑制する。ヘプシジン調節機構が破綻したヘモクロでは鉄過剰になってもヘプシジンの合成が低いレベルに抑えられているため, 腸管では鉄吸収を続ける。*HFE* と *TFR2* は古典型, *HJV* は若年型の責任遺伝子とされ, 後者ではこのホルモン調節機構が極度に低下しているので強い鉄蓄積になる。フェロポルチン病ではヘプシジン調節に抵抗する網内系細胞の鉄蓄積が起こる[5]。

2. 我が国の古典的ヘモクロ

古典的ヘモクロは50歳前後で, 3徴とされる糖尿病, 肝硬変, 色素沈着のいずれかが診断の手がかりとなる。我が国の主な責任遺伝子は *TFR2* であり, すでに報告された3家系5名の患者のほか, 2名の新規患者が確認されている（札幌市満田記念病院土田健一先生と京都大学医学部附属病院川端浩先生との私信）。実際に3徴の出揃った症例は少ない。肝臓では肝細胞主体の鉄蓄積がみられる（図1）。繊維化の程度はまちまちで, 門脈域の繊維化から肝硬変の完成したものまである。間質ではマクロファージや胆管上皮にも鉄が蓄積する。*HFE* のC282Yのホモ接合体を持つ患者が1名報告されている。

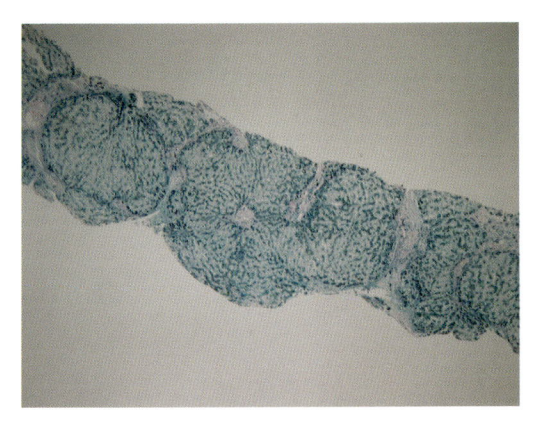

図1 TFR2-ヘモクロ
　繊維束に取り囲まれた再生結節内の肝細胞に多量の鉄沈着をみる。間質ではマクロファージ、胆管上皮にも鉄蓄積がある。(× 20)

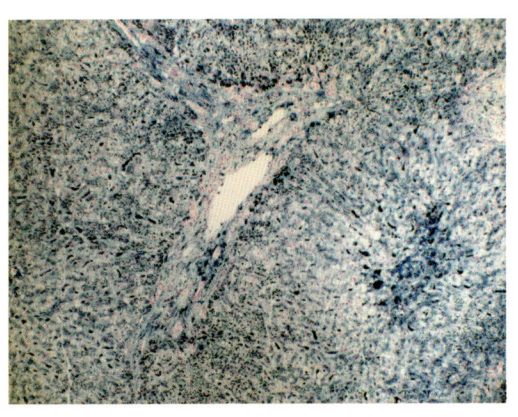

図2 フェロポルチン病B
　前肝硬変期の実質内では肝細胞のほかクッパー細胞にも強い鉄蓄積がある（北九州市立門司病院 諸冨夏子先生 提供）。(× 50)

3. 若年型ヘモクロ

　重症型の鉄過剰症として，20〜30歳で性機能不全，不整脈・心不全などで発症する亜型である。その責任遺伝子は主に *HJV* である。我が国では4家系の報告がある。最初に報告された2家系の3名は50歳前後で糖尿病を発病していた。3家系目の男性2名は若年型ヘモクロであるが，その母親もホモ接合体保有者で糖尿病があり古典型のヘモクロであった[6]。このように，*HJV* による臨床病型の幅は広い。肝の形態的特徴，特に古典型との差異を明らかにするためにも症例の集積が必要である。ヘプシジンの遺伝子である *HAMP* による症例報告はない。

4. フェロポルチン病

　フェロポルチン遺伝子である *SLC40A1* にヘテロ接合体の変異を持つ鉄過剰症をフェロポルチン病とよぶ。常染色体性優性遺伝であるほか，鉄沈着が網内系細胞に起こる特徴を持つ。鉄沈着が軽微で網内系細胞に限局するA型と肝細胞にも強い鉄蓄積を引き起こすB型が知られている（図2）。この鉄過剰症のさらなる特徴は鉄の調節因子であるヘプシジンが正常に作動していることである。鉄過剰の進行とともにトランスフェリンの飽和度と血中フェリチン濃度が上昇し，ヘプシジンの分泌も亢進する。ヘプシジンに抵抗する背景としてフェロポルチンの分子構造と機能が注目されている。

5. 無セルロプラスミン血症

　宮嶋らによりはじめて確認されたこの酵素欠損症では肝臓と脳に強い鉄蓄積が発生するが，臓器障害の軽微なことからもヘモクロとは区別される[3]。肝臓では実質細胞に強い鉄

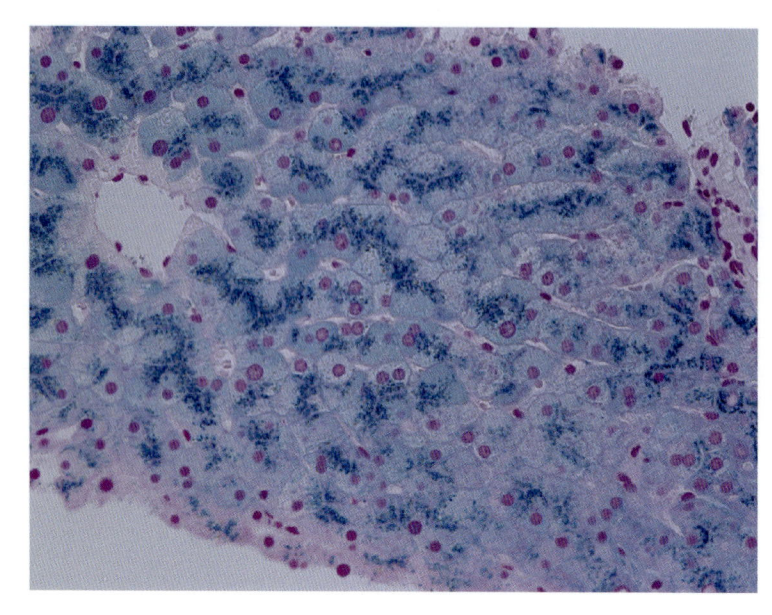

図3 無セルロプラスミン血症

肝細胞に強い鉄蓄積をみる。間質の増生など，鉄による臓器障害なし（岡崎市民病院 渡邉峰守先生提供）。(×200)

蓄積をみるが炎症反応，繊維化など，鉄の細胞毒性・臓器障害を示唆する所見に乏しい（図3）。本症ではトランスフェリンの鉄飽和度が低くヘプシジンも低下している。

6. 稀な遺伝性鉄過剰症と二次性鉄過剰症

フェリチンH鎖に変異のある鉄過剰症の1家系は常染色体性優性遺伝とみられる[7]。

非鉄欠乏性貧血に対する鉄剤投与，繰り返された輸血に加え，一部の無効造血を伴う貧血では，鉄の吸収過多による鉄過剰が自然発生する。また，関節リウマチ，慢性腎不全，ウイルス性肝硬変など，慢性炎症に伴う鉄過剰がある。これら二次性鉄過剰の血清ヘプシジン値は高い。その組織学的特徴については今後の検討課題である。

まとめ

鉄過剰症の遺伝子病型は肝組織像を含めた臨床病型と関連する。特に鉄の繊維化誘導能は遺伝子病型で異なる。

文献

1) Feder JN et al.：Nat Genet 13：399-408, 1996
2) Hayashi H et al.：Intern Med 45：1107-1111, 2006
3) Miyajima H et al.：Neurology 37：761-767, 1987
4) Bridle KR et al.：Lancet 361：669-673, 2003
5) Fernandes A et al.：blood 114：437-443, 2009
6) Nagayoshi Y et al.：Eur J Heat Fail 10：1001-1006, 2008
7) Kato J et al.：Am J Hum Genet 69：191-197, 2001

II-11. 早期肝細胞癌の病理

坂元 亨宇
慶應義塾大学医学部病理学

キーワード
　早期肝細胞癌，異型結節，多段階発癌

はじめに

　慢性障害肝を背景に異型結節，早期肝細胞癌，結節内結節型肝細胞癌，進行肝細胞癌へと多段階的に肝細胞癌が発生進展する過程は，病理形態学的のみならず画像診断ならびに臨床経過等からも明確に示され，ヒト癌の多段階発癌の極めて良いモデルとなっている。C型肝炎を中心としたハイリスクグループの詳細な経過観察から，特に発癌早期の画像診断，病理診断に関しては日本が世界をリードしてきたといっても過言ではなく，発生早期の癌で，腫瘍血管新生を示さない癌として早期肝細胞癌の概念が確立し，その概念は広く国際的にも受け入れられるようになってきた[1〜3]。また早期肝細胞癌の概念の確立は，肝細胞癌の多中心性発生の理解にも大きく貢献してきた。本稿では，早期肝細胞癌を中心に発癌の初期像の病理について述べる。

1. 早期肝細胞癌と前癌病変の病理形態

1) 早期肝細胞癌 (early hepatocellular carcinoma)

　原発性肝癌取扱い規約第5版に定義されている通り，肉眼的には，小結節境界不明瞭型に相当する高分化型肝細胞癌である。組織像は，細胞密度の増大に加え，腺房様あるいは偽腺管構造，索状配列の断裂，不規則化などの構造異型が領域性をもってみられ，門脈域間質への浸潤を多くの場合認める。間質浸潤の存在は，癌と診断する上で有用であるが，いわゆる偽浸潤との鑑別が必要である。通常，細胞密度の増大は周囲肝組織の約2倍以上で，しばしば脂肪化，淡明細胞化を伴う。癌細胞は膨張性に増殖するにいたっていないため，周囲肝組織との境界では癌細胞は隣接する肝細胞を置換するように増殖し，境界は不明瞭なことが多い（図1）。

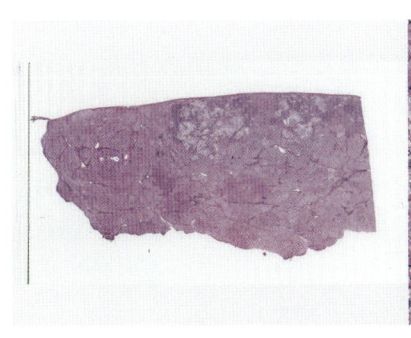

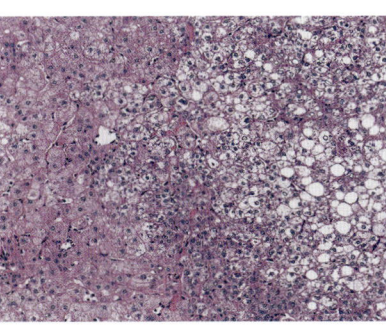

図1　早期肝細胞癌の組織像（ルーペ像と境界部の高倍増）

　脂肪化を伴う小結節境界不明瞭型高分化型肝細胞癌。癌細胞は肝細胞索を置換するように発育する（左：×1.5，右：×50）。

2) 異型結節 (dysplastic nodule：DN)

軽度異型結節 (low-grade dysplastic nodule) と高度異型結節 (high-grade dysplastic nodule) に分けられる。軽度異型結節は，周囲肝組織に比して細胞密度の軽～中等度 (1.5倍程度) の増大を伴う均一な集団からなる。細胞はやや小型になるためN/C比が軽度増加し，また，索状構造が周囲肝細胞よりも目立つ。

高度異型結節は，部分的に細胞密度の高度 (1.5～2倍程度) の増大ないしわずかな構造異型を有する結節で，癌か否かの判定が困難な境界病変 (borderline lesion) といえるものである。

3) Hyperplastic foci

背景肝組織を詳細に観察すると，画像所見や肉眼所見では捉えることが非常に困難な異型肝細胞集団を認めることがある。これらの異型肝細胞集団は，異型結節と同等の細胞密度・異型を有することから前癌細胞集団である可能性が示唆される[4]。さらには，そこに認められる細胞の変化は，N/C比が高く，核と胞体の染色性が増した小細胞性の肝細胞ディスプラジア Liver cell dysplasia (small cell change) と同じであり，このような細胞性の変化の一部が，発癌の初期像をみていることが考えられるが，科学的な証明はなされていない。一方，細胞・核の大型化と大小不同を示す大細胞性ディスプラジアは，B型肝炎に多くみられる変化であるが，この細胞自体は変性性の細胞で，腫瘍性の変化ではないと理解されている。

2．早期肝細胞癌の分子病理

古典的な癌遺伝子・癌抑制遺伝子の異常は，癌のプログレッションとともに認められ，p53・βカテニンは進行癌の一部で陽性となるが，早期癌では異常は認めない。一方，複数の遺伝子発現異常が見出され，診断にも応用されている。Heat shock protein 70 (HSP70) は，背景肝では胆管上皮のみが陽性を示し肝細胞は陰性であるが，早期肝細胞癌から進行肝細胞癌へと段階的に陽性率が増すため，癌の診断に有用である[5] (図2)。早期肝細胞癌における陽性率 (10％以上の腫瘍細胞が陽性) は約70％程度であるので，陰性であっても癌を否定することはできない。しかしこれまでの経験では，FNH，肝細胞腺腫においては陰性であることから，陽性であれば癌の診断を支持する有力な所見となる。Glypican-3, Glutamine synthetase も同様に癌の診断に有用であることが報告されており，診断困難例ではこれらマーカーを複数用いることも有用である[6]。Cyclase-associated protein 2 (CAP2) は肝細胞癌多段階発癌に関連した分子であることが明らかとなった[7]。アクチンと相互作用すること，早期肝細胞癌にみられる間質浸潤部で強陽性を示すことから，浸潤性獲得との関連が示唆される (図3)。また，幹細胞関連遺伝子 Bmi-1 が，特に早期の肝癌で過剰発現を示すことを見出し，Bmi-1 の下流で，ABC トランスポーターの1種 ABCB1 (MDR1) が発現亢進していることを示した[8]。ABCB1 も特に早期肝癌で発現亢進を認め，ABCB1 は発癌早期における種々のストレス抵抗性に関与している可能性が示唆され，また，早期癌の治療戦略を考える上でも重要な所見と考えられる。

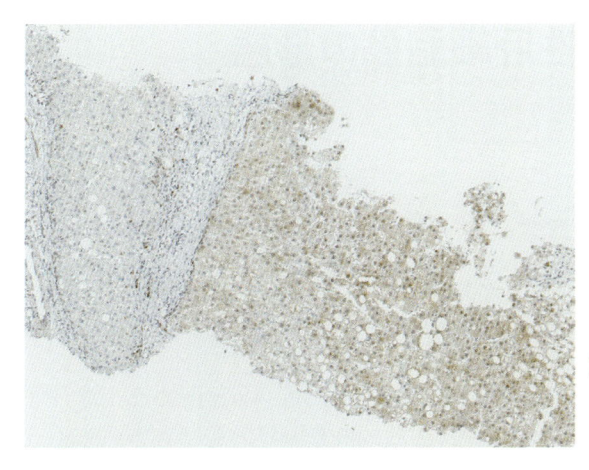

図2 早期肝細胞癌における HSP70 の発現

早期肝細胞癌腫瘍細胞の細胞質ならびに核内に HSP70 陽性である（× 50）。

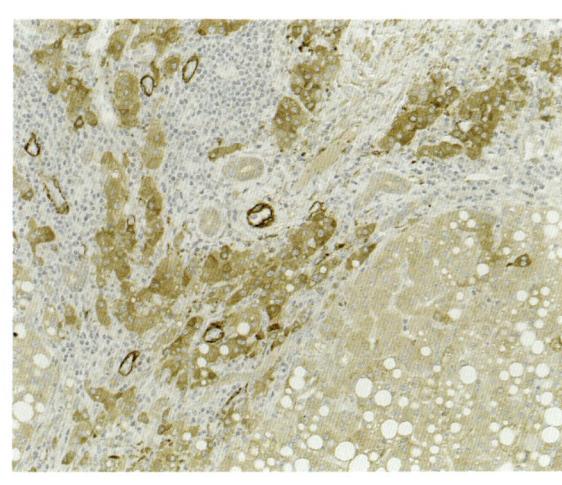

図3 早期肝細胞癌における CAP2 の発現

早期肝細胞癌内部に残存するグリソン間質内に浸潤する腫瘍細胞に CAP2 は強陽性を示す（× 100）。

おわりに

早期肝細胞癌の病理学的特徴は，かなり明らかになってはきたが，肝発癌の分子病態についてはまだ不明な点も多い。多段階発癌と de novo 発癌，B 型・C 型肝炎からの発癌と非 B 非 C 型肝癌の発癌など，より一層解明が進むことで，広く肝細胞癌の予防と個別化診断・治療法の確立へと発展することが期待される。

参考文献

1) 日本肝癌研究会：原発性肝癌取り扱い規約，第 5 版：金原出版，2008
2) Kojiro M：Pathology of hepatocellular carcinoma, Blackwell Pub：2006.
3) International Consensus Group for Hepatocellular Neoplasia, Pathologic diagnosis of early hepatocellular carcinoma：Hepatology 49：658-664, 2009.
4) Sugitani S, et al.：J Hepatol, 28：1045-1053, 1998
5) Chuma M, et al.：Hepatology, 37：198-207, 2003
6) Di Tommaso L, et al.：Hepatology, 45：725-734, 2007
7) Shibata R, et al.：Clin Cancer Res, 12：5363-5368, 2006
8) Effendi K, et al.：Cancer Sci, 101：666-672.

II-12. 進行性肝細胞癌の形態

玄田 拓哉, 市田 隆文

順天堂大学医学部附属静岡病院消化器内科

キーワード
Eカドヘリン, インテグリン, 血管内皮増殖因子

はじめに

　肝細胞癌は肝細胞に由来する悪性腫瘍であり, 原発性肝癌の約94%を占める。進行性肝細胞癌とは早期肝細胞癌と対をなす用語であるが, 古典的肝細胞癌とも呼称されるように, 我々が日常臨床で一般的に遭遇する大部分の肝細胞癌がこの範疇に入る。その特徴は, 背景肝に対し破壊性, 浸潤性に発育し, 豊富な動脈性の腫瘍血管を有する多血性腫瘍であり, 脈管浸潤能, 転移能を有し臨床的予後が不良であることが挙げられる。本稿では, 進行性肝細胞癌の形態的特徴に関しこれまで示されている分子基盤につき概説する。

1. 細胞間接着

　Eカドヘリンは上皮細胞の細胞間接着部位に存在する膜貫通型の糖タンパクであり, カルシウム依存性かつ同種選択性に細胞間接着を担うとともに細胞の極性保持といった分化形質の維持にも関与している。細胞極性の喪失, あるいは浸潤, 転移という癌細胞の特性獲得にはEカドヘリンの機能低下が必須であると考えられている。進行性肝細胞癌においてEカドヘリンの発現喪失は一部の未分化型の肝細胞癌で認められるのみであるが, 様々な程度の発現低下はしばしば観察される (図1)。進行性肝細胞癌は, その病変辺縁の形態により肉眼型が単結節型, 単結節周囲増殖型もしくは多結節癒合型に分類される。さらに, この肉眼分類は門脈浸潤, 肝内転移の頻度あるいは患者予後と相関することが指摘されている。肝細胞癌組織におけるEカドヘリンの発現量は, 肉眼型により異なることが報告されており, 肝細胞癌の肉眼形態を形成する分子基盤, さらには浸潤, 転移能の獲得とこの分子の発現量の関連が示唆される[1]。また, 複数の細胞内シグナル伝達系がEカドヘリ

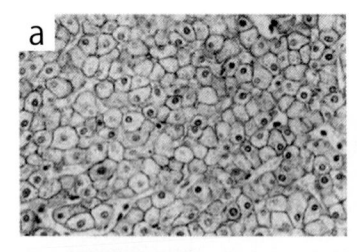

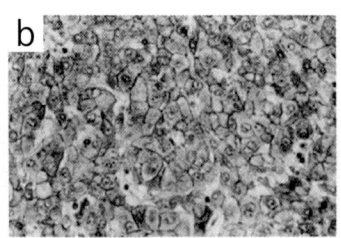

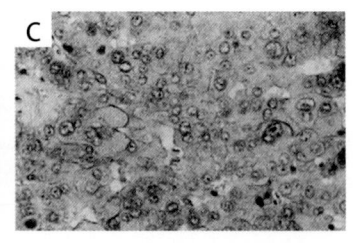

図1 肝細胞癌組織におけるEカドヘリンの発現 (×100)
a：非腫瘍部
b：肝細胞癌, Eカドヘリン発現非低下例。
c：肝細胞癌, Eカドヘリン発現低下例。

ンの機能に影響をおよぼすことが知られているが，高転移性の肝細胞癌由来培養細胞において，マイトジェン活性化プロテインキナーゼ（MAPK）の活性化がEカドヘリンを介した細胞間接着の減弱や細胞遊走能の亢進につながることが示されている[2]。

2. 間質の変化と細胞基質間接着

進行性肝細胞癌は正常の肝臓に類似した類洞様構造を有し，癌細胞は内皮細胞を隔てて血洞と接している。そして，進行性肝細胞癌では病変内に平滑筋型アクチンを発現する動脈性の腫瘍血管が出現するとともに，正常の類洞内皮細胞に認められる篩板状構造が内皮細胞から消失しⅣ型コラーゲンやラミニンを有する基底膜様の構造が観察されるようになる（類洞の毛細血管化）（図2）。このような間質の変化に伴い肝細胞癌における細胞基質間接着分子インテグリンの発現も正常肝細胞とは異なった発現を示す。インテグリンはα，βの2種類の分子からなる2量体として細胞膜表面に存在する細胞外基質の受容体であるが，細胞基質間の接着を担うばかりでなく，リガンドの結合により様々な細胞内シグナル伝達機構を活性化する。進行性肝細胞癌においては，正常肝細胞と比較したβ1インテグリンの発現亢進や正常肝細胞では認められないα6β1インテグリンの発現が報告されている[3, 4]。肝細胞の癌化に伴うこのようなインテグリンの発現プロファイルの変化は，当然そこから惹起される細胞内シグナルにも変化を与えると考えられる。肝細胞癌におけるインテグリンからのシグナルは，癌細胞における増殖能の亢進やアポトーシスの回避をといった現象を引き起こすのみならず，Eカドヘリンを介した細胞間接着の減弱あるいはアクチンの発現パターンの変化といった肝癌細胞の形態にも影響を与え得ることが報告されている（図3）[5, 6]。

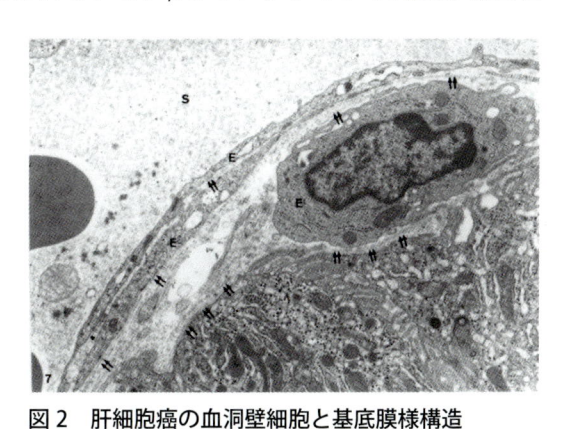

図2 肝細胞癌の血洞壁細胞と基底膜様構造

肝細胞癌の血洞内皮細胞（E）下に基底膜様構造物（矢印）が認められる（×9,400）。

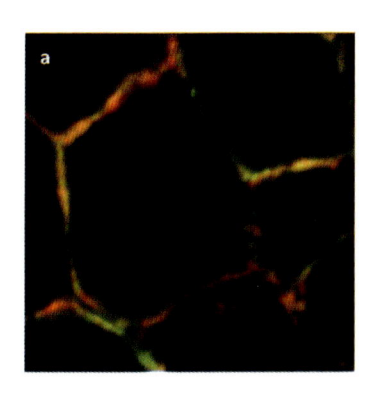

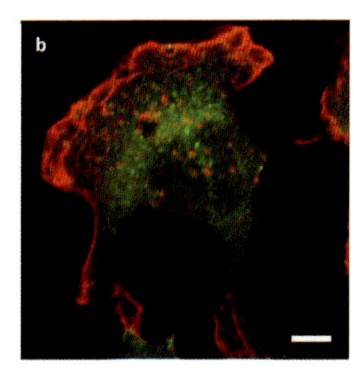

図3 肝癌細胞株におけるEカドヘリンとアクチンフィラメントの局在変化

a： インテグリンからの刺激が無い状態。
b： インテグリンからの刺激がある状態。
赤：アクチンフィラメント
緑：Eカドヘリン
bar＝5μm

3. 血行動態

　早期肝細胞癌から進行性肝細胞癌への進展に伴いその血行動態が劇的に変化することが知られている。早期肝細胞癌においては，その病変内に既存の門脈域が残存し臨床的には門脈血流の残存もしくは低下した病変として認識される。一方，進行性肝細胞癌はその病変内の既存の門脈域は消失し，かわって門脈と伴走しない筋性血管が出現し，臨床的には動脈性腫瘍血管増生の豊富な多血性腫瘍として特徴づけられる。このように，進行性肝細胞癌の発育進展には腫瘍血管の増生と動脈血流の獲得が密接に関連している。このため，進行性肝細胞癌の成立には既存の血管から内皮細胞が増殖，遊走し，新しい血管が形成される血管新生という過程が重要であると考えられている。これまでの検討から多くの生理的あるいは病的状態での血管新生を誘導する因子として血管内皮増殖因子(VEGF)，血小板由来増殖因子(PDGF)，塩基性線維芽細胞増殖因子(bFGF)あるいはアンギオポエチンなどが同定されている。この中でもVEGFは内皮細胞に特異的に作用，その増殖や遊走を誘導して，腫瘍における血管新生に重要な役割を果たすと考えられている。肝細胞癌においても腫瘍部におけるVEGF mRNA量が腫瘍血管の多寡に関連している報告やVEGF発現量が組織学的な分化度に相関している報告，あるいは血清中VEGF量と肝細胞癌患者の予後が相関する報告があり，VEGFが肝細胞癌の発育・進展に伴う血管新生にも関与していると思われる[7,8]。

おわりに

　これまで明らかになっている進行性肝細胞癌の形態学的な特徴に関与する可能性がある分子として様々な分子が臨床材料もしくは実験モデルを用いた解析から明らかになりつつあり，その一端を概説した。

文　献

1) Inayoshi J et al.：J Gastroenterol Hepatol 18：673-677, 2003
2) Honma N et al.：Lab Invest. 86：687-696, 2006
3) Nejjari M et al.：Int J Cancer 83：518-525, 1999
4) Zhang H et al.：Cancer 95：896-906, 2002
5) Genda T et al.：Hepatology. 30：1027-1036, 1999
6) Genda T et al.：Lab Invest.80：387-394, 2000
7) Mise M et al.：Hepatology 23：455-464, 1996
8) Yamaguchi R et al.：Hepatology 28：68-77, 1998

II-13. 非アルコール性脂肪性肝炎
(NASH: Nonalcoholic steatohepatitis)

上野 隆登 [1, 2]
朝倉医師会病院 [1]
久留米大学先端癌治療研究センター [2]

キーワード
NASH，風船化肝細胞，マロリーデンク小体，クリスタリン封入体，肝細胞周囲線維化

非アルコール性脂肪性肝炎（NASH: Nonalcoholic steatohepatitis）の組織学的特徴は肝細胞の30％以上に大小の脂肪滴が存在するほか，肝細胞が腫大した風船化肝細胞，好中球やリンパ球などの炎症細胞の肝小葉内への浸潤，マロリー・デンク小体の出現，さらに肝細胞周囲の線維化，ひいては線維化が進行して肝硬変に進展することもある。本稿では，ヒトNASH症例におけるこれらの所見に関連した肝の超微形態的な特徴について解説する [1]。

1. 肝細胞（図1）

肝細胞の細胞質には大小の類円形の脂肪滴がみられ，その量が多くなれば核や細胞小器官の偏位や圧排が生じる。このような物理的な影響により肝細胞の機能的変化が生じるものと推察される。含有する脂肪滴や細胞の変性に伴う細胞骨格の変化により通常のサイズよりさらに大きな風船様の肝細胞（風船化肝細胞）が出現する [2]。

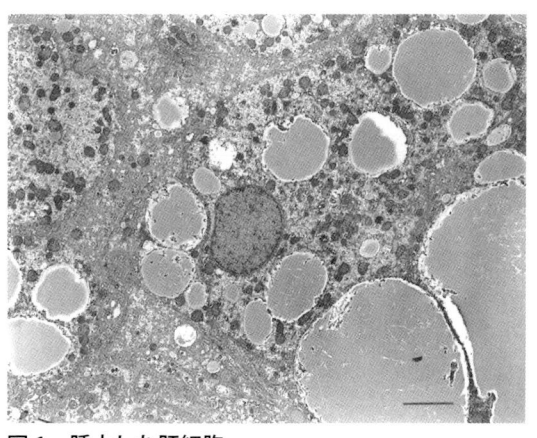

図1 腫大した肝細胞
細胞質には大小数個の脂肪滴や偏位した核を認める。肝細胞は通常長径約30μm程度であるがこの肝細胞の長径は約50μmにおよぶ。Bar=5μm

2. 肝細胞の細胞質（図2）

1) 小胞体
タンパク代謝や脂質代謝の亢進に伴い，粗面小胞体，滑面小胞体の数の増加や拡張がみられ，粗面小胞体では小胞体膜のリボゾームの脱離が目立つようになる [2, 3]。

2) ゴルジ装置
NASHでは脂質代謝の亢進によるアポタンパクなどの合成亢進が生じ，ゴルジ装置も発達してくる [1]。

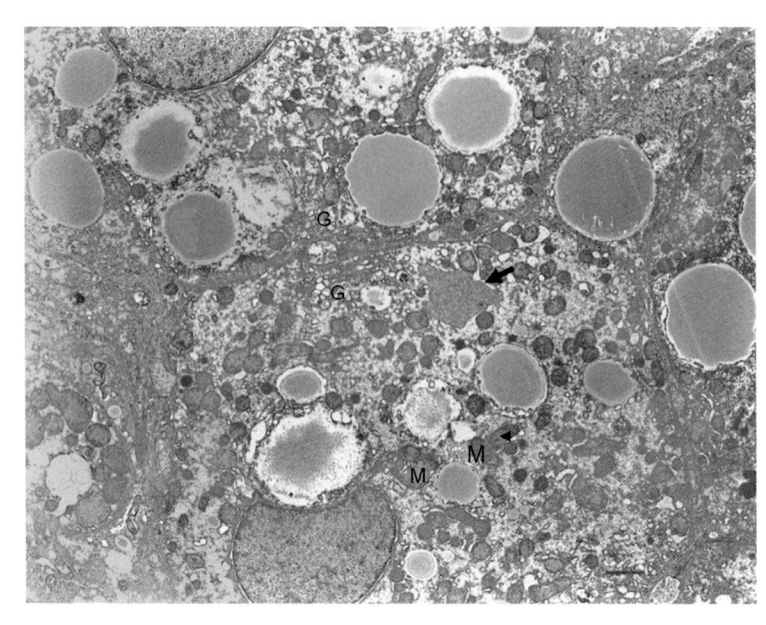

図2 マロリーデンク小体を持つ肝細胞

偏位した核を持つ肝細胞の細胞質にはマロリーデンク小体（矢印）や変形腫大したミトコンドリア（M）とその内部にはクリスタリン封入体（矢印頭），発達したゴルジ小体（G）がみられる。Bar=2μm

3）ミトコンドリア

アルコール性肝障害にみられるような，形態が膨化して変形したり，クリスタの変形もみられる。ミトコンドリア内には腫大したミトコンドリア顆粒を観察することが多い。また巨大なミトコンドリアが出現することもある。NASHの5％から15％に認められるとの報告もある。巨大化したミトコンドリア内には規則正しい格子状のクリスタリンが生じる。このような変化はアルコール性肝障害時にみられ，病態の共通点として，細胞内での脂質過酸化，酸化ストレス，炎症による影響が考えられる[2, 4]。

4）マロリー・デンク小体

変性した肝細胞の細胞質には時折，周囲との境となる膜を持たない変性した細胞骨格の集合体であるマロリー・デンク小体がみられる[2]。

3. 炎症細胞浸潤（図3）

肝小葉内の障害を受けた肝細胞に接するように好中球やリンパ球系の炎症細胞の浸潤がみられる。通常肝類洞内に存在するクッパー細胞は自らが産生分泌したり周囲の細胞から分泌されたサイトカインにより活性化し，腫大して数多くの偽足を持つ。また，その細胞質内には多くのライソゾームを持つものもみられる[1]。

4. 肝線維化（図4）

アルコール性肝障害で特徴的とされる肝細胞周囲の線維化が認められる。また肝細胞周囲の細胞外基質に近接して，脂肪滴がほとんど無く活性化された肝星細胞が多く局在している。NASHでもアルコール性肝障害で特徴とされる中心静脈周囲の線維化が進行し肝細胞周囲の肝線維化と相まって架橋化し肝硬変まで進展する場合もある。

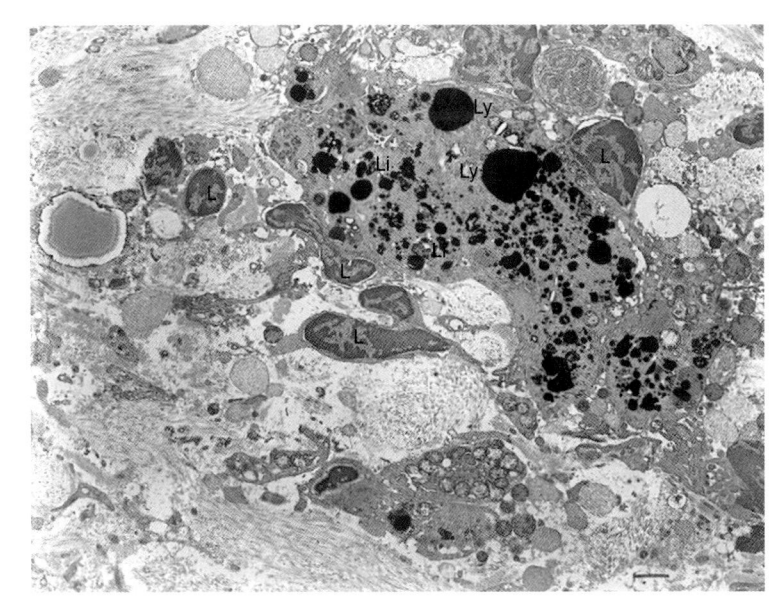

図3　壊死炎症領域

多数のリンパ球(L)とともに胞体内にリポフスチン顆粒(Li)やライソゾーム(Ly)を持つクッパー細胞がみられる。細胞間隙には豊富な細胞外基質が存在する。Bar＝2μm

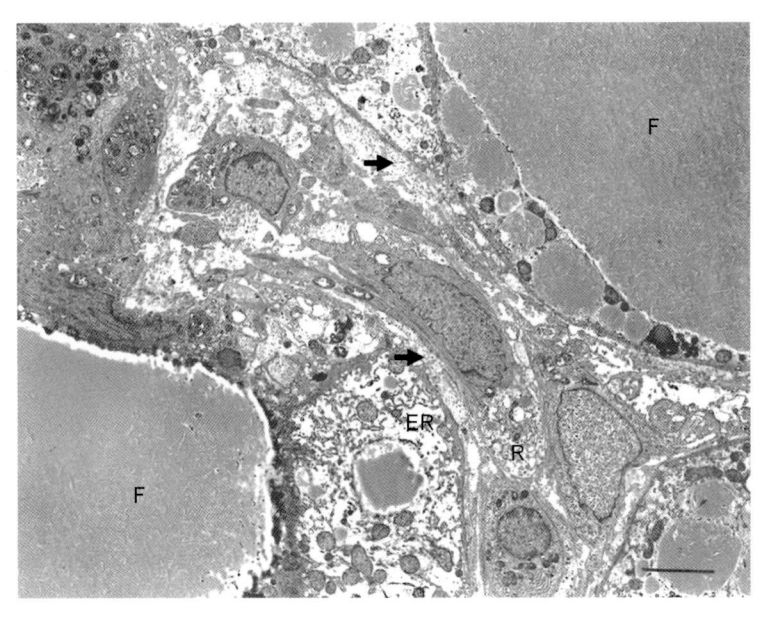

図4　肝細胞周囲の線維化

大きな脂肪滴(F)を持つ2つの変性した肝細胞に挟まれるようにして局在する，脂肪滴がほとんど無く粗面小胞体(R)が発達した肝星細胞がみられる。その周囲には肝星細胞と肝細胞を取り巻くように局在する細胞外基質(矢印)がみられる。ER：肝細胞内の小胞体。Bar=5μm

文　献

1) Tanikawa K.：Ultrastructural aspects of the liver and its disorders, 2nd edit. Igaku-Syoin：292-297，1979
2) Caldwell SH et al.：Hepatology 46：1101-1107，2007
3) Kirsch R et al. J Gastroenterol Hepatol 18：1272-1282，2003
4) Le TH et al.：Hepatology 39：1423-1429，2004

III-1. 鼻アレルギーとタイト結合

高野 賢一，郷　充，亀倉 隆太，小島　隆

札幌医科大学耳鼻咽喉科

キーワード

鼻粘膜，タイト結合，アレルギー性鼻炎

1. 鼻粘膜の上皮バリア

　鼻腔は様々な外来抗原や微生物の最初の侵入門戸であり，その防御機構を担う上皮バリア機能は生体にとって非常に重要である．鼻粘膜上皮には2つのバリア機能が備わっている（図1）．1つは，粘膜線毛クリアランス（Mucocilliary clearance）である．鼻粘膜表層には厚さにして5～10μmの粘液層が覆い，線毛の規則的な運動により異物を咽頭方向へ移動させる防御機構が働いている．もう1つは，タイト結合が担う上皮バリア機能である．

　ヒト鼻粘膜上皮では，occludin, JAM-A, ZO-1, claudin-1, -4, -7, -8, -12, -13, -14など複数のタイト結合分子の発現が認められている[1]．さらに，鼻粘膜上皮内におけるこれらの発現局在を調べると，最表層にoccludin, JAM-A, ZO-1が発現し，claudinではclaudin-1が基底膜側に優位に発現分布するのに対し，claudin-4, -7はその中間に発現分布するなど，それぞれのタイト結合分子が特異的な発現局在を示している[1]．さらに，凍結割断レプリカ法で電顕的に鼻粘膜上皮のタイト結合を観察すると，発達したストランド構造を形成し，鼻粘膜上皮は強力なバリア機能をもつことが示唆される（図2）．

2. アレルギー性鼻炎における抗原取り込み機構

　発達した上皮バリアをもつ鼻粘膜上皮にあって，いかに抗原取り込みがなされているか，

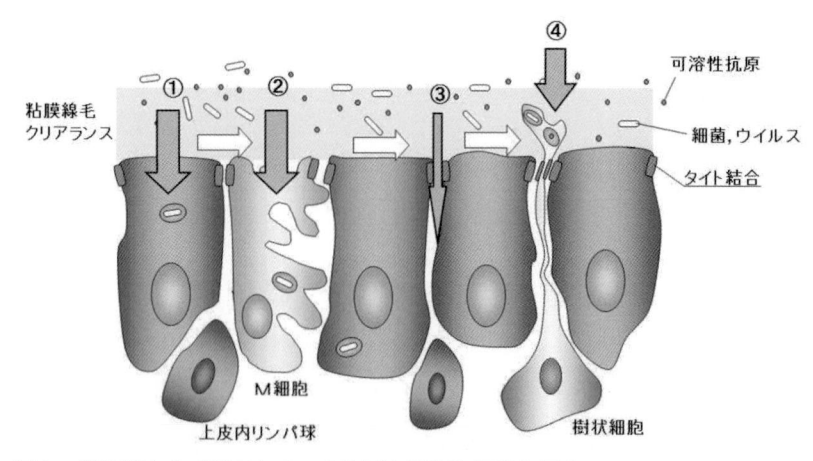

図1　鼻粘膜上皮バリアと4つの抗原取り込み経路を示す．

①上皮細胞による貪食　②M細胞による取り込み　③細胞間隙を通る経路　④樹状細胞による取り込み

これまでその詳細は不明であった。粘膜上皮における抗原取り込み経路には主として，①上皮細胞による貪食，②細胞間隙（paracellular pathway）を通る経路，③M細胞による取り込み経路，の3つの経路が知られていた。鼻粘膜上皮においても，やはり同様の機構があると考えられている（図1）[2]が，さらにこれら3つの古典的な経路に加え，新たな抗原取り込み機構が腸管粘膜にて報告された[3]。それは腸管上皮において樹状細胞が自らタイト結合を発現し，上皮バリアを保ちながら抗原を取り込むというものである。アレルギー性鼻炎の鼻粘膜上皮でも，樹状細胞があたかも潜望鏡を鼻腔側に出すように突起を伸長し，かつ樹状細胞自身がタイト結合タンパクを発現していることが明らかとなり（図1）[1]，鼻粘膜上皮でも樹状細胞が上皮バリアを介した抗原取り込みを行っていることがわかった。また，Th2型の炎症を誘発するIL-7様サイトカインであるthymic stromal lymphopoietin（TSLP）の発現が高い鼻粘膜では，上皮内に樹状細胞の数がより多くなることがわかっている[4]。さらにマウスの樹状細胞を用いた検討でも，TSLPが樹状細胞のclaudin-7の発現を促すことも報告されている[4]。こうしたことから，アレルギー性鼻炎において，抗原取り込みに樹状細胞とタイト結合が重要な役割を担っていることが考えられる。

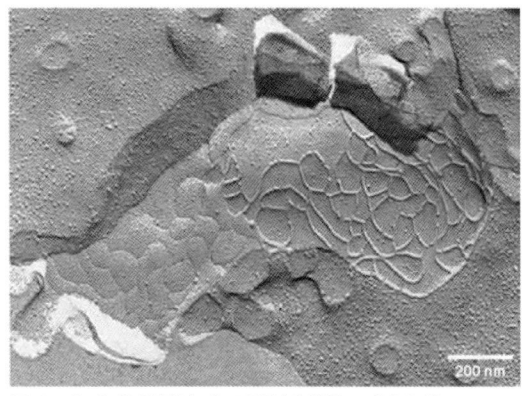

図2　ヒト鼻粘膜上皮の凍結割断レプリカ像
発達したタイト結合ストランドが認められる（文献1より引用）

3. アレルギー性鼻炎における鼻粘膜上皮バリアの障害

　タイト結合による鼻粘膜上皮バリア機能は，炎症や感染など様々な環境要因因子により影響を受けている。ダニ抗原Der p1および花粉の酵素作用により一部の膜貫通タイト結合分子の細胞外ドメインが切られることで，バリア機能が減弱し，ダニ抗原および花粉が上皮下に侵入しやすくなるメカニズムが，アレルギー性鼻炎において考えられている[5, 6]。さらに，アレルギー性鼻炎と密接な関係のあるライノウイルス感染においても，ヒト鼻粘膜の上皮バリアの障害が報告されている[7]。

文　献

1) Takano K et al.：J Histochem Cytochem 53：611-190，2005
2) 氷見 徹夫 他：臨床免疫・アレルギー科：427-433，2007
3) Rescigno M et al.：Nat Immunol 2：361-367，2001
4) Kamekura R et al.：Infalammation Regeneration 28：160-165，2008
5) Wan H et al.：J Clin Invest 104：123-133，1999
6) Runswick S et al.：Respirology 12：834-842，2007
7) Yeo NK and Jang YJ.：Laryngoscope 120：346-352，2010

Ⅳ-1. 2007年WHO新分類について

河本 圭司
関西医科大学脳神経外科

キーワード
　WHO分類，グリオーマ，Astrocytoma，Glioblastoma

はじめに

　脳腫瘍病理の分類は，1926年にBailey and Cushingによる"中枢神経系組織の発生と脳腫瘍分類"の論文によりほぼ確立された．その後，多くの先人達により改良が加えられ，新しい発見がなされてきた．1979年，ZulchらによるWHO分類が提示され，1993年，1997年，2000年，そして2007年 Kleiheusらにより新しくWHO分類が改訂された．

中枢神経系腫瘍のＷＨＯ分類（第4版，WHO2007）

Tumors of Neuroepithelial Tissue	神経上皮組織の腫瘍
Astrocytic tumors	星細胞系腫瘍
Pilocytic astrocytoma	毛様細胞性星細胞腫
Pilomyxoid astrocytoma	毛様粘液性星細胞腫
Subependymal giant cell astrocytoma	脳室上衣下巨細胞性星細胞腫
Pleomorphic xanthoastrocytoma	多形黄色星細胞腫
Diffuse astrocytoma	びまん性星細胞腫
Fibrillary asrocytoma	繊維性星細胞腫
Gemistocytic astrocytoma	肥伴性星細胞腫
Protoplasmic astrocytoma	原形質性星細胞腫
Anaplastic astrocytoma	退形成性星細胞腫
Glioblastoma	膠芽腫
Giant cell glioblastoma	巨細胞膠芽種
Gliosarcoma	膠肉腫
Gliomatosis cerebri	
Oligodendroglial tumors	乏突起膠細胞性腫瘍
Oligodendroglioma	乏突起膠種
Anaplastic oligodendroglioma	退形成性乏突起膠種
Oligoastrocytic tumors	乏突起膠星細胞性腫瘍
Oligodendroglioma	乏突起膠種
Anaplastic oligoastrocytoma	退形成性乏突起膠星細胞種
Ependymal tumors	上衣細胞性腫瘍
Subependymoma	上衣下腫
Myxopapillary ependymoma	粘液乳頭状上衣腫
Ependymoma	上衣腫
Cellular	細胞性
Papillary	乳頭状
Clear cell	明細胞性

Tanycytic	伸長細胞性
Anaplastic ependymoma	退形成性上衣腫
Choroid plexus tumors	脈絡叢腫瘍
Choroid plexus papilloma	脈絡叢乳頭腫
Atypical choroid plexus papilloma	異形成脈絡叢乳頭腫※
Choroid plexus carcinoma	脈絡叢癌
Other neuroepithelial tumours	その他神経上皮性腫瘍
Astroblastoma	星芽腫
Chorodoid glioma of the third ventricle	第三脳室脊索腫様膠腫
Angiocentric glioma	血管中心性膠腫※
Neuronal and mixed neuronal-glial tumors	神経性，神経－グリア性混合腫瘍
Dysplastic gangliocytoma of cerebellum	小脳異形成性神経細胞腫
（Lhermitte Duclos）	レーミッテ・ダクロス病
Desmoplastic infantile astrocytoma/ganglioglioma	繊維形成性乳児星細胞腫・神経節膠腫
Dysembryoplastic neuroepithelial tumor	胚芽異形成性神経上皮腫瘍
Gangliocytoma	神経節細胞腫
Ganglioglioma	神経節膠腫
Anaplastic ganglioglioma	異形成神経節膠腫
Central neurocytoma	中枢性神経細胞腫
extraventricular neurocytoma	脳室外神経細胞腫※
Papillary glioneuronal tumour	乳頭状グリア神経細胞性腫瘍
Rosette-forming glioneuronal tumour of the fourth ventricle	第4脳室ロゼット形成性グリア神経細胞性腫瘍※
Paraganglioglioma	傍神経節膠腫※
Tumours of the pineal region	松果体部腫瘍
Pineocytoma	松果体細胞腫
Pineaal parenchymao tumour of intermediate differentiation	中間型松果体実質腫瘍
Pineoblastoma	松果体芽腫
Papillary tumour of the pineal region	松果体部乳頭状腫瘍※
Embryonal tumors	胎児性腫瘍
Medulloblastoma	髄芽腫
Desmoplastic/nodular medulloblastoma	繊維形成／結節性髄芽腫
Medulloblastoma with extensive nodularity	高度結節性髄芽腫※
Anaplastic medulloblastoma	異形成髄芽腫※
Large cell medulloblastoma	大細胞髄芽腫
CNS primitive neuroectodermal tumour	中枢神経系原始神経外胚葉性腫瘍
CNS Neuroblastoma	中枢神経系神経芽腫
CNS Ganglioneuroblastoma	中枢神経系神経節神経芽腫
Medulloepithelioma	髄上皮腫
Ependy moblastoma	上衣芽腫
Atypical teratoid/rhabdoid tumour	非定型奇形腫・ラブドイド腫瘍
Tumors of Cranial and ParaSpinal Nerves	頭蓋・傍脊髄神経腫瘍
Schwannoma（neurilemmoma,neurinoma）	シュワン細胞腫
Cellular	細胞性
Plexiform	蔓　状
Melanotic	メラニン性

Neurofibroma	神経線維腫
Plexiform	蔓　状
Perineurioma	神経周膜腫
Perineurioma, NOS	神経周膜腫
Malignant perineurioma	悪性神経周膜腫
Malignant peripheral nerve sheath tumour（MPNST）	悪性末梢神経鞘腫瘍
Epithelioed MPNST	類上皮型
MPNS with mesenchymal differentiation	間葉系分化を伴う
Melanotic MPNST	メラニン細胞性
MPNST with glandular differentiation	腺性分化を伴う
Tumors of the Meninges	髄膜腫瘍
Tumors of meningothelial cells	髄膜皮細胞性腫瘍
Meningioma	髄膜腫
Meningothelial	髄膜皮性
Fibrous（fibroblastic）	線維性（線維芽性）
Transitional（mixed）	移行性（混合性）
Psammomatous	砂粒腫性
Angiomatous	血管腫性
Microcystic	微小嚢胞性
Secretory	分泌性
Lymphoplasmacyte-rich	リンパ球・形質細胞に富む
Metaplastic	化生型
Chordoid	脊索腫様
Clear cell	明細胞
Atypical	異形成
Papillary	乳頭状
Rhabdoid	ラブドイド
Anaplastic（malignant）	退形成（悪性）
Mesenchymaltumours	間葉系腫瘍
Lipoma	脂肪腫
Angiolipoma	血管性脂肪腫
Hibernoma	冬眠腺腫
Liposarcoma	脂肪肉腫
Solitary fibrous tumour	孤立性線維性腫瘍
Fibrosarcoma	線維肉腫
Malignant fibrous histiocytoma	悪性繊維性組織腫
Leiomyoma	平滑筋腫
Leiomyosarcoma	平滑筋肉腫
Rhabdomyoma	横紋筋腫
Rhabdomyosarcoma	横紋筋肉腫
Chondroma	軟骨腫
Chondrosarcoma	軟骨肉腫
Osteoma	骨　腫
Osteosarcoma	骨肉腫
Osteochondroma	骨軟骨腫
Haemangioma	血管腫
Epithelioid haemangioendothelioma	上皮腫性血管内皮腫
Haemangiopericytoma	血管周皮腫
Anaplastic haemangiopericytoma	異型性血管周皮腫

Angiosarcoma	血管肉腫
Kaposi sarcoma	カポシ肉腫
Ewing sarcoma-PNET	ユーイング肉腫－末梢性未熟外胚葉性腫瘍
Primary melanocytic lesions	原発性色素性病変
Diffuse melanocytosis	びまん性メラノサイトーシス
Melanocytoma	黒色細胞腫
Malignant melanoma	悪性黒色腫
Meningeal melanocytosis	髄膜性メラノサイトーシス
Other neoplasms related to the meninges	髄膜と関係する他の腫瘍
Hanemangioblastoma	血管芽腫
Lymphomas and Hemopoietic Neoplasms	リンパ腫と造血性腫瘍
Malignant lymphomas	悪性リンパ腫
Plasmacytoma	形質細胞腫
Granulocytic sarcoma	顆粒球性肉腫
Germ cell Tumors	胚細胞性腫瘍
Germinoma	胚細胞腫
Embryonal carcinoma	胎児性癌
Yolk sac tumor	卵黄嚢腫瘍
Teratoma	奇形腫
Mature	成熟型
Immature	未熟型
Teratoma with malignant transformation	悪性転化した奇形腫
Mixed germ cell tumour	混合性胚細胞性腫瘍
Tumors of the Sellar Region	トルコ鞍部腫瘍
Craniopharyngioma	頭蓋咽頭腫瘍
Adamantinomatous	エナメル上皮型
Papillary	乳頭型
Granular cell tumour	下垂体後葉顆粒細胞腫
Pituicytoma	下垂体細胞腫
Spindle cell oncocytoma of the adenohypophysis	腺下垂体の紡錘形膨大細胞腫※

※は新しく追加された腫瘍

Ⅳ-2. 星細胞

河本 圭司
関西医科大学脳神経外科

キーワード
WHO 分類, グリオーマ, Astrocytoma, Glioblastoma

1. グリオーマとは

　グリオーマ（glioma）はグリアが増殖した腫瘍で, 星細胞腫, 乏突起膠腫, 上衣腫がある。この中で, 星細胞腫の頻度が高いため, グリオーマといえば通常星細胞腫を指すことが多い[1]。星細胞腫は WHO 分類によりⅠ～Ⅳに分類されており, grade Ⅲ は退形成星細胞腫, grade Ⅳ は膠芽腫で, 星細胞腫は通常 low grade をいう。grade Ⅲ, Ⅳ を悪性グリオーマ, high grade astrocytoma とよぶ[2]。

2. 星細胞腫（grade Ⅰ, Ⅱ）

1) 発生部位

　脳実質内に浸潤性に発育し, 成人では大脳半球に多いが脳実質外に伸展することもある。小児では小脳半球, 脳幹, 視神経交叉, 視床下部に発生しやすい[2]。前頭葉に多く, 基底核, 視床, 小脳, 橋（図1）などに発生する。

2) 症　状

　一般にてんかん発作, 片麻痺, 頭痛などの軽い頭蓋内圧亢進症状が先行する。頭痛, 嘔吐などが増強する。精神症状が主体のこともある。数週間から数年と差があるが, 徐々に悪化する[3,4]。

3) 光顕像

　線維性星細胞腫：細胞突起に富む。類円形～紡錘形の核をもつ（図2）。

　原形質性星細胞腫：細胞質に富む。類円形でクロマチンに富む核がみられる。

　肥満性星細胞腫：やや大きい細胞で, 核が偏在する。

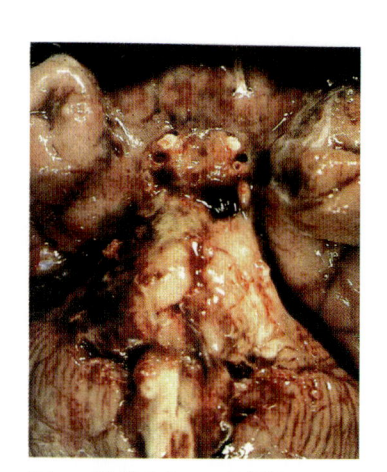

図1　橋グリオーマの剖検
橋の肥厚がみられる。

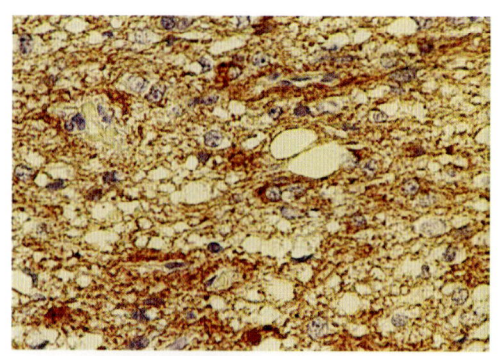

図2　線維性星細胞腫（×100）
GFAP 染色, 細胞突起がよく発達している。

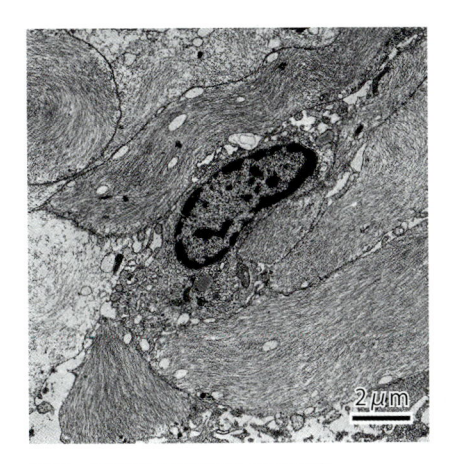

図3 線維性星細胞腫の電顕像
細胞質内に豊富なグリアフィラメントがみられる。Bar = 2μm

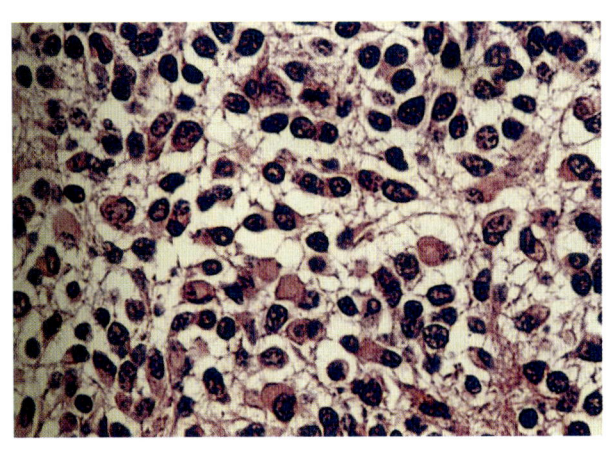

図4 退形成星細胞腫
核クロマチンの増加，大小不同（HE染色，×400）

4) 特　染
GFAP染色：細胞質，突起，線維とも茶〜褐色

5) 電顕像
特徴は顕著なグリアフィラメント。約9nmの経で中間経フィラメントから構成される（図3）。グリアのフィラメントに伴う顆粒状の構造物が，電顕でみられるRosenthal fiberに相当する。胞体から微絨毛または偽足様の突起のものもある。末梢部の突起の断面は円形または楕円形で，原形質性と線維性星細胞腫の区別が困難なことがある。

3. 退形成星細胞腫（grade III）

1) 発生部位，症状
星細胞腫と一致する。

2) 光顕像
細胞密度が高く，細胞異形性，分裂像に富む（図4）。

3) 電顕像
核型の不整，明瞭な核小体，細胞小器官の増加，細胞質内のグリアフィラメントの減少，細胞突起の短小化がみられる。

4. 膠芽腫（grade IV）

1) 発生部位
大脳半球に多く，特に前頭葉，側頭葉に好発する。脳梁をこえて反対側におよぶと，蝶形の"butterfly pattern"とよばれる。

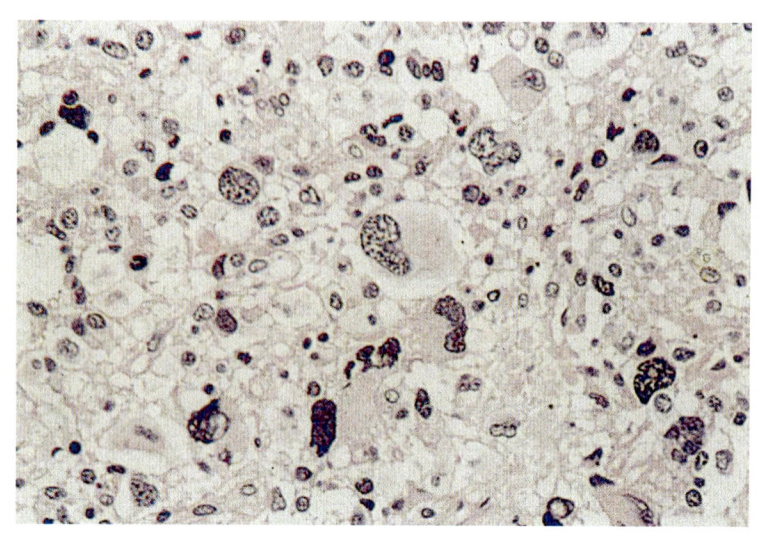

図 5　膠芽腫
核異型，巨細胞，分裂像がみられる。

2）光顕像

基本的にはグリアの突起を有し，星細胞腫の最も悪性像を呈する腫瘍である。大小様々な円形 — 紡錘形 — 不整形の多形性，分裂像が多い。血管内皮細胞の増殖と壊死がみられ，この周辺に腫瘍細胞の柵状配列をみる（図5）。

3）電顕像

星細胞腫の所見に加え，核の異形性，大小不同，細胞質細胞突起ないにはグリアフィラメントがみられ，細胞内小器官（リボゾーム，粗面小胞体）もよく発達している。ときに核内封入体がみられる。

4）治　療

手術により可及的に切除し，ときに脳葉切除を行うこともある。全摘は困難なため術後放射線療法，ニスムチン（ACNU）による化学療法，インターフェロンによる免疫療法を加えた集学的治療が行われている。

文　献

1) Louis DN, Ohgaki H, Wiestler OD, et al.：WHO Classification of Tumours of the Central Nervous System. IARC, Lyon：2007
2) 河本 圭司 編集：疾患別，画像・電顕アトラス，1．脳腫瘍：金芳堂，京都，1992
3) 太田 富雄 他（訳）：星状細胞腫：金芳堂，京都，1997
4) 河本 圭司 編集：脳腫瘍臨床病理カラーアトラス第3版：医学書院，東京，2009
5) 河本 圭司 編集：イラストレイテッド　脳腫瘍外科学：医学書院，東京，2011

IV-3. 乏突起膠腫 : oligodendroglioma

佐藤 一史[1]，北井 隆平[2]，竹内 浩明[2]，菊田 健一郎[2]

福井大学医学部附属病院手術部[1]
福井大学医学部脳脊髄神経外科[2]

キーワード
乏突起膠腫，honeycomb appearance，chicken wire pattern，minigemistocyte，1p/19q 欠失

1. 定 義

主に成人の大脳半球に発生する。乏突起膠細胞に類似した腫瘍細胞からなる脳腫瘍である。すなわち，円形の核を持ち，細胞体が明るく抜けて細胞膜が明瞭な細胞が集簇して蜂巣状構造を呈する。WHO 分類（2007）[1]では，乏突起膠細胞類似の分化型の腫瘍細胞で構成されるびまん浸潤性の腫瘍としている。悪性度は grade II である。

2. 病 理 [1, 2]

細胞質が明るく抜け（perinuclear halo），類円形の核が中心にある腫瘍細胞が敷石状に配列する（蜂巣状構造：honeycomb appearance/目玉焼き像：fried egg appearance）（図 1）。細胞質の抜けた部分は固定・包埋段階でのアーチファクトである。腫瘍血管は網目状（chicken wire pattern）を示し，血管近傍に小石灰化巣がみられる。核が偏在し，好酸性の細胞質をもった minigemistocyte がしばしば出現する。signet-ring cell や eosinophilic granular cell を認めることがある。退形成性乏突起膠腫（anaplastic oligodendroglioma）では細胞密度の増加，核の異型性，核分裂像，微小血管増生，壊死がみられ（図 2），悪性度は grade III である。

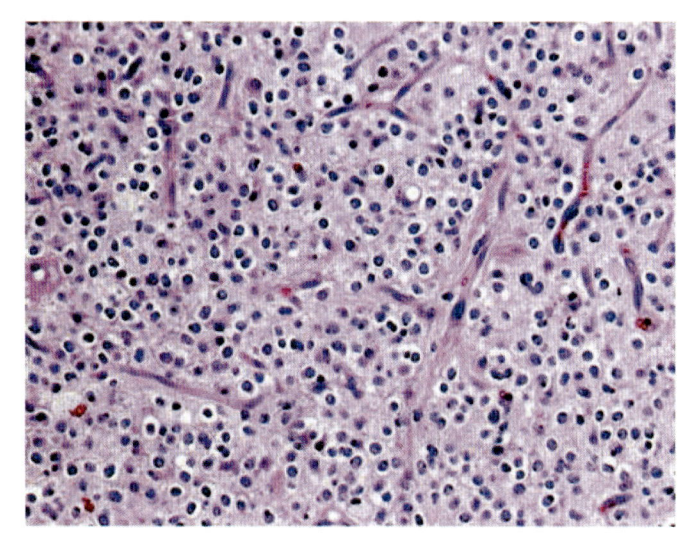

図 1 乏突起膠腫

HE 染色。蜂巣状構造（honeycomb appearance）を認める。腫瘍血管は chicken wire pattern を示している（中拡大）。

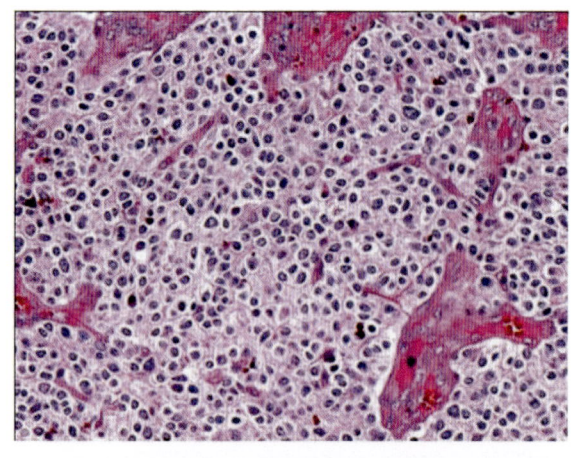

図2 退形成性乏突起膠腫

HE染色。細胞密度の増加, 核の異型性, 微小血管増生がみられる（中拡大）。

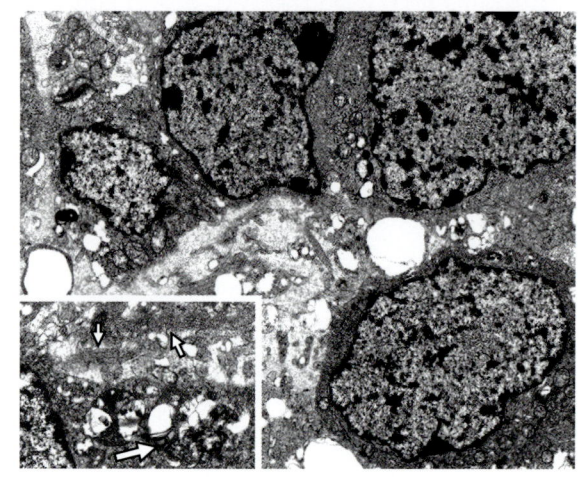

図3 乏突起膠腫

電顕。細胞質内にミトコンドリア, 粗面小胞体がみられる（× 2,500）。
挿入図：細胞質内に concentric lamination（大矢印）, 細胞突起内に微小管（小矢印）がみられる（× 6,000）。

　乏突起星細胞腫（oligoastrocytoma）は, 乏突起膠腫とびまん性星細胞腫の明瞭な2つの成分が混在する乏突起膠細胞系の腫瘍である（grade Ⅱ）。退形成性乏突起星細胞腫（anaplastic oligoastrocytoma）では細胞密度の増加, 核の異型性, 多形性, 核分裂像がみられる（grade Ⅲ）。

1) 免疫染色

　乏突起膠腫に特異的なマーカーは現在のところない。olig2 に陽性であるが, 他の多くの神経膠腫でも陽性となるため診断根拠にはならない。ただし陰性の場合は乏突起膠細胞由来の腫瘍を否定できるとされる。GFAP は蜂巣状構造の大部分は陰性であり, minigemistocyte は強陽性である。正常の乏突起膠細胞は myelin basic protein（MBP）に陽性であるが, 腫瘍細胞は陰性である。

2) 電　顕

　多彩な所見が報告されている。細胞質内にはミトコンドリア, 粗面小胞体, 微小管, ライソゾーム, 多角結晶構造, concentric lamination などがみられるが, いずれも非特異的な構造物であり診断を決定付けるものではない[2]（図3）。シナプスや神経分泌顆粒が恒常的に観察されたとの報告もある[3]。

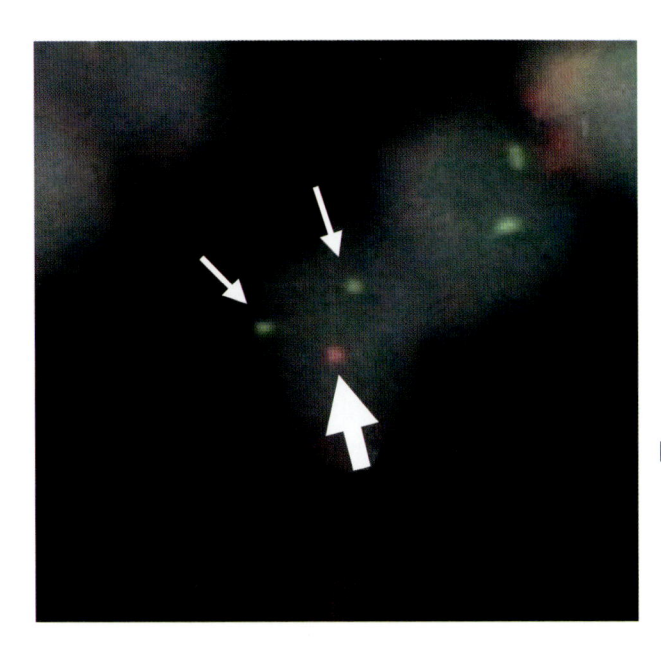

図4 1p 欠失例（FISH 法：1p36/1q25 の dual-color probes 使用）

1p36 が核内に一個（大矢印，赤色）のみであり，相同性を欠いている。1q25 は核内に2個（小矢印，緑色）認め，相同性がある。

3. 分子生物学的所見

乏突起膠腫の約80％で1pと19qの部分的な欠失を認める（図4）。退形成性乏突起膠腫では40〜60％である。悪性例では9p欠失が25〜40％にみられる。びまん性星細胞腫に高頻度である p53 の異常は稀である。

4. 乏突起膠腫の診断上の問題点

乏突起膠腫の定義は「腫瘍細胞が正常の乏突起膠細胞に形態学的に類似する」腫瘍である。すなわち，乏突起膠腫唯一の診断基準は，組織の固定・包埋段階でのアーチファクトである「蜂巣状構造」である。現在まで乏突起膠細胞由来という根拠を示した報告はない。また，類似の所見を呈する傍側脳室腫瘍の多くが神経細胞腫であったり，大脳半球発生の腫瘍にも上衣腫が稀ならず含まれることが近年報告されている。最近，乏突起膠腫では免疫染色や電顕的に神経細胞由来の所見を示すことがあるという報告も散見され[4]，その位置付けは混迷しているともいえる。分子生物学的に1p/19q欠失が高頻度であることが強調されているが，必須ではなく診断確定の根拠にはならない。したがって，乏突起膠腫の診断は，光顕上類似の所見を呈する神経細胞腫，上衣腫，dysembryoplastic neuroepithelial tumor（DNT），血管芽腫，腎細胞癌等を除外診断する以外にないのが現状である。

文　献

1) Reifenberger G, et al.：Oligodendroglioma. WHO classification of tumours of the central nervous system, 4th edn, IARC, Lyon：54-62, 2007
2) 久保田紀彦：乏突起膠腫，脳腫瘍の病理と臨床，第2版：診断と治療社，95-105, 2008
3) Vyberg M et al.：Histopathology 50：887-96, 2007
4) Perry A, et al.：J Neuropathol Exp Neurol 61：947-55, 2002

IV - 4. 脳室上衣細胞性腫瘍

上松 右二
和歌山県立医科大学保健看護学部

キーワード
anaplastic ependymoma, ependymal tumor, ependymoma

はじめに

中枢神経系内の上衣性細胞を起源とする腫瘍でWHO分類では，① subependymoma (grade I) ② Myxopapillary ependymoma (grade I) ③ Ependymoma (grade II) ④ Anaplastic ependymoma (grade III)に分類される[1]。代表的な後2者を述べる。

1. Ependymoma (上衣腫) [1, 2]

1) 定 義

脳室／脊髄中心管の上衣細胞から起こる緩徐発育する小児／若年成人の腫瘍である。

2) 光顕所見

境界明瞭で，腫瘍細胞は均一な類円形～楕円形の核，発達した細胞質と単極性の細胞突起を有する。嚢胞，石灰化，出血をしばしば認め，稀に軟骨や骨形成もきたす。血管周囲性偽ロゼット (perivascular pseudorosette) が特徴的パターンで，その他 ependymal rosette や lining も一部にみられる (図1)。亜型として，① cellular ② papillary ③ clear cell ④ tanycytic に分類される。

3) 免疫組織学的所見

GFAP，S-100P，vimentin に細胞突起優位に陽性を示し，EMA (epithelial membrane antigen) には細胞表面では線状に，細胞間や細胞体内ではドット～リング状に陽性を示す。この所見は，電顕所見での微小管腔に一致する (図2)[3]。

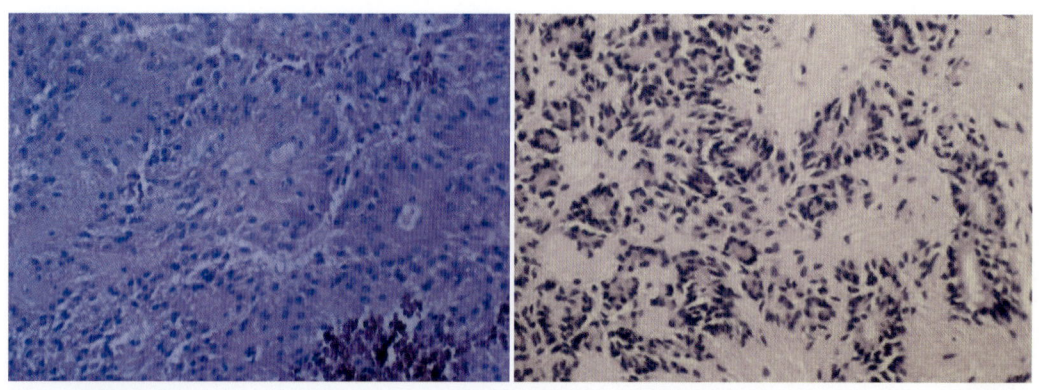

図1 血管周囲性偽ロゼット (perivasccular pseudorosette) と ependymal rosette がみられる。(HE染色, ×200)

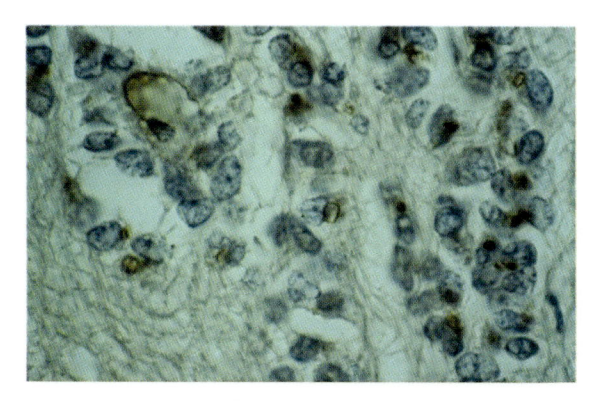

図2 EMAには細胞表面では線状に，細胞間や細胞体内ではドット〜リング状に陽性を示す。（EMA免疫染色，×400）

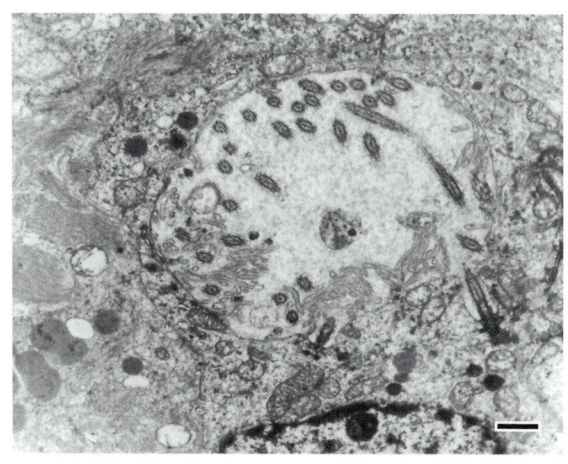

図3 細胞表面にcilia，microvilliを，細胞内にglial filamentである中間径繊維を認める。bar＝2μm

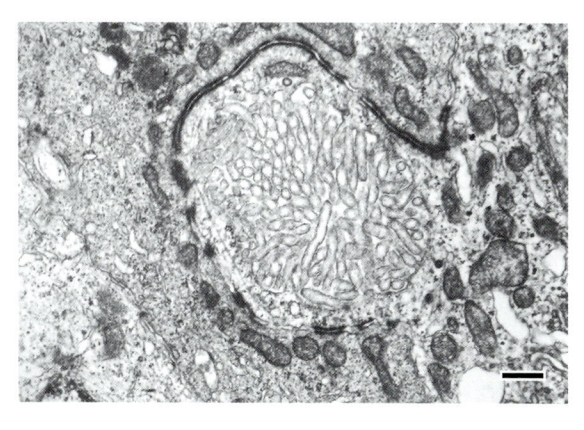

図4 細胞間にdesmosome様の発達した接着装置と細胞質に嵌入したmicrovilliを認める。bar＝2μm

4）電顕所見

ependymaの特徴構造を細胞表面にはcilia，microvilliとして，細胞間にはdesmosome様の発達した接着装置として認める。しばしば，ciliaやmicrovilliは細胞質に嵌入する。細胞内には，astrocyteの性格のglial filamentである中間径繊維を認める（図3，4）。

5）分子生物学的所見

染色体異常では22q，6q，9q欠失の報告が多い。脊髄発生例ではNF2遺伝子変異がよくみられ，13，14q/14欠失の報告がある。

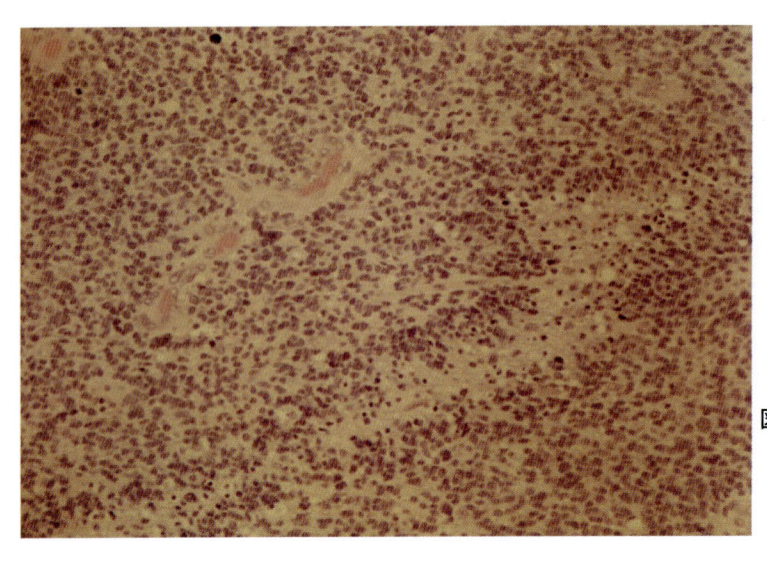

図5 血管周囲性偽ロゼットを示すが，ependymomaより未分化で高細胞密度，核分裂像，壊死を認める。（HE染色，×100）

2．Anaplastic ependymoma（退形成性上衣腫）[1,4]

1）定　義
　成長が早く予後不良（特に小児）の上衣細胞性分化を示す悪性のグリオーマであり，組織学的悪性所見として高分裂能を示し，微小血管増生とpseudopalisadingを伴う壊死をしばしば伴う。

2）光顕所見
　前者のependymoma同様，血管周囲性偽ロゼット（perivasccular pseudorosette）が特徴的パターンであるが，前者より未分化で細胞密度も高く，核分裂像も明らかである。定義どおり微小血管増生と壊死をしばしば示す（図5）。

3）免疫組織学的所見
　前者のepnedymoma同様の所見であるが，より未分化のため発現の程度は減少する。

4）電顕所見
　前者のependymoma同様にependymaの特徴構造であるcilia，microvilli，desmosome様の発達した接着装置を認めるが，未分化のためその発達は不良である。

5）分子生物学的所見
　前者のependymomaの異常以外に10q欠失，1q増幅の報告がある。

参考文献
1) Lehman NL：J Neuropathol Exp Neurol 67：177-188, 2008
2) 川野 信之 他，日本脳腫瘍病理学会編：脳腫瘍臨床病理カラーアトラス 第3版：52-55, 2009
3) Uematsu Y et al.：Acta Neuropathol (Berl) 78：325-328, 1989
4) 佐藤 一史 他，日本脳腫瘍病理学会編：脳腫瘍臨床病理カラーアトラス 第3版：56-57, 2009

IV-5. 中枢性神経細胞腫
Central neurocytoma, Extraventricular neurocytoma

北井 隆平[1], 竹内 浩明[1], 菊田 健一郎[1], 久保田 紀彦[1], 佐藤 一史[2]

福井大学医学部 脳脊髄神経外科[1]
福井大学医学部 附属病院手術部[2]

キーワード

neurocytoma, honeycomb appearance, synaptophysin, dense core vesicles, clear vesicles

1. 定義と歴史

　均一な小型円形の細胞で構成される腫瘍である。腫瘍細胞は明るい細胞体のなかに丸い核を有し神経細胞系に分化を示す。Monro孔に付着し側脳室に成長するものが典型例である（Central neurocytoma）。脳実質内にも同様の腫瘍が生じる（Extraventricular neurocytoma）。20～40歳代に発症することが多く，予後は良好（WHO grade II）である。Hassounらが1982年に2例の側脳室内腫瘍が神経細胞由来であることを電顕観察で証明して以来，本名称が受け入れられてきた[1]。従来midline oligodendrogliomaと診断されていた大部分が本カテゴリーに属すると考えられている。

2. 病理

　症例の3/4は側脳室に発生し，1/4は第3脳室に突出する。Subependymal plateに存在するneuroglial precursor cellが腫瘍起源と考えられている。肉眼的に腫瘍は軟らかく境界は明瞭である。石灰化や囊胞を伴うこともある。HE標本では，比較的均一な円形の細胞がシート上に増殖する所見である（図1）。細胞はPerinuclear haloを有し，clear cell tumorの印象を有する。Neuropil様の線維状の広い無核帯も混在する（図1，矢頭）。細胞間には毛細血管が散在する。Pineocytoma様の大きなrosetteや上衣腫でみられるようなperivascular pseudorosetteもみられることがある。微小血管増生や分裂像，壊死を伴う悪性例も報告されている[2]。Perinuclear haloを有する細胞が主体をなしhoneycomb appearanceが目立つようになると，いわゆるoligodendrogliomaとはHEで鑑別は不可能となる。免疫染色あるいは電顕で神経細胞系への分化の証明が必要である。

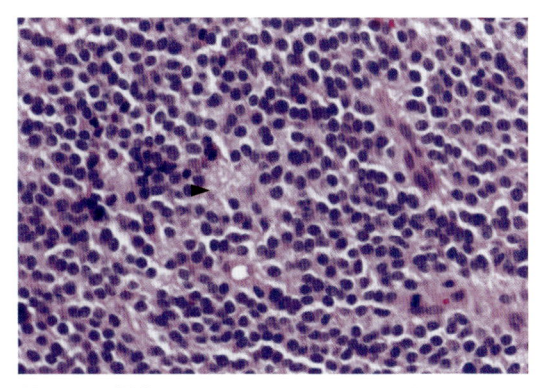

図1　HE標本
　円形の核を持つ腫瘍細胞がシート状に増殖，Perinuclear haloを有する。細胞突起にが集簇しNeuropil様の所見（矢頭）を呈する（×100）。

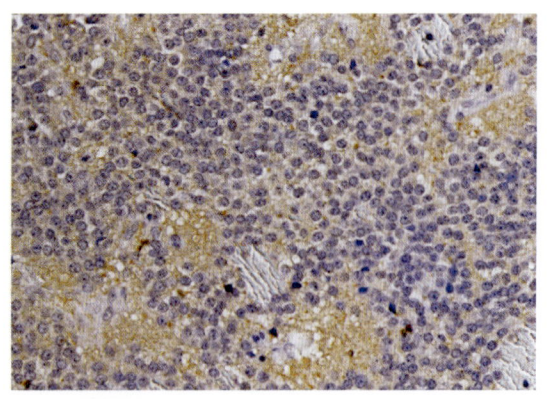

図2　免疫染色
　Synaptophysin：腫瘍細胞に顆粒状に陽性所見。Neuropil 様部分も明瞭に陽性（× 100）。

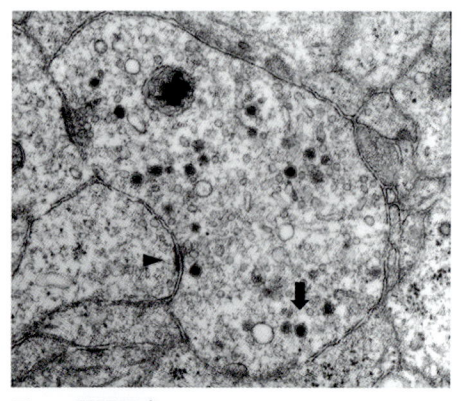

図3　電顕写真
　多数の細胞突起が密着している。dense core vesicle（矢印），シナプス様構造（矢頭）（× 12,000）。

1）免疫染色

　神経細胞系への分化を証明するには Synaptophysin が最も信頼できるマーカーである（図2）。Neu-N も高い陽性率を示す。小型細胞は Chromogranin A や Neurofilament は陰性のことが多い。GFAP 陽性細胞は腫瘍内に取り込まれた反応性アストロサイトのことが多いが，腫瘍細胞も陽性を示しグリア系への分化を示唆する所見と解釈されている。

2）電　顕

　微細なクロマチンを有し，明瞭な核小体を含む円形核を有する細胞である。細胞体には mitochondria, rough ER, Golgi 装置がみられる。中間径線維はほとんどない。特記すべき点は多くの細胞突起が密着しており，突起内には microtubules, dense core vesicles, clear vesicles の存在である（図3）。シナプス類似構造もみられ，神経系に分化していることが証明される（図3矢頭）。一枚の電顕写真で診断が確定する。

3．分子生物学的所見

　一定の遺伝子異常は報告されていない。p53 異常や EGFR の増幅については関与していないようである。Oligodendroglioma で頻度の高い 1p, 19q の欠失はこの腫瘍では頻度が少なく，別の腫瘍群を示唆する[3]。

文　献

1) Hassoun J, et al.：Acta Neuropathol 56：151-156, 1982
2) Kuchiki H, et al.：Brain tumor pathology 19：105-110, 2002
3) Tong CY, et al.：Histopathology 37：160-165, 2000

IV - 6. 胎児性腫瘍

竹内 浩明
福井大学医学部脳脊髄神経外科

キーワード
髄芽腫，中枢神経系原始神経外胚葉性腫瘍，非定型奇形腫様，ラブドイド腫瘍

胎児性腫瘍（embryonal tumors）はWHO分類（2007年改訂）にて髄芽腫（medulloblastoma），中枢神経系原始神経外胚葉性腫瘍（central nervous system primitive neuroectodermal tumor），非定型奇形腫様・ラブドイド腫瘍（Atypical teratoid/rhabdoid tumor）の3つに分類された。いずれもWHO grade IVで悪性である。

1. 髄芽腫

小児の小脳に好発する悪性で浸潤性の胎児性腫瘍で神経細胞への分化を呈することが多く，髄液播種をきたすのが特徴である。HE染色では小型類円形の細胞質に乏しい細胞が密に増殖し，特定の構造をとらない未分化な細胞の増生が基本所見で，核は円形からにんじん様で核分裂像が散見される（図1）。Homer Wrightロゼットもしばしば観察される。免疫染色では神経系マーカー（シナプトフィジン，ニューロフィラメント）に陽性である（図2）。電顕では腫瘍細胞が未分化なものは特徴的な所見はなく，細胞内小器官も乏しい（図3）[1]。

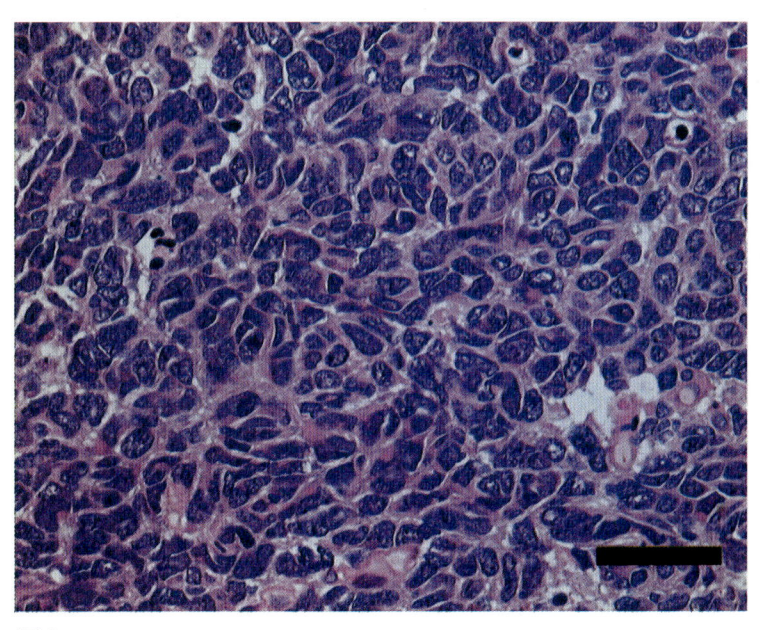

図1
　核は円形からにんじん様で細胞質に乏しい細胞が密に増殖し，核分裂像が散見される（Bar = 50μm）。

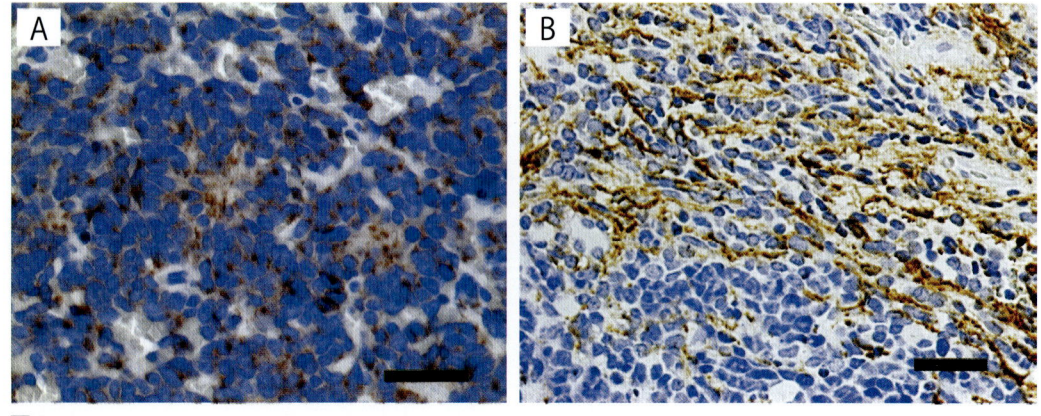

図2
A：シナプトフィジン免疫染色（細胞体およびロゼット内が陽性である）（Bar = 50μm）。
B：ニューロフィラメント免疫染色（Bar = 50μm）

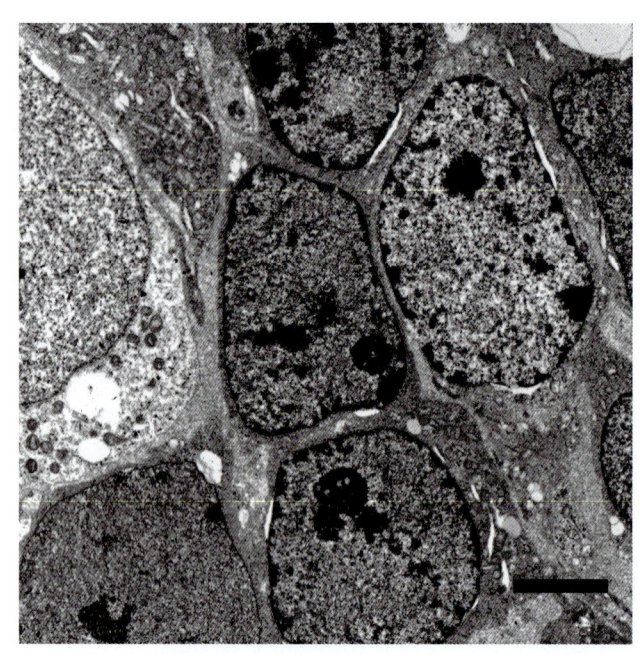

図3　電　顕

細胞内小器官や細胞間接着装置の乏しい未分化な腫瘍細胞が密に増殖している（Bar = 5μm）。

2. 髄芽腫の亜型

1）Desmoplastic/nodular medulloblastoma

腫瘍細胞が細網線維で島状に分画されているのが特徴で成人の小脳に好発。

2）Medulloblastoma with extensive nodularity

腫瘍細胞が結節状に増殖し，Desmoplastic/nodular medulloblastoma に似るが腫瘍細胞群を分ける結節部分は neuropil 様であり，神経系マーカー（シナプトフィジン，ニューロフィラメント）に陽性である。以前には cerebral neuroblastoma とよばれていた腫瘍の大半がこれにあたる。腫瘍細胞は小型で neurocytoma に類似する。

3) Anaplastic medulloblastoma
組織全体に核異型性が強い腫瘍で核分裂像も多い。

4) Large cell medulloblastoma
腫瘍細胞が一様に大きく，明瞭な核小体を有する。Anaplastic medulloblastoma と類似とする考えもある。

3. 亜型ではないが組織学的特徴を有する medulloblastoma

1) Medulloblastoma with myogenic differentiation（medullomyoblastoma）
横紋筋細胞様の細胞が認められることがあり，以前は medullomyoblastoma とし亜型とされていたが，現在では独立した亜型にする意味がないということで上記名称となった。免疫染色でデスミン，ミオグロブリン，muscle-specific actin が陽性である。

2) Medulloblastoma with melanotic differentiation（melanocytic medulloblastoma）
上皮様の細胞内にメラニン含有している細胞があり，以前は melanocytic medulloblastoma と区分されていたが，現在は medullomyoblastoma 同様上記名称となった。免疫染色で S100 陽性である。メラニンは電顕所見より oculocutaneous melanin で網膜への分化が示唆されている。

4. 中枢神経系原始神経外胚葉性腫瘍

小児から成人の大脳半球，脳幹，（脊髄）に発生し，未分化な神経上皮細胞あるいは神経系やグリア系や上衣系に分化した細胞からなる腫瘍群である。神経系にのみ分化したものは cerebral neuroblastoma，神経節細胞（ganglion cell）があるものは ganglioneuroblastoma とよぶ。神経管を構成する腫瘍は類上皮腫（medulloepithelioma），ependymoblastic rosette を構成する腫瘍は上衣芽腫（ependymoblastoma）とよぶ。

5. 非定型奇形腫様・ラブドイド腫瘍

乳幼児に好発する非常に悪性な胎児性腫瘍でラブドイド細胞（rhabdoid cell）を含んでいるのが特徴である。腫瘍内には未分化な神経外胚葉細胞や上皮系，間葉系，神経系，グリア系などに分化した細胞が認められる。INI1/hSNF5 遺伝子異常が認められる。

参考文献
1）久保田 紀彦 他：脳腫瘍の病理と臨床，改訂第2版：155-176，診断と治療社，東京，2008

Ⅳ-7. 髄膜腫：meningioma

佐藤 一史[1]，北井 隆平[2]，竹内 浩明[2]，菊田 健一郎[2]

福井大学医学部附属病院手術部[1]
福井大学医学部脳脊髄神経外科[2]

キーワード

髄膜腫，whorl，EMA，interdigitation，NF2遺伝子

1. 定 義

くも膜顆粒を構成する細胞から発生する腫瘍である。くも膜顆粒表層のarachnoid cap cellが髄膜皮性髄膜腫に，中心部のfibrous core cellが線維性髄膜腫に腫瘍化したと推定される。

2. 病 理[1,2,3]

WHO分類では以下の15亜型が記載されている。

1）髄膜皮性髄膜腫：meningothelial meningioma（grade I）（図1）

髄膜腫の基本構造で，数十〜数百個の腫瘍細胞群が線維性結合組織で区画された小葉を形成する。合胞体形成が頻繁で細胞境界は不明瞭である。また細胞のシート状配列がよくみられ，一部に渦状紋（whorl）を形成する。

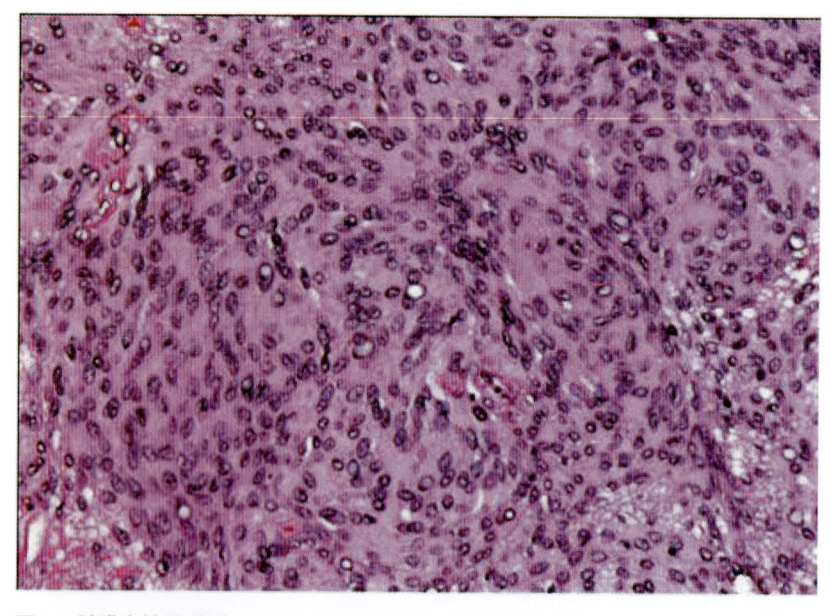

図1 髄膜皮性髄膜腫
HE染色。腫瘍細胞がシート状配列している（中拡大）。

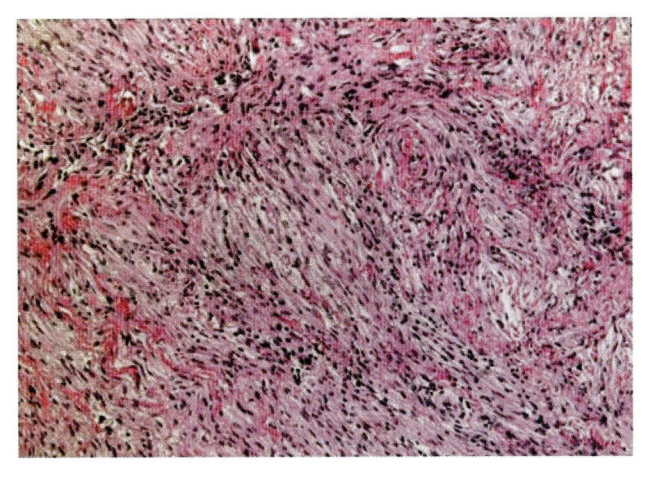

図2 線維性髄膜腫
　HE染色。線維芽細胞に類似した紡錘形の腫瘍細胞が柵状に配列している（弱拡大）。

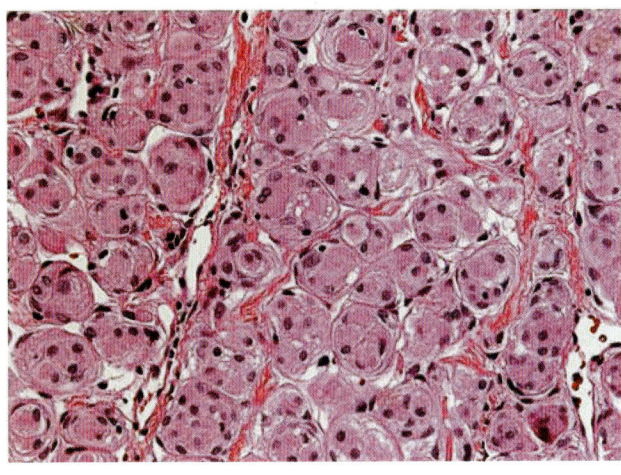

図3 移行性髄膜腫
　HE染色。玉ねぎ様の構造（onion-bulb）がみられる（中拡大）。

2) 線維性（線維芽細胞性）髄膜腫：fibrous (fibroblastic) meningioma (grade I)（図2）

　線維芽細胞に類似した紡錘形の細胞が柵状に配列する。これも髄膜腫の基本構造である。腫瘍細胞間には膠原線維や好銀線維が発達している。

3) 移行性（混合性）髄膜腫：transitional (mixed) meningioma (grade I)（図3）

　髄膜皮性と線維性の中間的なもので，渦状紋が顕著なものがある。渦状紋の中心にしばしば砂粒体（psammoma body）を形成する。小葉構造や柵状構造が混在し，玉ねぎ様の構造（onion-bulb）もみられる。もっとも頻度の高い組織型で，髄膜腫の約65％を占める。

4) 砂粒腫性髄膜腫：psammomatous meningioma (grade I)

　多数の砂粒体が形成され，非常に硬い。砂粒体が密となり髄膜腫の組織像がほとんどみられなくなることもある。

5) 血管腫性髄膜腫：angiomatous meningioma (grade I)

　髄膜腫細胞の間隙に多数の大小様々な血管がみられる。血管壁の厚いもの（硝子化）が多い。大小の核を有して明るい細胞質をもつものが多いが，ほとんどの症例で一部に髄膜腫の基本構造が観察される。

6) 微小嚢胞性髄膜腫：microcystic meningioma（grade I）
　腫瘍細胞の細長い突起がレース状となり，多数の微小嚢胞を形成している（細胞外空胞）。また，細胞質内に多数の空胞を形成し，空胞にはグリコーゲンや PAS 陽性物質を含有することがある（細胞内空胞）。

7) 分泌性髄膜腫：secretory meningioma（grade I）
　細胞質内に偽砂粒体（pseudopsammoma body, hyaline inclusion）とよばれるエオジン好性で PAS 陽性の小体を形成する。偽砂粒体を囲む腫瘍細胞は上皮細胞性マーカーの cytokeratin と EMA，また CEA にも陽性である。

8) リンパ球・形質細胞に富む髄膜腫：lymphoplasmacyte-rich meningioma（grade I）
　炎症細胞の浸潤が顕著で，polyclonal なリンパ球や形質細胞が出現する。腫瘍の一部に髄膜細胞の集簇や渦状紋の構造を見出すことが診断のポイントである。

9) 化生性髄膜腫：metaplastic meningioma（grade I）
　髄膜腫細胞が間葉系細胞に化生し，部分的に脂肪，骨，軟骨，粘液などを形成する。

10) 明細胞髄膜腫：clear cell meningioma（grade II）
　グリコーゲン顆粒が組織固定の際に抜け落ちるために細胞質が明るくみえる。膠原線維の小球が多数みられ，この線維塊を取り囲む腫瘍細胞膜に沿って基底膜が増生する。

11) 脊索腫様髄膜腫：chordoid meningioma（grade II）
　脊索腫の組織像と類似した索状構造を示すが physaliphorous cell はみられない。基質にはムコ多糖類を多く含む。慢性炎症細胞の浸潤がみられる。

12) 異型性髄膜腫：atypical meningioma（grade II）
　腫瘍細胞密度の増多，明瞭な核小体，核分裂像，高い核細胞比，壊死像を示す。核分裂像は 10 強拡大視野で 4～5 個以上とされる。髄膜腫の基本構造が乱れて patternless に配列する。

13) 乳頭状髄膜腫：papillary meningioma（grade III）
　腫瘍細胞が血管周囲に乳頭状に増殖する。乳頭状配列は通常部分的で，髄膜腫の他のいずれの組織型も混在しうる。

14) ラブドイド髄膜腫：rhabdoid meningioma（grade III）
　核が偏在しエオジン好性の細胞質をもつ腫瘍細胞がシート状に配列する。核小体が明瞭である。細胞質内にエオジン好性の封入体様の線維塊がみられ，ビメンチンに陽性である。

15) 退形成性（悪性）髄膜腫：anaplastic (malignant) meningioma（grade III）
　異型性髄膜腫よりもさらに悪性傾向を示し，10 強拡大視野に 20 個以上の核分裂像を認める。通常，髄膜腫の基本的構造は残存し微細構造上もその特徴をみいだせる。

(1) 免疫染色
　通常，ビメンチンと EMA に陽性である。

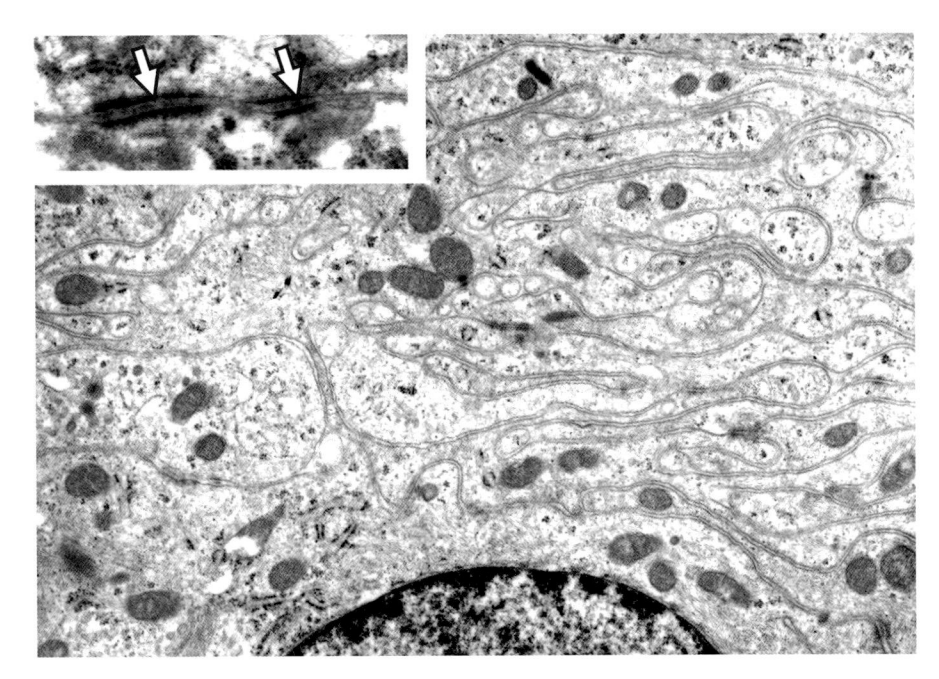

図4　髄膜皮性髄膜腫
電顕。細胞膜の interdigitation が多くみられる（×10,000）。
挿入図：デスモゾーム（矢印，×30,000）。

(2) 電　顕

　腫瘍細胞突起が嵌合する interdigitation が特徴で，デスモゾームなどの細胞間接着装置が多数みられる（図4）。また中間径線維（ビメンチン）が豊富である。これらの所見はほとんどの亜型に共通である。

3. 分子生物学的所見 [1,2]

　孤発性髄膜腫の60%に腫瘍細胞のNF2遺伝子（22q）の異常がみられる。組織型では，線維性や移行性髄膜腫の70〜80%，髄膜皮性髄膜腫の25%にNF2遺伝子変異を認める。染色体異常として1p，6q，9q，10q，14q，17q，18qの欠失などの報告がある。

文　献

1) Perry A, et al：Meningioma. WHO classification of tumours of the central nervous system. 4th edn, IARC, Lyon：164-172, 2007
2) 久保田紀彦：髄膜腫，脳腫瘍の病理と臨床，第2版：184-99，診断と治療社，2008
3) 佐藤一史，久保田紀彦：髄膜腫の画像と病理，VIDEO JOURNAL of Japan Neurosurgery Vol.12, No.2：2004

Ⅳ-8. 神経鞘腫

古瀬 元雅, 黒岩 敏彦
大阪医科大学脳神経外科

キーワード
　Antoni A 型, Antoni B 型, NF2 遺伝子, シュワン細胞, palisading

1. 神経鞘腫とは

　末梢神経の周囲にある髄鞘から発生する。末梢神経の髄鞘はシュワン細胞によって形成されており, 神経鞘腫はシュワン細胞から発生する腫瘍である。運動神経より感覚神経に発生し, 脳神経では聴神経から発生することが最も多く (70〜80%), なかでも前庭神経から発生することがほとんどで, 下前庭神経から発生する頻度が高い。次いで多い脳神経は三叉神経である。ほとんどが WHO 脳腫瘍分類グレード 1 の良性腫瘍である。多発性の神経鞘腫は神経線維腫症 2 型や神経鞘腫症 (schwannomatosis) と関連している[1]。

2. 臨床像 (図 1)

　全脳腫瘍の 10.4%で, 小脳橋角部腫瘍の 88.6%を占める。成人に好発し 40〜60 歳代にピークを認め, やや女性に多い[2]。脊髄神経鞘腫は頭蓋内腫瘍に比べてやや若年発症で, 男性に多い。症状は発生する神経に由来するが, 前庭神経鞘腫は, 聴力低下や耳鳴などの蝸牛神経の症状にて発症することが多い。三叉神経鞘腫では三叉神経のどの部位 (中頭蓋

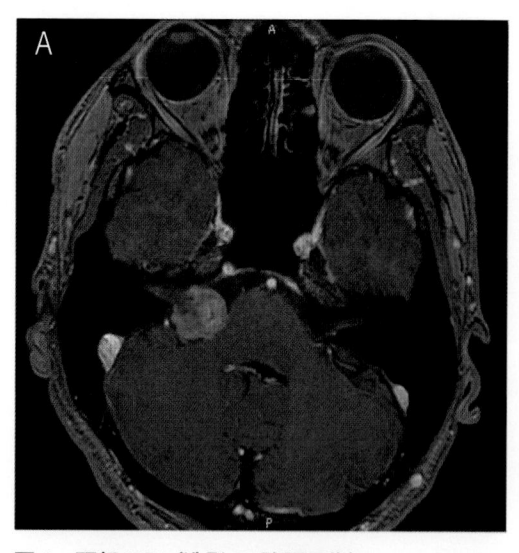

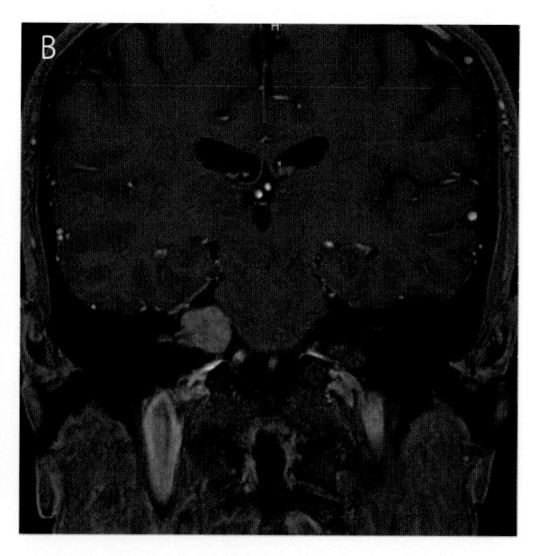

図 1　頭部 MRI (造影 T1 強調画像)
　A. 前額断：内耳道から頭蓋内に突出する腫瘍を認める。腫瘍は境界明瞭で, 均一に造影を受ける。
　B. 冠状断：右の内耳道から頭蓋内に腫瘍を認める。内耳道内の腫瘍も造影を受ける。

窩型，後頭蓋窩型，ダンベル型)から腫瘍が発生するかによっても異なるが，やはり顔面痛や顔面の感覚異常などの三叉神経の症状にて発症することが多い[3]。

3. 肉眼所見（図2）

腫瘍の外観は白く半透明であり，血管を有する。腫瘍は弾性硬で，囊胞を伴っていることが多い。囊胞液は黄色で，室温で放置しておくと固まる（フロアン徴候）。由来する神経は，通常引き延ばされ腫瘍表面に貼りついているため，腫瘍被膜との判別は困難である。

4. 光顕像（図3）

主に Antoni A 型と B 型の 2 種類に分けられる。Antoni A 型では，腫瘍細胞が密に集まり，紡錘形の細胞が柵状に配列し，核が横一列に並ぶ palisading が認められる。また，こ

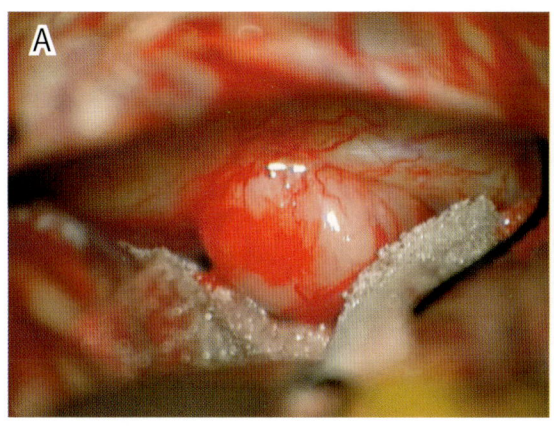

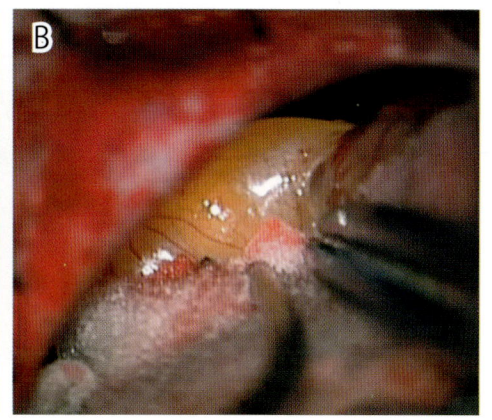

図2 術中写真
A：内耳道から突出する境界明瞭な腫瘍を認める。表面は円滑であり，血管を有する。
B：黄色の内容液を含む囊胞性の腫瘍を認める。

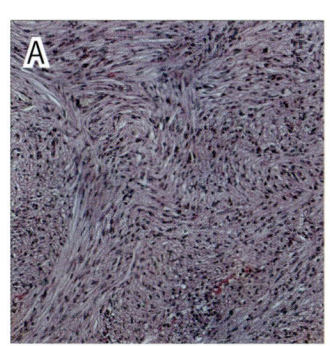

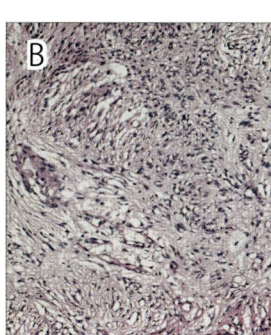

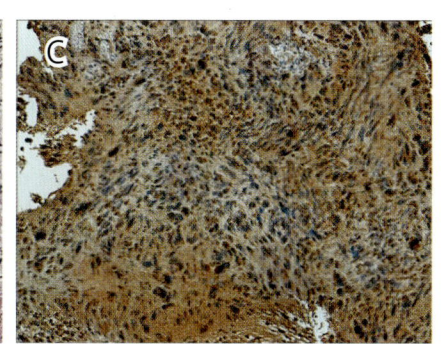

図3 光顕所見
A：HE 染色；Antoni type A（× 200）
B：HE 染色；Antoni type B（× 200）
C：免疫染色（抗 VEGF 抗体）；VEGF 陽性の腫瘍細胞を認める（× 200）。

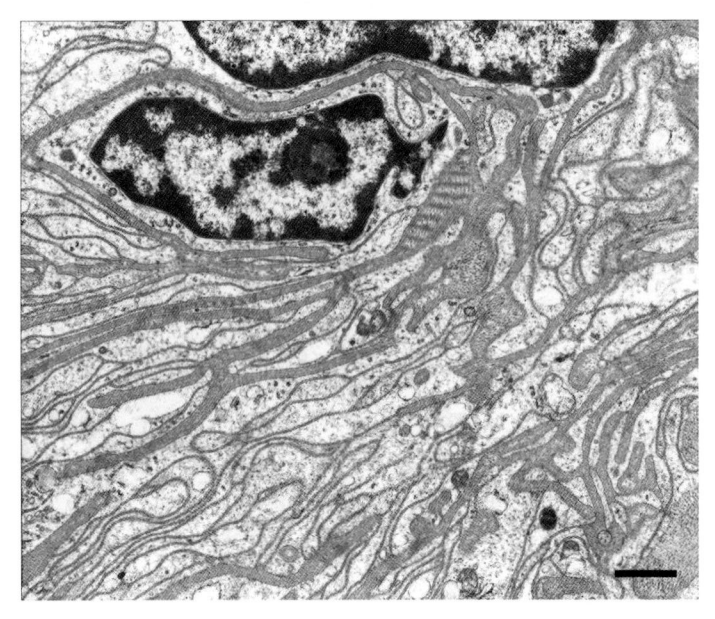

図4 電顕所見

間質に縞模様状の long-spacing collagen を認める。Bar=0.5μm（写真提供は久保田紀彦先生のご好意による。）

の集まった核が球状となる Verocay body とよばれる柵状結節を認めることもある。一方 Antoni B 型では，星型や紡錘状の細胞と粘液状間質からなり，細胞密度は Antoni A に比べて疎である[4]。

5. 免疫組織化学的所見

腫瘍細胞は S-100 タンパク，vimentin，Leu-7 にて陽性となる。最近では，血管内皮増殖因子（Vascular endothelial growth factor：VEGF）が腫瘍の増大や腫瘍に伴う聴力消失に関与している可能性が指摘されている[5]。神経線維腫症 2 型の患者に抗 VEGF 抗体であるベバシズマブを投与したところ，腫瘍の縮小と聴力の改善もしくは維持を認め，一定の治療効果が報告されている。

6. 電顕像（図4）

腫瘍細胞には基底膜構造を認める。細胞外腔がはっきりし，豊富なコラーゲン原線維を認める。間質に縞模様の構造物として認められる long-spacing collagen が Antoni A 型，B 型にかかわらず共有する所見である[6]。

7. 分子生物学的所見

癌抑制遺伝子である NF2 遺伝子の異常を認める。NF2 遺伝子は第 22 染色体長腕（22q12）に局在する。神経鞘腫では約 60％に NF2 遺伝子の不活化を認めている[1]。神経線維腫症 2 型の患者では，この NF2 遺伝子の欠失，点変異を高頻度に認める。NF2 遺伝子タンパクは merlin もしくは schwannomin とよばれている。

8. 予　後

神経鞘腫は良性の腫瘍であり，5年生存率は98.0%である[2]。しかし，再発することが多く，再発率は30〜40%ともいわれている。機能的予後としては，前庭神経鞘腫での聴力温存が問題となる。

文　献

1) Louis DN et al.：WHO classification of tumours of the central nervous system. Schwannoma：152-155, IARC, Lyon, 2007
2) Report of brain tumor registry of Japan（1984-2000）12th Edition：Neurol Med Chir（Tokyo）49：2009（Suppl）
3) 田中 雄一郎, 小林 茂昭（生塩 之敬, 山浦 晶 編集）：5. 神経鞘腫 Neurosurgery Headline 6, 神経堤由来組織の腫瘍性病変：55-68 三輪書店, 東京 1999
4) 佐藤一史（久保田 紀彦 編集）：脳神経, 末梢神経由来の腫瘍　脳腫瘍の病理と臨床　改訂第2版：177-181, 診断と治療社, 東京, 2008
5) Plotkin SR, et al.：Hearing improvement after Bevacizumab in patients with neurofibromatosis type-2. N Engl J Med 361：358-367, 2009
6) 藤岡保範（日本脳腫瘍病理学会編集）：Schwannoma, 脳腫瘍臨床病理カラーアトラス　第2版：88-91, 医学書院, 東京, 1999

IV-9. 血管芽腫

古瀬 元雅, 黒岩 敏彦
大阪医科大学脳神経外科

キーワード
間質細胞, 血管内皮細胞, 周皮細胞, 壁在結節, VHL 遺伝子

1. 血管芽腫とは

血管芽腫は, 毛細血管と間質細胞(stromal cell)からなる腫瘍であり, 成人に多く, 小脳, 脳幹や脊髄などに好発する。2007 年の WHO 脳腫瘍分類では, meningeal tumor の群に属しているが, 腫瘍細胞の起源ははっきりとはしておらず, 髄膜との関係も明らかではない[1]。グレード 1 の良性腫瘍で, ゆっくりと発育する。ほとんどの腫瘍が弧発性のものであるが, 約 10～20%にフォン・ヒッペル・リンダウ病に関与するものがある。フォン・ヒッペル・リンダウ病は常染色体優性遺伝疾患であり, 中枢神経系の血管芽腫をはじめ, 網膜血管腫, 腎細胞癌, 褐色細胞腫, 精巣上体囊胞腺腫, 神経内分泌腫瘍, 膵囊胞腺腫, 内リンパ囊腫などを合併する。

2. 臨床像

成人に発症し(40～50 歳代をピークとして 20～70 歳の範囲), 特に小脳にみられることが多い(約 80%)[2]。しかし, フォン・ヒッペル・リンダウ病に関与する場合は, 弧発例よりも若年で発症し, 多発性であらゆるところに発生する。性差はほとんどないがやや男性に多い傾向がある。全脳腫瘍の 1.7%を占め, 小脳から第 4 脳室の腫瘍としては頻度が最も高く 28.1%である[2]。約 10%に多血症を認め, 腫瘍からのエリスロポイエチン産生が原因といわれている。

3. 画像・肉眼所見(図 1, 2)

血管芽腫には, 主に大きな囊胞と境界明瞭で血管が豊富な壁在結節からなるものと, 囊胞を持たない充実性腫瘍の 2 種類がある。70～80%は前者であり, 囊胞液は黄色～褐色であることが多い。腫瘍細胞は結節部位にのみ存在し, 囊胞壁には存在しない[3]。

4. 光顕像(図 3)

血管内皮細胞と周皮細胞からなる毛細血管を無数に認める。その毛細血管の間に脂肪やグリコーゲンを含むピンク色に染まる間質細胞を認めるのが特徴である。また, 腫瘍周囲の脳に反応性の星状細胞やローゼンタール線維を認めることもある[4]。

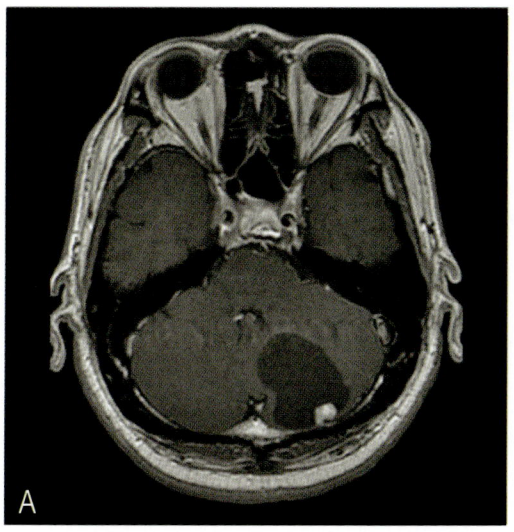

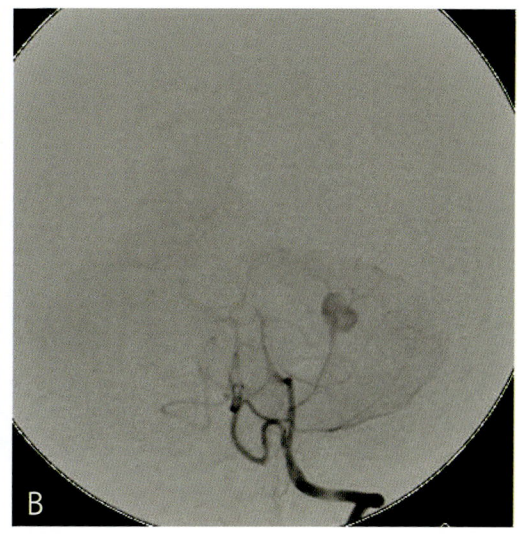

図1　A：頭部 MRI（造影 T1 強調画像，前額断），B：脳血管撮影（左椎骨動脈撮影，正面像）
A：左小脳半球に囊胞性病変を認める。囊胞壁に造影される壁在結節を認める。
B：左後下小脳動脈より栄養される壁在結節の濃染像を認める。

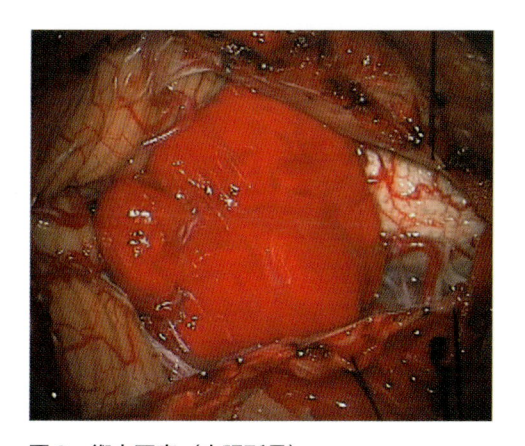

図2　術中写真（肉眼所見）
両側小脳半球間から脳幹背側に赤色の充実性の腫瘍を認める。境界は明瞭である。

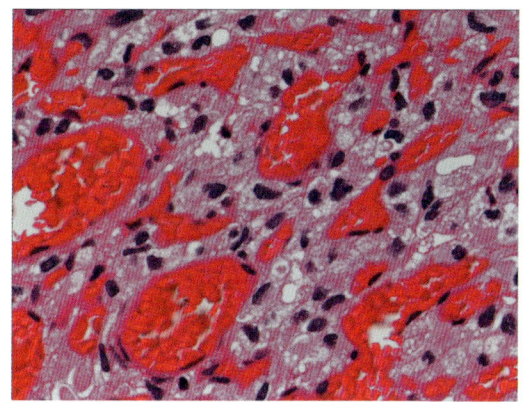

図3　光顕
毛細血管の増生と血管の間に淡く赤色に染まる間質細胞を認める。間質細胞は脂肪滴を含んでおり，細胞質が泡沫状にみえる（HE 染色，×400）。

5. 免疫組織化学的所見

　間質細胞は neuron specific enolase (NSE) に高頻度に染まることが知られているが，一部の間質細胞は GFAP が陽性である。S-100 タンパクが陽性になることが多いなどの報告もあり，特異的な陽性所見はなく，診断意義は乏しい。

6. 電顕像（図4）

　血管内皮細胞と周皮細胞，および間質細胞を認める。血管内皮細胞は有窓であり，内皮

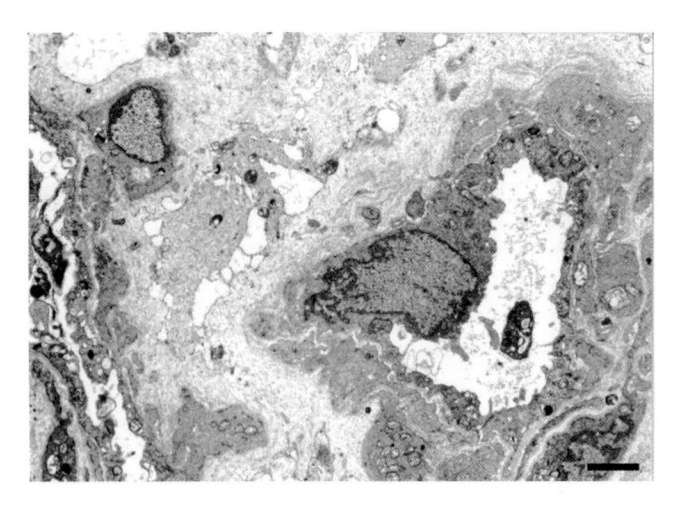

図4 電 顕

血管内皮細胞，周皮細胞，間質細胞を認める。Bar=2μm（写真提供は久保田紀彦先生のご好意による。）

細胞間には tight junction は認められない。間質細胞は大型で，脂肪顆粒を含む。基底膜外に存在する[5]。

7. 分子生物学的所見

中枢神経系の血管芽腫はフォン・ヒッペル・リンダウ病に合併する腫瘍の1つである。フォン・ヒッペル・リンダウ病は1911年にヒッペル，1926年にリンダウが報告しており，1993年に原因遺伝子としてVHL遺伝子が報告された。VHL遺伝子は染色体3p25-26に位置する癌抑制遺伝子である[6]。家族性発症例ではVHL遺伝子の両側アレルの不活化を高頻度に認めるが，弧発例ではVHL遺伝子の欠失または不活化は20〜50%にみられるのみである[1]。

8. 予 後

予後は良好であり，全摘出を行えば治癒が可能である。5年生存率は92.0%である[2]。

文 献

1) Louis DN et al.：WHO classification of tumours of the central nervous system． Hemangioblastoma：184-186, IARC, Lyon, 2007
2) Report of brain tumor regstry of Japan (1984-2000) 12th Edition：Neurol Med Chir (Tokyo) 49, 2009 (Suppl)
3) 田中 隆一（生塩 之敬，山浦 晶 編集）：2）血管芽腫 Neurosurgery Headline2，後頭蓋窩病変Ⅰ腫瘍性病変：70-74，三輪書店，東京，1997
4) Ellison D et al.：Neuropathology. Hemangioblastoma：5：4-5, Mosby, 1998
5) 田淵 和夫（日本脳腫瘍病理学会編集）：hemangioblastoma，脳腫瘍臨床病理カラーアトラス 第2版：115-117, 1999
6) Shuin T et al.：Von Hippel-Lindau disease: Molecular pathological basis, clinical criteria, genetic testing, clinical features of tumors and treatment. Jpn J Clin Oncol 36 (6)：337-343, 2006

IV-10. 中枢神経系内上皮性嚢胞

上松 右二
和歌山県立医科大学保健看護学部

キーワード

Colloid cyst of the third ventricle, Choroid plexus epithelial cyst, Ependymal cyst, Endodermal cyst, Rathke cleft cyst

はじめに

中枢神経系内上皮性嚢胞は，中枢神経系内の1層～偽重層の上皮からなる嚢胞で，Colloid cyst of the third ventricle（第3脳室コロイド嚢胞），Rathke cleft cyst（ラトケ嚢胞），Endodermal cyst（内胚葉性嚢胞），Ependymal cyst（上衣性嚢胞）・Choroid plexus epithelial cyst（脈絡叢上皮性嚢胞）などの Neuroepithelial cyst（神経上皮性嚢胞）等を総称したものである[1]。明らかな分子生物学的知見は得られていない。

1. Colloid cyst of the third ventricle（第3脳室コロイド嚢胞）[2]

1）定　義

第3脳室前半部に発生する粘液を含む上皮性嚢腫である。発生起源として，今日までの検討より内胚葉由来が示唆されている。

2）光顕所見

嚢腫壁は，1層～偽重層の立方～円柱上皮からなる上皮細胞層と，その下の疎性結合組織層からなる。上皮細胞層には，繊毛細胞と繊毛の無い細胞，杯細胞様の細胞が観察される（図1）。長期病変では黄色性肉芽腫様変化を伴うこともある。

3）免疫組織学的所見

cytokeratins, epithelial membrane antigen に陽性を示し，一部に cartinoembryonic antigen, Clara cell specific antigen に陽性を示す。

4）電顕所見

上皮細胞層には6種類の細胞が報告されているが，繊毛上皮細胞と非繊毛の絨毛（coating material を持つ）のみ有する細胞が主である。後者の細胞は，多数の粗面小胞体，発達した分泌嚢，ミトコンドリアを有する（図2）。基底層に tonofilament の発達した基底細胞も観察される（図3）。

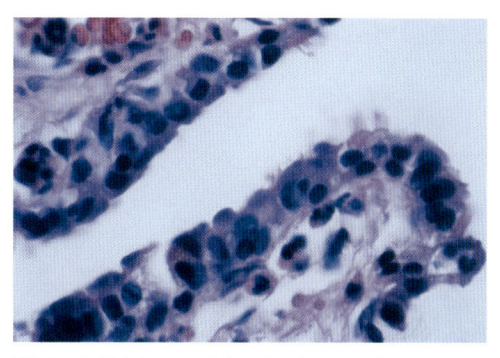

図1 Colloid cyst of the third ventricle

嚢腫壁は偽重層の上皮細胞層と，その直下の結合組織層からなる。上皮細胞には繊毛を有する細胞と有しない細胞がある。（HE染色, ×700）

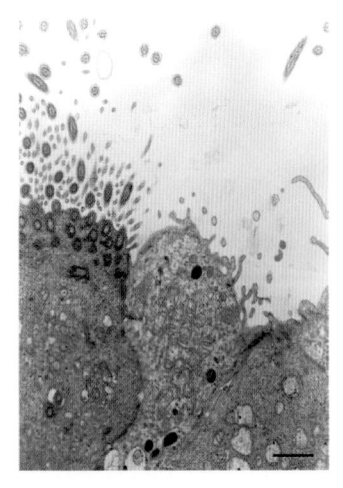

図 2 Colloid cyst of the third ventricle
繊毛上皮細胞と非繊毛の絨毛のみ有する細胞を認める。後者の細胞は，多数の粗面小胞体，発達した分泌囊，ミトコンドリアを含む。bar＝1μm

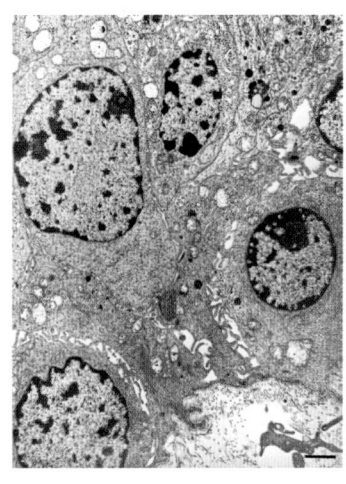

図 3 Colloid cyst of the third ventricle
tonofilament の発達した基底細胞を基底膜と接して認める。bar＝2μm

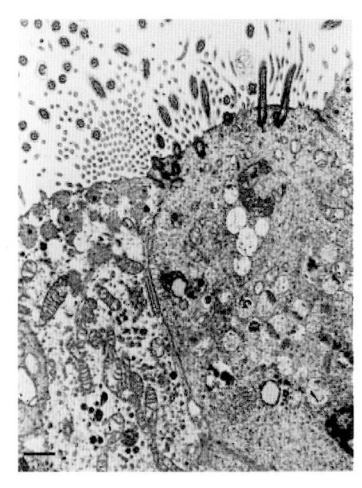

図 4 Rathke cleft cyst
繊毛上皮細胞と非繊毛の絨毛細胞を認める。後者の細胞は，多数の粗面小胞体，発達した分泌囊，ミトコンドリアを含む。bar＝2μm

2. Rathke cleft cyst（ラトケ囊胞）[3]

1）定　義
胎生期 Rathke pouch の遺残より発生。

2）光顕所見
囊腫壁は，1層の立方～円柱上皮からなる上皮細胞層と，その下の疎性結合組織層からなる。上皮細胞層には，繊毛細胞が多く，杯細胞様細胞も観察され，重層扁平上皮化生を伴うこともある。

3）免疫組織学的所見
cytokeratins，secretory components に陽性を示す。

4）電顕所見
繊毛上皮細胞と非繊毛の絨毛（coating material を持つ）のみ有する細胞が主である。後者の細胞は，多数の粗面小胞体，発達した分泌囊，ミトコンドリアを有する（図4）。

3. Endodermal cyst（内胚葉性囊胞）[4]

1）定　義
胎生第3週頃の外胚葉と内胚葉の分離不全により内胚葉由来の呼吸器上皮や腸管上皮に似た細胞よりなる。
頚髄・上位胸髄腹側に好発する Enterogenous cyst（腸原性囊胞）を示す。

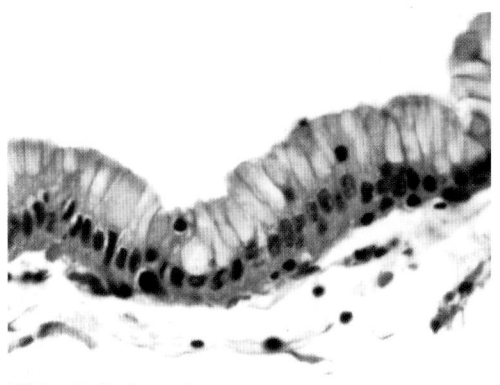

図5 Endodermal cyst
囊腫壁は偽重層の上皮細胞層と，その直下の結合組織層からなる。上皮細胞には杯細胞がある。(HE染色，×400)

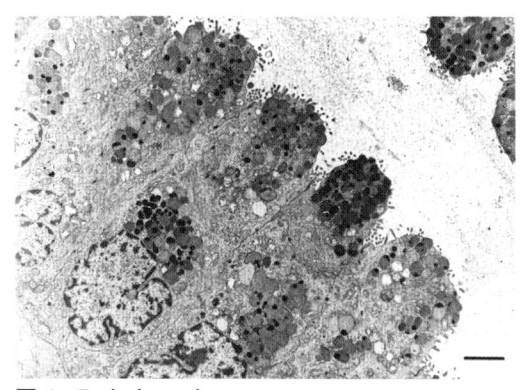

図6 Endodermal cyst
多数の粗面小胞体，発達した分泌囊，ミトコンドリアを含むcoating materialを有する絨毛細胞を認める。bar＝2μm

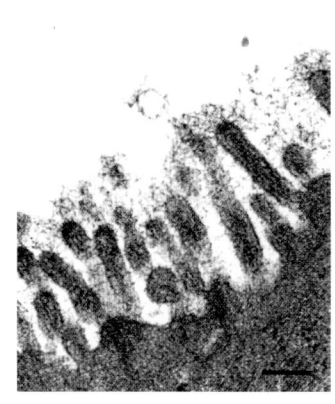

図7 Endodermal cyst
coating materialを有する絨毛を認める。bar＝0.2μm

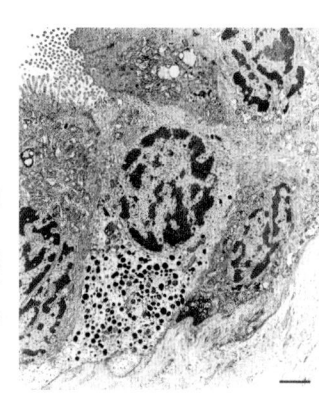

図8 Endodermal cyst
神経分泌顆粒を有するKulchitsky細胞を基底細胞層に認める。bar＝2μm

2）光顕所見

囊腫壁は，1層〜偽重層の立方〜円柱上皮からなる上皮細胞層と，その下の疎性結合組織層からなる。上皮細胞層には，杯細胞が観察され，PAS, mucicarmine染色陽性である（図5）。

3）免疫組織学的所見

cytokeratins, epithelial membrane antigen, cartinoembryonic antigenに陽性を示す。

4）電顕所見

微絨毛（coating materialを持つ）を有する細胞が主であり多数の粗面小胞体，発達した分泌囊を有する（図6, 7）。基底層に神経分泌顆粒を有するKulchitsky細胞も観察される（図8）。

3. Neuroepithelial cyst（神経上皮性囊胞）[5]

1）定　義

EpendymaやChoroid plexus epitheliaよりなる。

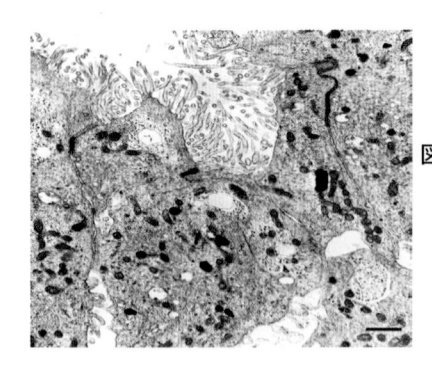

図 9 Ependymal cyst
coating material を有しない未熟な絨毛細胞を認める。bar = 2μm

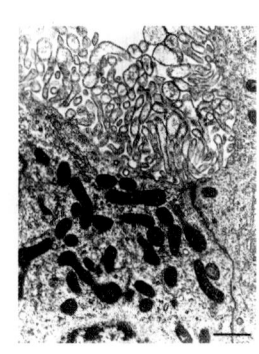

図 10 Choroid plexus epithelial cyst
発達した絨毛細胞を認め、多数の粗面小胞体, ミトコンドリアを含む。bar = 1μm

表 1 Ultrastructural Features of Epithelial Cysts in the Central Nervous System

	microvilli	cilia	tight j.	desmosome	sv./sg.
Colloid cyst of the IIIrd ventricle	short coated	+ many	+	+	+/+
Rathke cleft cyst	short coated	+ few	+	+	+/+
Endodermal cyst (enterogenous)	short coated	-	+	+	+/+
Neuroepithelial cyst					
ependymal	short non-coated	+ occasional	-	+	+/+
choroid plexus epithel	large non-coated	+ few	+	+	+/+

sv.：secretory vacuole, sg.：secretory granule

2）光顕所見

嚢腫壁は，1層の立方〜扁平上皮からなる上皮細胞層と，その下の glia 組織あるいは疎性結合組織層からなる。Ependyma が主な上皮細胞層のときには，繊毛が観察されるときもある。

3）免疫組織学的所見

Ependymal cyst では，GFAP に陽性，Choroid plexus epithelial cyst では，cytokeratins, transthyretin に陽性を示す。

4）電顕所見

Ependymal cyst では，繊毛と未熟な繊毛（coating material を持たない）を（図 9），Choroid plexus epithelial cyst では，発達した繊毛を示し多数の粗面小胞体，ミトコンドリア，分泌嚢を有する（図 10）。

電子顕微鏡学的所見のまとめを表 1 に示す。

参考文献

1) Uematsu Y：Wakayama Med Rep 33：53〜75, 1992
2) 上松右二,（日本脳腫瘍病理学会 編）：脳腫瘍臨床病理カラーアトラス 第3版：163, 2009
3) 上松右二,（日本脳腫瘍病理学会 編）：脳腫瘍臨床病理カラーアトラス 第3版：162, 2009
4) 黒岩敏彦,（日本脳腫瘍病理学会 編）：脳腫瘍臨床病理カラーアトラス 第3版：164, 2009
5) 平野 朝雄 他：脳神経外科 3：639〜646, 1971

IV-11. ニューロパチー

芳川 浩男
兵庫医科大学内科学講座神経・脳卒中科

キーワード
　神経生検，脱髄，軸索変性，ときほぐし線維

序

　末梢神経は構造が単純で理解しやすい。しかし，末梢神経障害，つまりニューロパチー「neuropathy」の原因は多種多様で，余程特徴的な構造でない限り，末梢神経の形態から診断できる疾患は少ない（例えば，Charcot-Marie-Tooth 病患者におけるオニオンバルブ）。本項では，自験例のニューロパチーを紹介し，患者末梢神経の生検標本からどのように診断していくかを解説する。

1. 末梢神経の基本構造

　ここでいう末梢神経は臨床的に扱う標本，すなわち腓腹神経または浅腓骨神経の生検標本である。両神経は知覚神経と自律神経のみで構成されており，知覚神経の細胞体は後根神経節に位置する。後根神経節には大小様々な知覚神経細胞があり，胞体の大きさが神経軸索である末梢神経の有髄線維の太さ（直径）を決定している。腓腹神経の場合，総数8,000本余りの有髄線維の直径はヒストグラム上，3μと8μにピークを持つ2峰性となり，それぞれ小径と大型の神経細胞体の軸索に相当し，約6対4の構成比である。例えば傍腫瘍性ニューロパチーの場合，大径有髄線維が選択に脱落するが，Fabry病の場合には小径線維が優位に減少するという特徴がある。有髄線維では軸索をミエリンがお菓子のバームクーヘン状に層を成して巻いているが，1つのシュワン細胞に所属するミエリンの長軸方向の長さは1mm程度である。ミエリンはシュワン細胞の細胞膜の延長構造物であるが，PO，MBP，PMP-22タンパク等を細胞膜内に発現し，気密構造を保っている。このミエリンが剥がれる病気を総称して脱髄性疾患と称し，代表的疾患にギラン・バレー症候群や慢性炎症性脱髄性多発神経炎（CIDP）がある。脱髄後には通常，再髄鞘化するが，その際，ランビエ絞輪間距離が短く，軸索に比べミエリンが薄くなる。一方，軸索そのものが胞体の代謝障害や軸索流障害により変性に陥るのを軸索変性といい，多くのニューロパチーの原因となる。特に全身性の血管炎（例えば顕微鏡的多発血管炎）の場合には血管が炎症により閉塞するため，その血管支配下にある神経束内の有髄線維が楔状の分布で軸索変性に陥る。次に，神経生検された症例を提示する。

2. 移植片対宿主病（GVHD）患者にみられた CIDP[1]

　症例は54歳女性。急性リンパ球性白血病と診断され，HLA3抗原不一致の長男から造血幹細胞移植を受け，6ヶ月後に慢性GVHD出現。その2年後に四肢の脱力と異常知

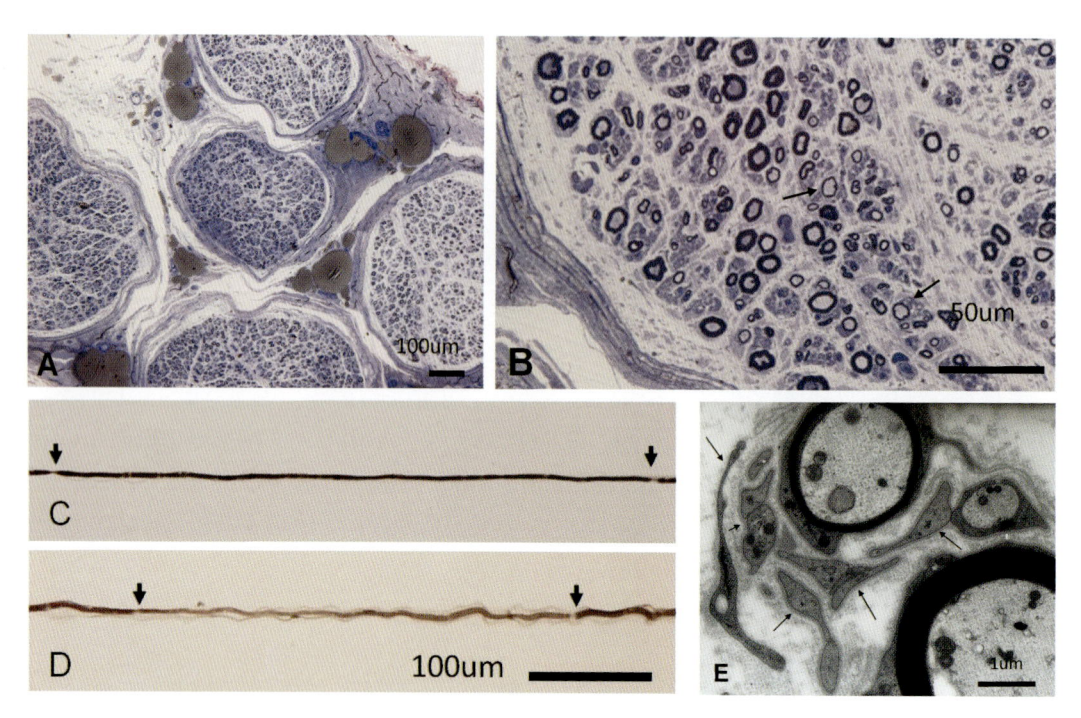

図　慢性GVHD患者の左浅腓骨神経の生検病理像
　A：トルイジンブルー染色エポン包埋切片の弱拡大
　B：トルイジンブルー染色エポン包埋切片の強拡大（矢印は軸索に比べミエリンが薄い有髄線維）
　C：正常ときほぐし標本（矢印はランビエ絞輪）
　D：髄鞘再生を示すときほぐし線維（矢印はランビエ絞輪であるが，間隔がCに比べ短い）
　E：電子顕微鏡写真（軸索に比べてミエリンの薄い有髄線維とその周囲にオニオンバルブ形成がみられる）

覚を自覚。運動神経伝導検査で右正中神経 MCV = 29.5m/s，DL = 5.8ms，F波潜時 = 34.4ms，右後脛骨神経 MCV = 38.4m/s，DL = 4.5ms，F波誘発されず。感覚神経伝導検査で右正中神経 SCV = 28.0m/s。この患者における左浅腓骨神経の生検所見（図）は以下の通りである。

「神経組織内には5つの神経線維束があり，各神経線維束内の有髄線維密度はやや減少しており，大径・小径線維の分布比はほぼ保たれている。①Myelin ovoidはごく小数みられ，②小径線維のclusteringはさらに稀であった。軸索径に比べてミエリンの薄い線維を比較的多数認めた。その周囲にオニオンバブルも認めた。神経内膜内や神経外膜にある③血管周囲に細胞浸潤は少数認める。神経周膜は肥厚していないが，周膜下に浮腫を認めた。異常物質の蓄積はなかった。50本のときほぐし線維の分類では，A：33本，B：3本，C：0本，D：5本，E：2本，F：7本であった。総合評価として脱髄性変化（C＋D＋F：28％）を主病態とするneuropathyである」となる。若干の文章説明を加えると，①は軸索変性が少ないこと，②は再生線維を意味する。ときほぐし線維とはエポン包埋する前の線維をグリセリンに浸漬し，1本ずつ解きほぐしたものをスライドガラスに貼り付け，一

定の基準で病的変化を評価するもので，Aは正常，Cは脱髄，Dは脱髄と髄鞘再生の混在，Eは軸索変性，Fは髄鞘再生を意味する。③は免疫染色によりCD8陽性細胞が主体であることを凍結切片で確認しているが，CIDP患者多数例における末梢血の血球フローサイトメトリーの検討では再燃を繰り返す症例ほどCD4陽性T細胞が多いことが知られている。

おわりに

神経生検所見は一般に難解とされているが，疾病の病態を把握する手段として，神経生検は今後も有用であると確信する。本章で解説した，ときほぐし標本，エポン包埋切片，凍結標本による免疫組織染色などの基本的情報に習熟することで，さらに疾患の理解が深まることを期待する。

文 献

1) 和田 沙代子 他：慢性GVHD経過中に慢性炎症性脱髄性多発根ニューロパチーと低Na血症をみとめた1例，臨床神経学：426-429, 2008

IV-12. 広汎性発達障害

中山 敦雄, 青木 英子
愛知県心身障害者コロニー発達障害研究所

キーワード
自閉症, 発達障害, シナプス, ニューロリギン, ニューレキシン

1. 広汎性発達障害について

広汎性発達障害(PDD; pervasive developmental disorders)はWHOによる疾病分類ICD-10やアメリカ精神医学会の診断分類DSM-IVでの, 自閉症状を中核とする発達障害群を束ねた総称で, 表1に示す疾患を含む。自閉症スペクトラム(ASD; autism spectrum disorders)がよりイメージしやすい概念としてほぼ同義に使われており, 本稿では出典にしたがってPDDとASDを併用する。

自閉症状とは大まかにいって対人関係の障害(アイコンタクトや表情の欠如, 感情の共有の欠如), コミュニケーションの障害(言葉の遅れや言葉の特異な使用), 反復的で常動的な行動様式(興味の偏りや, 部分への過度なこだわり)の3つからなる。症例によって全てが揃うわけではないが, これら症状の基盤となっているのは認知の障害であるという考えが広く受け入れられている。すなわち脳での感覚処理, 統合の変調が一義的な異常として存在し, 特徴的な行動パターンはその結果として顕われるものと考えられる。そしてこれらの症状は例外はあるものの3歳までに顕われることも病態生理を考える上で重要である。

PDDに分類される疾患群はこのように児童精神科領域の疾患であり, 他の精神科領域疾患と同様に形態学的解析は大きな成果を上げてこなかった。限られた病理解剖脳の解析では明瞭な構造異常は認められず, 各脳領域の大きさの検討でも個体差の範囲との異同が常に問題となってきた。一方で近年大規模な臨床遺伝学的研究により, 自閉症発症の基盤となる遺伝子変化が徐々に明らかになり, シナプス機能に関係する分子をコードする遺伝子が注目を集めるに至った。以下にこれまでの形態学的研究と分子生物学的研究を概説する。

表1 ICD10による広汎性発達障害の分類

F84	広汎性発達障害
F840	自閉症
F841	非定型自閉症
F842	レット<Rett>症候群
F843	その他の小児<児童>期崩壊性障害
F844	精神遅滞と常同運動に関連した過動性障害
F845	アスペルガー<Asperger>症候群
F848	その他の広汎性発達障害
F849	広汎性発達障害, 詳細不明

2. 剖検脳の研究から

自閉症に注目した剖検脳の記述は1980年のWilliamsらのレポート[1]以来, 一例報告や数例のレビューがなされてきた。これらの中には大脳皮質層構造異常の報告もある[2]が, 自閉症脳に共通する明らかな変化は乏しい。最も共通する変化は小脳Purkinje細胞の減少とされており[3], 関連する小脳歯状核や下オリーブ核では成人期になると細胞が小型化

し，一部では細胞数も減少しているとされる。さらに大脳辺縁系の核群でも成人では神経細胞の小型化と細胞密度の増加が報告されている[4]。注目すべきはこれら成人期に細胞が小型化したり細胞が減少する領域では小児の剖検脳では細胞数は正常で，細胞の大きさはむしろ大型化していることが多い点である。最終的な神経細胞の減少は神経変性とは異なる機序で起きていると考えられる[3]。

3. 臨床遺伝学的研究から

　自閉症研究の近年の進展は，臨床遺伝学的研究によって自閉症病態に関与する分子の候補が明らかになってきたことである。もともと自閉症は一卵性双生児での有病一致率が90％と極めて高く[5〜7]，遺伝的要因が強く関与する疾患と考えられていた。しかし大規模な関連解析や連鎖解析にもかかわらず，単一の原因遺伝子は簡単には見出されなかった。2003年，ニューロリギン（NLGN）3遺伝子にミスセンス変異を有するASDの兄弟例とNLGN4遺伝子にフレームシフト変異を有するASDの兄弟例の報告[8]が，自閉症状の分子基盤としてシナプス機能に注目を集める方向性を示し，大きなインパクトを与えた[9]。NLGN3,4は後シナプス膜タンパクとしてシナプス形成や維持にかかわるNLGNファミリーのメンバーであり[10, 11]，プロトタイプであるNLGN1の発見も1995年と比較的新しい[12]。細胞外には共通してアセチルコリンエステラーゼとの相同配列を有し，前シナプス膜タンパクであるニューレキシン（NRXN）と結合する[12]。細胞内領域はPSD95などの足場タンパクと結合し[13]，これにより伝達物質レセプターのリクルートを促してシナプスの成熟に関与する。以上のシナプスにおける分子群の関係を図1に示す[14]。遺伝子欠損マウスの解析では，NLGNやNRXNは個体レベルでのシナプス形成に必須ではない[15, 16]が，正常なシナプス機能に必須であることが強調されている[13]。その後，NLGN4遺伝子に関しては，自閉症と精神遅滞を多発する家系での別のフレームシフト変異[17]，148例の自閉症者から見出された4種のミスセンス変異[18]，ASDの兄弟にみられたde novoのミスセンス変異[19]等の報告が続いている。さらにNRXN遺伝子と自閉症の関連を示唆するデータや，細胞内でNLGNとPSD95を介して間接的に結合するSHANK3やSHANK2の遺伝子変化と自閉症やASDとの関連を示す報

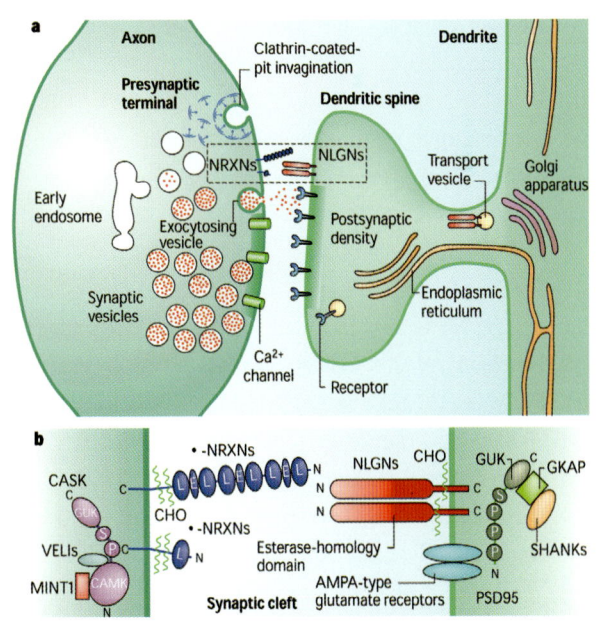

図1　シナプスでの自閉症関連分子群の局在

（b）は（a）の点線内を拡大したもの。ニューレキシン（NRXN），ニューロリギン（NLGN），シャンク（SHANK）の関係を示す。（文献14より転載）

告が相継いでいる。このような経緯によりNRXN-NLGN-SHANK経路に依存するシナプス機能の変調が，ASD発症に大きな影響をおよぼす因子の1つと考えられるに至った[20]。

おわりに

以上，近年自閉症を含む多くのPDDにおいてシナプス機能異常の関与が明らかになってきた。このため自閉症脳の海馬錐体神経細胞では樹状突起の分枝数が減少しているという報告[21]が再度注目されている[9]（図2）。剖検脳で観察される神経細胞の変化は，シナプス機能異常による神経回路網の破綻とこれに対する神経細胞の適応という考えも提起されている[3]。本稿ではPDDに関して現在論じうるシナプスを中心にした分子形態学を紹介したが，今後は神経回路網の構築，維持に必要な細胞骨格制御やシグナル伝達系の遺伝的因子とPDDとの関連もより明らかになってくることが期待される。

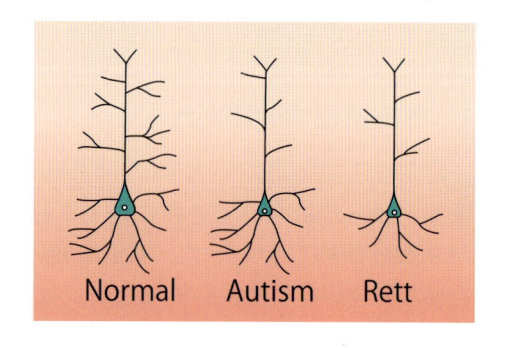

図2 自閉症とRett症候群でみられる錐体ニューロンの変化

正常（Normal）と比較して自閉症（Autism）とRett症候群（Rett）では細胞体が小さく，樹状突起の分枝が減少する。（文献9より転載）

文献

1) Williams RS et al.：Arch Neurol 37：749-753，1980
2) Bailey A et al.：Brain 121：889-905，1998
3) Bauman ML et al.：Int J Devl Neurosci 23：183-187，2005
4) Bauman ML et al.：The Neurobiology of Autim. Johns Hopkins University Press：119-145，1994
5) Ritvo ER et al.：Am J Psychiatry 142：74-77，1985
6) Steffenburg S.：J Child Psychol Psychiatry 30：405-416，1989
7) Bailey A et al.：Psychol Med 23：63-77，1995
8) Jamain S et al.：Nat Genet 34：27-29，2003
9) Zoghbi HY.：Science 302：826-830，2003
10) Philibert RA et al.：Gene 246：303-310，2000
11) Bolliger MF et al.：Biochem J 356：581-588，2001
12) Ichtchenko et al.：Cell 81：435-443，1995
13) Irie M et al.：Science 277：1511-1515，1997
14) Sudhof TC.：Nature 455：903-911，2008
15) Missler M et al.：Nature 423：939-948，2003
16) Varoqueaux F et al.：Neuron 51：741-754，2006
17) Laumonnier F et al.：Am J Hum Gene 74：552-557，2004
18) Yan J et al.：Mol Psychiatry 10：329-332，2005
19) Zhang C et al.：J Neurosci 29：10843-10854，2009
20) Bourgeron T.：Curr Opin Neurobiol 19：231-234，2009
21) Raymond GV et al.：Acta Neuropathol 91：117-119，1996

IV - 13. 大脳皮質形成障害

稲熊　裕，永田　浩一
愛知県心身障害者コロニー発達障害研究所・神経制御学部

キーワード

滑脳症，異所性灰白質，多少脳回，結節性硬化症，裂脳症

1. 大脳皮質形成障害とは

　神経細胞はヒトでは胎生 5～6 週から 16～20 週にかけて，側脳室周囲の脳室帯と基底核原基の神経幹細胞から発生し，軟膜直下まで移動する。また，後で生まれた細胞がより表層に配置することで，大脳皮質特異的なインサイド－アウト様式の 6 層形成が行われる。このような神経細胞の移動過程での異常は，大脳皮質形成障害を惹き起こす。その原因として遺伝子異常のほか，感染・外傷・虚血など環境要因がある。

2. 遺伝子異常に基づく大脳皮質形成障害

　表 1 に示すように大脳皮質形成障害には，①Ⅰ型滑脳症（無脳回－厚脳回），②広汎性異所性灰白質，③Ⅱ型滑脳症（丸石様皮質異形成），④多少脳回，⑤裂脳症，⑥片側性巨脳症，⑦局所性皮質形成異常，⑧結節性硬化症，などがあり，近年，その責任遺伝子が数多く報告されている。Ⅰ型滑脳症では *LIS1*（lissecephaly 1），*14-3-3ε*，*DCX*（doublecortin），*RELN*，*VLDLR*，*ARX* が，広汎性異所性灰白質のうち皮質下帯状異所性灰白質では *DCX*，*LIS1* が，脳室周囲異所性灰白質では *FLNA*（filamin A），*ARFGEF2* が，Ⅱ型滑脳症では *FKTN*（fukutin），*POMGNT1*，*FKRP*，*POMT1*，*POMT2* が，多小脳回／裂脳症では *GPR56* が関与している[1]。

表 1　主な大脳皮質形成障害

①Ⅰ型滑脳症		
	古典型滑脳症	Classic (or Type 1) lissencephaly
	無脳回－厚脳回	agyria - pachygyria
②広汎性異所性灰白質		
	皮質下帯状異所性灰白質	subcortical band heterotopia
	脳室周囲結節性異所性灰白質	periventricular nodular heterotopia
③Ⅱ型滑脳症		
	（丸石様滑脳症	cobblestone lissencephaly）
④多小脳回		polymicrogyria
⑤裂脳症		schizencephaly
⑥片側性巨脳症		hemimegalencephaly
⑦局所性皮質形成異常		focal cortical dysplasia
⑧結節性硬化症		cortical tuber

3. 大脳皮質形成障害の原因遺伝子の性状

　RELN がコードするタンパク質 reelin は低密度リポタンパク質受容体である ApoER2 あるいは VLDLR に結合し，LIS1 を介して微小管の機能を調節して細胞移動を制御する（図1）。アダプタータンパク質 *14-3-3ε* は *LIS1* に隣接する遺伝子で，両者の欠失によって特異顔貌を伴ったより重篤な Miller-Dieker lissencephaly 症候群となる。DCX は LIS1 と同じく微小管を調節するタンパク質であり，遺伝子は Xq22.3-q23 にある。このため，男性ではヘミ接合体となるので重篤な滑脳症となるが，女性ではヘテロ接合体となって，正常に移動して配置する細胞と途中で移動が停止する細胞が混在して，より軽症な皮質下帯状異所性灰白質となる。微小管細胞骨格タンパク質チュブリンをコードする *TUBA1A*，*TUBB2B*，*TUBA8* の変異によりチュブリンの二量体形成が障害され，無脳回～厚脳回，非対称性多小脳回，視神経低形成を伴う多小脳回が各々発症する。ARX は転写因子であり，遺伝子変異は X 連鎖精神遅滞を惹き起こし，男性では重篤であるが女性では軽症である。アクチン結合タンパク質 FLNA はアクチン細胞骨格のネットワーク構築や膜タンパク質のアンカリングに働き，神経細胞移動に重要な役割を果たす。遺伝子座は Xq28 である。この遺伝子の変異による大脳皮質形成障害は軽度であり，類縁タンパク質 FLNB（filamin B）

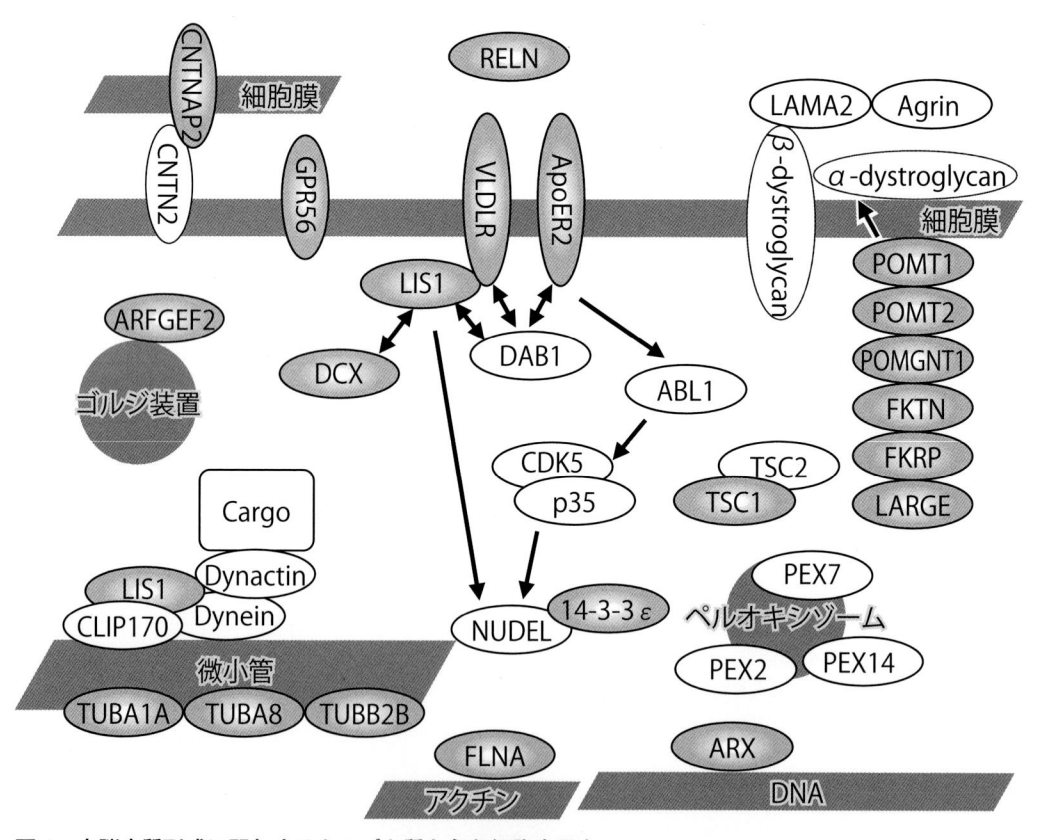

図1　大脳皮質形成に関与するタンパク質と主な細胞内局在
　　　　は，本文中に記載されたタンパク質を示す。

による機能代償があると考えられている。ADP リボシル化因子(ARF)はゴルジ装置からの小胞輸送に重要であり，ARFGEF2 は ARF の活性化因子である。ARFGEF2 が阻害されると E- カドヘリンや β- カテニンのゴルジ装置から膜への輸送が障害される[2]。両側前頭頭頂多小脳回の責任遺伝子 *GPR56* は G タンパク質共役型受容体をコードし，神経発生過程の脳室帯および脳室下帯にある神経前駆細胞で強く発現する。難治性てんかん症状を示す Tylor 型皮質異形性の責任遺伝子 *TSC1* は，神経細胞の極性に関与すると考えられている。CNTNAP2 は neurexin ファミリーの膜タンパク質でシナプスの構造と機能に重要であり，皮質異形性，焦点てんかん，巨頭症，深部腱反射の減少を伴うアーミッシュの家系で変異がみつかった。多小脳回は，*FKTN* 遺伝子の変異による福山型先天性筋ジストロフィー(FCMD)やサイトメガロウイルス感染症をはじめとする様々な疾患でみられる脳の形態異常であり，FCMD の他にも，糖鎖修飾関連の遺伝子 *FKRP, POMT1, POMT2, LARGE* の変異による Walker-Warburg 症候群や *POMGNT1* の異常による Muscle-Eye-Brain 病でも認められる[3]。

文　献

1) Guerrini R and Marini C：Exp Brain Res, 173：322-333, 2006.
2) Sheen VL, et al.：Nat Genet, 36：69-76, 2004.
3) Yoshida-Moriguchi T, et al.：Science 327：88-92, 2010.

Ⅳ-14. 子宮内胎仔脳遺伝子導入法

篠田 友靖, 伊東 秀記
愛知県心身障害者コロニー発達障害研究所・神経制御学部

キーワード
　大脳皮質, 細胞遊走

1. 大脳皮質興奮性神経細胞の発生

　哺乳類の大脳皮質は, 興奮性神経細胞と抑制性神経細胞が組み合わされた層構造をとることがよく知られている。このうち興奮性神経細胞は側脳室に隣接する領域, すなわち脳室帯に存在する幹細胞が分裂することによって生まれる。最終分裂を終えた細胞は中間帯まで移動し, そこで多数の突起を伸ばす(多極性形態)。その後皮質板に侵入した細胞は, 髄膜方向に太くて長い突起(先導突起), 脳室方向に神経軸索をそれぞれ伸ばし, 放射状グリア細胞にそって脳膜方向へ移動する(双極性移動)。辺縁帯直下まで移動を終えた細胞は樹状突起を伸ばして成熟し, 神経細胞ネットワークを構築することで発生を完了する(図1)。また脳室帯での最終分裂の時期と, そこから生まれた神経細胞が将来いずれの層に位置するかは深い相関関係がある。しかし分裂および移動する個々の細胞を観察する適切な手法が無かったため, その詳細は長らく未解明であった。

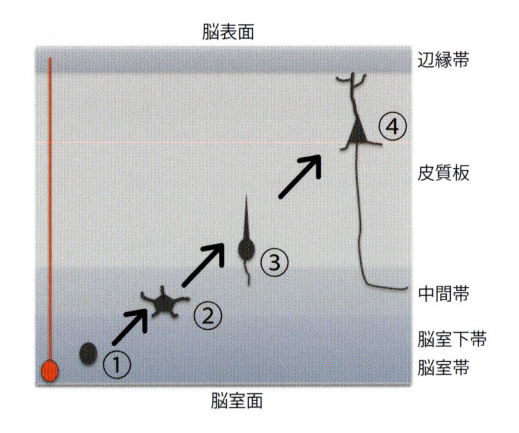

図1　興奮性皮質神経細胞の分化・移動
　①幹細胞からの最終分裂, ②多極性形態での移動, ③双極性移動, ④移動停止と成熟, を模式的に示す。

2. 皮質神経細胞移動の観察手法としての子宮内胎仔脳遺伝子導入法

　近年, マウスの皮質神経細胞発生の有効な解析法として子宮内胎仔脳遺伝子導入法が開発された[1～3]。本手法の特色は, 妊娠マウス子宮内の胎仔の脳室帯領域の細胞に遺伝子導入を行い, そのまま発生を継続させる点にある。具体的には, ①妊娠13～16日目の妊娠マウスを麻酔し, 腹腔内の胎仔を子宮ごと露出させる, ②ガラスキャピラリーを使って子宮越しに胎仔側脳室に核酸溶液(発現ベクター等)を注入する, ③胎仔頭部をピンセット型の電極ではさみパルス電流を流す, ④母体に戻し縫合する, といったステップで行われる。パルス電流の効果で電極間に存在する細胞は一過性に透過性をもつことになる。また側脳室に注入された核酸は自身の負電荷により, 電極のプラス極側へ引かれる。ゆえにプラス極をあてた側の脳室帯細胞に核酸が取り込まれることになる(図2)。プラスミド

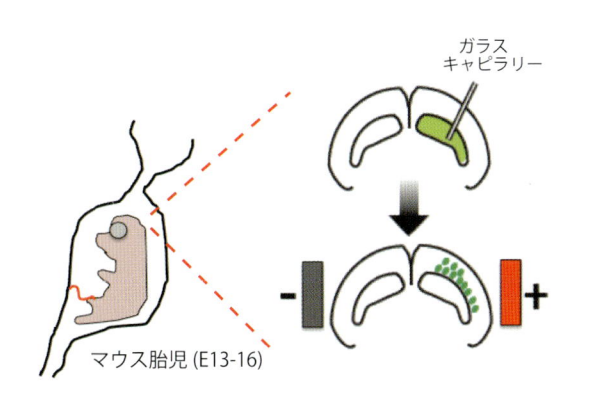

図2 子宮内胎仔脳遺伝子導入法

本手法の概要を模式的に示す。胎生マウスの側脳室にガラスキャピラリーを用いてプラスミド等の核酸を導入する。続いて電極で頭部を挟みパルス電流を流すことで、脳室帯細胞に核酸を導入する。

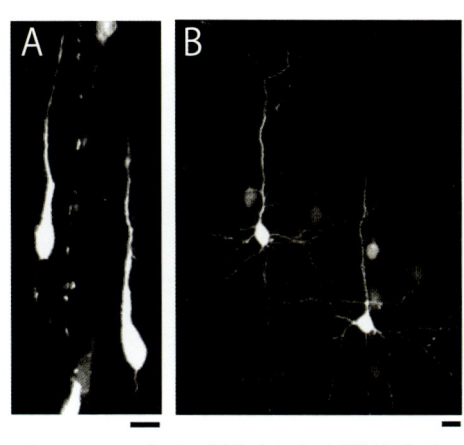

図3 GFPにより可視化された皮質神経細胞

胎生14日マウスの脳室帯細胞にGFP発現ベクターを導入後、胎生17日（A）および生後14日（B）で固定し大脳冠状断面をレーザー走査顕微鏡で撮影した。双極性移動する細胞（A）および樹状突起を進展させた成熟細胞（B）が観察される。Bars = 20μm

は細胞分裂後も娘細胞に受け継がれるため、GFPなどの蛍光タンパクを発現させれば幹細胞、多極性細胞、双極性細胞、成熟細胞の経時的な形態変化を検証することが可能である（図3）。導入遺伝子の発現期間はプロモーターおよび遺伝子に依存するが、CAGプロモーターでGFPを発現させる場合、導入後3～4週間は安定しているようである。

3. 子宮内胎仔脳遺伝子導入法を用いた大脳皮質発生メカニズムの解析

蛍光タンパクの発現による細胞の可視化だけにとどまらず、本遺伝子導入法により多様なアプローチで皮質発生の分子メカニズムの解析が可能である。広く行われている手法としては、RNAi（ベクターでもsiRNA duplexでも可）と組み合わせて特定の内在性タンパクの発現を抑制し、そのタンパク分子の皮質神経細胞分化および移動における機能を検討するというものである[4]。この手法を用いることで、滑脳症の原因遺伝子 *LIS1* の遺伝子産物の分子作用メカニズムが明らかにされている[5]。また、単純な遺伝子ノックアウト動物では解明できなかったX連鎖性滑脳症／皮質下帯状異所性灰白質の原因遺伝子 *Doublecortin* の分子機能が証明された[6]。

文献

1) Inoue T and Krumlauf R. : Nat. Neurosci. 4 (suppl) : 1156-1158, 2001
2) Saito T and Nakatsuji N. : Dev. Biol. 240 : 237-246, 2001
3) Tabata H and Nakajima K. : Neuroscience 103 : 865-872, 2001
4) Shinoda T et al. : Mol. Biol. Cell. 21 : 1324-1334, 2010
5) Tsai JW et al. : J. Cell Biol. 170 : 935-945, 2005
6) Bai J et al. : Nat. Neurosci. 6 : 1277-1283, 2003

V-1. 薬剤性心筋傷害

義澤 克彦[1], Abraham Nyska[2]
関西医科大学病理学第二講座[1]
米国環境健康科学研究所[2]

キーワード

遺伝子, 抗癌剤, トロポニン, 心筋傷害, 薬剤性

1. 定義・特徴

　薬剤性心筋疾患は, その原因薬剤の過剰摂取と副作用や過敏反応の因果関係が明らかな場合に断定できる。薬剤とその代謝物が, 心電図異常（不整脈, 頻脈, 心房・心室細動, QT間隔の延長）, イオン動態異常（心臓チャネル病）に起因した低血圧, 細胞膜の機能異常（酸化ストレスによる細胞膜過酸化）, 心筋収縮やエネルギー産生系の機能異常などの心機能の変化を誘発する[1]。過敏性反応（過敏性心筋炎）は, その薬剤使用歴があり, その服用量に関係せず, 典型的なアレルギー症状を示し, 薬の服用を中止するまで症状が持続するのが特徴である。このタイプは, 薬物やその代謝物がハプテンとして生体内高分子と結合して作用する免疫学的機序が関与する反応である。

2. 罹患率

　市販・開発中の薬剤が市場・開発過程から撤退しなければならない最も多い原因が, 心室再分極への影響, 特にQT間隔の延長であり, 世界中の規制当局が注目している[1]。βアドレナリン受容体アゴニストの場合, 頻脈や心筋壊死のような, 薬理学的に予測可能な用量依存的な副作用と作用依存的な副作用を誘発する。近年, 選択的COX-2阻害剤の一部が心筋梗塞・アテローム血栓症のリスクを増加させることが報告され, ロフェコキシブが世界市場から撤退した[2]。さらに, FDAは注意欠陥多動性障害（ADHD）の治療に使用されるアンフェタミンやメチルフェニデートが心臓血管系副作用（心拍数増加, 血圧増加, 心筋梗塞, 心臓発作）を引き起こすリスクがあると注意勧告した。COX-2阻害剤, アンフェタミンやメチルフェニデートによる心筋梗塞は, 動物を用いた前臨床試験の結果からは予測できない。

3. 遺伝子

　虚血性あるいは薬剤性の心筋傷害はアポトーシスが関与した心筋細胞壊死が主体であり, 初期はアポトーシス経路が主体の細胞死であり, その後, 壊死が起こる[3]。アポトーシス促進因子としてBax, p53, $\beta 1$ receptor, p38α MAPK, SMAD6, JAK-2ならびにceramideが, 抑制因子としてBcl-2, Bcl-XL, TGF$\beta 1$, ET-1, $\beta 2$ receptor, AKT/PKB, PI3 kinase, ERK1/2, NFκB, calcineurinならびにSTAT-3が報告されている[4]。

アントラサイクリン誘発の慢性心臓毒性では，STARS（striated muscle activator of Rho signaling），SNF1-kinase，AXUD1（AXIN1-upregulated protein 1）ならびにBTG2（B-cell translocation gene 2）遺伝子の発現増加が起こる。アントラサイクリンは心筋のGATA-4遺伝子の発現低下を引き起こし，アポトーシス誘発の引き金となる。GATA-4は心筋生存因子・アポトーシス抑制因子としてBcl-2遺伝子発現を制御し，成熟心臓における適応性ストレス反応として重要な因子である。

4. 分子・病態生理

薬剤性の心筋病変は，機能的変化から形態学的変化まで多岐にわたり，形態学的変化には，細胞レベルの反応（アジドチミジンによるミトコンドリアの変化や減少など），心筋線維の肥大，拡張型心筋症，心筋変性（水腫性，筋原線維性，脂肪性），心筋壊死（収縮帯を伴った凝固壊死），炎症，線維化，血管変化などが含まれる[5]（図1）。抗癌剤や免疫抑制剤による心臓傷害では炎症反応は起こりにくい。血管作動薬の場合，冠血管の血流不全による局所的な虚血状態を誘発し，支配領域における心筋の巣性壊死が起こる。過敏性反応は，単核細胞，リンパ球，形質細胞，好酸球浸潤が特徴であり，広範な心筋壊死や線維化がない。

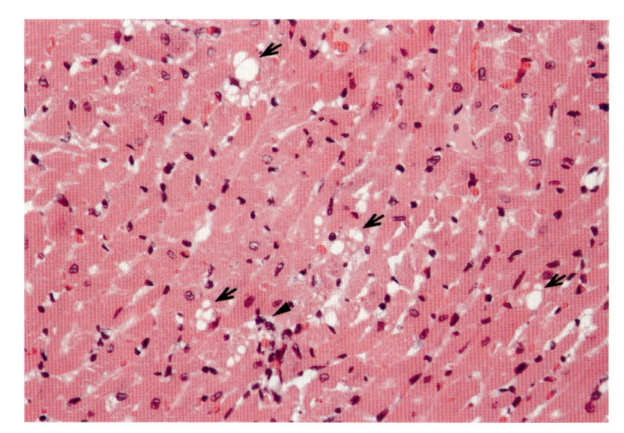

図1　アントラサイクリン系薬剤（ドキソルビシン）誘発の心筋傷害（ラット）
心筋線維の空胞変性（矢印），壊死，単核細胞浸潤（矢頭）がみられる。HE染色（×200）。

5. 診断方針

薬剤性の心筋傷害は，冠血管の変化が関与した場合は多発巣状性の病変を，心筋細胞への直接作用による場合は瀰漫性で広範な病変を病理組織学的に示す傾向がある。毒性因子に対する反応パターンは限られており，毒性メカニズムに関係なく，変性，壊死，炎症，間質細胞の増生，線維化による最終修復が共通の経過である。通常の容量でも副作用を起こす場合があり（特異反応 idiosyncratic reaction），予測が難しい。このタイプは個人の遺伝的な違いにより，予期できない薬物吸収，分布，代謝，排泄，薬物・代謝の相互作用が生じ誘発されることが多い。心臓トロポニンの血清レベルの増加は心筋壊死の特異性の高いマーカーであり[6]，心筋障害後4〜12時間に心臓トロポニン（cTnTおよびcTnI）が心筋から放出される。ナトリウム利尿ペプチド（ANPおよびBNP）は心房・心室負荷によるストレスに反応して放出されるホルモンであり，これらの血漿レベルは心機能低下と逆相関を示す。

6. 治療方針

　薬剤性心筋傷害を予防する方法は，放射性核種血管造影，心電図検査，心エコー検査，血清マーカー検査で注意深くモニターすることである[3]。これらの機能検査で異常がみられた場合，すぐに投薬を中止する。アントラサイクリンによる副作用の場合，米国ではデキサメサゾン，鉄キレート剤ならびに放射線防護剤アミノフォスチンが心臓傷害を防ぐために使用される。その他の方法として，グルタミン添加食や抗酸化剤プロブコールが使用される。多くの場合，適切な使用により，心毒性誘発薬剤の使用は容認されるものの，医療従事者は常に副作用のリスクがあるという事実を認識する必要がある。

引用文献

1) Fermini B et al. : Nat Rev 2 : 439-447, 2003
2) Krotz F et al. : J Vasc Res 42 : 312-324, 2005
3) Yoshizawa K et al. : Heart Muscle Diseases, Toxic. In : Encyclopedia of Molecular Mechanisms of Disease, Lang F eds., Springer-Verlag GmbH, Berlin, Germany : 783-785, 2009
4) McGowan BS et al. : Cardiovasc Toxicol 3 : 191-205, 2003
5) Jokinen MP et al. : The National Toxicology Program experience. Cardiovasc Toxicol 5 : 227-244, 2005
6) Adamcova M et al. : Expert Opin Drug Saf 4 : 457-472, 2005

V-2. 慢性心筋炎

寺﨑 文生, 神﨑 裕美子, 北浦 泰, 石坂 信和

大阪医科大学内科学Ⅲ

キーワード

慢性心筋炎, ウイルス, 拡張型心筋症

1. 慢性心筋炎の背景

　日本循環器学会等により作成された「急性および慢性心筋炎の診断・治療に関するガイドライン」が2009年に改訂された[1,2]。心筋炎の分類には病因に基づく病因分類, 病理所見に基づく病理組織分類および臨床像に基づく臨床病型分類がある[1,2]（表1）。治療の観点からは病因分類が優れているが, 実際には慢性心筋炎の大部分は病因を特定できない。病理組織分類では心筋炎をリンパ球性, 巨細胞性, 好酸球性, 肉芽腫性に分類し, 組織所見は間接的に病因を示唆している。即ち, リンパ球性心筋炎はウイルス感染によるものが多く, 巨細胞性心筋炎, 好酸球性心筋炎, 肉芽腫性心筋炎は心毒性物質・薬物アレルギー・自己免疫・全身性疾患などの合併症としてみられることが多い。したがって, 病初期の心筋生検は心筋炎の確定診断の根拠となるに止まらず, 病因の推定や治療の参考にもなる。しかし, 臨床の現場では心筋生検が行われないことも多く, 臨床病型分類が広く用いられている。

　心筋炎は発症様式や経過に基づいて急性心筋炎と慢性心筋炎に分けられる。急性心筋炎では心症状の出現が急速で, ほとんどの場合に発病日を特定できる。急性心筋炎で心肺危機に陥り補助循環を必要とするものを劇症型心筋炎とよぶ。一方, 慢性心筋炎は発病が緩徐で心症状の初発日を特定できず, 心不全や不整脈を主徴として慢性の経過を辿るが, 稀に急性心筋炎が遷延する場合がある[3]。

　慢性心筋炎は, ヨーロッパにおいて疾患単位として認知されているが, 米国では否定的な意見も多い。一方, 臨床例や剖検例において慢性心筋炎と診断せざるを得ない症例が報告されている[4,5]。本疾患についての見解が未だ統一されないのは, 心筋炎という言葉を安易に使用するべきではないとの米国における歴史的背景[6], 報告症例が少ないこと, 臨床像が多彩であることなどの理由が考えられる。しかし, 実際には拡張型心筋症と臨床診断された症例において, 剖検や手術時に採取した心筋標本に, 稀ではなく心筋炎の存在を示すリンパ球浸潤を認めている[7]。しかも, 症例の中には高度の細胞浸潤がある例も含まれる。このことは拡張型心筋症と慢性心筋炎との鑑別診断が必ずしも容易ではないこと, また, 慢性心筋炎が決して稀ではないことを示唆している。

表1　心筋炎の分類（文献1より引用）

病因分類	組織分類	臨床病型分類
ウイルス	リンパ球性	急　性
細　菌	巨細胞性	劇症型
真　菌	好酸球性	慢性（遷延性）
リケッチア	肉芽腫性	（不顕性）
スピロヘータ		
原虫, 寄生虫		
その他の感染症		
薬物, 化学物質		
アレルギー, 自己免疫		
膠原病, 川崎病		
サルコイドーシス		
放射線, 熱射病		
原因不明, 特発性		

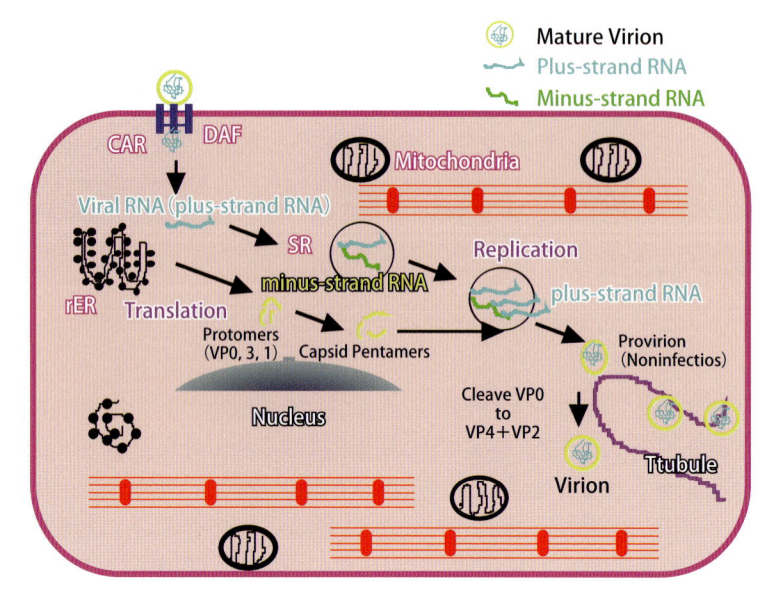

図1　心筋細胞におけるコクサッキーウイルスの複製模式図

　コクサッキーウイルスはプラス鎖（plus-strand）の1本鎖RNAウイルスで，マイナス鎖（minus-strand）を鋳型として複製（replication）される。
　CAR：coxsackievirus-adenovirus receptor, DAF：decay-accelerating factor, rER：rough endoplasmic reticulum, SR：sarcoplasmic reticulum, VP：viral capsid protein

2. 慢性心筋炎の病因

　急性心筋炎の病因はウイルス感染が重要であるが，慢性心筋炎は不明の場合が多く，慢性化の機序もほとんど明らかにされていない。近年，ヒトの慢性心筋炎においてウイルス感染[8]や自己免疫[9]の関与を示唆する報告がみられるようになった。病因ウイルスについては，エンテロウイルス，特にコクサッキーB群ウイルスに関する報告が多い。C型肝炎ウイルス心筋症との関連を示唆する報告もある。コクサッキーウイルスはプラス（センス）鎖の1本鎖RNAウイルスで，マイナス（アンチセンス）鎖を鋳型として複製される（図1）。Fujiokaらは，手術時に採取した心筋標本においてマイナス鎖RNAを証明し，コクサッキーウイルスゲノム陽性例の多くでウイルスの複製が行われていることが示唆されている[8]。Liらは摘出心や剖検心にエンテロウイルスの構造タンパクであるcapsid protein VP1を高頻度に認め，ウイルス持続感染における心筋細胞内のウイルスタンパク合成が病因に関与するとしている[10]。一方，動物モデルでは，以前より急性心筋炎後のウイルス持続感染や自己反応性リンパ球の活性化による自己免疫心筋細胞障害，さらにサイトカインによる心筋障害の遷延化が証明されている[11]。自己免疫性心筋炎モデルでは，慢性化への機序として心筋炎惹起性リンパ球への抑制が起こらないことや病変部サイトカイン環境のTh1優位性が持続することなどが指摘されている。

3. 慢性心筋炎の診断

　現在のところ，慢性心筋炎の診断は主に心筋組織所見を根拠として行われている。しかし，生検心筋などの小さな標本はサンプリング・エラーや病理医による診断バイアスが大きい。このような背景に基づいて，日本循環器学会学術委員会により，心筋組織所見のみ

ならず臨床所見を取り入れた「慢性心筋炎診断のガイドライン（1991～1993年度報告）」が作成された[3]。これは，慢性心筋炎診断に関する世界唯一のガイドラインで利用価値が高いものである。この委員会報告では，合計58例が慢性心筋炎の候補にあがり，そのうち15例が慢性心筋炎と認定された。また，15例中急性心筋炎が遷延したと認定されたのは1例のみであった。2004年，その後に得られた知見を加えて新しいガイドラインが作成され，2009年に改訂された[1,2]。

　慢性心筋炎の診断は必ずしも容易ではない。特に，拡張型心筋症との鑑別診断は困難である。急性心筋炎と異なり，慢性心筋炎では臨床症状，胸部X線，心電図，心エコー図などの所見があまり参考にならない。ほとんどの慢性心筋炎は不顕性に発病し，慢性の経過を取る。急性心筋炎から移行するものは稀である[3]。本疾患の症状や徴候は非特異的で，心不全や不整脈の症状や徴候を示し，拡張型心筋症類似の病態を呈することが多い[7]。さらに，心臓サルコイドーシスと類似することがあるため，心臓サルコイドーシスとの鑑別も必要である。

1）病理診断

　諸種検査の中で診断価値が最も高い。現在のところ病理組織診断がないと慢性心筋炎の診断は不可能といっても過言ではない。「慢性心筋炎診断の診断手引き」[1]を参照し，大小の単核球浸潤・集簇および間質の線維化や脂肪化との併存を確認すれば診断が確定する（図2）。しかし，心内膜心筋生検標本は小さいため，複数採取してもサンプリング・エラーは避けられない。心筋生検に比べ，左室形成術[7]や左室補助心臓装着時の切除心筋，あるいは剖検心は標本が大きいので偽陰性が避けられる。すなわち，心筋生検で診断されず，切除心筋や剖検心ではじめて持続する心筋炎が証明されることも多い。また，心筋組織における持続性炎症に加えてウイルス遺伝子の検出，特にコクサッキーB群ウイルスゲノムの存在[7,8]が証明されればウイルス性慢性心筋炎との診断をより高めると考えられる。

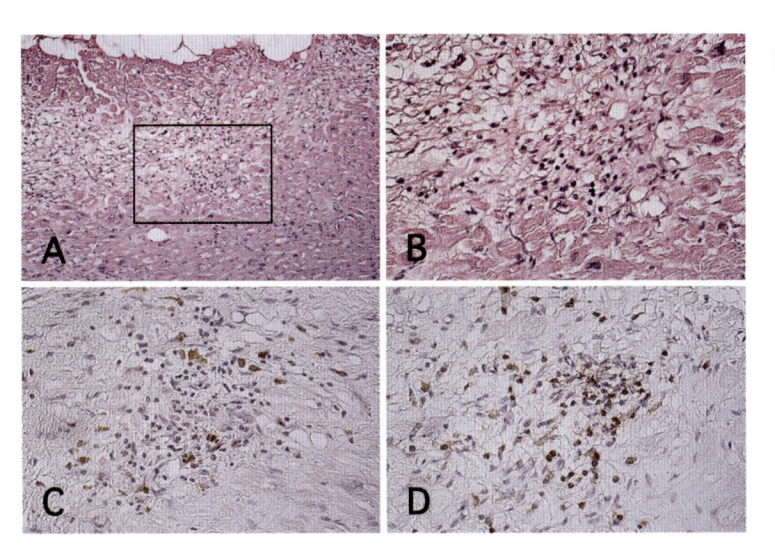

図2　慢性心筋炎の組織像

心外膜側に間質の線維症と単核球の浸潤を認め，一部に浸潤細胞の集簇がみられる。浸潤細胞の多くはCD45Ro陽性のリンパ球（D）で，一部はCD68陽性のマクロファージ（C）である。
　A：HE染色（×40），B：A内□の拡大像（×100），C：Bと同部位の抗CD68抗体による免疫染色（×100），D：Bと同部位の抗CD45Ro抗体による免疫染色（×100）

4. 慢性心筋炎の治療

　ほとんどの慢性心筋炎は病因を特定できないため，一般には原因療法を行わず対症療法のみが行われている．本疾患はしばしば拡張型心筋症類似の病態を呈し，心不全や不整脈を主徴とするためエビデンスを有する慢性心不全および抗不整脈療法などを行う．

　最近，生検心筋における①免疫組織学的炎症性細胞浸潤の有無と② PCR によるウイルスゲノムの有無，さらに③抗心筋自己抗体の有無の 3 項目により心筋炎を病因論的に分類して，免疫抑制療法，抗ウイルス療法，あるいは一般的心不全治療を選択する治療法が提唱されている [12]．

1）免疫グロブリン吸着療法 [13]

　拡張型心筋症患者の治療に免疫グロブリン吸着療法が有効で心機能が有意に改善したとの報告がある．慢性心筋炎の成因に抗心自己抗体の関与が指摘されており，免疫グロブリン吸着療法が有効である可能性がある．

5. 慢性心筋炎の予後

　慢性心筋炎の診断ガイドラインが作成されて十数年余の経過のため，未だ症例数が少なく予後が明らかにされていないが予後不良との指摘もある．Kanzaki らは左室形成術を施行した拡張型心筋症患者 27 例の切除心筋の免疫組織学的検索を行い炎症性細胞浸潤の高度な症例ほど術後の予後が悪いことを報告している [7]．また，心筋におけるコクサッキー B 群ウイルスゲノムの存在は予後不良の指標であるとする報告があり [8]，予後を規定する因子の 1 つとして，心筋におけるウイルスゲノムの存在が注目されている [14]．

文　献

1) 急性および慢性心筋炎の診断・治療に関するガイドライン（2009 年改訂版），日本循環器学会（http://www.j-circ.or.jp/guideline/index.htm）
2) Guidelines for diagnosis and treatment of myocarditis (JCS 2009) -Digest Version- JCS Joint Working Group. Circ J 75：734-743, 2011
3) Japanese Circulation Society (JCS) Task Force Committee on Chronic Myocarditis, Jpn Circ J 60：263-264, 1996
4) Morimoto S et al.：Am J Cardiovasc Pathol 4：181-191, 1992
5) Okabe M et al.：Am Heart J 123：128-136, 1992
6) White PD.：In Heart Disease 4th ed. Ed by White PD, Macmillan, New York：658-659, 1951
7) Kanzaki Y et al.：Jpn Circ J 65：797-802, 2001
8) Fujioka S et al.：J Am Coll Cardiol 36：1920-1926, 2000
9) Lauer B et al.：J Am Coll Cardiol 35：11-18, 2000
10) Li Y et al.：Circulation 101：231-234, 2000
11) Nakamura H et al.：Circulation 94：3348-3354, 1996
12) Burgstaler EA et al.：J Clin Apheresis 22：224-232, 2007
13) Muller J et al.：Circulation 101：385-391, 2000
14) Angelini A et al.：Heart 87：210-215, 2002

VI-1. 糸球体腎炎・ネフローゼ症候群における タンパク尿の分子形態学的機序

藤乘 嗣泰[1]，衣笠 哲史[1]，酒井 俊男[2]，藤田 敏郎[1]

東京大学医学部附属病院腎臓・内分泌内科[1]
酒井電子顕微鏡応用研究所[2]

キーワード
ポドサイト，ネフローゼ，基底膜，アルブミン

はじめに

尿タンパクは慢性腎臓病の指標であるが，その機序は明らかではない。1955年に東京大学解剖学の山田英智名誉教授により電顕でポドサイト足突起間にスリット膜が観察された[1]。以来，糸球体のタンパク濾過障壁は糸球体基底膜(GBM)かスリット膜かで論争がある[2]。ネフリンなどスリット膜の構成分子の同定によりスリット膜がタンパク濾過障壁として確定した感があるが，新たな可能性を示す。

1. GBM説 vs. スリット説がすべてか？

GBM説はFarquharらのフェリチンやデキストランのトレーサーがGBM内側に留まること(サイズバリアー)とBrennerらの陽性荷電に比べ陰性荷電デキストランはGBMを通過しにくいこと(チャージバリアー)から示された。分子形態学的にはIV型コラーゲンやラミニンなどの網目構造とヘパラン硫酸プロテオグリカンの陰性荷電による。最近，ラミニン遺伝子欠損による尿タンパク増加から再評価されている[3]。

一方，Karnovskyらは電顕でスリット膜に4×14 nmの小孔を持つZipper構造を観察し，タンパク濾過障壁と考えた[4]。ネフリン，ポドシン，CD2APなどのスリット膜関連分子の遺伝子異常により尿タンパクがみられること，抗ネフリン抗体投与で尿タンパクがみられることからスリット膜説は最も有力である。アルブミン分子(3.8 nm×14 nmの楕円体)はスリット膜小孔とほぼ同じ大きさであり，正常でも血中アルブミンの0.062％が濾過され，その97％が尿細管で再吸収される[5]。正常人ではスリット膜を1日3.3gのアルブミンが通過することになる。迅速固定法によりポドサイト足突起間や細胞間は等間隔で密に接し，スリット膜様の構造が何層にもみられ，単一膜ではない(図1)。

微小変化型ネフローゼ症候群ではスリット膜構造の数は減少し，密着結合様になりアルブミンは通過しにくくなるので，スリット膜以外の経路も示唆される。

2. ポドサイトのエンドサイトーシス/エクソサイトーシスによるアルブミン濾過

正常ラット糸球体ではFITC標識アルブミンはスリット膜間を通過する[6]。puromycin aminonucleoside(PAN)ネフローゼではポドサイト内小胞にエンドサイトーシスされる

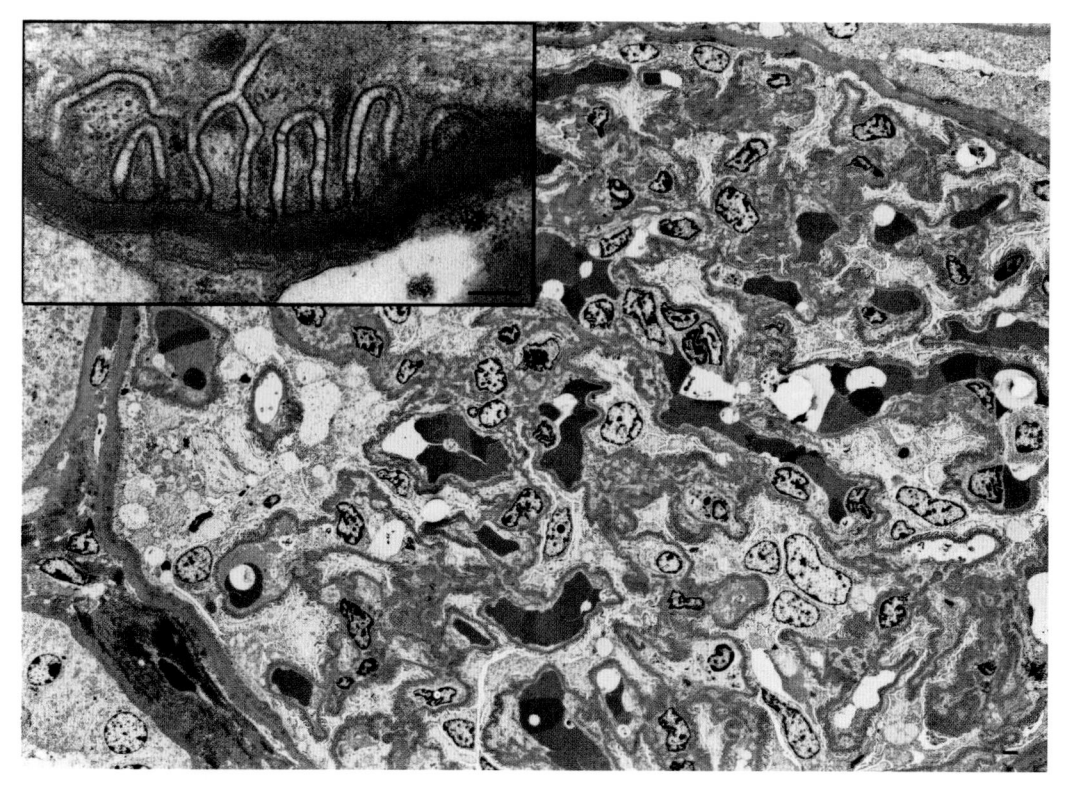

図1 糸球体電顕像弱拡大像（摘出腎，酒井俊男提供）と4℃マイクロウエーブ迅速固定によるポドサイトの形態（挿入図，9）

腎摘直後ホルマリン固定でポドサイト間は密に接している。迅速固定で足突起間は等間隔でスリット膜様構造が何層にも連結している（Bar = 500 nm）。

アルブミンが増加した（図2）。ポドサイト細胞表面からアルブミンのエクソサイトーシスが増加した。培養ポドサイトのアルブミンエンドサイトーシスは V_{max} 97.4 μg/mg cell protein/時で，ヒトに換算すると1日約3.6 gのアルブミンを輸送でき，ネフローゼレベルのタンパク尿を説明できる[7]。肺胞は肺胞上皮と毛細血管内皮が基底膜で接し，糸球体と似ている。肺胞上皮はgp60によるトランスサイトーシスでアルブミンを輸送し，糸球体でも同様な機序が推測される。

3. ポドサイト脱落，GBM断裂による非選択的タンパク尿の機序

巣状糸球体硬化症の電顕像ではポドサイトの脱落したGBMがみられる（図2）。目の粗いフィルターのGBMのみがタンパク濾過フィルターとなり，IgGなどの高分子タンパクも濾過され非選択的タンパク尿になる。IgA腎症やANCA関連腎炎，急性糸球体腎炎などの血尿を伴う腎炎ではGBMの断裂部から分子量の大きいタンパクが漏れる（図2）。

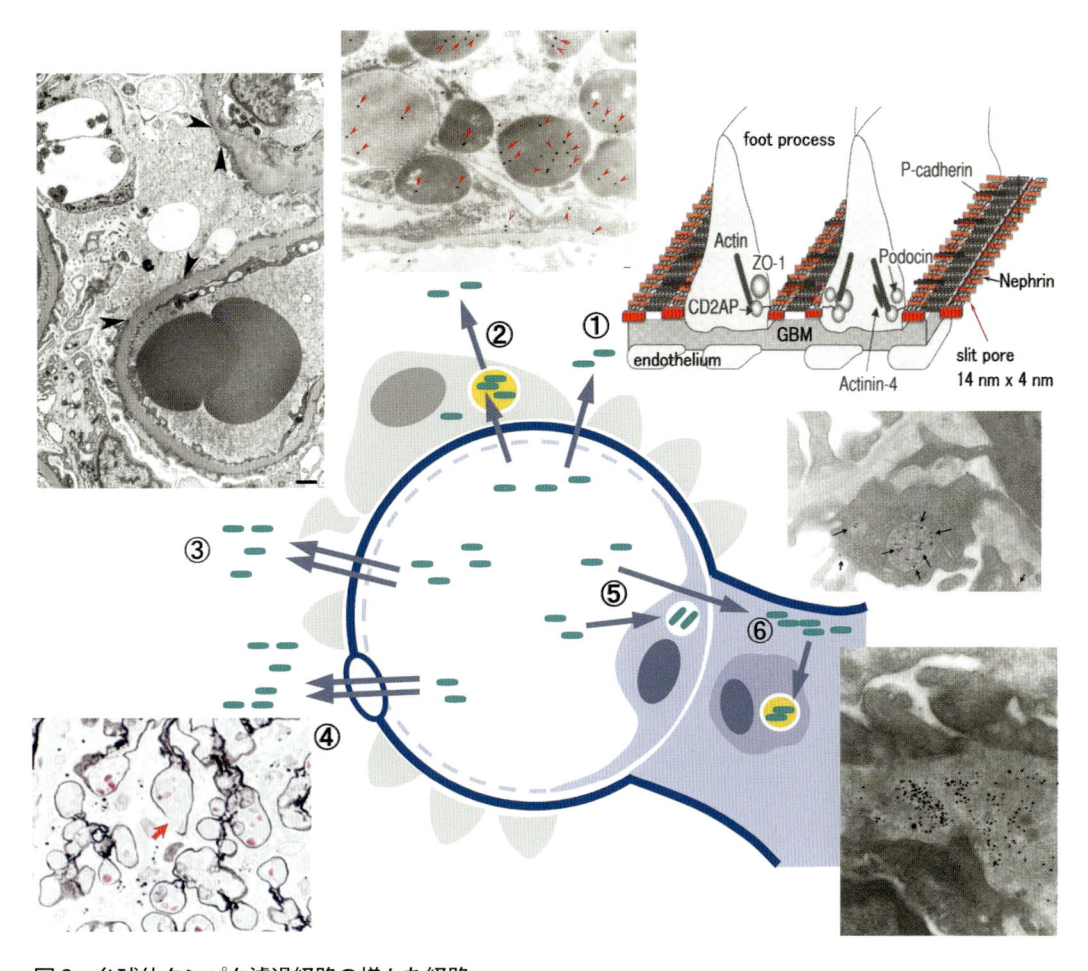

図2　糸球体タンパク濾過経路の様々な経路

① スリット膜での濾過
② ポドサイトのエンドサイトーシス/エクソサイトーシスによる経路：ヒトアルブミン投与後のPANネフローゼのimmunogold免疫電顕法でポドサイトのアルブミンのエンドサイトーシスによる取り込みが亢進している（Bar＝100 nm）。
③ ポドサイト脱落：巣状糸球体硬化症では一部のGBMでポドサイトが脱落し（矢印），血清タンパクがGBMを通り濾過される（Bar＝500 nm）。
④ GBMシャント（GBM断裂）：血尿を伴う腎炎ではGBMが断裂して（赤矢印），高分子タンパク尿をきたす。
⑤ 糸球体内皮細胞へのエンドサイトーシス：コロイド金標識アルブミン投与後の内皮細胞への取り込み（矢印）。
⑥ 傍メサンギウム経路：コロイド金標識アルブミン投与15分後に傍メサンギウムへの取り込みがみられる。

4. 尿細管の再吸収障害によるタンパク尿

　アルブミンは近位尿細管刷子縁にあるclathrin coated pitでメガリン，キュブリンに結合しエンドサイトーシスされる。我々は糖尿病性腎症の微量アルブミン尿はメガリンによ

るエンドサイトーシスが低下する近位尿細管再吸収障害によることを示した[8]。Dent 病では近位尿細管のリソソームの CLCK5 の遺伝子異常でエンドサイトーシスされたタンパクが分解されず，低分子タンパク尿を呈する。

文　献

1) Yamada E. : J Biophys Biochem Cytol 1 : 551-566, 1955
2) Farquhar MG. : J. Clin. Invest. 116 (8) : 2090-2093, 2006
3) Jarad G, et al. : J Clin Invest 116 : 2272-2279, 2006
4) Rodewald R, et al. : J Cell Biol 60 : 423-433, 1974
5) Tojo A, et al. : Am J Physiol 263 : F601-F606, 1992
6) Tojo A, et al. : Med Mol Morphol 41 : 92-98, 2008
7) Eyre J, et al. : Am J Physiol Renal Physiol 292 : F674-681, 2007
8) Tojo A. et al. : Histchem Cell Biol 116 : 269-286, 2001
9) Sakai T, et al. : ICEM 13-PARIS : 945-946, 1994

VI - 2. 尿沈渣の形態学による腎炎の鑑別診断：risk-free renal biopsy

宿谷 賢一[1]，藤乗 嗣泰[2]，福田 覚[3]
[1] 東京大学医学部附属病院検査部
[2] 東京大学医学部附属病院腎臓・内分泌内科
[3] 東京大学医学部附属病院臨床電顕室

キーワード

尿沈渣，Tamm-Horsfall 糖タンパク，Uromodulin，円柱

はじめに

　尿検査は慢性腎臓病 CKD や急性腎障害 AKI の発見のきっかけになる。特に尿沈渣は腎疾患の障害部位，障害の性質，程度を反映し，腎生検の組織所見をある程度推測できる簡便かつ安全な検査であり，リスクフリーの腎生検といえる。しかし，若い臨床医は"各種円柱がでています"と一括し，それぞれの意義について考えることが少ないので，腎組織と対比しその意義を検討してみたい。

1. Tamm-Horsfall 糖タンパク（Uromodulin）の分子構造と臨床的意義

　1950 年に Tamm と Horsfall により尿中に存在するウイルスの血球凝集反応を抑制する糖タンパク質として報告された[1]。性状は，分子量約 8.5 〜 10 万ダルトンで，尿中濃度の上昇，塩濃度上昇，酸性化などにより容易に重合凝集を生じる。1985 年に Muchmore と Decker により妊婦尿から分離精製されたタンパクの Uromodulin が同一のアミノ酸配列である[2]。Tamm-Horsfall 糖タンパク（THP）は，腎ネフロンのヘンレのループから遠位尿細管上皮細胞で産生され，腎疾患で尿沈渣に認められる円柱の主成分である。尿路結石の形成を抑制する作用がある。細菌接着の抑制や T リンパ球増殖の抑制作用もある。

2. 糸球体腎炎でみられる円柱とその腎形態学的形成機序（図 1）

　THP からなる硝子円柱は，脱水，運動後，利尿薬などによりヘンレのループ内で濃度が上昇すると形成され，病的意義は少ないと考えられてきたが，膜性腎症や巣状糸球体硬化症，糖尿病性腎症の早期などで尿タンパク増加に伴い多くみられる。

　硝子円柱の中に白血球が 3 個以上みられると白血球円柱となり，溶連菌感染後急性糸球体腎炎，抗好中球細胞質抗体（ANCA）関連半月体形成性腎炎，ループス腎炎など糸球体内白血球浸潤が多い炎症の強い腎炎を示唆する。

　IgA 腎症，ANCA 関連腎炎，感染後急性腎炎，膜性増殖性腎炎では炎症により糸球体基底膜 GBM が断裂し赤血球が遊出し，尿細管内で変形赤血球（糸球体型赤血球）がみられ，ヘンレのループから遠位尿細管で赤血球円柱となり，糸球体出血の指標となる。

　極度の脱水，出血による腎虚血や薬剤性あるいは腎移植拒絶反応で尿細管壊死が起ると

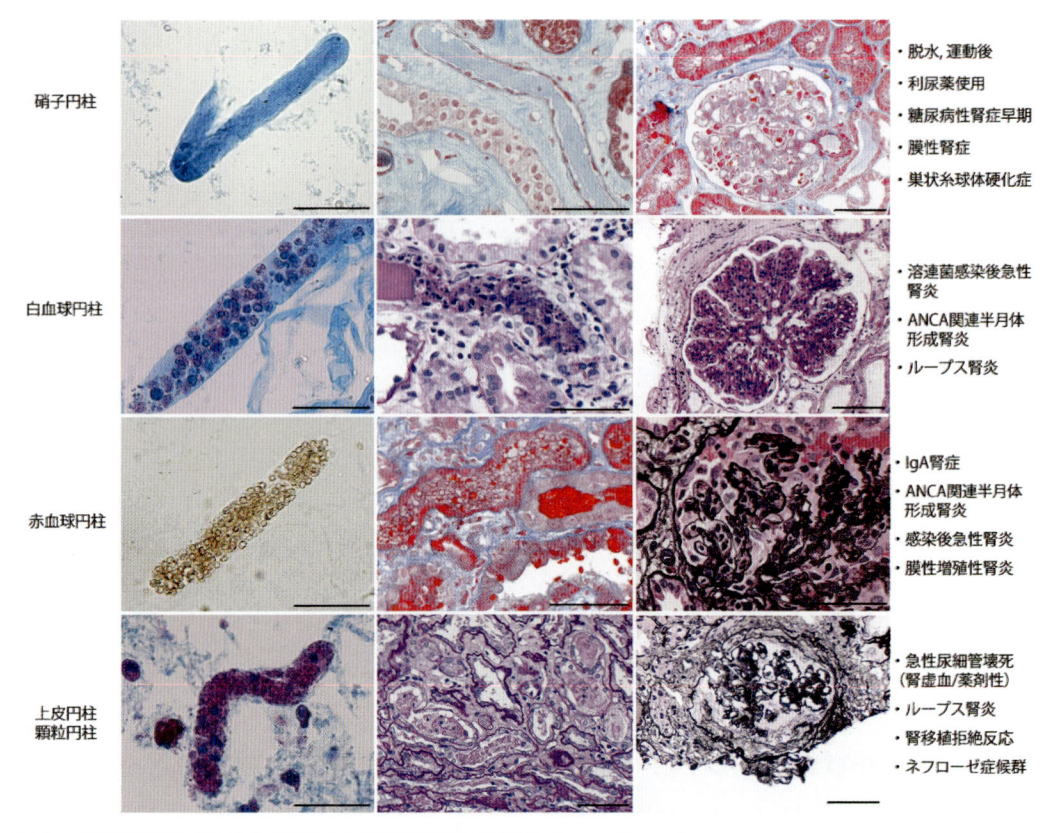

図1 糸球体腎炎でみられる円柱と腎組織所見の関係（Bar＝50μm）

尿細管細胞が脱落し上皮円柱を作る。糸球体濾過量が減少し尿細管内の通過時間が延長し，尿細管細胞のリソソーム酵素で自己融解し，顆粒状になったものが顆粒円柱であり，尿細管障害の指標になる。

3. ネフローゼ症候群でみられる尿沈渣と腎組織所見（図2）

巣状糸球体硬化症，微小変化型ネフローゼ，膜性腎症などのネフローゼ症候群ではアルブミンの尿中喪失により膠質浸透圧が低下し，肝でのアルブミン，凝固因子，コレステロールなどの合成が亢進し，高脂血症になる。脂質の結合したアルブミンは糸球体ポドサイトや近位尿細管細胞や間質マクロファージにエンドサイトーシスされ，空胞変性を示し，卵円形脂肪体を生じる。脂質化アルブミンや卵円形脂肪体はTHPにより脂肪円柱となり，ネフローゼ症候群の指標となる。重屈折偏光でマルタの十字像を呈する。

4. 慢性腎不全でみられる尿沈渣と腎組織所見（図3）

慢性腎不全では円柱により尿細管が閉塞し，尿細管は次第に拡張する。尿細管内にはPAM染色でみると同心円状に配列した糖タンパクの円柱がみられ，その幅は硝子円柱の

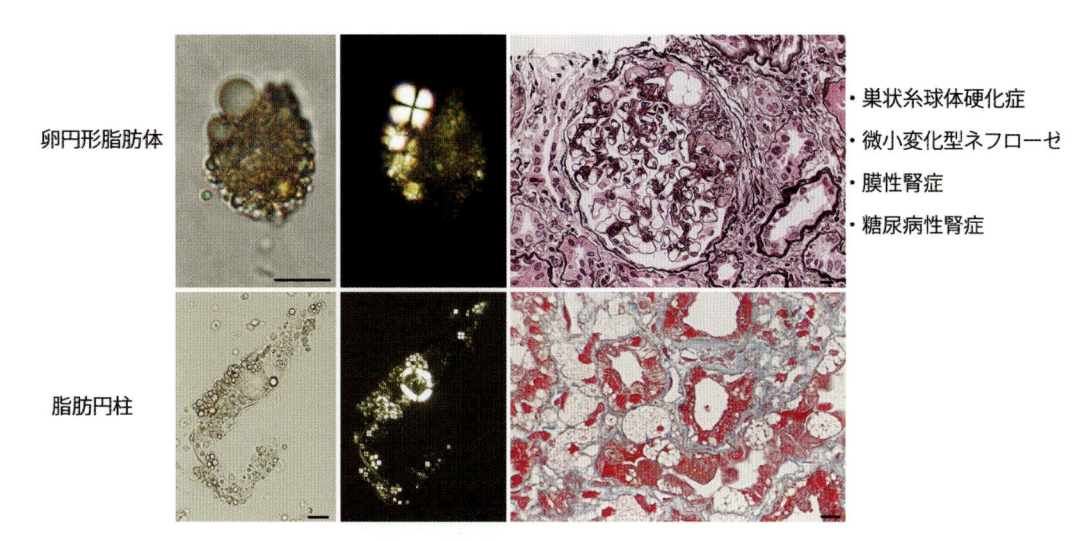

図2　ネフローゼでみられる尿沈渣と腎組織所見の関係（Bar＝10μm）

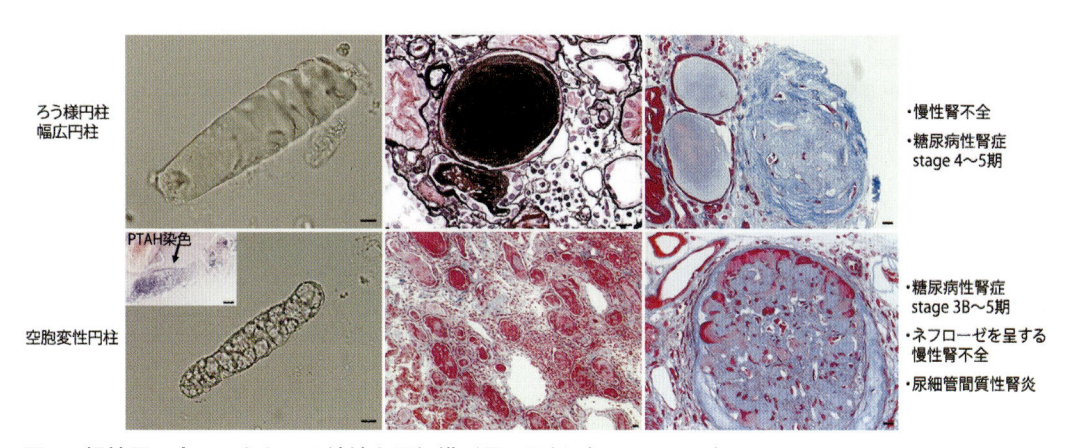

図3　慢性腎不全でみられる尿沈渣と腎組織所見の関係（Bar＝10μm）

約2倍に幅の広い円柱になっている。この幅広のろう様円柱は，幅広円柱として分類され，血清クレアチニンの上昇に伴い増加し，慢性腎不全の指標となる[3]。

進行した糖尿病性腎症やネフローゼを呈する慢性腎不全では糸球体係蹄壁での大量のタンパクの流出を抑えるためフィブリンが析出し，アザン染色で赤染するフィブリンと青色のTHPとまだら状の空胞変性円柱となる。尿沈渣ではリンタングステン酸ヘマトキシリン（PTAH）染色で青～紫色に染色されるフィブリンの混在が確かめられる。

5. 尿沈渣の電顕像

腎生検で尿細管が観察されることは少なく，尿沈渣の電顕はあまり検討されていない。遠位尿細管管腔内で赤血球の大小不同や小球状，こぶ状，ゴースト化など糸球体性血尿を示す所見が観察される（図4A）。走査型電子顕微鏡（SEM）ではTHPで接着された赤血球

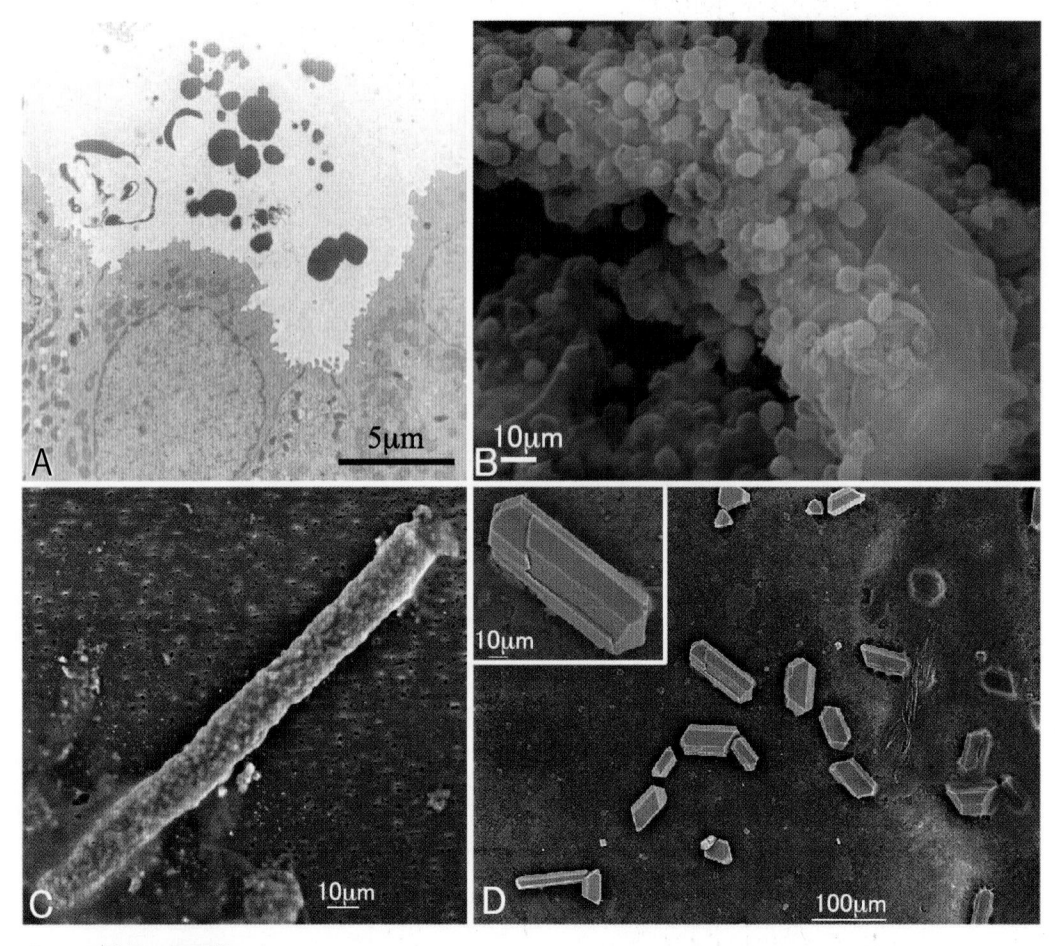

図4 尿沈渣の電顕像
　A： TEM による尿細管内変形赤血球
　B： SEM による赤血球円柱
　C： 低真空 SEM による顆粒円柱
　D： 低真空 SEM によるリン酸アンモニウムマグネシウム結石

円柱がみられる（図 4B）。低真空 SEM は固定・乾燥を必要とせず，尿沈渣を直接観察でき，円柱や結石の鑑別に有効である（図 4C，D）。急性腎炎や ANCA 関連腎炎では尿細管細胞が赤血球を貪食する[4]。尿細管や尿沈渣の電顕の今後の発展が期待される。

文　献

1) Tamm I, et al.：Proc Soc Exp Bio Med74：106-108, 1950
2) Muchmore AV, et al.：Science 229（4712）：479-481, 1985
3) 宿谷 賢一：MedicalTechnology 別冊　新カラーアトラス尿沈渣：98-110, 2004
4) Mimura I et al：Kidney Int 74：398, 2008

VI-3. 急速凍結・ディープエッチング法による ヒト糖尿病腎糸球体の微細構造

守屋 達美, 林 哲範
北里大学医学部内分泌代謝内科学

キーワード

糖尿病性腎症, 腎糸球体, 急速凍結・ディープエッチング法

はじめに

2型糖尿病は日本人糖尿病の大多数を占め, その慢性合併症である糖尿病性腎症 (腎症) による年間の人工透析導入数は第一位である。臨床的観点からは, 組織変化と機能変化を関連づけることはどの疾患においても重要であるが, 日本人2型糖尿病の正常アルブミン尿期と微量アルブミン尿期との間には, 糖尿病性糸球体硬化症の典型的組織所見である糸球体基底膜 (GBM) の肥厚やメサンギウム拡大の差はない[1]。すなわち, 従来の光学顕微鏡あるいは電子顕微鏡を用いた検討では, 2型糖尿病の腎症早期の腎組織・機能連関を確認し得なかった[1]。この理由の1つには2型糖尿病における腎組織変化の多様性[2] が指摘されている。また, 腎症が存在しないと判断される正常アルブミン尿期に, すでに様々な腎組織病変が存在することも, もう1つの理由である。実際に, 正常アルブミン尿期の腎生検電子顕微鏡標本では, ほぼ全例に糸球体基底膜 (GBM) や尿細管基底膜 (TBM) の肥厚を認める[1,3~6]。

腎機能の程度から組織学的重症度を知ることができるか否かは臨床的には極めて重要である。本稿では, 腎症の臨床的指標である尿アルブミン排泄は組織変化と本当に関連がないのかを, 比較的新しい方法である急速凍結・ディープエッチング法をヒト腎生検組織に応用して検討した結果を示す。

1. 急速凍結・ディープエッチング (QF-DE) 法の腎生検組織への応用

組織微細構造を観察する手法としてQF-DE法が知られている。このQF-DE法は従来の電子顕微鏡手法に比べて, 固定, 脱水, 包埋, 薄切, 染色という過程をとらず, artifact が入りにくい。より微細な構造が3次元的に観察可能である。すなわち, 従来の超薄切片では不明であった微細構造の観察に優れている。著者らは過去に糖尿病ラットのGBMおよびメサンギウム基質 (MM) は, 密な meshwork (M) 構造からなり, 糖尿病早期からGBMとMMのM径が拡大すること, またそれらがインスリン治療により改善することを示した[7,8]。

このQF-DE法は, ヒト腎生検組織に応用することができる。方法の詳細は他項および文献[9,10]を参照されたい。経皮的腎生検によって得られた組織を2%パラフォルムアルデヒドで30分間固定する。丁寧に細切した後, 30分間の0.1Mリン酸緩衝液による洗浄を行う。0.25%グルタールアルデヒドで後固定し, 再度30分間の0.1Mリン酸緩衝液による洗浄を行う。組織をJFD-RFA凍結装置 (JEOL) により急速凍結した後, FD-3AS (EIKO)

により水分昇華(エッチング)し，白金およびカーボンの蒸着によりレプリカ膜を得る。レプリカ膜は透過型電顕で観察する。

2. 正常対照例の糸球体微細構造

　正常腎組織は，腎癌により摘出された腎臓の正常部分を用いた。正常対照では，GBMはラット同様3層構造をしており，その中央部分は密なM構造を呈していた(図1a)。このM構造は架橋線維により，上皮細胞および内皮細胞と接着していた。この上皮細胞および内皮細胞側の架橋線維が，それぞれ従来の外透明層および内透明層に，M構造は緻密層に相当すると考えられる[9, 10]。また，MMも密なM構造をしていることが観察できた(図1b)。

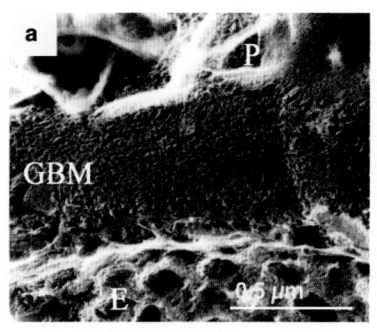

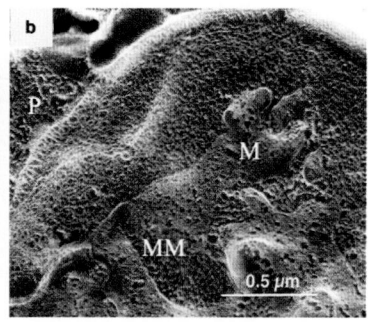

図1　正常対照例のレプリカ像
　　P：糸球体上皮細胞，GBM：糸球体基底膜，E：糸球体内皮細胞，MM：メサンギウム基質。
　　糸球体基底膜(a)およびメサンギウム基質(b)は，いずれも密なメッシュワーク構造を示す。

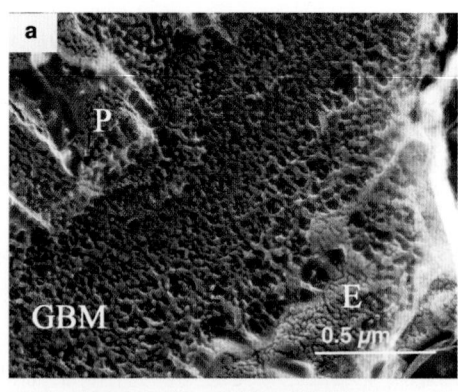

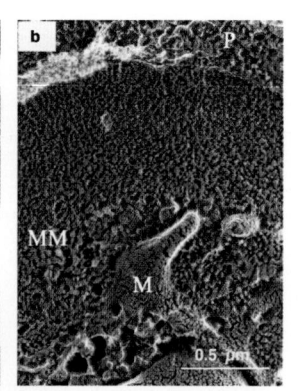

図2　微量アルブミン尿期の糖尿病例のレプリカ像
　　P：糸球体上皮細胞，GBM：糸球体基底膜，E：糸球体内皮細胞，MM：メサンギウム基質。
　　糸球体基底膜(a)およびメサンギウム基質(b)のメッシュワークは不規則で，対照例に比し拡大している。

3. 糖尿病例の糸球体微細構造

2型糖尿病患者の正常〜微量アルブミン尿期の経皮的腎生検標本にQF-DE法を応用し，微細構造を観察した。臨床的には腎症が存在しないと判断される正常アルブミン尿期でもGBMとMMのM径は正常対照群に比し，拡大がみられた。また，内皮細胞側の架橋線維は一部で断裂や乱れが生じていた。微量アルブミン尿期になると内皮細胞側の架橋線維の異常は広範囲に認められるようになり，その程度も著明となった。また，GBMおよびMMのM構造は，正常アルブミン尿期に比較して拡大が著明となり，組織病変が進行していることが明らかとなった（図2a，b）。

4. 腎組織と尿中アルブミン排泄との関連

既報の方法[8,10]でGBMとMMのM径を測定することができる。MMにおけるM径と尿アルブミンの関連はなかったが，GBMのM径と尿アルブミン排泄量との間には正相関を認めた[10]。

このようにQF-DE法はヒト腎生検組織に応用することができ，ヒト腎症早期の微細構造の変化が明らかになった。また，従来の方法では不明であったアルブミン尿の成立機序がGBMのM径の拡大によることが示唆された。このように，より新しい詳細な方法を使用すれば，2型糖尿病においても組織とアルブミン尿との関連を確認することができる。

おわりに

実は，日本人2型糖尿病の腎症初期の組織変化に関する情報は極めて少なく，組織・機能連関の詳細はほとんど明らかになっていない。従来の古典的方法だけでは，組織・機能連関がみえない可能性が大である。組織・機能連関を明らかにし，腎症の経過・予後を解明するためには，①進行期ではなく，早期の組織所見と機能との関連を，② serial biopsyを含め長期的に，③より新しい形態学的方法を用い詳細に，検討することが必要と考える。

文献

1) Moriya T et al.：Nephron 91：292-299, 2002
2) Fioretto P et al.：Diabetologia 39：1569-1576, 1996
3) Fioretto P et al.：Diabetes 43：1358-1364, 1994
4) Mauer SM et al.：J Clin Invest 74：1143-1155, 1984
5) Brito PL et al.：Kidney Int 53：754-761, 1998
6) Lane PH et al.：Kidney Int 43：661-667, 1993
7) Moriya T et al.：Virchows Arciv. B. Cell Pathol, 34：107-114, 1993
8) Moriya T et al.：Diabetologia 39：632-640, 1996
9) Moriya T et al.：J Electron Microsc 55：69-73, 2006
10) Moriya T et al.：Diabetes Res Clin Pract 80：424-431, 2008

VI - 4. 腎糸球体足細胞スリット膜の分子解剖学

栗原 秀剛

順天堂大学医学部解剖学・生体構造科学講座

キーワード

スリット膜，細胞間接着装置，細胞骨格，膜ドメイン，タンパク尿

　足細胞は大きな細胞体を持ち，隣り合った細胞から延びだした多くの足突起が，ちょうど両手の指を拡げて合わせたように互い違いにかみ合って，基底膜に張り付いている。足突起の間には 25～60 nm の隙間があり，ここにスリット膜とよばれる電子密度の高い厚さ約 5 nm の膜状の構造がある（図1）。この構造は糸球体基底膜とともに血液成分の選択的透過性に関与する原尿生成の重要な装置である。スリット膜の本体を構成する分子は，1998年 Tryggvason らによりフィンランドに多発する先天性ネフローゼ（CNF）の責任遺伝子がコードするタンパクとして同定され，ネフリンと名付けられた[1]。この分子は細胞外に8つのイムノグロブリン様ドメインと1つのⅢ型フィブロネクチン様ドメインを持つイムノグロブリンスーパーファミリーに属する膜1回貫通型膜タンパクであり，ネフリン分子同士がお互いに向き合って，スリット膜構造を作るというモデルが提唱され，イムノグロブリン様ドメインがその結合に重要であると考えられている[2]。ネフリンは腎臓において糸球体足細胞に特異的に発現している。CNF の患者では，この遺伝子に多くの変異が認められる。ヒトの腎炎発症時にネフリンの発現低下およびタンパク量の低下が起こっていることが数多く報告されており，ネフリンタンパクの減少によりスリット膜構造の機能異常が起こることがタンパク尿の発症と密接に関係していると考えられる。最近，ネフリンのホモログとして3種の NEPH 分子が同定された。これらの分子はネフリンと同様，細胞外にイムノグロブリン様ドメインを持つが，その数はネフリンが8個に対して5個である。NEPH1 ノックアウトマウスではネフリンノックアウトと同様に足細胞の足突起の消失とタンパク尿の発現を認めたことから，この分子がスリット膜の形成に必須であると考えられる[3]。NEPH1 の細胞内領域には ZO-1 が PDZ ドメインを介して結合する[4]。NEPH1 に ZO-1 が結合すると NEPH1 の細胞内領域のチロシンリン酸化が増加することから，NEPH1 が ZO-1 と結合してスリット膜領域でのシグナル伝達に関与している可能性がある。ネフ

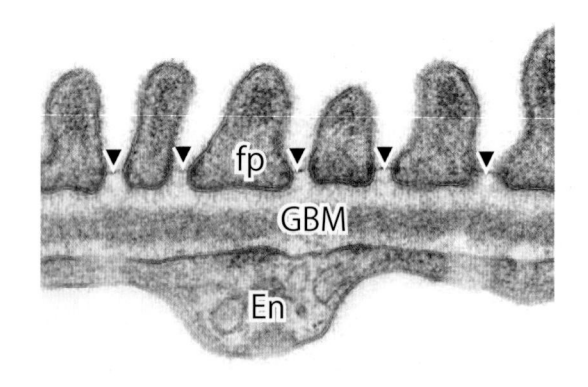

図1　糸球体濾過障壁の電子顕微鏡像

　糸球体濾過障壁は内皮細胞，糸球体基底膜，足細胞の3層からなる。足細胞の間にはスリット膜（矢頭）が張る。fp：足突起，GBM：糸球体基底膜，En：内皮細胞（×50,000）

リンの細胞内ドメインに結合する分子として見出されたCD2APはもともとT細胞の膜表面にあるCD2のアダプタータンパクとして見つかったタンパク質であるが，これを欠いたマウスでは著しいタンパク尿を発症し生後すぐに死に至る[5]。CD2APはネフリンとアクチン線維をつなぐ役割を演じていると考えられている[6]。Bouteら[7]によって常染色体劣性遺伝ステロイド抵抗性ネフローゼの責任遺伝子 *NPHS2* の遺伝子産物として同定されたポドシンは，ネフリンを特別な細胞膜のマイクロドメインにリクルートする機能を有する[8]。変異を持つポドシンは，この機能を失う。3つのNEPHはいずれもポドシンのC末端に結合するモチーフを持っている。ポドシンノックアウトマウスはタンパク尿を発症し，生後数日で腎不全により死亡する。形態学的には，足突起間が癒合し，わずかに認められるスリット膜は癒合部の上部への移動が観察され，スリット膜分子であるネフリンの発現低下が観察される[9]。これらのことから，ポドシンは正常なスリット膜構造の形成，特にネフリンの位置決定とその発現調節に重要な役割を演じていると考えられる。

　腎発生の過程で，未熟な糸球体は頂部にタイト結合（TJ）を有しているが，分化が進むにつれて細胞間結合装置は基底部に移動し，最終的に細胞間が開いてスリット膜が足突起間に形成される。しかし，腎炎の発症により，尿中にタンパクが漏出する時期に一致して足突起間のスリット膜の位置に，再度TJが形成される（図2）。これらの形態学的な観察から，スリット膜は発生学的にTJと密接に関係していることが示唆される。TJとスリット膜の関係を裏づけるように，スリット膜基部にはタイト結合タンパクの1つであるZO-1を始めとして，MAGI-1など多くのTJ関連分子がこれまでに見出されている[10, 11, 12]。

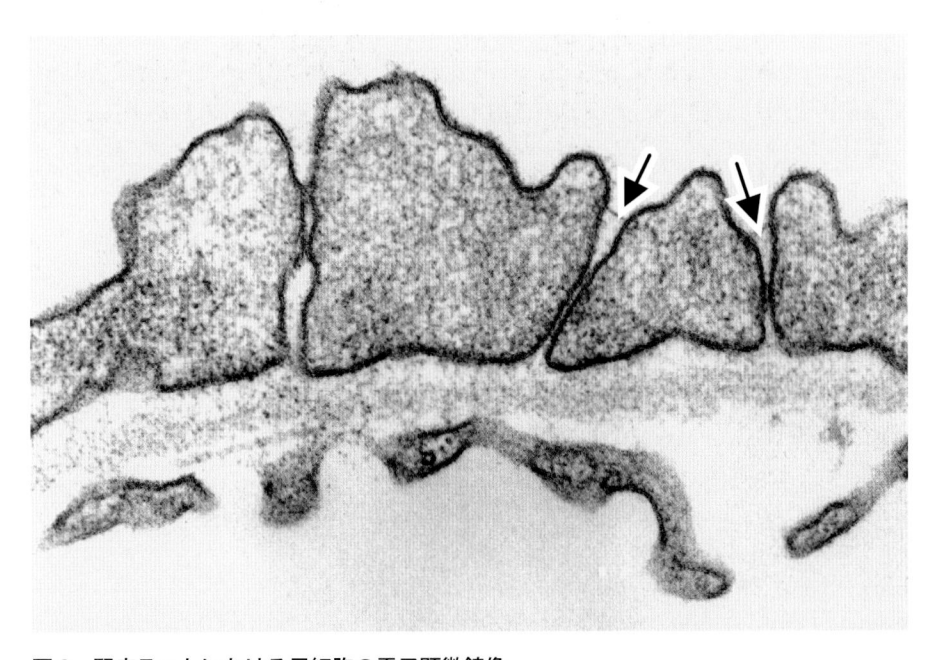

図2　腎症ラットにおける足細胞の電子顕微鏡像
　腎症ラットの足細胞では足突起間が癒合し，タイト結合様構造が形成される。本来のスリット膜は新たにできた細胞間結合の上部に移動する（矢印）（×60,000）。

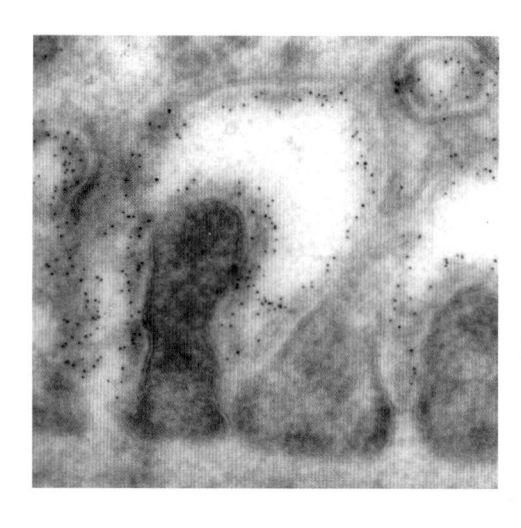

図3 足細胞における膜ドメインの存在

足細胞の主要なシアロ糖タンパクであるポドカリキシンは尿腔に接する頂部細胞膜に局在しており、スリット膜を超えて側底部には分布しない。スリット膜は膜ドメインの境界となる（× 80,000）。

　TJの重要な機能の1つが膜ドメイン形成であり、これには極性タンパクPAR3-aPKC系を中心としたTJ関連分子がかかわっている。スリット膜は濾過膜としての役割の他に、TJと同様に頂部細胞膜と側底部細胞膜の境界として機能しており、膜ドメイン形成に関与する（図3）。スリット膜の基部にはPAR3が局在しており、機能分子であるaPKCの足細胞特異的なノックダウンにより、生後重篤なネフローゼを発症することが実験的に証明され、スリット膜の維持に極性タンパクが重要な役割を演じていることが判明した[13]。足突起間のTJ形成にはスリット膜の基部に存在するTJ分子であるZO-1以外にスリット膜の構成要素と考えられているNEPH1やポドシンも関与している。スリット膜の位置の移動にはスリット膜分子のチロシンリン酸化が重要であり、サークキナーゼにより活性化され、SHP-2により脱リン酸化される。SHP-2のスリット膜領域への結合はスリット膜に局在するSIRP-αのリン酸化によって制御されていることが最近判明した[14]。

文献

1) Kestila M et al.：Mol. Cell 1：575-582, 1998
2) Ruotsalainen V et al.：Proc Natl Acad Sci USA 96：7962-7967, 1999
3) Donoviel DB et al.：Mol Cell Biol 21：4829-4836, 2001
4) Huber TB et al.：J Biol Chem 278：13417-13421, 2003
5) Shih NY et al.：Science 286：312-315, 1999
6) Yuan H., et al.：Am J Physiol Renal Physiol 282：F585-591, 2002
7) Boute N et al.：Nat Genet 24：349-354, 2000
8) Schwarz K et al.：J Clin Invest 108：1621-1629, 2001
9) Roselli S et al.：Mol Cell Biol 24：550-560, 2004
10) Kurihara H. et al.：Proc Natl Acad Sci USA 89：7075-7079, 1992
11) Hirabayashi S et al.：Lab Invest 85：1528-1543, 2005
12) Fukasawa H et al.：J Am Soc Nephrol 20：491-1503, 2009
13) Hirose T et al.：PLoS One 4：e4194, 2009
14) Kurihara H et al.：Am J Physiol Renal Physiol 299：F517-F527, 2010

VI-5. 嚢胞腎の形態と分子病態

武藤 智, 堀江 重郎
帝京大学医学部泌尿器科

キーワード
多発性嚢胞腎, pkd, ポリシスチン

1. 多発性嚢胞腎とは

多発性嚢胞腎は両側の腎の皮質, 髄質に多数の嚢胞(図1)を形成し, また実質の萎縮と線維化を伴う疾患で, 常染色体優性遺伝多発性嚢胞腎 autosomal dominant polycystic kidney disease (ADPKD) と, 常染色体劣性遺伝多発性嚢胞腎 autosomal recessive polycystic kidney disease (ARPKD) に分類される。ADPKD は, 罹患率が約 600〜1,000 人に 1 人と遺伝性腎疾患の中で最も頻度が高い疾患である。60 歳までに約半数が終末期腎不全に至る。

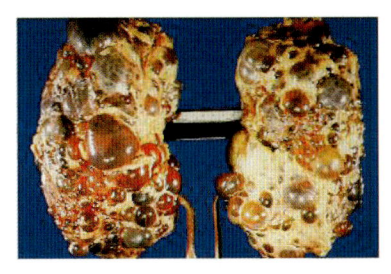

図1
摘出腎標本腎は, 多発する嚢胞で腫大している。

2. 多発性嚢胞腎の責任遺伝子

ADPKD 患者の 85％は第 16 染色体短腕 16p13.3 に位置する遺伝子 PKD1 の異常により発症し[1], 15％は第 4 染色体長腕 4q21-23 に位置する遺伝子 PKD2 の異常による(図2)。PKD1 は 46 のエクソンを持つ 53kb の遺伝子で, 14kb の mRNA を code する。

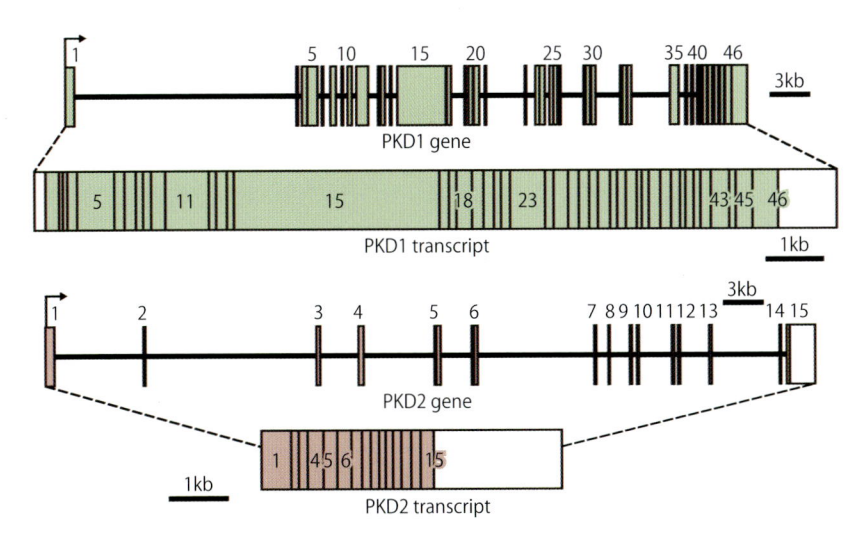

図2 PKD1 および PKD2 遺伝子と, その転写産物
Lancet 369：1287-301, 2007 より

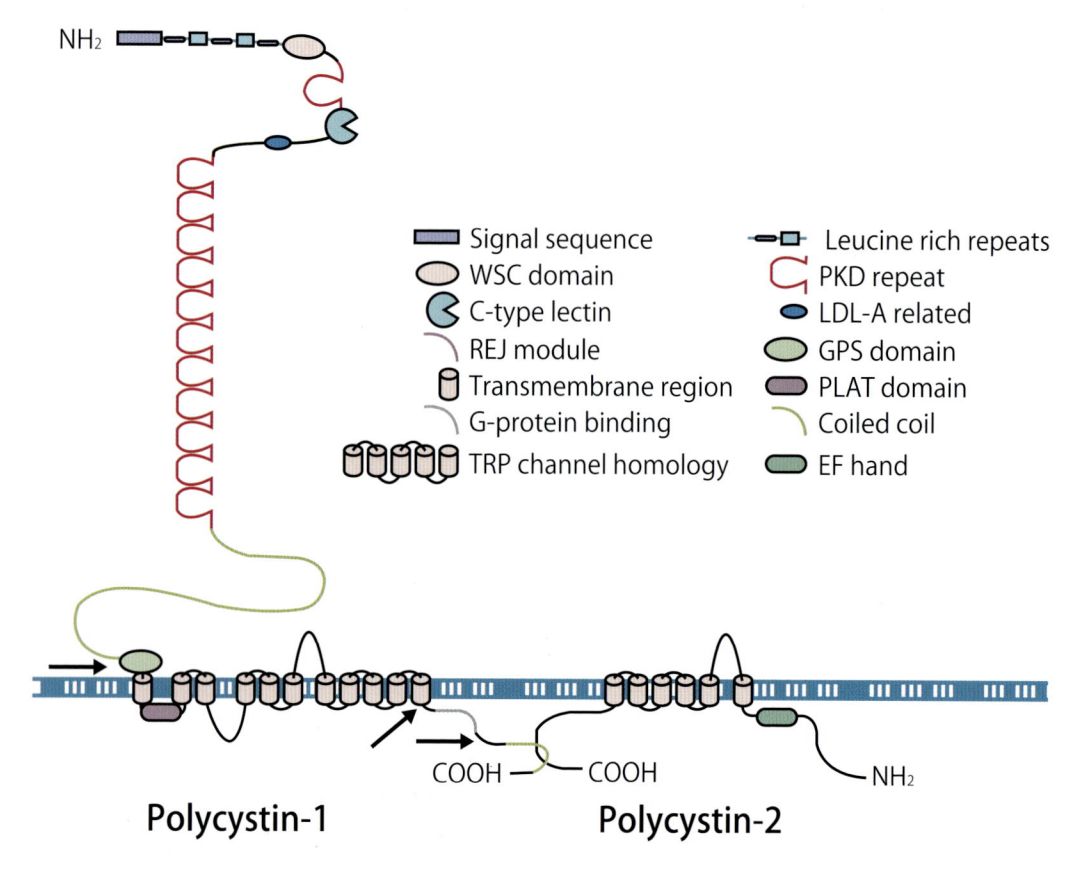

図3 polycystin-1 と polycystin-2

5′側の細胞外領域が大きく，Ig-like domain，FN III related domain など，細胞－細胞間，細胞－細胞外基質相互作用に関係するモチーフを持つ．polycystin-1 と polycystin-2 は互いの C 末端で相互作用する．Lancet 369：1287-301，2007 より．

3. PKD タンパク

　PKD1 遺伝子の遺伝子産物である polycystin-1 は 4303 個のアミノ酸からなる 500kD の巨大な 11 回膜貫通型タンパクである（図3）．最初の PKD ドメインはロイシンに富む反復配列と C 型レクチンドメインに挟まれているが，他の 15 の PKD ドメインは LDL-A 領域と REJ ドメインの間に密集している．この密集した PKD ドメインには細胞－細胞間結合に重要な強力な同種親和性結合がある [2]．polycystin-1 は生体ではほぼ全ての臓器に発現し，特に脳，腎，精巣，肺，副腎でその発現は強い [3]．

　polycystin-1 の細胞内シグナル伝達機能は polycystin-2 によって調節され，繊毛からの機械的シグナル伝達により開始される [4]．

4. 囊胞腎原因分子の cilia 局在と囊胞形成

　囊胞腎原因分子が尿細管上皮の繊毛にもかかわることが明らかとなっている．polycystin-1，polycystin-2，Fibrocystin に加えて，nephrocystin-1，-3，-4，-5，inversin，

ALMS1，OFD1，BBS1-8，cystin，polaris，Nek8 といったヒト，モデル動物で囊胞腎にかかわる遺伝子産物が繊毛に局在することが報告され[5]，従来はあまり注目されてこなかった繊毛が囊胞腎の病因に大きくかかわることが明らかとなった。

1999年に線虫のPKD1，PKD2相同遺伝子が発見され，それぞれ*lov-1*，*pkd-2*と名付けられた[6]。*lov-1*は交尾および弁の位置に関係し，遺伝子産物LOV-1は知覚線毛に存在し，知覚の情報伝達にかかわる。*pkd-2*の遺伝子産物であるPKD-2はヒトといくつかの違いはあるもののCaチャンネルでありLOV-1とともに知覚線毛に局在し，どちらの変異によっても知覚線毛が機能不全となり，交尾できなくなることが明らかとなった。つまりLOV-1が知覚情報の受容体として働き，CaチャネルとしてのPKD-2の活性を制御していると考えられた[7]。

5. バソプレシンV2受容体阻害薬とADPKD

ADPKDにおいてcAMPは囊胞の増大と上皮の増殖に関与していると考えられる。囊胞腎モデル動物であるPCKラットおよびpcyマウスでは腎においてcAMP量が増加しており，またcAMPにより転写調節されるaquaporin2およびバソプレッシンV2レセプターの発現が増加している。

バソプレシンV2受容体阻害薬は心不全による浮腫改善薬として開発された。バソプレシンV2受容体阻害薬であるOPC31260（mozavaptane）を囊胞腎モデル動物に投与したところ，腎cAMP含有量が減少して囊胞形成が劇的に減少し腎不全進行が抑制することが報告された[8]。この結果を基に現在ADPKD患者に対してOPC31260の誘導体OPC41061の臨床治験が開始されている。

文　献

1) Burn TC et al.：Hum Mol Genet 4：575-582，1995
2) Ibraghimov-Beskrovnaya O et al.：Hum Mol Genet 9：1641-1649，2000
3) Ong AC et al.：Kidney Int 67：1234-1247，2005
4) Chauvet V et al.：J Clin Invest 114：1433-1443，2004
5) Hildebrandt F et al.：Nat Rev Genet 6：928-940，2005
6) Chen XZ et al.：Nature 401：383-386，1999
7) Barr MM, et al.：Curr Biol 11：1341-1346，2001
8) Gattone VH et al.：Nat Med 9：1323-1326，2003

VI-6. ANCA関連腎炎の分子病態機構

有村義宏, 川嶋聡子
杏林大学第一内科

キーワード

抗好中球細胞質抗体（ANCA），MPO-ANCA，H-lamp2-ANCA，好中球細胞外捕捉（NETs），壊死性糸球体腎炎

はじめに

腎臓は豊富な血管系で構築され，全身性血管炎による障害を受けやすい臓器である。抗好中球細胞質抗体（anti-neutrophil cytoplasmic autoantibody：ANCA）関連血管炎による腎血管炎はANCA関連腎炎とよばれ，糸球体毛細血管の壊死性変化である壊死性糸球体腎炎を呈する（図1）。この腎炎は糸球体に免疫グロブリンの沈着が微小であるPauci-immune型腎炎（軽度病変：巣状・分節性壊死性糸球体腎炎，高度病変：壊死性半月体形成性腎炎）である。この糸球体毛細血管の壊死には，ANCAによる好中球活性化に基づく障害が考えられている。

以下にANCAサブタイプと血管炎の関連，ANCA産生機序，好中球による内皮細胞傷害機序の最新の知見を述べる。

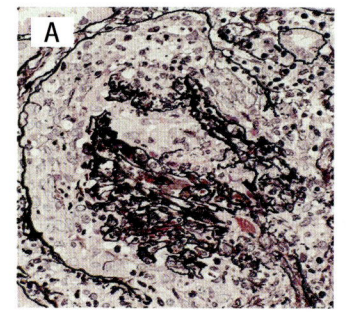

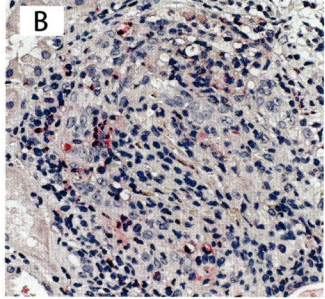

図1 MPO-ANCA関連腎炎（細胞性半月体形成性期）のMPO染色

A：PAM染色：係蹄壁の断裂，全周性の細胞性半月体形成を認める（×400）。
B：MPO染色：糸球体に多数のMPO陽性細胞（細胞質が赤色に染色）とMPO陽性細胞近傍に係蹄壁へのMPO沈着を認める。Hematoxylin染色で核は青く染色されている（×400）。

1. 血管炎と関連の深いANCA

血管炎と関連の深いANCAは，好中球細胞質アズール顆粒中のmyeloperoxidase（MPO）やproteinase 3（PR3）を標的抗原としたMPO-ANCAとPR3-ANCAである。また最近，これらに加えhuman lysosomal-associated membrane protein 2（H-lamp2）に対する抗体（H-lamp-2-ANCA）も，血管炎に関連するANCAとして注目されている[1,2]。

2. ANCA産生機序

ANCAは遺伝因子や環境因子を背景とした自己免疫機序により産生される。遺伝因子として，PR3-ANCA産生ではPR3の阻害物質であるα1-アンチトリプシン遺伝子との関連[3]が，MPO-ANCAでは，HLA-DR9との関連[4]が知られている。一方，環境因子には，

感染症，薬剤（プロピルチオウラシルなど），粉塵（シリカ），腫瘍などがある。感染症とANCA産生の関連では，PR3-ANCAは，黄色ブドウ球菌（*Staphylococcus aureus*）感染症と関連[5]している。一方，MPO-ANCA産生に関しては，特定の細菌やウイルスは同定されていないが，MPO-ANCAと共存して認められるH-lamp-2-ANCAの産生機序に，グラム陰性桿菌である大腸菌（*E. coli*）や緑膿菌（*K. pneumoniae*）との関連が考えられている。Kainら[2]は，①H-lamp2のepitope（P41–49）が上記のグラム陰性桿菌タイプ1線毛の吸着素（bacterial FimH）と分子相同性があること，②ラットにH-lamp-2-ANCAを静注し壊死性半月体形成性腎炎が生じたこと，③ラットをFimHで免疫（immunize）したところ抗Lamp-2抗体が産生され，その後Pauci-immune型巣状壊死性糸球体，肺胞出血が生じたことなどより，グラム陰性細菌感染で産生された線毛吸着素に対する抗体（抗FimH抗体）が交差反応性に好中球や糸球体内皮に存在するH-lamp2に結合し，好中球活性化や内皮細胞障害をきたし壊死性腎炎を生ずると推測している。また，壊死性半月体形成性腎炎の90％にH-lamp-2-ANCAが陽性で[1]，Pauci-immune型巣状壊死性糸球体腎炎の69％にグラム陰性桿菌の先行感染症があったと報告している[2]。自験MPO-ANCA陽性pauci-immune型壊死性腎炎では，H-lamp-2-ANCA陽性率は56％[6]であり，H-lamp-2-ANCAが我が国のANCA関連腎炎のどの程度に関連しているかは，現在のところ明らかでない。今後，各国での本抗体に関する研究の進展が期待される。

3. ANCAによる好中球活性化と内皮細胞傷害

　MPO-ANCAの標的抗原であるMPOは強力な組織障害作用をもち，かつ陽性に荷電しており陰性荷電の内皮細胞に結合しやすい。図1，2に示すようにANCA関連腎炎では，糸球体にMPO陽性細胞が浸潤するとともに係蹄壁にMPOの局在を認めている[7]。さらにMPO陽性部位では内皮の表面マーカーであるCD34の染色性の低下がある（図3）。ま

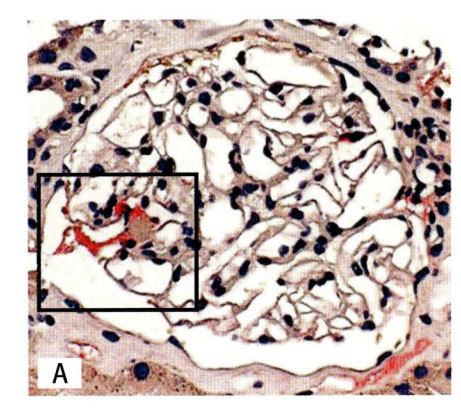

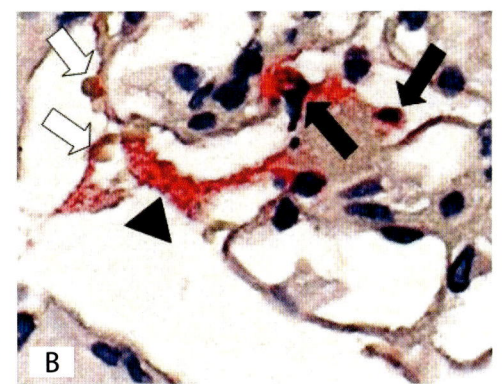

図2　軽微な変化の糸球体におけるMPO染色（MPO-ANCA関連腎炎初期例）

　A：MPO染色（×400），B：Aの四角部の拡大像
　MPO陽性細胞（⬆）。
　　係蹄壁のMPO沈着（▲）：MPO陽性細胞の近傍の係蹄壁に認めれられるボウマン腔に赤血球を認める（⇧）。

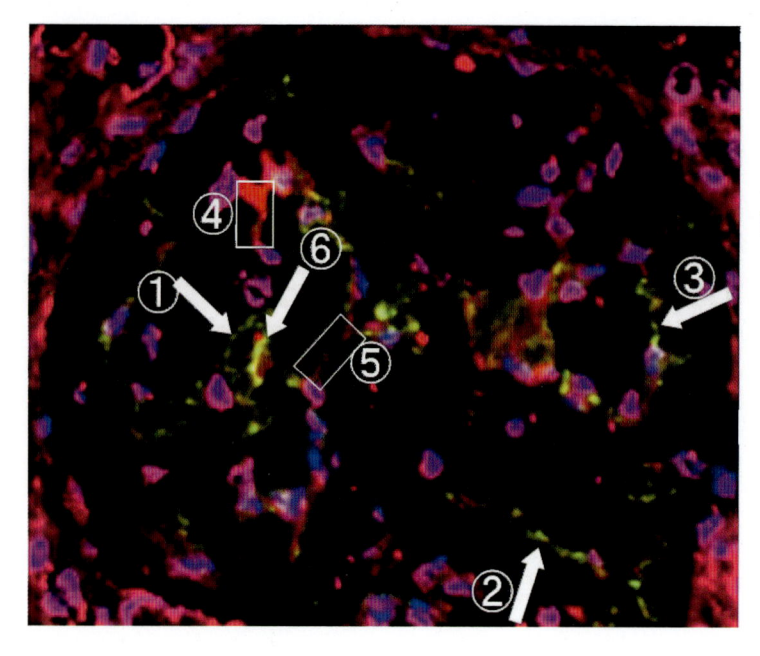

図3 MPO-ANCA関連腎炎におけるMPOとCD34の2重染色所見

①②③：緑はMPO染色陽性。MPOはCD34陰性の係蹄壁で陽性(緑色)に染色されている。
④⑤：赤はCD34染色陽性。CD34はMPO陰性の係蹄壁に沿って染色されている。
⑥：黄色はMPOとCD34ともに陽性。
青：核染色陽性。

た最近, Kessenbrockら[8]は, 好中球はMPOやタンパク分解酵素などを含むクロマチンファイバーの網(好中球細胞外捕捉 neutrophil extracellular traps：NETs)を発射して組織を傷害すること, またANCA陽性血清は好中球からのこのNETsの発射を促進すると報告した。したがって, ANCA関連腎炎では, ANCAにより活性化された好中球が, 糸球体毛細血管局所で, MPOをはじめとした様々な物質を放出し, 内皮細胞を傷害し, 毛細血管壊死を引き起こすと推測される。

おわりに

ANCA標的抗原と細菌の分子相同性, 好中球による内皮傷害機序など, ANCA関連腎炎の病態解明は着実に進歩している。

文 献

1) Kain R et al.：J Exp Med 181：585-597, 1995
2) Kain R et al.：Nat Med 14：1088-1096, 2008
3) Esnault VL. et al.：Exp Clin Immunolgenet 14：206-213, 1997
4) Fujii A et al.：Clin Nephrol 53：242-252, 2000
5) Popa ER et al.：Arthritis Res 4：77-79, 2002
6) 有村 義宏 他：厚生省特定疾患進行性腎障害調査研究班平成10年度研究業績：42-44, 1999
7) 川嶋 聡子 他：日本腎臓学会雑誌：56-67, 2009
8) Kesenbrock K et al.：Nature Medicine 15：623-625, 2009

VII-1. 角化症の病態生理

山本 明美，井川 哲子
旭川医科大学皮膚科

キーワード
　角化症，魚鱗癬，プロテアーゼ，層板顆粒，デスモゾーム

はじめに

　従来，表皮角層はレンガとモルタルに例えられてきた[1]。ここではレンガは角質細胞，モルタルは角層細胞間脂質で，細胞同士を接着する。しかし近年，角層細胞間脂質の主な働きは水分バリアであり，細胞接着はむしろデスモゾームが変化したコルネオデスモゾームが果たすと考えられるようになってきた[2]。本稿では角化症の病態生理をこの視点から考えてみる。

1. 正常な角層の構造

　ホルマリン固定，パラフィン包埋された組織標本において，角層は掌蹠以外では最下層の数層を除いて網状を呈する（図1a）。これは角質細胞同士は辺縁のみで接着し，その他の部分では細胞間は層板顆粒の内容に由来する層状の脂質が満たし（図1b，1c，2），この脂質が標本のアルコール処理中に抜けてしまうためである[3]。角層細胞を接着させるコルネオデスモゾームは角層下層では全周性に分布しているが，細胞間脂質の広がりとともに，細胞辺縁部分を除いて分解される（図1d，1e，2）。

2. 層板顆粒の輸送・分泌のしくみ

　層板顆粒は顆粒細胞において細胞内小胞輸送系によって先端膜に運ばれ，分泌される（図2）。顆粒内には角層細胞間脂質の前駆物質，角層剥離酵素群とそれらのインヒビター，コルネオデスモゾームの細胞外成分であるコルネオデスモシン，抗菌ペプチドなどが含まれている[4,5]。

　層板顆粒の輸送に関してはRab11の関与が示唆される[6]。小型のGTP結合型タンパクであるRabファミリーの1つRab11はリサイクリングエンドソームと細胞膜の間の分子のリサイクリングを調節し，トランスゴルジネットワーク（TGN）からの分泌タンパクの細胞外分泌も調節する。Rab11は表皮で高発現し，顆粒細胞のTGNと層板顆粒の両者に局在しており，層板顆粒のTGNから細胞膜までの輸送に関与していることが示唆される[6]。また層板顆粒の輸送にはSNAREタンパクも関与している（後述）。我々は最近，タイトジャンクションを化学的に障害すると層板顆粒の極性をもった分布が損なわれ，分泌も低下することを示した[7]。層板顆粒はタイトジャンクションによって輸送，分泌の方向性が規定されていると考えられる。

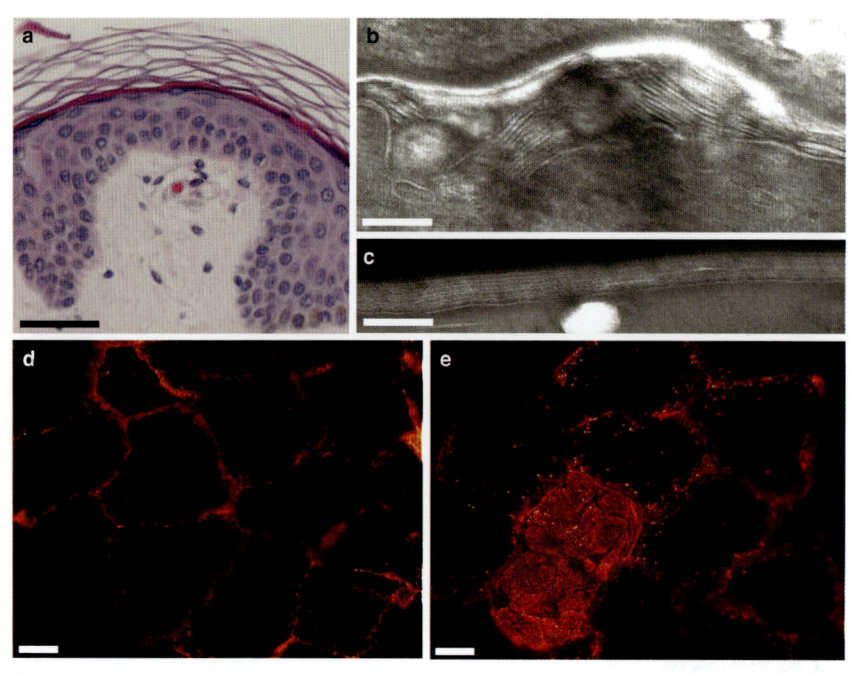

図1
 a：正常表皮。角層は網状を呈する。HE 染色。(Bar＝50μm)
 b：層板顆粒から放出された細胞間脂質。ルテニウム酸固定標本の透過電顕写真。
    (Bar＝100 nm)
 c：細胞間に層状に広がった脂質。ルテニウム酸固定標本の透過電顕写真。
    (Bar＝100 nm)
 d：角層表層のデスモグレイン1の蛍光抗体法写真。(Bar＝10μm)
 e：角層深部のデスモグレイン1の蛍光抗体法写真。(Bar＝10μm)

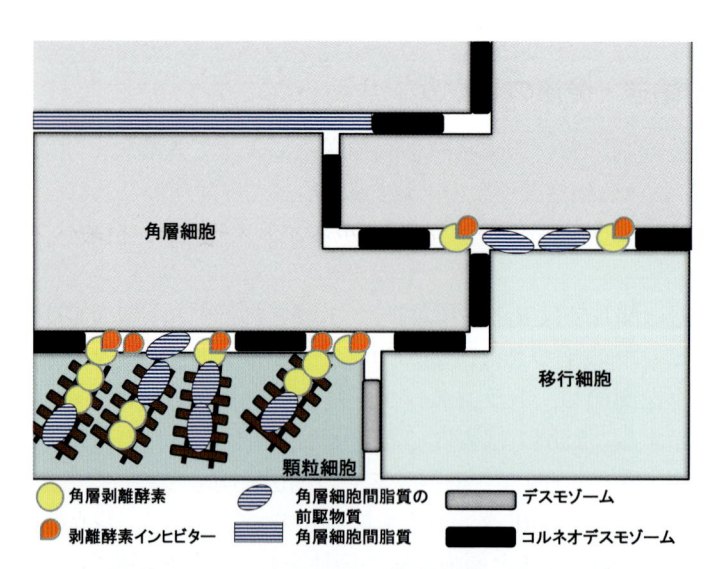

図2 顆粒細胞から移行細胞を経て角層細胞に分化する過程のモデル図

　　顆粒細胞内の小胞輸送系である層板顆粒を線路で表している。

3. 角層剥離酵素とそのインヒビター

　角層の剥離に関与する主要な酵素にはカリクレイン（KLK）とカテプシンがある[2]。KLKは現在 15 種のメンバーからなるセリンプロテアーゼである。皮膚では少なくとも 8 種が発現している。カテプシン群の中ではカテプシン V，カテプシン L 様酵素，カテプシン D が角層剥離に関与する。これらのうち KLK，カテプシン V，カテプシン D は層板顆粒によって運ばれ分泌される。

　角層剥離酵素のインヒビターには lymphocyte-epithelial Kazal-type related inhibitor（LEKTI）やシスタチン M/E などが知られている。LEKTI は層板顆粒にたくわえられ，その活性型断片は各種 KLK に結合し，その酵素活性を抑制する[2]。シスタチン M/E も層板顆粒から分泌され，カテプシン V を阻害する。

4. 角化症の病態

　角化症の多数の病型のうち図 2 のモデルでよく理解できる代表的な疾患を紹介する。

1）CEDNIK 症候群

　本症はその主要な症状（Cerebral Dysgenesis, Neuropathy, Ichthyosis, and Palmoplantar Keratoderma）から命名された劣性遺伝性疾患である[8]。生後数ヶ月から魚鱗癬と掌蹠角化症がみられる。原因は細胞内の小胞輸送に関与する SNARE タンパクの中の SNAP ファミリー分子に属する SNAP29 の欠損である。患者表皮では有棘層から角層において異常な細胞質内小胞が多数認められた（図 3）。内容は多くが空虚で層板顆粒分子を含んでいた。すなわち，CEDNIK 症候群においては層板顆粒の細胞内輸送機構が，SNAP29 分子の欠損によって損なわれた結果，角化異常が生じると考えられる。

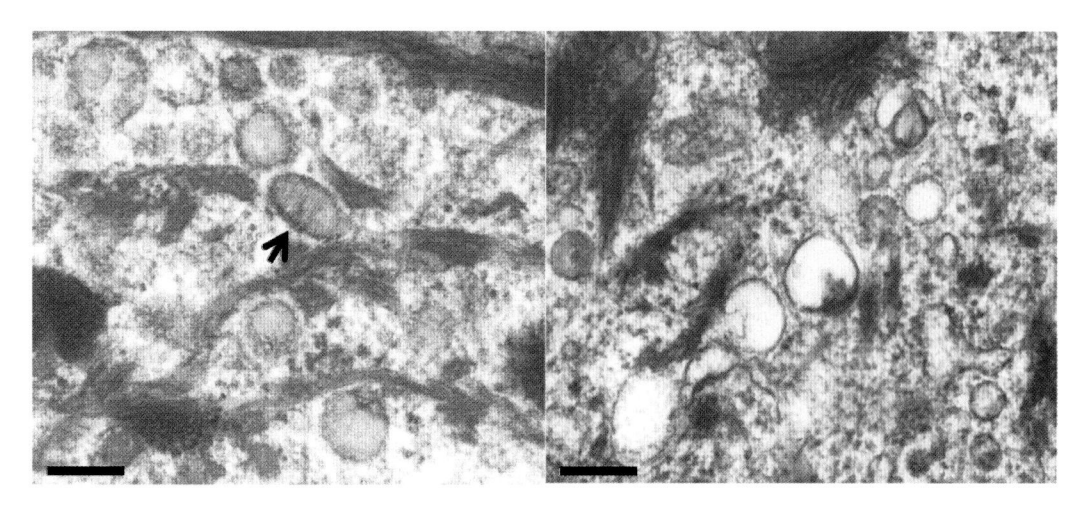

図 3　正常人（左）と CEDNIK 症候群（右）の層板顆粒の透過電顕写真
　前者には特徴的な層板がみえるが（矢印），後者では顆粒内容が空虚なものが多い（Bar = 200 nm）。

2) ARC 症候群

本症は Arthrogryposis, Renal Dysfunction, Cholestasis の頭文字から命名された稀な劣性遺伝性疾患である。原因は *VPS33B* 遺伝子の変異による。VPS33B は SNARE タンパクが仲介する小胞と標的膜の間の融合を調節する。本症では重篤な魚鱗癬を合併することが多い。患者皮膚では層板顆粒の分泌が不完全で，角層細胞内に多数の層板顆粒が残存する[9]。このことから，VPS33B は層板顆粒の分泌に重要で，ARC 症候群ではこの機能不全のために角層の剥離が遅延すると考えられる。

3) Netherton 症候群

本症は魚鱗癬と毛髪の異常，ならびにアトピー症状を 3 主徴とする劣性遺伝性疾患である。原因は *SPINK5* 遺伝子の変異で，これにコードされる LEKTI タンパクの酵素活性は低下ないし消失する[10]。このため患者皮膚では KLK の活性が異常に亢進し，角層は早期剥離する[5,11]。患者皮膚は各種外来抗原にさらされアトピー性皮膚炎様の症状が生じる。

考 察

角化機構の全貌はまだ十分に解明されていない。しかし，わかっている範囲である程度単純化することで角化症の病態がみえてくる。今後はさらなる医学研究の進展に対応してモデルを改変しより真実に近いものにしていきたい。

文 献

1) Elias PM：J Invest Dermatol 80 Suppl：44s-49s, 1983
2) Ishida-Yamamoto A et al：Medical Molecular Morphology 44：1-6, 2011
3) Naoe Y et al.：J Dermatol Sci 57：192-198, 2010
4) Ishida-Yamamoto A et al.：J Invest Dermatol 122：1137-1144, 2004
5) Ishida-Yamamoto, A et al.：J Invest Dermatol 124：360-366, 2005
6) Ishida-Yamamoto A et al.：J Invest Dermatol 127：2166-2170, 2007
7) Kuroda S et al.：J Dermatol Sci 59：107-114, 2010
8) Sprecher E et al.：Am J Hum Genet 77：242-251, 2005
9) Hershkovitz D et al.：Arch Dermatol 144：334-340, 2008
10) Chavanas S et al.：Nat Genet, 25：141-142, 2000
11) Descargues P et al.：Nat Genet, 37：56-65, 2005

VII-2. 皮膚バリア障害と魚鱗癬，アトピー性皮膚炎

秋山 真志
名古屋大学大学院医学系研究科皮膚病態学分野

キーワード

遺伝子，遺伝子変異，魚鱗癬，アトピー性皮膚炎，バリア

はじめに

我々の体表面を覆っている皮膚の最も重要な働きの1つが，バリア機能である。哺乳類の先祖は，海中で生活していたが，陸上で生活するようになり，乾燥した外界に対する皮膚のバリア機能を獲得してきた。それが，「角化」というメカニズムである。皮膚の角化によって，体表面からの水分蒸散量はコントロールされ，かつ，外界からのアレルゲン等の異物の侵入が防がれている。

この皮膚のバリア機能にとって一番重要な部分は，角層である。角層の構造のなかで，バリア機能にとって重要な要素には，角化細胞質内のケラチン・フィラグリン溶解産物，cornified cell envelopeとよばれる裏打ちタンパクの結合により厚くなった細胞膜，そして，角層細胞間脂質層が挙げられる。

この角層のバリア機能の障害により，様々な皮膚疾患が生じるが，本稿では最も重篤な遺伝性皮膚疾患である道化師様魚鱗癬と，最も患者数の多い疾患の1つであるアトピー性皮膚炎について述べる。

1. 道化師様魚鱗癬と先天性魚鱗癬様紅皮症の病因分子，ABCA12

道化師様魚鱗癬（harlequin ichthyosis）は，出生時より，全身の皮膚が非常に厚い板状の角層に覆われ，著明な眼瞼外反，口唇の突出開口を認める最も重症の遺伝性皮膚疾患である。我々は，この重篤な角化異常疾患である道化師様魚鱗癬が表皮細胞の脂質輸送タン

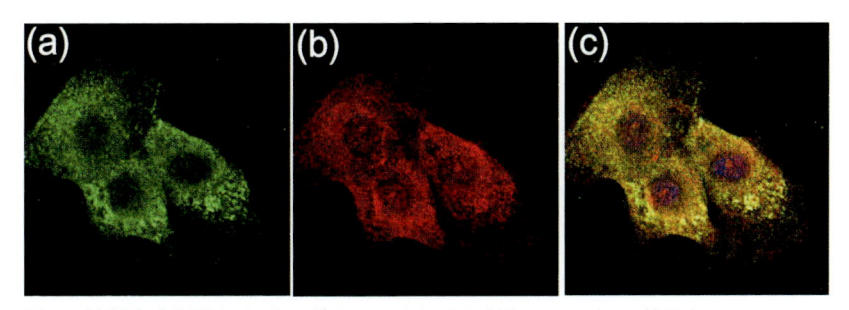

図1 培養表皮細胞におけるグルコシルセラミドとABCA12の共局在

高カルシウム条件下で培養された表皮細胞は，角化傾向を示し，細胞質内に認められるグルコシルセラミドの蛍光染色（a：FITC, 緑）とABCA12の蛍光染色（b：TRITC, 赤）は，ほぼ完全に共局在している（c：グルコシルセラミド，ABCA12，ダブルラベリング）（×90）（文献3より引用）。

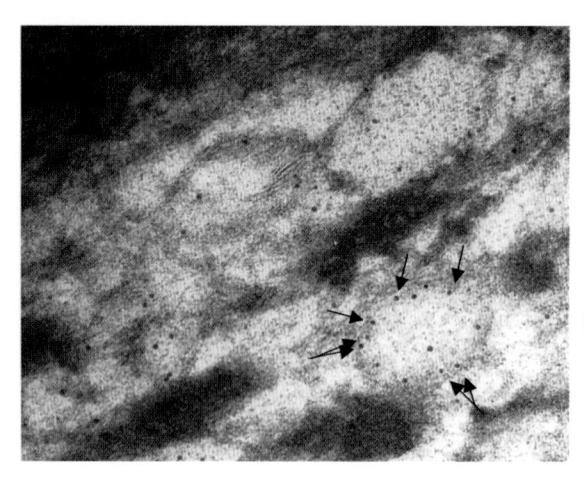

図 2 表皮細胞における ABCA12 の超微形態的局在

表皮顆粒層の細胞の細胞質内で，ABCA12 は，脂質分泌顆粒である層板顆粒に局在している（矢印）（× 50,000）（文献 3 より引用）。

パクである ABCA12 の遺伝子変異によりひき起こされることを明らかにした[1]。道化師様魚鱗癬は出生時にすでに重篤な症状を呈しているが，ABCA12 は胎生期早期からヒト皮膚に発現している[2]。

凍結固定，凍結置換法にて作成した皮膚検体を用いた免疫電顕法，および，凍結超薄切片法を用いた免疫電顕法にて，表皮ケラチノサイト内の ABCA12 の超微形態的局在を調べたところ，層板顆粒とよばれる表皮ケラチノサイトのもつ細胞質内微小顆粒に ABCA12 は局在していた[3]。

層板顆粒は，角化を示す表皮ケラチノサイトに特有な分泌顆粒である。この顆粒は，表皮のバリア機能の形成と角化細胞の剥離にとって必須であると考えられている。

道化師様魚鱗癬において，ABCA12 の機能障害が皮膚のバリアとしての角層細胞間脂質層の形成障害をきたす[1, 3]。

最近，我々は，さらに ABCA12 の機能を解析し，道化師様魚鱗癬の発症のメカニズムを解明するために，道化師様魚鱗癬のモデルマウスとして，*Abca12* ノックアウトマウスを作成した[4]。この *Abca12* ノックアウトマウスは，忠実にヒトにおける道化師様魚鱗癬の臨床像を再現していた。このマウスでは，ヒトの患者の場合と同様に，層板顆粒による脂質輸送に障害がみられ，皮膚バリア機能の低下が確認された。さらに，*Abca12* ノックアウトマウスでは表皮細胞の分化障害があることも明らかになり，この分化障害が道化師様魚鱗癬の発症に関連していると考えられる[5]。

2. 尋常性魚鱗癬の病因，フィラグリン遺伝子変異とアトピー性皮膚炎

プロフィラグリンは表皮のケラトヒアリン顆粒の重要な構成要素である。角化の過程で 1 本のプロフィラグリンは切断されて 10 以上のフィラグリン分子になり，最終的にケラチン，フィラグリン分解産物は角化細胞内を満たす。この過程は正常の角化，および，皮膚のバリア形成に非常に重要である。プロフィラグリンをコードする遺伝子 *FLG* に遺伝子変異があることによって，プロフィラグリンが欠損，あるいは，著明に減少すると，ケラトヒアリン顆粒の形成不全をきたし，正常の角化過程が障害され，皮膚バリア機能の低

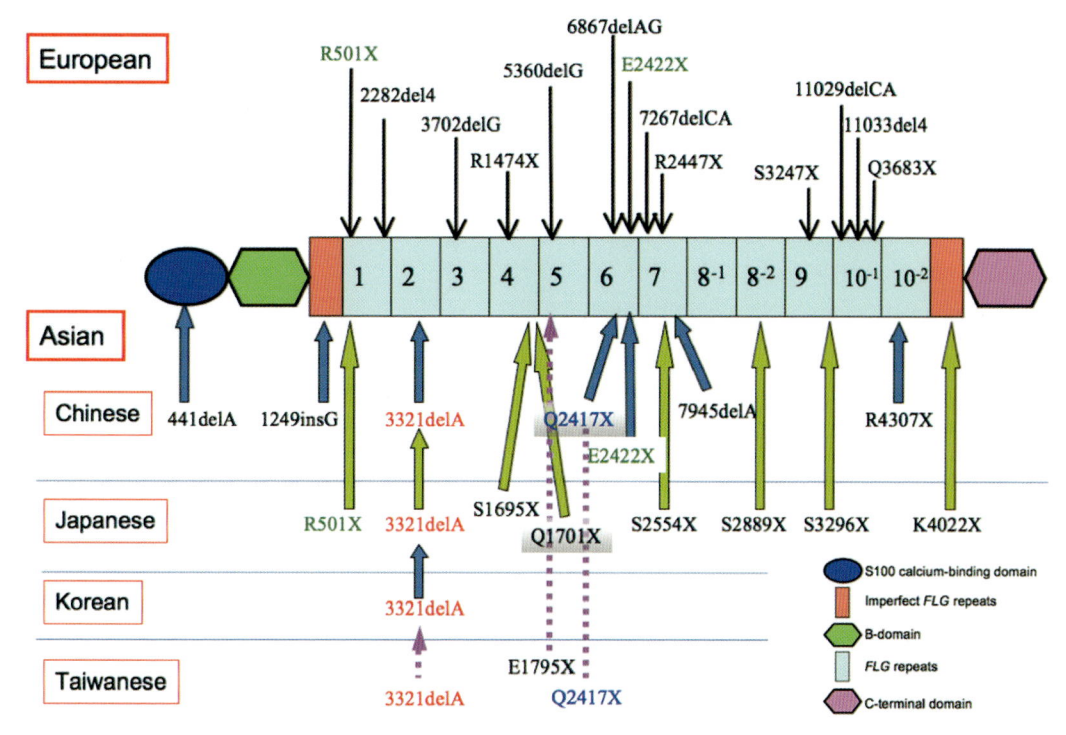

図3 フィラグリン遺伝子変異のスペクトラムの人類遺伝学的比較

　欧州人とアジア人では，フィラグリン遺伝子変異のスペクトラムはほぼ完全に異なる．また，アジア人でも，中国人，日本人，韓国人，台湾人では，それぞれの有するフィラグリン遺伝子変異には，差異がみられる（文献6より引用）．

下をきたすと考えられる[6]．

　2006年初頭，欧州人の尋常性魚鱗癬家系においてフィラグリンをコードする遺伝子 *FLG* に遺伝子変異が同定され，フィラグリン遺伝子変異がアトピー性皮膚炎の約半数で認められることが明らかとなった．

　我々は，多数の日本人尋常性魚鱗癬家系において，*FLG* のシークエンシングを行ったところ，7つの日本人固有の新規遺伝子変異を同定した[7〜10]．大変興味深いことに，我々の同定した *FLG* 遺伝子変異については，欧州人と全く異なる固有の変異を日本人は有していることが明らかになった[6]．その後の我々の報告も含めたいくつかのデータでは，*FLG* 遺伝子変異のスペクトラムは，アジア人と欧州人とでは，異なることがわかってきた．さらに，アジア人のなかでも，南部中国人，日本人，台湾人など，それぞれの民族は，*FLG* 遺伝子変異について固有のスペクトラムを有していることが明らかになってきた．

　我々は，日本人固有の新規 *FLG* 遺伝子変異について，日本人アトピー性皮膚炎患者を対象としてスクリーニングした．その結果，これらの *FLG* 変異は，アトピー性皮膚炎患者群では，27％以上にみられ，日本人においては，これらの日本人固有の *FLG* 遺伝子変異がアトピー性皮膚炎の重要な発症因子であることが示された[10]．すなわち，少なく見積もっても，日本人アトピー性皮膚炎患者の4人に1人以上は，フィラグリンの遺伝子

変異を発症因子として有しているわけであり，アトピー性皮膚炎の病因を考える際に，非常に重要な要素であるといえるであろう。

我々は，*FLG* 遺伝子変異を有する人たちについてのテーラー・メイド医療を提案している[6]。フィラグリン遺伝子変異を有する幼児において，バリア機能を補うスキンケアや，アレルゲン暴露を減少させる努力により，アトピー性疾患の発症を予防することが可能であろう。

文 献

1) Akiyama M et al.：J Clin Invest 115：1777-1784，2005
2) Yamanaka Y et al.：Am J Pathol 171：43-52，2007
3) Sakai K et al.：Exp Dermatol 16：920-6，2007
4) Yanagi T et al.：Hum Mol Genet 17：3075-3083，2008
5) Yanagi T et al.：Am J Pathol (in press)
6) Akiyama M.：Br J Dermatol 162：472-477，2010
7) Nomura T et al.：J Allergy Clin Immunol 119：434-440，2007
8) Nomura T et al.：J Invest Dermatol 128：1436-1441，2008
9) Nomura T et al.：J Invest Dermatol 129：1302-1305，2009
10) Nemoto-Hasebe I et al.：Br J Dermatol 161：1387-1390，2009

Ⅶ-3. 自己免疫性水疱症の成り立ち

鶴田 大輔
久留米大学皮膚科
久留米大学皮膚細胞生物学研究所

キーワード

天疱瘡，類天疱瘡，自己免疫性水疱症，デスモグレイン，BP180

はじめに

自己免疫性水疱症における二大疾患は天疱瘡と類天疱瘡である。天疱瘡では抗表皮細胞間物質抗体，類天疱瘡では抗基底膜抗体が産生される。天疱瘡では細胞間接着装置であるデスモゾームの構成タンパクであるデスモグレイン（Dsg）に対する抗体，類天疱瘡では細胞－基底膜接着装置であるヘミデスモゾームの構成タンパクであるBP180（17型コラーゲン）とBP230に対する抗体が産生される。これらの自己抗体が両接着装置に結合することを端緒とする接着機構の破綻により水疱が形成される。

1. 天疱瘡

1）病型・病態・治療

尋常性天疱瘡と落葉状天疱瘡に分類される。尋常性天疱瘡は粘膜型，粘膜皮膚型に分類される。尋常性天疱瘡の粘膜症状は口腔びらん，皮膚症状は大型のびらんと弛緩性水疱である（図1）。自己抗体は粘膜型ではDsg3，粘膜皮膚型ではDsg1，3に対して形成される。病理組織学的には基底層直上に棘融解性水疱を形成する。病変部組織での蛍光抗体直接法で表皮細胞間にIgG，C3の沈着を認める。蛍光抗体間接法ではIgG抗表皮細胞間物質抗体を検出する。免疫ブロットあるいはELISAにより患者血清からDsg抗体を検出する。

落葉状天疱瘡は臨床的には小型の弛緩性水疱，びらんが体幹，顔面にみられる。病理組織学的には棘融解性水疱が顆粒層周辺に形成される。診断は尋常性天疱瘡に準じる。図2にデスモゾームの分子構築を示す。

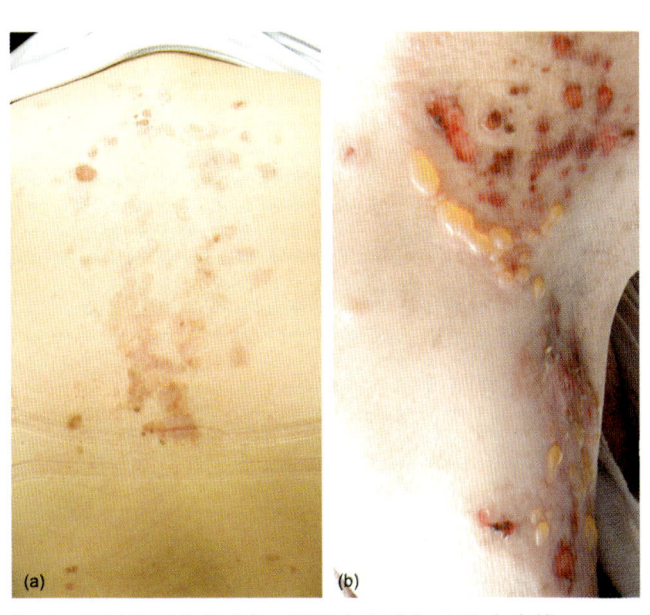

図1 尋常性天疱瘡（a），類天疱瘡（b）の臨床症状

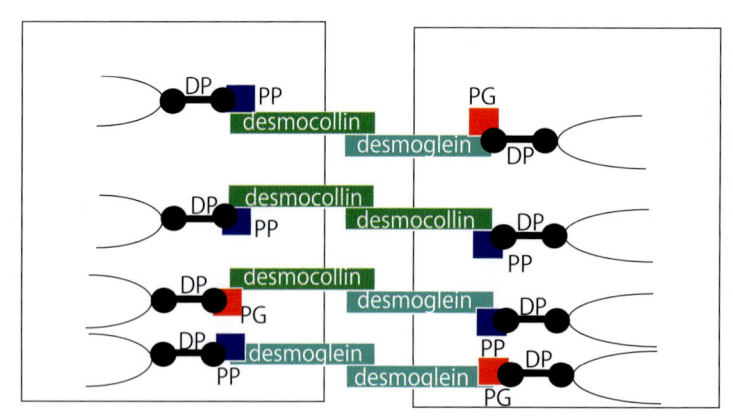

図2 デスモゾームの分子構築
PG：plakoglobin
PP：plakophilin
DP：desmoplakin

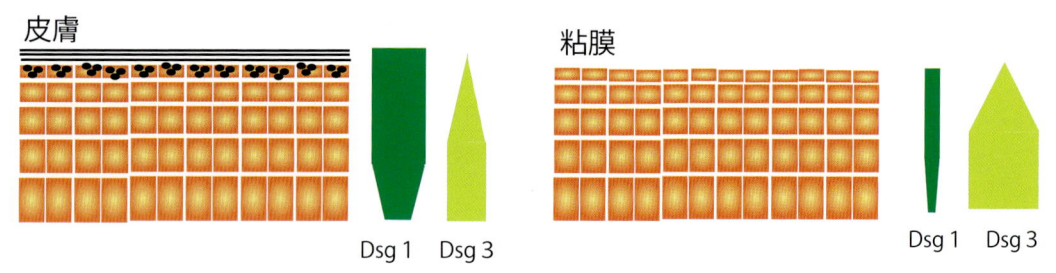

図3 デスモグレインサブタイプの分布

2）発症機序

　骨髄における自己抗体産生メカニズムは不明である。Dsg に特異的な T・B 細胞は，T 細胞レセプター／主要組織適合抗原複合体と CD40/CD154 補助経路により作られる。遺伝学的には天疱瘡を発症しやすい"キャリア"では，Dsg 反応性制御性 T 細胞が認められるのに対し，天疱瘡を発症した患者では Dsg 反応性制御性 T 細胞が著明に減少している可能性がある。天疱瘡自己抗体のターゲット抗原は Dsg である。Dsg3 に対する自己抗体が生じる尋常性天疱瘡では主に粘膜が侵される一方，落葉状天疱瘡では主に皮膚が侵されるのは何故か？また，尋常性天疱瘡は表皮上層に水疱が形成される一方，落葉状天疱瘡では表皮下層であるのは何故か？これらの疑問は Dsg 代償説で説明される（図3）[1]。図1のように Dsg1，3 の組織学的分布と粘膜・皮膚での組織間分布に違いがみられることが知られている。組織学的に，Dsg1 は顆粒層に多く分布し，Dsg3 は基底細胞直上に多く分布する。また，組織間分布では，Dsg3 は Dsg1 と比し粘膜で圧倒的であるが，皮膚では Dsg1 が Dsg3 と比し，相対的に多いという違いがある（図3）。Dsg1，Dsg3 は相互に代償的に働くことが知られており，結果的に，①尋常性天疱瘡では粘膜症状が必発（Dsg3 に対する自己抗体が存在した場合，Dsg1 の量が極めて少なく代償できない）であるが，落葉状天疱瘡では Dsg1 の絶対量が粘膜部で非常に少ないため，粘膜症状がほとんど生じない。②皮膚の水疱・びらんは Dsg1 に対する自己抗体ができる落葉状天疱瘡では必発である（相対量の少ない Dsg3 ではこの機能を完全には代償できない）一方，Dsg3 に対する自己抗体ができる尋常性天疱瘡では相対量の多い Dsg1 にて代償可能となるため，症状がめ

だたないと考えられる。尋常性天疱瘡粘膜皮膚型では Dsg1, 3 それぞれに対する自己抗体があるため著明な皮膚・粘膜症状が認められるのは自明である。天疱瘡自己抗体が細胞－細胞接着を障害する機序は，主に Dsg タンパクの立体構造阻害による説と，抗原－抗体反応に引き続き細胞内シグナル伝達が生じ，プロテアーゼが活性化されるという説が存在する。

2. 類天疱瘡

1）病型・病態・治療

類天疱瘡は体幹，四肢などに緊満性水疱を多数認める疾患である（図 1）。病理組織学的には表皮下水疱が形成される。蛍光抗体直接法では基底膜に免疫グロブリンの沈着を認める。蛍光抗体間接法では IgG 抗基底膜抗体を検出する。免疫ブロットや ELISA で血清中の BP180，BP230 を検出する。

2）発症機序

抗基底膜抗体により，表皮角化細胞と基底膜との接着異常が起きることにより生じる。この自己抗体は，ヘミデスモゾーム構成分子，BP180 および BP230 に対して反応する。なお，ヘミデスモゾーム構成分子は本来ラミニン-332-α6β4 インテグリンが主要分子であり，BP180，BP230 は補助分子である（図 4）。BP180 の病原エピトープは細胞外にある NC16a ドメインである。NC16a ドメインと自己抗体の結合に引き続き補体が活性化して好中球が遊走し，エラスターゼを始めとするタンパク分解酵素により水疱が形成されるという説が主流である[2]。一方で，少なくとも in vitro の細胞培養では補体，好中球ともに存在せずとも類天疱瘡抗体存在下で細胞－基底膜結合の脆弱生が惹起されるという報告も近年なされており[3]，今後の研究の進展が待たれる。

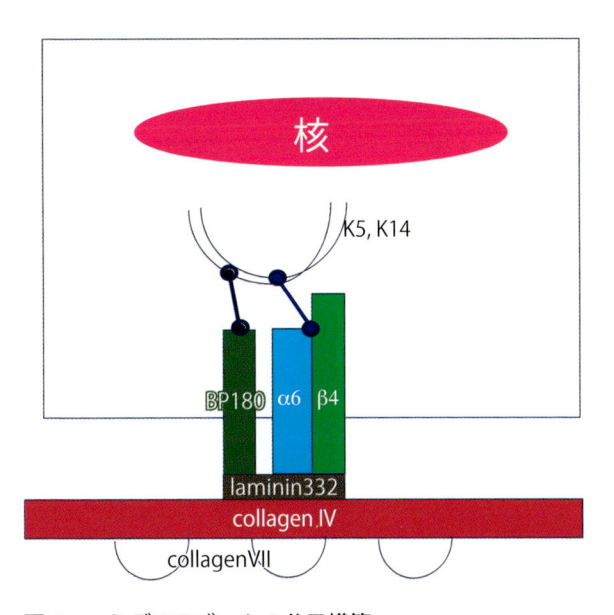

図 4　ヘミデスモゾームの分子構築

文　献

1) Amagai M.：Vet Dermatol 20：308-312, 2009
2) Ujiie H et al.：J Dermatol 37：194-204, 2010
3) Iwata H et al.：J Invest Dermatol 129：919-926, 2009

VII-4. 痤瘡の発症機序

黒川 一郎[1], 山中 恵一[2]

明和病院皮膚科[1]
三重大学大学院医学研究科皮膚科学[2]

キーワード

痤瘡, 自然免疫, *Propionibacterium acnes* (*P. acnes*), サイトカイン

要 旨

痤瘡は思春期の男女に発症するありふれた疾患であるが, その発症機序について, 近年, サイトカイン, 自然免疫の関与が注目され, 分子形態学的な解明がなされつつある. 今回, 痤瘡の発症機序に関してサイトカインを中心にして, 皮疹の形成について考察をする.

1. 痤瘡の発症機序

痤瘡の発症機序については, 従来より以下にあげる4つの因子が重要と考えられていた[1].
① 皮脂分泌の亢進
② 内分泌的因子 (男性ホルモンなど)
③ 毛包漏斗部の角化異常
④ にきび桿菌 (*Propionibacterium acnes*：*P. acnes*) などの細菌の増殖による炎症

近年, *P. acnes* と免疫に関して, Toll-like receptor (TLR) の関与により[2], 常在菌における尋常性痤瘡の発症病理の解明が行われつつある. 痤瘡とサイトカインとの関係において, 今回, 痤瘡の個々の皮疹とサイトカインの関連を考察してみる.

2. 痤瘡の臨床

尋常性痤瘡は大きく分けて, 非炎症性皮疹, 炎症性皮疹, 肉芽病変の3種類の病巣から構成される. 痤瘡の発症の始まりは微小面皰から始まる. 微小面皰は肉眼的には正常にみえるが, 皮膚生検を施行すると, 病理組織学的に毛包漏斗部に角化がみられる病理学的所見である. 微小面皰がさらに進展すると肉眼でみえる閉鎖面皰と開放面皰に移行する. 閉鎖面皰は白にきび, 白色面皰とよばれ, 肉眼的に毛孔が閉鎖して白色にみえる皮疹である. 一方, 開放面皰は黒にきび, 黒色面皰とよばれ, 毛孔が開いて, 黒色にみえる皮疹である.

さらに, 毛包内で *P. acnes* が増殖し, 炎症反応が進展すると, 炎症性病変である赤色丘疹, 膿疱へと進展する. 病理組織学的には毛包壁に好中球, リンパ球, 組織球が浸潤している状態である. 毛包壁が破壊されると皮下硬結, 皮下膿瘍が形成され, 異物反応も起きて, 肉芽病変へと進展し, 瘢痕, ケロイドが形成される.

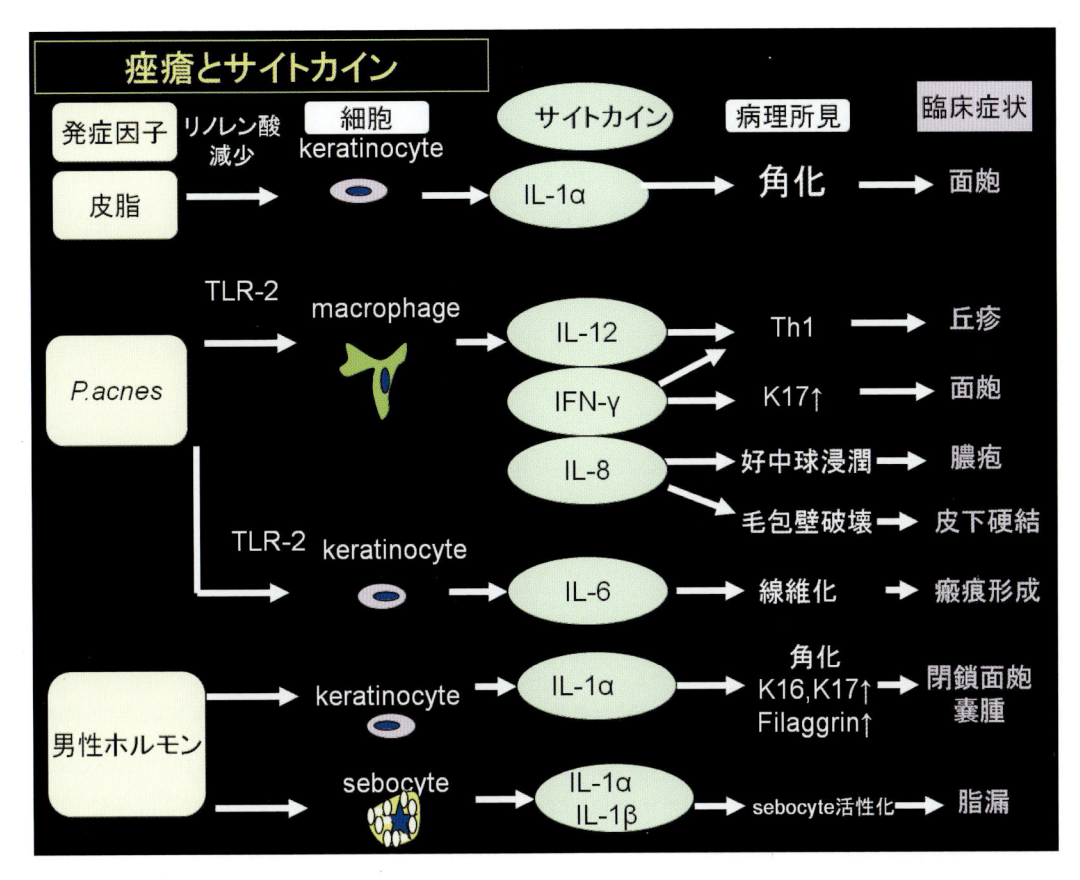

図1　痤瘡とサイトカイン

3. 痤瘡とサイトカイン（図1）

　近年のめざましい研究によって，サイトカインが痤瘡の発症にどのようにかかわっているかが明らかにされつつある。痤瘡にかかわる発症因子，細胞，サイトカイン，病理所見，臨床症状の関係を図1に示す。

1）毛包漏斗部の角化異常

　この角化は固着性の角層がはがれにくい角化が起きるが，IL-1αの関与が示されている[3]。毛包漏斗部でIL-1αの上昇があることが報告されている。IL-1αの上昇が過増殖型ケラチン16，17の発現をもたらす[4]。また，角化の最終段階の指標となっているfilaggrin（filament aggregating protein）の亢進がみられ，最終段階の角化異常が関与していると考えられている[5]。Nevus comedonicusにおいてはFGF-2の亢進がfilaggrinの過剰な発現をもたらし，角化異常が起きていると考えられている[6]。

2）炎症とサイトカイン

　痤瘡における炎症反応はサイトカインが関与している。常在菌である*P. acnes*はマク

ロファージの TLR-2 を介して，IL-12 産生を促し，IL-18 の存在下に IFN-γ を産生して，Th1 型の炎症反応をもたらす[2,7]。IL-8 は好中球走化性因子として，膿疱形成にかかわっている。

我々は P. acnes が正常皮膚，痤瘡病巣由来にかかわりなく，痤瘡患者由来の PBMC において，IL-12，IFN-γ，IL-8 の Th1 サイトカインの有意な産生を明らかにした[7]。すなわち，痤瘡の病態は菌側の要素よりも宿主の常在菌に対する免疫反応がより関与していることを明らかにした。男性ホルモンについては毛包漏斗部の角化細胞に働き[8]，IL-1α の上昇に関与し，皮脂腺細胞に働き，皮脂分泌亢進をもたらすと考えられている。

3) 瘢痕形成

痤瘡における瘢痕形成は臨床的に大変重要な問題である。瘢痕形成には TLR-2 を介して NF-κb，AP-1 より MMP が産生され，瘢痕形成を起こすと考えられている[9]。アダパレンは NF-κb，AP-1 のシグナル伝達を抑制し，瘢痕形成の予防に役立つと考えられている。

4) P. acnes と皮脂

P. acnes と皮脂の関連については明らかな関連はないとするのが定説であった。しかしながら，最近，ハムスターにおいて，P. acnes が皮脂分泌を亢進させ，diacylglycerol acyltransferase 活性を上昇させ，triacylglycerol などの炎症を起こす物質を増加させ，脂肪滴の形成を促進し，皮脂腺細胞の増殖，分化に影響をもたらすことが明らかになってきている[10]。

5) 痤瘡における Th17，Treg の関与

Th17 は尋常性乾癬，関節リウマチなどの病態に関与するサイトカインであるが，痤瘡においても，Th17 の亢進がみられる[11]。痤瘡関連疾患である SAPHO 症候群（synovitis, acne, pustulosis, hyperostosis, osteitis syndrome），化膿性汗腺炎，慢性膿皮症，劇症痤瘡，瘢痕を形成する痤瘡における Th17 の関与が考えられる。また，痤瘡において，Treg，IL-10 が低下している[12]との報告もある。

このように今後，Th17，Treg と特殊な痤瘡関連疾患（劇症痤瘡，集簇性痤瘡など）の関係についてサイトカインの側面から病態の解明が待たれる。

6) P. acnes を用いた治療への応用

サイトカイン誘導による免疫制御による分化誘導治療として，我々は P. acnes のワクチン接種によって，Th1 サイトカインを増加させ，Th2 サイトカインを減少させ，アトピー性皮膚炎モデルマウスの皮疹の改善をもたらすことを明らかにしている[13]。

なお，最近の痤瘡のトピックについては拙著の総説[14]を参照されたい（図 2）。

現在，痤瘡の治療として，抗菌剤の内服外用，アダパレンの外用が可能であるが，今後，サイトカイン制御による分化誘導治療の進展が期待される。

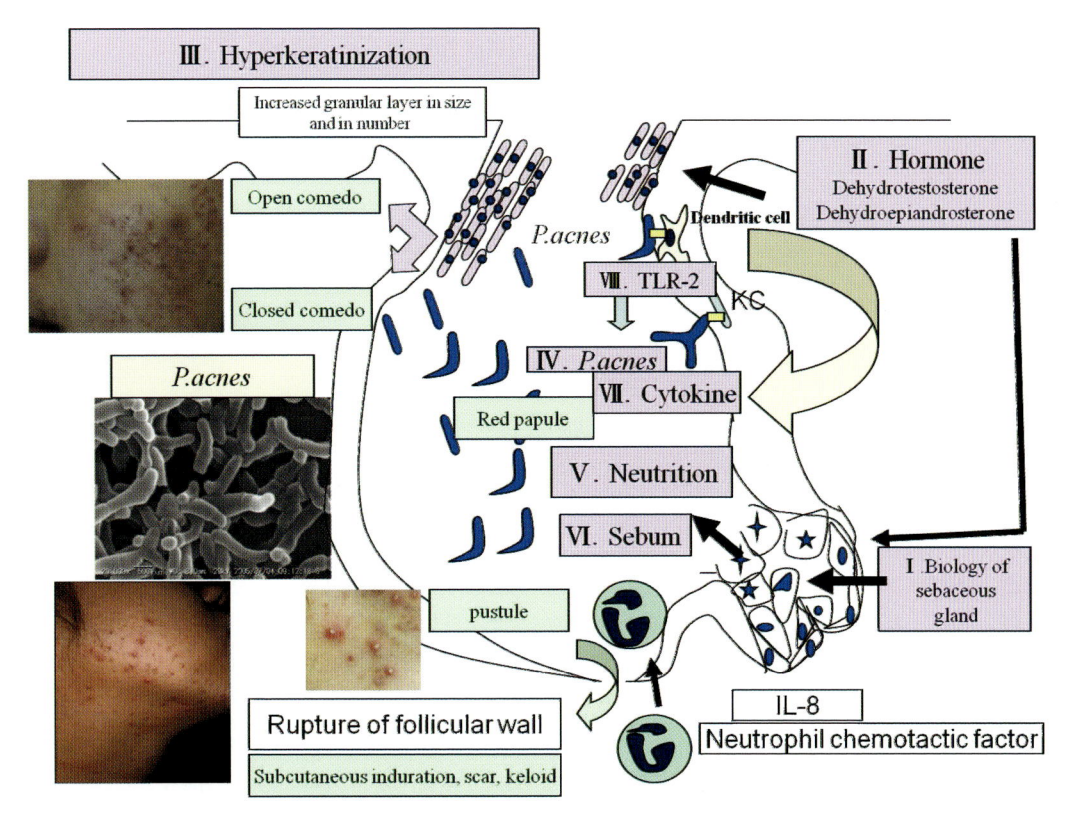

図2 痤瘡の発症病理
文献14より改変

文　献

1) 黒川一郎 他（玉置邦彦 ら 編）：尋常性痤瘡, 最新皮膚科学大系　第 17 巻：117-130, 中山書店, 東京, 2002
2) Kim J et al.：J Immunol 169：1535-1541, 2002
3) Guy et al.：J Invest Dermatol　106：176-182, 1996
4) Hughes BR et al.：Br J Dermatol 134：246-256, 1996
5) Kurokawa et al.：J Invest Dermatol 91：566-571, 1988
6) Melnik et al.：JDDG 6：721-728, 2008
7) Sugisaki et al.：J Dermatol Sci 55：47-52, 2009
8) Thiboutot D et al.：Br J Dermatol 136：166-171, 1997
9) Kang S et al.：Am J Pathol 166：1691-1699, 2005
10) Iinuma et al.：J Invest Dermatol 129：2113-2119, 2009
11) Perona-Wright G et al.：J Immunol 182：2808-2815, 2009
12) Caillon F et al.：Br J Dermatol 162：296-303, 2010
13) Kitagawa et al.：Exp Dermotol 20：157-158, 2011
14) Kurokawa et al.：Exp Dermatol 18：821-832, 2009

Ⅶ-5. 毛包幹細胞領域と皮膚疾患

天羽 康之, 勝岡 憲生
北里大学医学部皮膚科学教室

キーワード

毛包幹細胞, 毛隆起, ネスチン, ケラチン 15

1. 総 論

　胚幹細胞 (embryonic stem cells : ES 細胞), 成体組織幹細胞, 多分化成体前駆細胞を用いた幹細胞研究は, 近年, 再生医療への期待も重なり全世界で注目を集めている[1〜4]。今回我々が注目したネスチンという毛包幹細胞のマーカーは class Ⅵの中間径フィラメントで, 神経幹細胞の重要なマーカーである[5, 6]。我々は, 毛包の脂腺付着部に分布する毛包幹細胞がネスチンを強く発現しており, 毛包サイクルを制御していることを明らかにした[7]。また, ネスチンを発現する毛包幹細胞は神経幹細胞培養液を用いて分離, 培養することが可能で, 培養液を血清含有 RPMI1640 培養液へ変更すると神経細胞, グリア細胞, ケラチノサイト, 平滑筋細胞, メラノサイトへ分化した[8, 9]。さらに我々は, 毛包幹細胞の組織再生能を明らかにするため, 移植後も緑色蛍光タンパク (green fluorescent protein : GFP) の発現が安定しているグリーンマウス (β-actin のプロモーターを用いて GFP を全身の細胞に発現させたトランスジェニックマウス)[10] の髭毛包からネスチンを発現する毛包幹細胞を分離し, 移植実験に用いた。グリーンマウスから分離した毛包幹細胞は多分化能を有しており, 切断した末梢神経や脊髄間へ移植したところ, この毛包幹細胞は主にグリア細胞に分化, シュワン細胞となって既存の神経軸索の再生を促し, 末梢有髄神経や脊髄の神経線維を再生した[11, 12]。毛包幹細胞は他臓器の成体組織幹細胞と比較して, 皮膚という最も採取しやすい部位に分布している。また, 患者本人の皮膚毛包から採取した自己幹細胞を直接病変部へ使用できるため, ES 細胞で大きな問題となっている倫理面や拒絶反応の問題がないことから極めて有用性の高い幹細胞である[9, 11, 12]。今までは, 毛包バルジ領域に分布するケラチノサイトの前駆細胞を毛包幹細胞とよんで報告する論文が多かった[1〜3]。しかし, 近年の幹細胞の定義 (自己複製能と多分化能を有する細胞) から, ケラチノサイト系細胞への分化能力のみを有する毛包バルジ領域の細胞を幹細胞とよぶよりも, ネスチンを発現する多分化能を有する細胞を毛包幹細胞とよぶべきであると我々は考えた。ネスチンを発現し, 多分化能を有する毛包幹細胞は, ケラチン 15 を発現する毛包バルジ領域には分布しておらず, その上方の毛包脂腺の付着部周囲に分布している。我々は, 同領域を毛包幹細胞領域 (hair follicle pluripotent stem (hfPS) cell area (hfPSA)) と命名した。本稿では皮膚における毛包幹細胞の分布を示すとともに, 毛包バルジ領域に分布するケラチノサイト前駆細胞との違いを明らかにする。

2. 皮膚毛包の多分化能を有する幹細胞

　毛包幹細胞は ^{3}H-チミジンやブロモデオキシウリジン (BrdU) を投与することによって

他の細胞よりも長く標識される分裂の遅い細胞であり，この細胞群は皮膚毛包の毛隆起（バルジ領域）に限局して分布する[1, 13, 14]。Toma ら[15]は神経細胞，グリア細胞，平滑筋細胞，脂腺細胞に分化し得る，真皮に分布する幹細胞の存在を初めて明らかにした。その後，Fernandes ら[16]や Sieber-Blum ら[17]は皮膚幹細胞の分布を明らかにすることを試み，毛包バルジ領域や毛乳頭に分布する神経堤由来の細胞が多分化能を有することから，これらの部位に幹細胞が分布しているのではないかと考えた。

我々は，ネスチン遺伝子のプロモーターと第2イントロンの間にGFPを組み込んだトランスジェニックマウス（ネスチン-GFP-Tg マウス）を用いて，皮膚の毛包幹細胞がネスチンを発現しており，毛包サイクルを制御していることを明らかにした（図1）[7]。ネスチンは class VIの中間径フィラメントで，中脳等の中枢神経の神経幹細胞に強く発現していることから，神経幹細胞の重要なマーカーとして注目されている。近年，中脳由来，

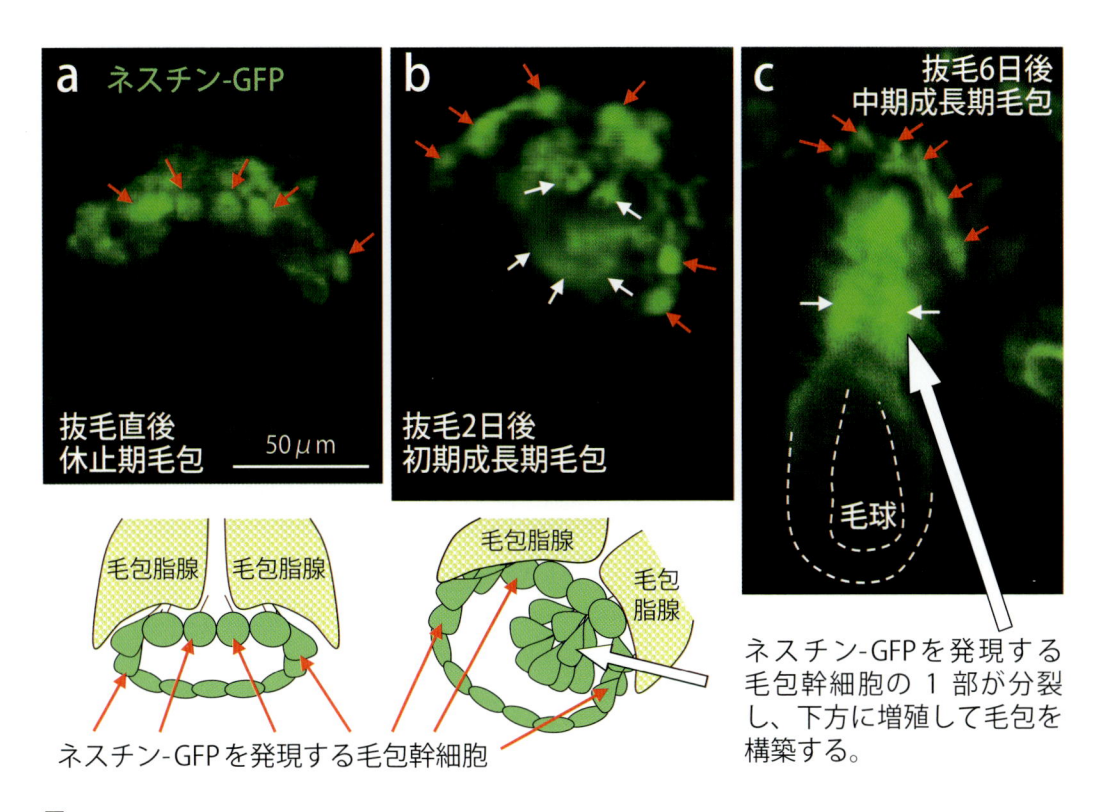

図1
a： ネスチン-GFP-Tg マウス背部皮膚の休止期毛包（抜毛直後）を真皮側から共焦点蛍光顕微鏡で観察した。ネスチン-GFPを発現する毛包幹細胞は毛包脂腺直下に分布する（赤矢印で示す緑色蛍光を発する細胞）。
b, c： 抜毛の刺激によって成長期を誘導すると，ネスチン-GFPを発現する毛包幹細胞（赤矢印で示す細胞）の1部が分裂をはじめ，下方に増殖して毛包を構築する（白矢印で示すネスチン-GFPを発現する細胞が，下方に増殖する外毛根鞘細胞）。

文献22より一部引用

ネスチン陽性の神経幹細胞が神経系の再生に重要な役割を果たすことが明らかにされた。中枢神経由来,ネスチン陽性の神経幹細胞はドーパミンを産生する神経細胞(ドーパミンニューロン)にも分化することができ,パーキンソン病のモデルラットの線条体へ移植を行ったところ,病状の改善が認められている[5, 6]。

我々は毛包脂腺付着部に分布する毛包幹細胞と,それに連結する真皮血管網にネスチンが強く発現しており,毛周期に伴って血管新生を誘導し,毛包再生に重要な役割を果たしていることを明らかにした[18]。ネスチンという幹細胞のマーカーによって,初めて多分化能を有する毛包幹細胞の分布と毛包幹細胞による強力な血管新生の制御の仕組みを明らかにすることができた[9, 18, 19]。ネスチンを発現する毛包幹細胞は,生体内では毛包や表皮の再生[7, 13, 14]の他に,真皮血管網を毛周期に応じて制御している[9, 18～21]。また我々は,毛包バルジ領域に分布する毛包幹細胞の多分化能を明らかにするため,ネスチン-GFP-Tgマウスの髭毛包と背部皮膚の毛包からネスチン-GFPを発現する毛包幹細胞の分離培養を行った[8]。ネスチン-GFPを発現する毛包幹細胞を神経幹細胞培養液(無血清培養用サプリメントB-27を含有するダルベッコ修正イーグル培地とF12培地の合成培養液(DMEM/F12,混合比1:1)に遺伝子組換え塩基性線維芽細胞増殖因子(basic fibroblast growth factor:bFGF)を2日おきに加えたもの)で4週間培養するとコロニーを形成し,10%血清含有RPMI1640培養液へ移動すると神経細胞,グリア細胞(アストロサイト,オリゴデンドロサイト),ケラチノサイト,平滑筋細胞,メラノサイトに分化した[8, 9]。

我々は同様の幹細胞の分布をヒトの頭部毛包においても明らかにした。ヒトの頭部毛包における毛包幹細胞もマウスとほぼ同様の分布を示す。毛包脂腺付着部の毛包幹細胞領域(hfPSA)には,ネスチンを強く発現し,ケラチン15陰性の多分化能を有する毛包幹細胞が分布する。毛包バルジ領域には,ケラチン15陽性,ネスチンを弱く発現するケラチノサイトの前駆細胞が分布する。ヒト毛包から分離したネスチンを強く発現し,ケラチン15陰性の毛包幹細胞は神経細胞,グリア細胞,ケラチノサイト,平滑筋細胞に分化した。

皮膚毛包の幹細胞は,皮膚という採取の危険が少ない部位から幹細胞を取り出すことができる。さらに,毛包幹細胞を用いた再生医療は,再生医療を希望する患者の頭部などの毛包を含む皮膚から分離した毛包由来自己幹細胞を病変部に移植できることから,ES細胞のような倫理面の縛りを受けず,拒絶反応も起こらない。毛包幹細胞は,iPS細胞等のウイルスを用いた遺伝子導入による幹細胞の作製で重大な問題となるウイルス感染や腫瘍化の危険性も少ないことから,末梢神経,脊髄,皮膚損傷部の修復において最も臨床応用しやすい幹細胞の1つであると考えられ,今後,臨床応用に向けたさらなる研究が進むことが期待される。

上記の研究は,カリフォルニア大学San Diego校外科学教室,Anticancer, Inc.のRobert M. Hoffman教授,Anticancer, Inc.のLingna Li先生らとの共同研究によるものである。

文献

1) Cotsarelis, G., et al.:Cell 61:1329-1937, 1990
2) Morris, R. J. et al.:Nat Biotechnol 22:411-417, 2004

3) Blanpain, C. et al.：Cell 118：635-648, 2004
4) Nakamura, M. et al.：J Dermatol Sci 34：121, 2004
5) McDonald, J. W. et al.：Nat Med 5：1410-1412, 1999
6) Sawamoto, K. et al.：Proc Natl Acad Sci USA 98：6423-6428, 2001
7) Li, L. et al.：Proc Natl Acad Sci USA 100：9958-9961, 2003
8) Amoh, Y. et al.：Proc Natl Acad Sci USA 102：5530-5534, 2005
9) 天羽 康之，他：皮膚病診療 27：1133-1138, 2005
10) Okabe, M. et al.：FEBS Lett 407：313-319, 1997
11) Amoh, Y. et al.：Proc Natl Acad Sci USA 102：17734-17738, 2005
12) Amoh, Y. et al.：Cell Cycle 7：1865-1869, 2008
13) Oshima, H. et al.：Cell 104：233-245, 2001
14) Taylor, G. et al.：Cell 102：451-461, 2000
15) Toma, J. G. et al.：Nat Cell Biol 3：778-784, 2001
16) Fernandes, K. J. L. et al.：Nat Cell Biol 6：1082-1093, 2004
17) Sieber-Blum, M. et al.：Dev Dyn 231：258-269, 2004
18) Amoh, Y. et al.：Proc Natl Acad Sci USA 101：13291-13295, 2004
19) Amoh, Y. et al.：J Invest Dermatol 127：11-15, 2007
20) Yano, K. et al.：J Clin Invest 107：409-417, 2001
21) Mecklenburg, L. et al.：J Invest Dermatol 114：909-916, 2000
22) Amoh, Y. et al.：J Dermatol, 36(1)：1-9, 2009

Ⅶ-6. 皮膚の創傷治癒

覚道 奈津子，楠本 健司
関西医科大学形成外科学講座

キーワード
　皮膚，創傷治癒，多血小板血漿，ケロイド，肥厚性瘢痕

1. 創傷治癒のメカニズム

　創傷治癒とは，損傷された組織が生体内の細胞増殖を主体として組織反応によって修復される過程をいう。皮膚創傷治癒は，大きく分けて以下のステージに分類され（図1），これらの過程は多少オーバーラップしながら進行する[1]。

(1) 出血・凝固期
　受傷直後から5～6時間の間に起こる反応である。皮膚が障害を受けると，受傷部位の血管や組織が破壊され，血液が体外や組織内に流出する。受傷直後の一次的な血管収縮後，毛細血管が拡張して透過性が亢進し，新生血管が増殖する。血管壁の出血に対処するため，血小板による凝集・凝固が起こるほか，種々の増殖因子・生理活性物質を含む顆粒が放出される。

(2) 炎症期
　受傷後5～6時間より損傷組織の浄化のための反応が始まり，好中球，マクロファージ，リンパ球が関与する。損傷により破壊された細胞からサイトカイン，ヒスタミン，セロトニン，プロスタグランディンなどの生理活性物質が放出される。炎症期の後半より肉芽形成と活発な血管新生が起こる。

(3) 上皮の再生
　受傷後数時間より起こる反応で，損傷を受けた上皮の創縁と付属器の残存表皮細胞が活動を始め，表皮細胞の再構築が始まる。

(4) 増殖期
　この時期は炎症期の後期とやや重複して始まる。真皮では線維芽

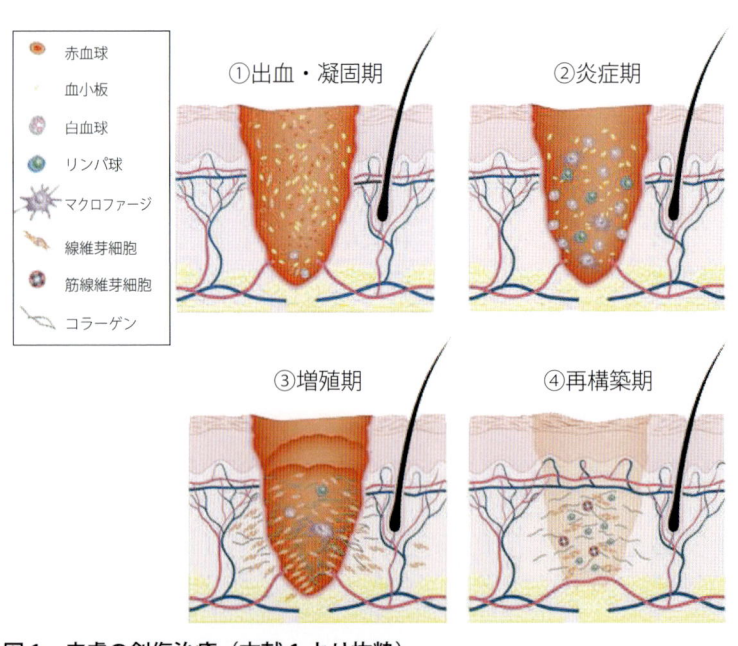

図1　皮膚の創傷治癒（文献1より抜粋）

細胞より活発に細胞外マトリックスであるコラーゲン，グリコサミノグリカン，フィブロネクチンや種々の細胞増殖因子が産生される。その他，肥満細胞，形質細胞，網内系細胞が出現する。

(5) 創収縮

受傷後2〜3日して肉芽組織が収縮を開始し，創傷治癒を促進する。この創収縮には，筋線維芽細胞が関与する。

(6) 再構築期

この時期では形成された肉芽が吸収され，過度に増殖していた線維芽細胞や新生血管は減少し，新たに膠原線維や弾性線維に置換されていく。

創傷治癒にかかわる主なサイトカインとして，PDGF，TGF-β，FGF，TNF-α，EGFなどがあり，創傷部での各種細胞の増殖を司っている。細胞増殖因子のうちFGF-2に関しては，15年以上前より製薬としての開発が進められ，遺伝子組み換えヒト型FGF-2製剤として国内で承認されている[2]。

2. 創傷治癒の形式

(1) 一次治癒

閉鎖し得る創の治癒形態で，創面同士が接合しており，創傷治癒のメカニズムが生体内で進む。切創などが代表的で短期での治癒が得られる。

(2) 二次治癒

創面は外気に曝され，表皮が創面を覆うことにより修復される形態である。開放創，たとえば熱傷，褥瘡，挫創，動物咬傷，採皮創などで，治癒に長い期間を要し，遷延治癒とよばれる。

3. 急性創傷と慢性創傷

急性創傷としては，外傷，熱傷，採皮創などが代表的であり，出血，凝固，壊死，感染，滲出液の漏出，炎症，肉芽組織形成，創収縮，上皮形成という典型的な創傷治癒のメカニズムに沿った治癒形態がみられる。慢性創傷としては，褥瘡，下腿潰瘍などが挙げられ，これらの治療に抵抗し難渋する創面には，局所症状ばかりでなく全身的に創傷治癒を遷延させる因子が含まれている場合が多い。慢性創傷の治癒形態では原因となる血管障害や圧迫が繰り返し生ずるため，炎症期から再び壊死，感染，滲出液の漏出というサイクルを繰り返し難治性となりやすい[3]。

4. 創傷治癒の阻害因子

創傷治癒の一連の修復機構の流れが，何らかの原因で阻害された場合，創傷治癒は遷延し，様々な内的・外的因子により正常な治癒形態を逸脱し，肥厚性瘢痕などを生じる。阻

害因子のなかでは全身的因子として，低栄養・低タンパク血症，ビタミン欠乏（A, B, C），微量元素欠乏（Fe, Cu, Zn），凝固因子欠乏（第Ⅷ因子），糖尿病，肝硬変，尿毒症，ステロイド投与，抗癌剤投与，放射線照射後，などが挙げられる。局所的因子としては感染，血流，異物の存在，創部にかかる緊張，部位，形・大きさ，などが関連する。

5．新しい創傷治癒促進療法 ─ 多血小板血漿（PRP）療法

　多血小板血漿（platelet rich plasma：PRP）は，遠心分離によって血小板が濃縮された血漿であり，血小板から放出されるTGF-β，PDGFなどの各種サイトカイン，増殖因子の生理活性と，フィブリン・血小板糊の組織接着・創傷被覆効果が期待され，再生治療や創傷治癒の側面からの臨床応用が試みられている[4, 5]。本法を行った症例を供覧する。

症　例

　70歳，女性。糖尿病性腎症により，週3日の人工透析を行っていた。右下腿を打撲後，患部に血腫を認め，その後感染・皮膚壊死が生じて他院にて壊死組織切除を行われていた。全身状態が悪く，植皮等の外科的療法を希望されなかった。初診時には 15 × 7 cm の皮膚欠損を認めた（図2A）。当初，軟膏療法，FGF-2製剤を用いた湿潤療法を2ヶ月間行い，肉芽の増生を認め，創部は 14 × 3cm に縮小した（図2B）。しかしその後，徐々に改善が緩やかになり，創部の治癒が遷延した。そこで2回のPRP療法を行ったところ，創収縮と上皮化を認め（図2C），最終的にすべて上皮化した（図2D）。

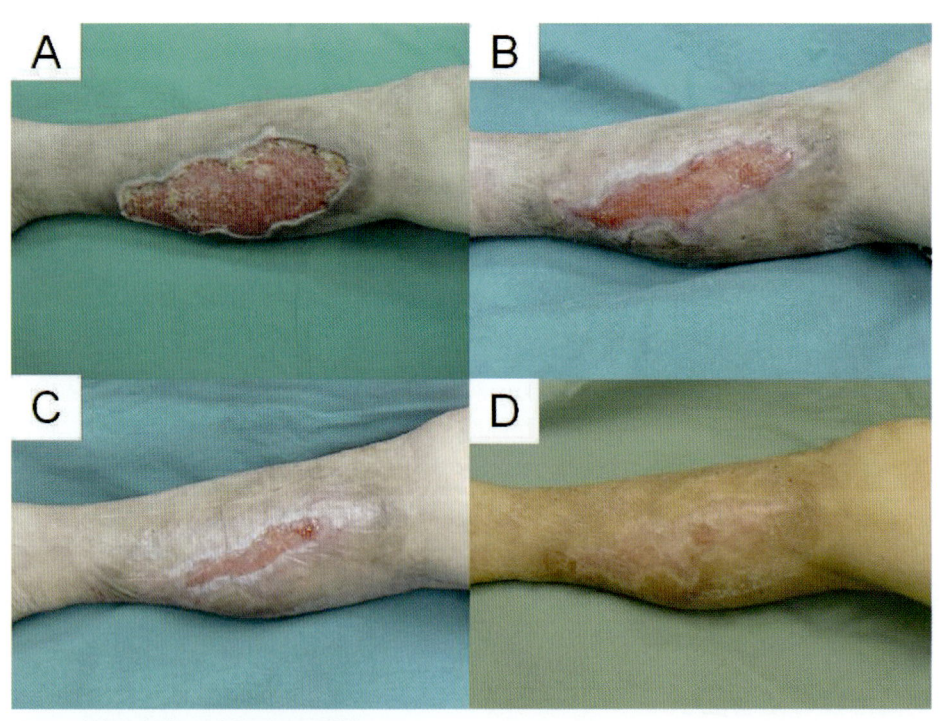

図2　皮膚の創傷に対するPRP療法
A：初診時。下腿の広範な潰瘍を認めた。　B：FGF-2製剤使用2ヶ月後。
C：PRP療法施行2週間後。　　　　　　　D：PRP療法施行2ヶ月後。上皮化が完了した。

6. ケロイドと肥厚性瘢痕

　創傷の治癒したあとの瘢痕（＝きずあと）の線維成分が過剰に増殖すると，ケロイドや肥厚性瘢痕とよばれる状態になる。ケロイドは隆起や硬さ，赤みなどが持続し，当初の範囲を超えて大きくなるが，肥厚性瘢痕は，多くの場合時間とともに落ち着き，当初の創の範囲を超えて大きくなることはない。ケロイドは赤褐色に隆起した硬い腫瘤で，激しいかゆみや，痛みを伴うことが多く，好発部位は上腕外側，胸部正中，肩甲骨部，恥骨部，耳垂部である。ケロイド，肥厚性瘢痕の保存的治療法として，ステロイド剤の外用・局所注射療法，抗アレルギー剤の内服療法，圧迫療法がある。外科的治療は保存的療法の補助的手段と考えて行う。特にケロイドに対し安易な切除をすると再発し，元のケロイドより大きくなることがあり，正確な判断を要する。ケロイドに対し手術による根本治療を行う場合，放射線療法の併用が推奨される。

文　献

1) 覚道 奈津子（楠本 健司 編）：PRP の基礎理論，多血小板血漿（PRP）療法入門 —キズ・潰瘍治療からしわの美容治療まで—：1-8，全日本病院出版会，東京，2010
2) 石橋 康正，他：臨床医薬，9：2553-2570，1993
3) 森口 隆彦（森口 隆彦 編）：創傷治癒のメカニズムと影響因子，創傷の治療　最新の進歩　第2版：1-9，克誠堂出版，東京，2005
4) Kakudo N, et al.：Plast Reconstr Surg 122（5）：1352-1360，2008
5) 三宅 ヨシカズ 他：日形会誌，29：65-72，2009

Ⅶ-7. 乾癬の発症病態

山中 恵一[1], 黒川 一郎[2]

三重大学医学部皮膚科[1]
明和病院皮膚科[2]

キーワード

ケラチノサイト，TIP-Dc/Th17，Theory，IL22，生物学的製剤

　乾癬の病態論およびその治療法は近年飛躍的に進展した。それは TIP-Dc/Th17 Theory の発展と，生物学的製剤の使用が始まり難治性の重症乾癬が劇的に軽快するまでに至った事実に基づく。

　炎症性角化症に分類される乾癬は，尋常性乾癬，関節症性乾癬，膿疱性乾癬，滴状乾癬に大別される。中でも尋常性乾癬は銀白色の鱗屑（剥脱しつつある角層）を伴い浸潤をふれる境界明瞭な紅斑として出現し次第に大きな紅色局面を形成するに至る。欧米人では人口の約1～2％の発症であるが日本人では約0.1％の発症率である。肘頭，膝蓋，臀部など外部から継続的に強い刺激を受けやすい部分に発症しやすく，また毛や掻破などの刺激のため頭に生ずることも多い。爪母を冒すと爪の変形が生じる。臨床所見と病理所見で診断は可能であるが，特異な現象として Auspitz 現象（皮疹に付着する鱗屑を剥ぐと点状の小出血が出現する現象）と Koebner 現象（患者の正常な皮膚に出血するレベルの傷害を与えると，その部位に発疹が出現する現象）がみられる。掻痒は伴わないことが多く，また生命にかかわることは稀であるが，露出部を含め広範囲に発疹が出現することにより，精神的に不安を抱えやすく社会生活が影響され QOL の低下を招きやすい[1]。関節滑膜および周囲組織に炎症を生じた場合は局所で炎症性サイトカインが産生され慢性の関節炎を生じ，関節症性乾癬とよばれる状態になる。病巣部皮膚の生検組織では角質肥厚と不全角化を伴った表皮の過形成，表皮突起の肥厚・延長，真皮乳頭では毛細血管の拡張と浮腫を伴う。角質直下には Munro 微小膿瘍という好中球による無菌性の膿瘍がみられることが多い。

　乾癬の病態論・発症機序の解釈として以前は，乾癬は表皮の疾患でありケラチノサイト（角化細胞）の増殖と分化異常が原因と考えられていた。ケラチノサイトに潜在的異常が存在し，T細胞を含めた浸潤炎症細胞からの IFN-γ や TNF-α が引き金を引くと考えられた。乾癬表皮細胞からは vascular endothelial growth factor (VEGF) を産生して血管増生を引き起こし，さらには IL-8, Growth Related Oncogene (Gro)-α 等を産生して好中球の浸潤が生じると考えられた。

　しかしながら，T細胞活性を直接抑制するシクロスポリンの乾癬への有効性が明らかになるにしたがい，IL-12 の存在下で naïve CD4＋T細胞より誘導された Th1 type のT細胞が乾癬の炎症反応に密接に関与していると考えられるようになった。ケラチノサイトの異常増殖は二次的な現象でありT細胞を中心とした免疫異常疾患と捉えられた。

　さらに近年では乾癬発症の発症機序として TIP-Dc/Th17 Theory が認められるようになったが，これは CD11c（＋）CD11b（－）の表現系を持ち特殊に分化した TNF-α と誘導

型一酸化窒素合成酵素（iNOS）産生の樹状細胞（DC：Derdritic cell）：TIP-Dc [2]が乾癬の病変部で増加し，同時に産生する IL-23 が IL-17 産生 CD4T 細胞（Th17）の維持を支持して乾癬の病態を形成するという説である[3]。また TNF-α は逆に TIP-Dc の活性化に寄与する。乾癬の局所では IFN-γ 等を産生する Th1 細胞も増加し，これらが混在して乾癬の表現形を形成している。

　naïve CD4 ＋ T 細胞が抗原刺激を受ける際に IL-6，IL-21 と transforming growth factor-β（TGF-β）の存在下では IL-17，IL-22 を産生する Th17 細胞の master regulator である thymic-specific retinoic acid-related orphan receptor γ（RORγt）の発現が誘導され Th17 に分化することが明らかになった。そして乾癬発症においてもこの Th17 が果たす役割が注目されてきた。他方，外界から外傷や感染などの刺激を受けた樹状細胞やマクロファージは IL-12 と p40 サブユニットを共有する IL-23 や TNF-α，TGF-β を産生するが，この中でも IL-23 は分化した Th17 細胞の分裂や維持に寄与し，Th17 細胞からの IL-17 や IL-22 の産生を促進する[4,5]。また活性化したマクロファージからは IL-19，20 そして IL-24 などが産生される。ケラチノサイトには IL-19，20，22，24 のレセプターが存在し，個々のサイトカインが結合すると signal transduction and activators of transduction 3 （Stat3）のリン酸化を誘導し活性化され細胞の増殖，表皮の過角化や炎症の亢進など乾癬の病態が形成される[4,5]。実際マウスに IL-23 を投与すると IL-17 と IL-22 の産生が誘導されケラチノサイトの増殖が亢進することが確かめられた[4]。他方，IL-17 の subtype である IL-17A は好中球をはじめとする炎症細胞の遊走作用があり病態に寄与している[6]。乾癬の病変部で増加が認められる Th1 細胞からは IFN-γ が産生されるが，ケラチノサイトに対しては HLA-DR の発現が誘導され炎症細胞の浸潤を促進させるとともに STAT3 の活性化も誘導される。これらの結果，皮膚の表皮の turn over time は正常では 2～4 週間であるが，病変部皮膚では 10 倍の 3～4 日に短縮している。

　患者の背景としては遺伝的素因も徐々に明らかになりつつある。MHC class I 近傍，psoriasis susceptibility 1（PSORS 1），PSORS 2，IL-12/23p40，また IL-23R などの遺伝子領域があげられている[7]。遺伝的素因を持っている者が，なんらかの刺激（上気道感染，扁桃炎などの細菌・ウイルス感染症，機械的刺激，薬剤，過度の日光暴露など）を受けることによって発症すると考えられている。

　治療についても病態論の解釈とともに薬理効果の理解が進んだ。治療は依然として対症療法であり外用薬では副腎皮質ステロイドとビタミン D3，内服薬ではシクロスポリンとレチノイドが主である。そしてこれらに加えて紫外線療法が基本的な治療法となる。これらの薬剤の作用機序は抗炎症作用と細胞増殖抑制作用である。

　外用療法は副腎皮質ステロイド外用剤とビタミン D3 誘導体外用剤が適応を持つ。副腎皮質ステロイド外用剤は表皮細胞，真皮繊維芽細胞への直接作用，血管に対する作用，炎症細胞に対する作用を狙ったものである。ビタミン D3 誘導体外用剤は表皮細胞の分化誘導作用や増殖抑制効果を持つほか，サイトカインの産生やリセプター発現を抑制し，T 細胞上の cutaneous lymphocyte antigen（CLA）の発現を抑制し T cell の皮膚浸潤を抑える効果も持つ[8,9]。

　光線療法としては PUVA 療法，ナローバンド UVB 療法がある。これらの方法は表皮内

のリンパ球などの炎症細胞のアポトーシスを誘導し，亢進した表皮細胞の代謝を抑制する。外用療法では抑制が困難な場合や関節炎を合併した場合は，免疫抑制剤であるシクロスポリンやレチノイド内服，MTX内服による治療が行われる。シクロスポリンはnuclear factor of activated T cell（NFAT）を介したリンパ球の機能を抑制する。レチノイドはケラチノサイトの増殖を阻止する働きのほかCLAの発現も抑制すると考えられる[8]。MTXもリンパ球を標的とした治療法である。

　2010年1月には慢性関節リウマチやクローン病などで効果をあげている分子標的薬，抗TNF-α抗体であるインフリキシマブやアダリムマブが尋常性乾癬に対して認可され臨床の場で効果をみせている。またTh17やTh1の両ルートの源流であるIL-12とIL-23の共有サブユニットであるp40に対するモノクローナル抗体はTh1とTh17の両経路を阻害するが[10]，この生物学的製剤も2011年3月に承認され，臨床の場で使われている。

参考文献

1) Rapp SR et al.：J Am Acad Dermatol, 41：401-7, 1999
2) Serbina NV et al.：Immunity, 19：59-70, 2003
3) Lowes MA et al.：Proc Natl Acad Sci USA, ：102（52）：19057-62, 2005
4) Zheng Y et al.：Nature, 445：648-651, 2007
5) Chan JR et al.：J. Exp. Med. 203：2577-2587, 2006
6) Liang SC et al.：J Exp Med. 203：2271-9, 2006
7) Lowes MA et al.：Nature, 445：866-873, 2007
8) Yamanaka K et al.：J Allergy Clin Immunol. Jan；121（1）：148-157. e3, 2008
9) Yamanaka K et al.：Br J Dermatol 162：1206-1215, 2010.
10) Krurger GG et al.：New Eng J Med. 356：580-592, 2007

VIII-1. 筋ジストロフィーにおけるアクアポリンの発現異常

若山 吉弘
昭和大学藤が丘病院内科

キーワード

筋ジストロフィー，骨格筋細胞膜，アクアポリン（AQP）4

はじめに

筋ジストロフィーは骨格筋構成タンパクをコードする遺伝子異常により，骨格筋細胞の変性・壊死・萎縮が生ずる家族性の筋疾患である。現在までに最も精力的に研究されてきたのは筋ジストロフィーの代表的病型である Duchenne 型筋ジストロフィー症（DMD）である。本症では 1987 年に Hoffman らにより Xp21 に遺伝子座を持ち 427 kDa のタンパクをコードする細胞膜タンパクが欠損していることが発見され，このタンパクは dystrophin と命名された[1]。Dystrophin は細胞膜のすぐ内側で膜を 1 回貫通するタンパク分子 β-dystroglycan と dystrophin の cysteine rich domain で結合する。Dystroglycan タンパクは dystroglycan mRNA から翻訳され，膜貫通部分の β-dystroglycan と骨格筋細胞膜外に局在する α-dystroglycan の 2 つの isoform がタンパクとして合成される[2]。したがって dystrophin は骨格筋細胞膜のすぐ内側に局在していて，dystrophin の N 端は actin filament と結合していることが判明している[3]。

一方，本邦で多い福山型先天性筋ジストロフィー症（FCMD）は fukutin 遺伝子異常により生じる[4]。筆者らは DMD の病態研究の過程において，水チャネルアクアポリン 4（AQP4）の著減していることを発見した[5]。本論文では各種筋ジストロフィー症における現時点での AQP4 の発現研究について概括したい。

1. アクアポリン（AQP）とは

AQP は最初に AQP1[6] が発見され，現在 AQP0 から AQP12 の 13 種類がクローニングされている。AQP は 13 種類とも細胞膜固有のタンパク分子であり，いずれも約 30 kDa の分子量の比較的小さいタンパク分子である。どの AQP も膜を 6 回貫通し N 端 C 端とも細胞質側にある。AQP1, 2, 4, 5, 6, 8 は水分子だけを通し，AQP3, 7, 9, 10 などは水分子とグリセロール，尿素など小さな中性の分子も通す性質がある。骨格筋の AQP4 は 1994 年頃発見された[7]。これは後述の凍結割断レプリカ電顕法でみられる orthogonal array（OA）とよばれる粒子に相当するものである[8,9]。筆者らは DMD 骨格筋凍結割断レプリカ電顕法の所見として OA の著減を発見した[10]。

2. Orthogonal array（OA）の筋ジストロフィー筋における発現

Branton[11] による凍結割断法では細胞膜が割断され protoplasmic face（P 面）と extracellular face（E 面）の 2 葉が生ずる。OA のタンパク分子は P 面に局在し，E 面は

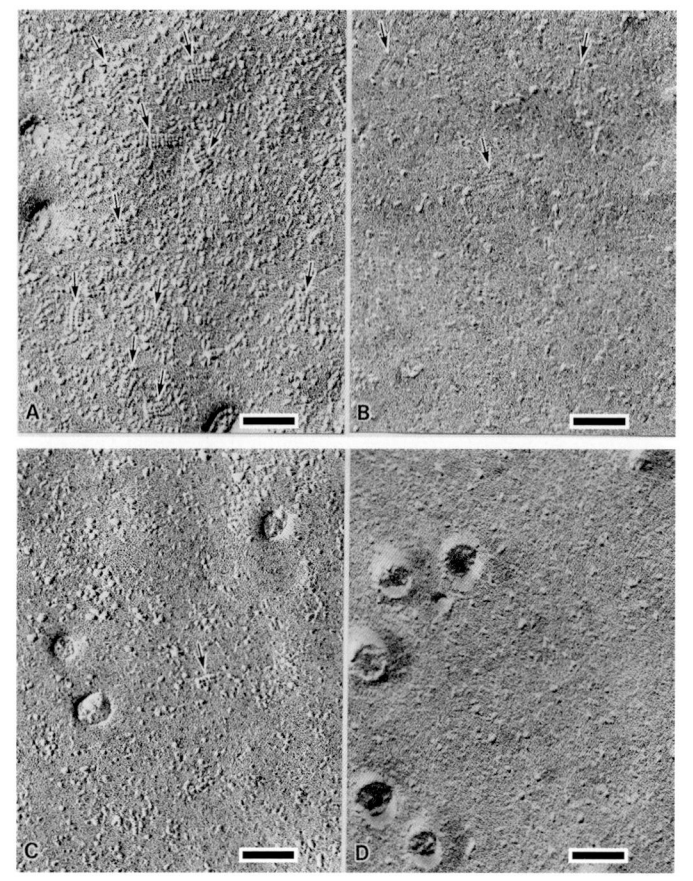

図1A，B　正常マウス下肢骨格筋細胞膜のそれぞれP面，E面の高倍率像（×80,000）

A：結晶様構造物（矢印）はorthogonal array（OA）とよばれ，多数みられる。

B：OA粒子の引き抜きにより生じたOA pit（矢印）が多数認められる。

（Bar＝0.1μm）

図1C，D　MdxマウスT肢骨格筋細胞膜のそれぞれP面，E面の高倍率像（×80,000）

C：正常骨格筋細胞膜P面所見に比べ，OA（矢印）減少が明らかである。

D：正常骨格筋細胞膜E面に比べOA pit減少が明らかで，この写真上ではOA pitは認められない。

（Bar＝0.1μm）

そのくり抜きのpitとしてみられる。図1A，Bはそれぞれマウス正常骨格筋細胞膜のP面，E面を示し，P面にはOA（矢印）が，E面にはそのpit（矢印）がみられる。マウスではAQP4にはfull lengthの分子（M1）とN端部分の22個のアミノ酸を欠く短い分子（M23）の2つのisoformが存在するが，短い分子（M23）の方が膜内でOAを形成する[12, 13]。

一方，DMD筋細胞膜ではP面のOAの著減が，E面ではそのpitの著減が認められる[10]。同じくdystrophinの欠損するmdxマウスなどでもDMDほどではないが，OAの減少が認められた[14]（図1C，D）。さらにこのOAの減少はdystrophin欠損のみならず，α-dystroglycanの糖鎖修飾異常のあるFCMDでも認められている[15]。OAがAQP4であることが判明して以来，抗AQP4抗体で筋ジストロフィー症生検筋の免疫染色所見が次々と報告（後記）されている。

3. 筋ジストロフィー骨格筋の抗AQP4抗体染色所見

まず組織化学的に正常なマウス骨格筋の抗AQP4抗体染色所見では，ほぼ全ての筋線維の表面膜がほぼ連続性に染色される。そして抗AQP4抗体の染色性に強弱がみられ，速筋線維（タイプⅡ線維）は染色性が強い（図2A）。一方dystrophinの欠損するmdxマウスの抗AQP4抗体染色所見では，大小不同のジストロフィー筋の表面膜の染色性が，正常

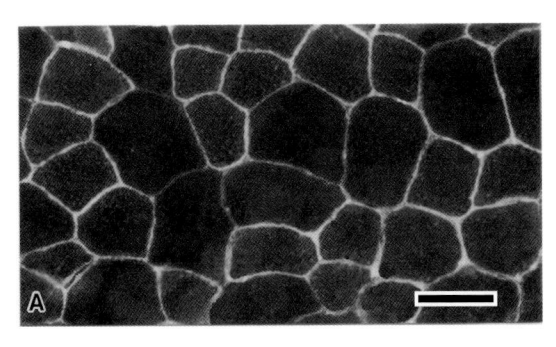

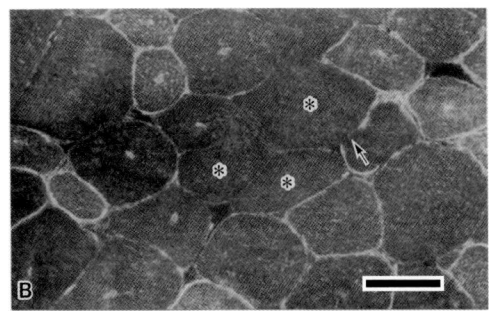

図2
 A：正常マウス下肢骨格筋の抗 AQP4 抗体染色所見で，ほぼ全筋線維表面膜が全周性に連続性に染色されている。抗 AQP4 抗体の染色性には強弱が認められる。
 B：Mdx マウス下肢筋の抗 AQP4 抗体染色所見。正常マウスの抗 AQP4 抗体染色所見に比べ全般的に染色性が淡く，筋線維表面膜が不連続（矢印）部分染色や陰性染色（＊印筋線維）であったりする。
（Bar= 50 μm，× 250）

コントロールマウス骨格筋の表面膜の染色性に比べ減少している[16]（図 2B）。具体的には mdx マウス後肢筋の骨格筋細胞膜が全周性に抗 AQP4 抗体染色で無染色の筋線維や，骨格筋細胞膜が部分的に染色される部分染色線維が多数認められる（図 2B）。Mdx マウス骨格筋では DMD 筋[5]に比べれば AQP4 の筋線維表面膜への発現が概して強く，比較的多数の筋線維に AQP4 の発現が認められる（図 2B）。

ヒト筋ジストロフィー生検筋での抗 AQP4 抗体染色所見での AQP4 の発現の減少は DMD や mdx マウスなどの dystrophinopathy [5, 17, 18]，dysferlinopathy [18]，sarcoglycanopathy [19]，α-dystroglycanopathy など，多種のしかも重症筋ジストロフィーでの骨格筋 AQP4 発現の減少が報告されている。

4. AQP4 減少の意味の考察

AQP4 ノックアウトマウス[20]や過剰発現マウス[21]では外見上動作等に関し大きな異常は報告されていないので，AQP4 分子は骨格筋では大きな機能を演じていないのではないかとも考えられている。しかし骨格筋はヒトや動物の体内では最も大きな臓器であり，その水含量も体内では最も多い。しかも AQP4 分子は速筋線維の細胞膜に多く発現している[22]。このことは骨格筋線維の迅速な収縮に AQP4 が関係していることを示唆している。実際 DMD 患児の動作を観察すると動作が緩慢である。これは筋力低下によるばかりでなく，AQP4 の減少が関係しているのかもしれない。現在骨格筋における AQP4 発現の意義は不明な点が多い。将来の研究の進歩が期待される。

参考文献
1) Hoffman EP et al.：Cell 51：919-928, 1988
2) Ibraghimov-Beskrovnaya O et al.：Hum Mol Genet 2：1651-1657, 1993

3) Ibraghimov-Beskrovnaya O et al. : Nature 355 : 696-702, 1992
4) Kobayashi K et al. : Nature 394 : 388-392, 1998
5) Wakayama Y et al. : Arch Neurol 59 : 431-437, 2002
6) Denker BM et al. : J Biol Chem 263 : 15634-15642, 1988
7) Verbavatz JM et al. : J Cell Sci 110 : 2855-2860, 1997
8) Rash JE et al. : Proc Natl Acad Sci U S A 95 : 11981-11986, 1998
9) Shibuya S et al. : Ann Neurol 46 : 460, 1999
10) Schotland DL et al. : Acta Neuropathol 54 : 189-197, 1981
11) Branton D : Proc Natl Acad Sci U S A 55 : 1048-1056, 1966
12) Neely JD et al. : Biochemistry 38 : 11156-11163, 1999
13) Jung JS et al. : Proc Natl Acad Sci U S A 91 : 13052-13056, 1994
14) Shibuya S et al. : Acta Neuropathol 76 : 179-184, 1988
15) Wakayama Y et al. : Neurology 35 : 1587-1593, 1985
16) Liu JW et al. : J Neurol Sci 164 : 24-28, 1999
17) Frigeri A et al. : FASEB J 16 : 1120-1122, 2002
18) Au CG et al. : Acta Neuropathol 116 : 235-246, 2008
19) Crosbie RH et al. : FASEB J 16 : 943-949, 2002
20) Yang B et al. : Am J Physiol Cell Physiol 278 : C1108-C1115, 2000
21) Wakayama Y et al. : Micron 38 : 257-267, 2007
22) Frigeri A et al. : J Clin Invest 102 : 695-703, 1998

VIII-2. 骨の疾患：骨の加齢変化と骨粗鬆症

陳　華岳，正村 静子

岐阜大学大学院医学系研究科病態制御学講座解剖学分野

キーワード

骨，加齢，骨粗鬆症，電子顕微鏡，マイクロCT

1. 骨の加齢変化

　骨は一見すると沈黙の臓器のようであるが，実は古い骨組織が常に破骨細胞によって吸収され，新しい骨組織が骨芽細胞によって形成されている。こうして毎日少しずつ入れ替わり，生涯を通して代謝し続ける。骨の主体をなす骨質は，主として骨細胞とその周囲を埋めている石灰化した骨基質とからなる。骨はその構造上，皮質骨と海綿骨に分けることができ，骨格の部位によってこの構成比率は異なる。脊椎のような体幹骨は荷重骨であり，海綿骨の比率が大きい。一方，体肢骨は部位によって荷重骨もあり，海綿骨が豊富な部位もあるが，多くは非荷重骨で皮質骨の比率が大きい。ヒトの骨量は成長とともに増加し20歳頃までに最大値に達し，40歳ぐらいまではその値は保たれるがその後減っていく。加齢に伴う骨量の変化には男女差がみられる。女性では閉経後の約10年間に骨量の減少程度が最も大きく，1年あたり2～3％に達する。一方，閉経後10年以降の女性，ならびに40歳以降の男性では年間1％程度の緩やかな骨量減少が続く。これはエストロゲンの欠乏が大きくかかわっている。エストロゲンが欠乏すると，骨髄での破骨細胞の生産が増加し，骨吸収が盛んに行われ，骨の柱である骨梁に穴を開けてしまう。これは閉経後骨粗鬆症である。閉経後の骨量減少は海綿骨において最も著しい。男女ともに共通する40歳代以降徐々に進行する骨量の低下には加齢に伴うカルシウム代謝が大きく関与している。加齢に伴って，カルシウムの摂取不足および腸管からの吸収低下，ビタミンDの吸収と産生の低下，二次性副甲状腺機能亢進，運動量の低下，老化遺伝子などの多元的な要因が加わることにより骨量が低下する。

　加齢に伴う骨の変化は，海綿骨よりも皮質骨のほうが著明である。加齢に伴う海綿骨の形態学的変化には男女差がみられる。女性では主に骨吸収の増加により骨梁が穿孔され，骨梁の連結性が失われる。男性では骨形成が低下し，骨梁が細くなる。皮質骨では，加齢により骨内膜面と皮質骨内ハバース管での骨吸収が増加し，骨髄腔が拡大し，皮質骨内部の粗鬆化がみられる。骨膜面での骨形成は男性より女性のほうが少ない。したがって，加齢に伴う骨量の減少は男性より女性のほうが大きい。我々は57歳から98歳までのヒト腰椎の椎体と大腿骨頸部をマイクロCTで調べた。腰椎椎体と大腿骨頸部における海綿骨の骨量は10年ごとに6～8％減少した[1,2]。60歳代に比べ，90歳代の骨量低下が著しい（図1）。電子顕微鏡で観察すると，高齢者の海綿骨における骨の吸収面の割合が高くなり，骨梁が細くなり，骨梁の連結性が悪くなった（図2）。加齢に伴って，大腿骨頸部の皮質骨が薄くなり，皮質骨内部，特に骨内膜面における管腔構造が大きくなり，多孔率が著しく増加した[2]。

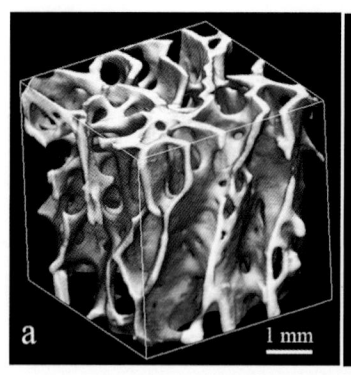

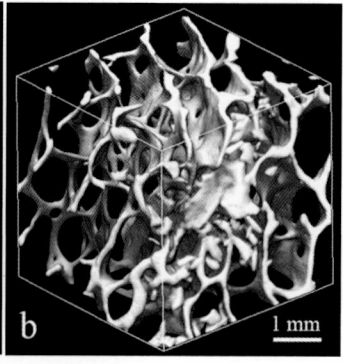

図1 ヒト大腿骨頚部海綿骨の三次元微細構造
a：62歳男性, b：92歳男性（文献2より引用）

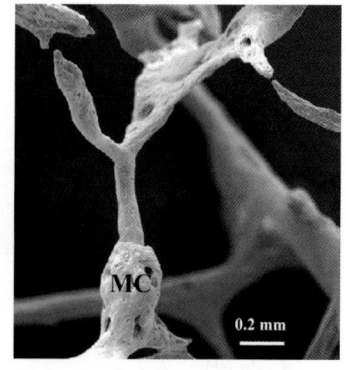

図2 92歳女性の腰椎海綿骨の微細構造
骨梁が細く，連結性が悪い。マイクロカルス（MC）がみられる。（文献1より引用）

2. 骨粗鬆症

　骨粗鬆症は骨強度の低下を特徴とし，骨折の危険性が増加しやすくなる骨疾患である。日本では，人口の急速な高齢化に伴い骨粗鬆症の患者数が年々増加し社会的に重要な課題とされている。骨粗鬆症の合併症として発症頻度の高いものは脊椎骨折，前腕骨遠位端骨折，大腿骨頚部骨折である。骨粗鬆症は加齢や閉経などの生理現象，老化現象と関連しているものの特定の疾病や病因に基づかない原発性骨粗鬆症と，胃腸切除や副腎皮質ホルモン内服など明確な病因に基づく続発性骨粗鬆症とに分かれる。骨粗鬆症の診断は骨のX線写真と骨密度測定によってなされる。骨密度は骨強度の約70％を説明できるが，残りの30％は骨質に依存するとされている。マイクロCT，電子顕微鏡，三次元画像解析法を利用して，骨質の指標である骨の微細構造を定量評価し，骨の立体構築と力学特性の関係を解明することができる。

　正常マウス（SAMR1）に比較すると，老人性骨粗鬆症モデルマウス（SAMP6）では，腰椎椎体における海綿骨の骨量と骨密度が著しい減少と，大腿骨遠位端と脛骨近位端の骨量の中程度の低下を認めた。大腿骨と脛骨の骨幹部における皮質骨の骨密度に有意な変化はみられないが，骨髄腔が拡大した[3]。大腿骨遠位端と腰椎椎体の海綿骨の骨梁は細くなり，骨梁の連結性が悪くなった[4]。海綿骨における骨芽細胞数が有意に減少し，多くの骨細胞が細長く扁平化した。骨細胞と骨芽細胞の退行性変化を示すミトコンドリアの空胞化とミエリン様構造物がみられ（図3），骨芽細胞による骨の形成が抑制されたと考えられる。また，皮質骨と海綿骨における骨の形成面の割合が有意に低下し，形成面と吸収面の割合が低くなった[4]。

　分子生物学的アプローチによる骨粗鬆症の遺伝的素因の検討は広く行われている。稀な遺伝性疾患である骨粗鬆症・偽性神経膠腫症候群患者では低密度リポタンパク質受容体関連タンパク質5（LRP5）とよばれる遺伝子が活発化し，骨量増加がいわれる。LRP5は小腸内のセロトニン産生細胞に影響し，アミノ酸のトリプトファンをセロトニンに変換する酵素を妨げる。小腸のこの遺伝子を不活性化したマウスでは，セロトニンの生産が増加し，

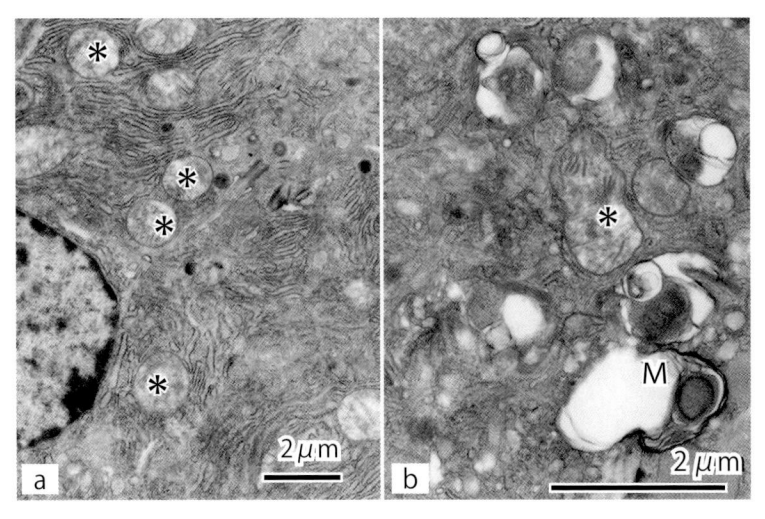

図3 5カ月齢SAMP6における脛骨の骨芽細胞の微細構造

ミトコンドリアの空胞化（＊）とミエリン様構造物（M）がみられる。（文献4より引用）

骨芽細胞による骨の形成が抑制され，重度の骨粗鬆症を発症した．骨芽細胞からこの遺伝子を取り除くと，骨は正常に成長した[5]．最近，この腸由来のセロトニンの合成酵素を阻害する低分子化合物を合成し，この化合物を卵巣摘出した骨粗鬆症モデル動物に投与すると，骨量が増加したとの報告がある．これは次世代の骨粗鬆症治療薬として期待できる．

文　献

1) Chen H et al.：Osteoporos Int 19：1473-1483，2008
2) Chen H et al.：Osteoporos Int 21：627-636，2010
3) Chen H et al.：Exp Gerontol 44：792-798，2009
4) Chen H et al.：Histol Histopathol 19：677-685，2004
5) Yadav VK et al.：Cell 135：825-837，2008

IX-1. 薬剤による歯の障害とそのメカニズム

義澤 克彦, 木村 彩子
関西医科大学病理学第二講座

キーワード
エナメル質形成不全, 抗癌剤, 歯原性腫瘍

　様々な薬剤の全身投与により, ヒトや実験動物の歯に影響をもたらすことが知られており, その病態は①色調異常, ②構造異常(エナメル質, 象牙質, セメント質), ③発癌, ④栄養・代謝障害に起因した二次的変化に大別される[1]。本項では, 薬剤による直接的な歯の障害である色調異常, 構造異常ならびに発癌について概説する。

　歯の色調異常(歯の着色)は薬剤が歯質内に沈着する場合で, 色調異常は生涯にわたって残存することが多い。テトラサイクリンやミノサイクリンの全身投与では, 薬剤が血行性に石灰化中の硬組織に運ばれて, カルシウム結合性有機基質と結合し, 主に象牙質・セメント質に沈着する。その沈着量によって, 肉眼的に黄色, 灰色, 褐色調を呈する。さらに, 水道水に含まれるフッ素化合物(フッ化物)や歯磨き粉の飲み込みなどによるフッ化物の過剰摂取により, 歯牙の基質形成期から成熟期が影響を受け, 歯の形成障害(エナメル質形成不全)が生じ(歯芽フッ素症), 歯に白い斑点がみられることから斑状歯といわれる。この場合, 歯の発生期へ影響するが, すでに歯の石灰化が終了している6歳以降ではまず起こらない。また, 乳歯に発症することも少なく, 通常は歯の発生期である6ヶ月から5歳までの間にフッ素を過剰摂取することによって永久歯に発生する。

　歯の構造障害は, 薬剤による歯芽の発育障害(無形成, 発育遅延, 矮小歯, エナメル・象牙質・セメント質の形成障害など)をいい, 出生前あるいは出生後に抗痙攣薬や化学療法剤を処方された場合に誘発されることが報告されている[2,3,7,9]。特に5歳以下の小児癌や白血病の化学療法剤投与や放射線照射は歯芽や顎顔面の発育障害を引き起こすことが知られており, 小児癌治療の身体的晩期障害の1つとして注意すべきである。これは歯芽フッ素症の場合と同様に, 永久歯の形成時期が影響を受けるためであり, 病変の種類や程度は薬剤の暴露時期や期間あるいは投与量に依存する。基本的な病像は, 歯芽形成細胞の壊死・構造破壊であり, 結果的に, 歯芽の発育障害として現われる。永久歯の石灰化開始前の化学療法剤投与では矮小歯が, 化学療法剤に加えて放射線照射が行われると永久歯の欠如が生じる。歯根完成期の化学療法剤投与や放射線照射では永久歯歯根の短縮が生じるといわれる。

　歯原性腫瘍は歯原性の間葉細胞と上皮細胞がそれぞれ単独であるいは両者の相互作用のもとで腫瘍化したものであり, 歯の発生の過程の異常によると解釈でき, その発生に薬剤投与との因果関係はヒトでは明らかではない。しかし, げっ歯類では, アルキル化剤であるN-ニトロソ化合物の胎児期での投与[6]やv-Ha-*ras*遺伝子を導入したAC系マウス(Tg.ACマウス)では歯原性腫瘍の誘発が報告されている[8]。これらの実験動物モデルを用いて, 歯原性腫瘍の発癌過程の詳細な研究が進むことが期待される。

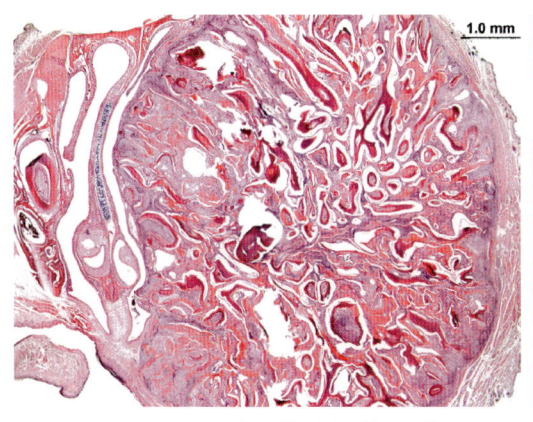

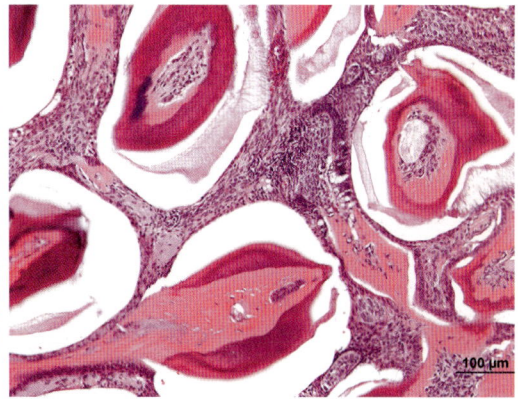

図1 Tg. AC マウスの歯原性腫瘍（歯牙腫）
左：低倍像（×10）
右：高倍像。多数の小さな歯牙様構造がみられる。蟻酸脱灰，HE 染色（×100）。
米国環境健康科学研究所 David Malarkey 博士より提供。

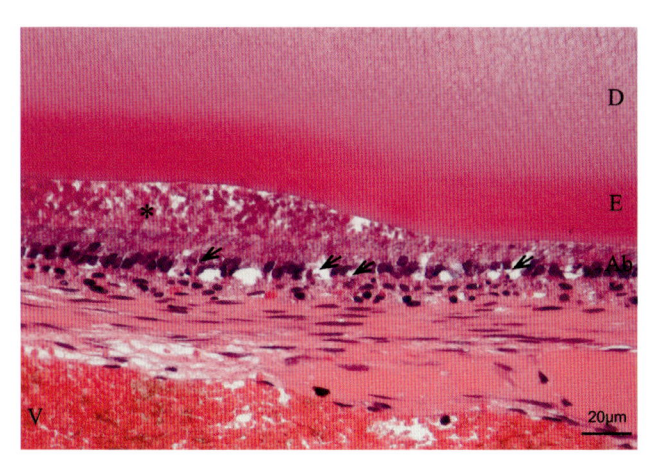

図2 ドキソルビシン誘発歯芽傷害（ラット切歯）

エナメル芽細胞の壊死・空胞化（矢印）ならびにエナメル質の変性（＊）が観察される。

D：象牙質，E：エナメル質，Ab：エナメル芽細胞，V：毛細血管。蟻酸脱灰，HE 染色（×400）。

　多くの薬剤ではヒトで臨床使用される前には必ず実験動物（げっ歯類および非げっ歯類）を用いた前臨床試験が実施される。化学療法剤など増殖細胞に作用する薬剤では，ヒトでの副作用と同様の歯の障害が確認されることが多い。特にげっ歯類の切歯の歯芽形成が障害されやすい[1,4,5]。げっ歯類の切歯で誘発されやすい理由として，げっ歯類の切歯の特徴を理解する必要がある。げっ歯類の切歯はヒトとは異なり，根尖部にある歯胚細胞の分裂増殖によって一生涯成長を続ける組織であることから，常生歯あるいは無根歯とよばれている。唇側はエナメル芽細胞，舌側はセメント芽細胞が切歯の長軸に沿って配列し，歯髄腔ではそれを内張りして象牙芽細胞が配列し，それぞれエナメル質，セメント質，象牙質を形成しながら，エスカレータ式に切歯端に向かって移動するのが特徴である。1本の切歯に全ての歯芽の発育ステージが観察され，細胞増殖に作用する薬剤はこの切歯の特徴的な構造・発育パターンに影響をおよぼす。正常ではエナメル質への鉄色素の沈着により，切歯は肉眼的に黄色調を呈するが，エナメル質形成障害が生じた場合（エナメル質形成不

全），鉄色素の沈着が起きず，白色調を呈するのが特徴である。さらに，セメント質や象牙質形成障害を伴う場合は非常に折れやすい。これに対して，げっ歯類の歯根が完成し萌出が終了した臼歯や，非げっ歯類（成獣イヌ・サル）の切歯・臼歯では，薬剤暴露による直接的な影響は受けにくい。すなわち，げっ歯類の切歯で観察される薬剤性歯障害は，ヒトの5歳以下の小児での永久歯形成時期の影響を反映するといえる。

引用文献

1) 阿部 敏男 他：J Toxicol Pathol 3：245-256，1990
2) Billings RL et al.：Pediatrics 113：1120-1127，2004
3) Cabrerizo-Merino MC et al.：Med Oral Patol Oral Cir Bucal 10：41-47，2005
4) 奥田 綾子 他（奥田 綾子 編）：げっ歯類とウサギの臨床歯科学：ファームプレス，東京，1999
5) Satoh H et al.：Toxicol Pathol 29：292-299，2001
6) 谷 慶明：歯基礎誌 28：551-564.
7) Tredwin CJ et al.：J Dent Res 84：596-602，2005
8) Wright JT et al.：Arch, Oral Biol 40：631-638，1995
9) 山本 俊郎 他：日歯保存誌 52：51-57，2009

IX-2. 歯周病, 齲蝕症

田中 昭男
大阪歯科大学口腔病理学講座

キーワード
　歯周組織, 歯肉炎, 歯周炎, バイオフィルム, 齲蝕

1. 歯周病：periodontal disease

　歯周病とは歯周組織に生じる種々の病変で炎症を主とする疾患であり, 大きく歯肉炎 gingivitis と歯周炎 periodontitis に分かれる。歯周組織とは歯肉, 歯槽骨, 歯根膜, セメント質からなる組織である(図1)。1920年代までは歯周病は歯槽膿漏といわれていたが, これは歯が植わっている歯槽窩から排膿する現象をとらえた用語であり, 進行した歯周病の1つの症状であることから, 疾患の全体を示してはいないので, 歯槽膿漏といわずに歯周病とよぶようになった[1]。

　歯周組織は部位的には根尖部と辺縁部を含んでいるが, 歯周病は辺縁部の歯周組織に生じる病変を示すことになっている。根尖部の歯周組織の病変は根尖性歯周炎といわれ, 区別している。根尖性歯周炎は齲蝕から始まり歯髄炎になり, 根尖性歯周炎へと移行するのに対して, 歯周病は歯頸部に付着したプラークによって引き起こされる。歯周病の原因が明確になったのは1960年代であり, 歯周病はプラークによる非特異的な炎症であることが証明されてきた[2]。歯周病の分類は種々存在するが, 病態によって分けるのが一般的である(表1)。

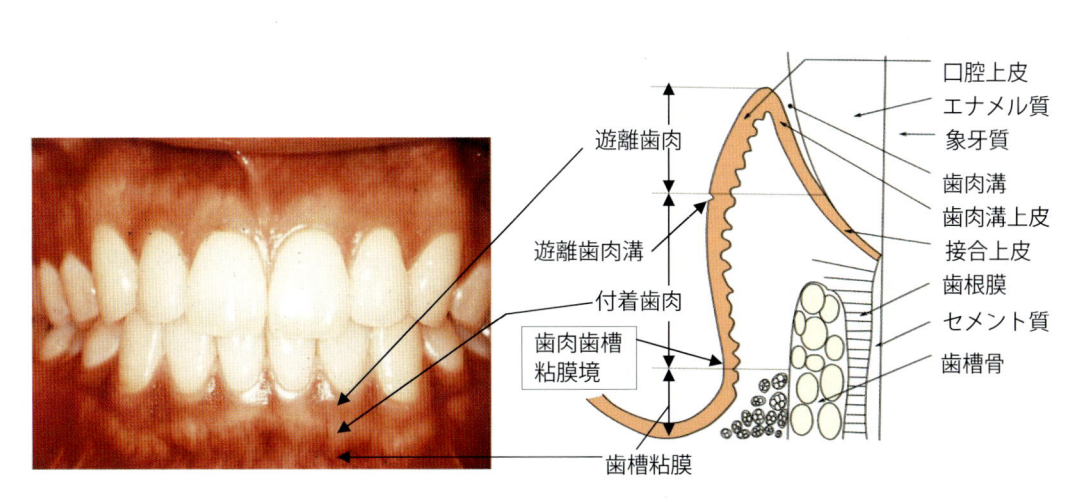

図1　歯周組織と模式図
　田中 昭男(和泉 雄一, 沼部 幸博, 山本 松男, 木下 淳博 編)：2. 歯周組織の構造・組織学, ザ・ペリオドントロジー：24頁　図1改変

表1　歯周病の分類

```
Ⅰ．歯肉病変
    1．プラーク性歯肉炎　plaque-induced gingivitis
    2．非プラーク性歯肉病変　Non plaque-induced gingival lesion
    3．歯肉増殖　Gingival overgrowth
Ⅱ．歯周炎 Periodontitis
    1．慢性歯周炎　Chronic periodontitis
    2．侵襲性歯周炎　Aggressive periodontitis
    3．遺伝疾患に伴う歯周炎　Periodontitis associated with genetic disorders
Ⅲ．壊死性歯周疾患　Necrotizing periodontal diseases
    1．壊死性潰瘍性歯肉炎　Necrotizing ulcerative gingivitis
    2．壊死性潰瘍性歯周炎　Necrotizing ulcerative periodontitis
Ⅳ．歯周組織の膿瘍　Abscess of periodontium
    1．歯肉膿瘍　Gingival abscess
    2．歯周膿瘍　Periodontal abscess
Ⅴ．歯周－歯内病変　Combined periodontic-endodontic lesions
Ⅵ．歯肉退縮　Gingival recession
Ⅶ．咬合性外傷　Occlusal trauma
    1．一次性咬合性外傷　Primary occlusal trauma
    2．二次性咬合性外傷　Secondary occlusal trauma
```

（日本歯周病学会編（2006）歯周病専門用語集より引用）

　歯周病のうち，歯肉炎は歯肉にのみ炎症が存在する状態で，歯周炎になる前の状態である。歯肉炎の症状としては歯肉の発赤，腫脹があり，歯肉溝が見かけ上，深くなる。歯と歯肉の接点である接合上皮 junctional epithelium の位置は正常と変わらず，歯肉溝壁が高くなる。この状態を仮性ポケット（歯肉ポケット）という（図2）。歯肉炎が拡大し，歯根膜および歯槽骨に波及すると，歯周炎になる。炎症が歯根膜に波及すると，接合上皮が破壊され，ポケット底部の位置が根尖方向に移動し，歯周ポケット（真正ポケット）となり，ポケット中のプラークも増加し，アタッチメントロスの状態になる。歯槽骨にも炎症が進行して破骨細胞によって歯槽骨が吸収される。ポケットの壁にはリンパ球や形質細胞の顕著な浸潤がみられる（図3）。

　プラークは最近ではバイオフィルムといわれ，そこに歯周病原細菌が生息している。歯周病原細菌としては慢性歯周炎では *Porphyromonas gingivaslis*（*Pg*），*Tannerella forsythia*，*Fusobacterium nucleatum*，*Treponema Denticola*，侵襲性歯周炎では *Aggregatibacter actinomycetemcomitans* などが検出されている。

　歯周病は単に口腔内だけの疾患ではなく，全身疾患とのかかわりが指摘され，心臓血管系疾患では *Pg* との関連が指摘され[3]，糖尿病，呼吸器疾患，消化器疾患，低体重児出産などにも関係することが明らかになりつつある[4,5]。

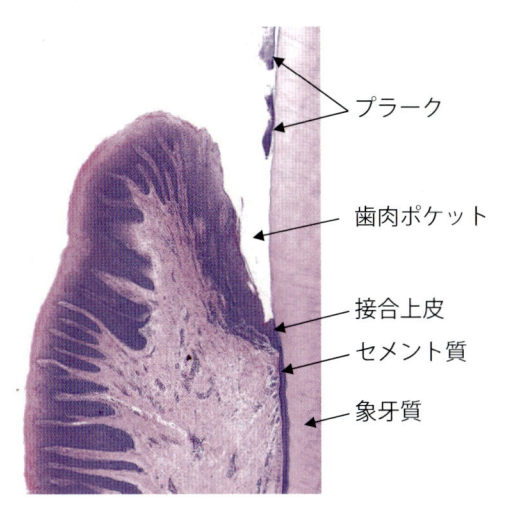

図2　歯肉炎の病理組織像

歯肉ポケット壁の直下に軽度の炎症細胞浸潤がみられる（×25）。

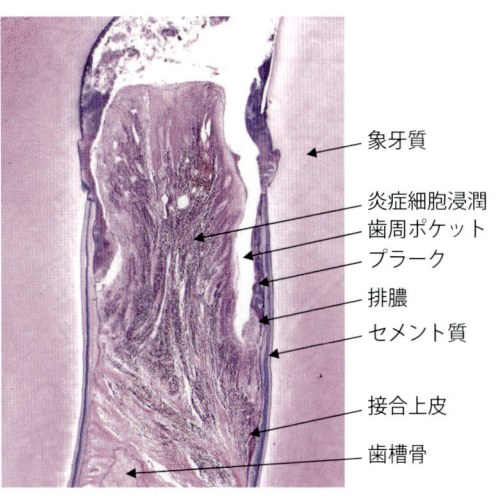

図3　歯周炎の病理組織像

歯周ポケットは深く，多量のプラーク，歯石が付着し，ポケット底部には排膿があり，歯肉全体に高度の炎症細胞浸潤がみられる（歯と歯肉との空隙は標本作成時のアーティファクト）（×15）。

2. 齲蝕：dental caries

　齲蝕とは歯の硬組織（エナメル質，象牙質，セメント質）疾患で齲蝕原性細菌（*Streptococcus mutans* など）の内因感染によって生じる。齲蝕原性細菌が産生する酸によって歯質が脱灰され，有機質が溶解する病変である。齲蝕原性細菌は歯の表面に付着するプラーク中に存在するので，齲蝕はプラーク付着の部位に発生する。しかし，齲蝕が発生するには長い経過が必要で，そこには歯質（歯の硬組織），食物，齲蝕原性細菌の三者が必要であり，この三者が重なり合ったときに齲蝕が発生する。この三者を Keyes の輪という[6]。齲蝕の好発部位は咬合面，歯頸部，隣接面である。

　エナメル質では無機質が97％を占め，ヒドロキシアパタイトの結晶であり，残りが有機質（アメロジェニン，エナメリンなど）からなり，象牙質は無機質が約70％で，有機質が約20％で，ほとんどがコラーゲン，残りが水分などであり，セメント質は無機質が約60％，残りが有機質である。したがって，病変の成立には硬組織の無機成分の脱灰が大きく関与する。歯はブラッシングしないと直ちに歯面に歯垢（プラーク）が付着し，プラークの量が増える。プラークは最近ではバイオフィルムとよばれている。その中に存在する齲蝕原性細菌の作用によって歯は絶えず脱灰されることになる。しかし，齲蝕は一方的に進行するのではなく，唾液の緩衝作用によって酸の作用が抑制されたり，唾液中のカルシウムイオンが歯に作用して，歯の再石灰化が起こる。齲蝕病変は脱灰と再石灰化の繰り返しによって長期間かかって拡大，進行する。初期齲蝕の病変では，歯の脱灰は起こっているが，まだ，歯の形態は維持しているので，バイオフィルムを除去することによって歯の再石灰化をもたらすことができる[6]。

齲蝕原性細菌は食物として摂取された多糖類を分解して乳酸，酢酸，蟻酸，プロピオン酸などを産生するだけでなく，粘着性の不溶性のグルカンを産生し，歯面に細菌を付着させる。齲蝕の原因説として従来からMillerの化学細菌説，タンパク溶解説，キレーション説，などがある。古くからいわれている化学細菌説が最も齲蝕の発生機序を的確に表している。

　齲蝕の発生率は，現在では学童期ではかなり減少している。その理由は学校における子供の口腔清掃が徹底され，砂糖の摂取量が減少し，多糖類の摂取が抑えられていることによる。齲蝕は昔から存在する病変で，旧石器時代のヒトの歯の化石にも認められている。齲蝕は摂取された多糖類が齲蝕原性細菌によって分解され，有機酸が産生されることによって生じるので，砂糖の摂取量の増加と齲蝕発生率は相関する。砂糖の摂取が抑制されていた時代に齲蝕の発生率は高くはなかったが，砂糖の摂取量が増加すると齲蝕の発生率は高くなる[6]。

　齲蝕による病変は硬組織の無機質の量と有機質の量によって病理組織像は異なる。エナメル質齲蝕は進行すると齲窩が生じるが，初期齲蝕で脱灰が軽度に起こっている程度では歯の形が残り，肉眼的には白斑として認められる。病理組織学的には表層下脱灰が起こり，健全部と区別できる（図4，5）。象牙質齲蝕では有機質が多い分，病理組織像はエナメル質齲蝕と異なり，象牙質を構成している象牙細管中に細菌を認め，進行すると象牙細管が破壊される（図6）。セメント質齲蝕は無細胞セメント質と細胞セメント質があり，構造の差によって齲蝕の進行状態が異なる（図7）。齲蝕病巣に対しては歯は第二象牙質を形成して防御反応を起こすが，齲蝕が進行すると歯髄炎が生じて疼痛を感じる。

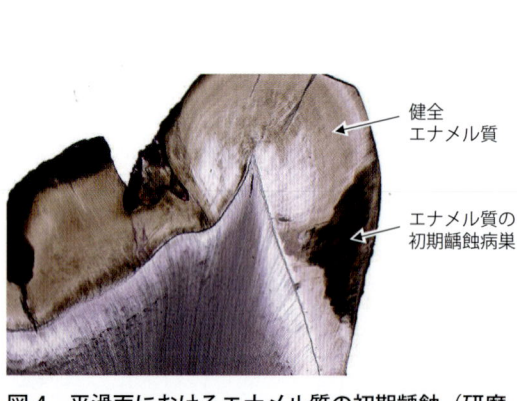

図4　平滑面におけるエナメル質の初期齲蝕（研磨標本）
健全部に比較して黒褐色調を示す（×10）。

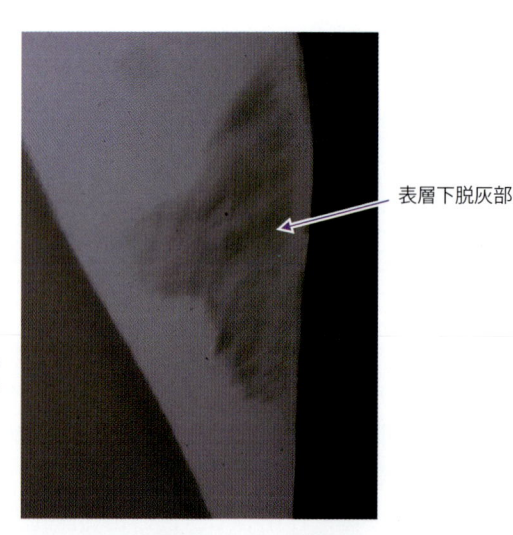

図5　図4の顕微エックス線写真
エナメル質齲蝕病巣は健全部より脱灰が起こり，その脱灰は表層から少し内部にみられ，表層下脱灰という（×25）。

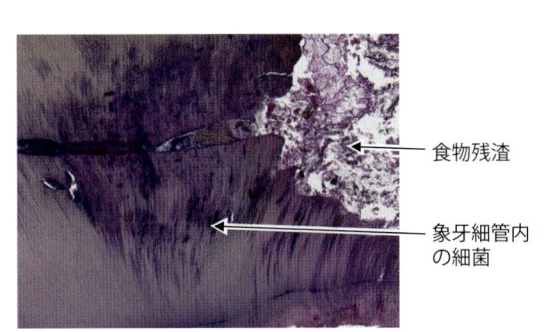

図6 象牙質齲蝕（脱灰標本）
齲蝕は象牙細管に沿って進行している。細菌が侵入している象牙細管は紫色にみえる。齲窩には食物残渣が存在する（×25）。

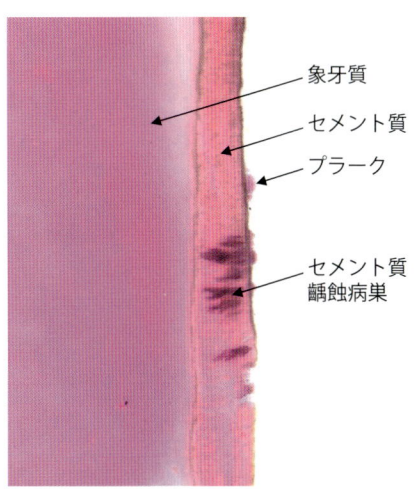

図7 セメント質齲蝕（脱灰標本）
セメント質のシャーピー線維に沿って齲蝕が進行している（×80）。

文　献

1) 長澤 敏行 他：ザ・ペリオドントロジー：22-23，永末書店，2009
2) Löe H et al.：J Periodontol 36：177-187，1965
3) Holmlund A et al.：Int J Cardiol Nov 12：2009（Epub ahead of print）
4) Persson GR et al.：J Clin Periodontol 35：362-379，2008
5) de Pablo P et al.：Nat Rev Rheumatol 5：218-224，2009
6) 青葉 孝昭：新口腔病理学：32-49，医歯薬出版，2010

IX-3. 歯科インプラントの界面

松坂 賢一, 井上 孝
東京歯科大学臨床検査病理学講座

キーワード
　歯科インプラント, チタン, オッセオインテグレーション

1. 歯科インプラントの特徴

　歯科インプラントは, 歯が抜けたところに人工歯根を埋入して, 咬合機能を営ませるものである[1,2]。整形外科領域で用いられる内部環境に埋入する人工骨頭などと違い, 歯科インプラントは生体の外部環境と内部環境を隔てている被覆上皮を貫いて機能させるのである。歯科インプラントは, 実際の歯（天然歯）とは大きく異なっており, 歯の周りの歯根膜組織が存在せず, 下顎骨あるいは上顎骨に直接接している(オッセオインテグレーション)。また, 先に述べた上皮を貫く際に天然歯ではエナメル質と上皮がヘミデスモゾーム結合によって結合し内部環境を保持しているが, 歯科インプラントの場合にはその界面が脆弱な結合となっている(図1)。

　過去には, 歯科インプラントに使われる材料はサファイアやハイドロキシアパタイト単体など様々な材料が用いられてきたが, 現在では主にチタンあるいはハイドロキシアパタイトをコーティングしたチタンが用いられている。近年では審美性や金属アレルギーの問題によりジルコニアを用いる試みがなされている。また, 歯科インプラントの形態は, 板状のブレードタイプのものも過去には存在したが, 現在では円柱形あるいは円錐形の歯根に類似した形態を用いるものが主流となっている。

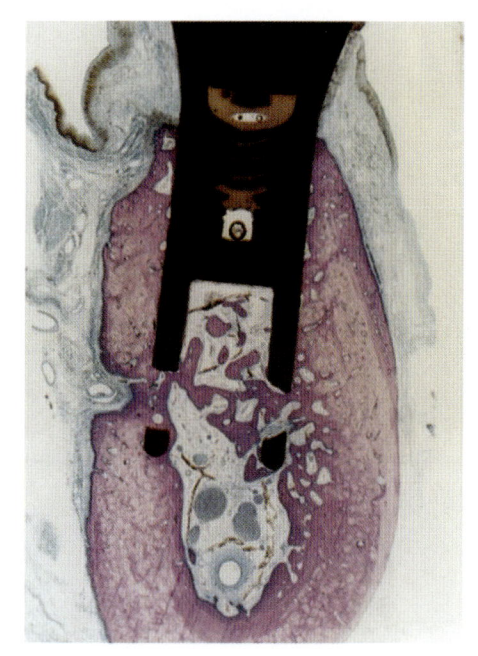

図1　顎骨に植立された歯科インプラントの組織像（ルーペ像）
　口腔粘膜上皮を貫いて顎骨内に植立されている。骨部では結合している（オッセオインテグレーション）。

2. 歯科インプラントと骨界面

　骨との機械的な勘合と骨芽細胞の活性化を促す意味で, 歯科インプラントの骨界面部では粗面になっているものが多い。その為, 機械的に研磨されたものやサンドブラストしたもの, 酸処理を施されたものなどが存在する[2]。その粗さは, 骨芽細胞の細胞伸展や機能

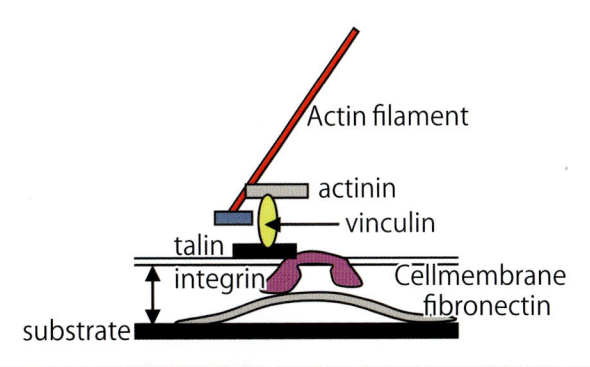

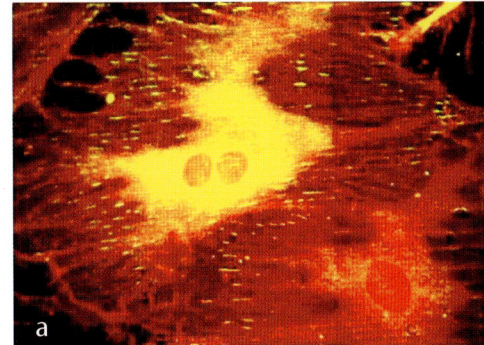

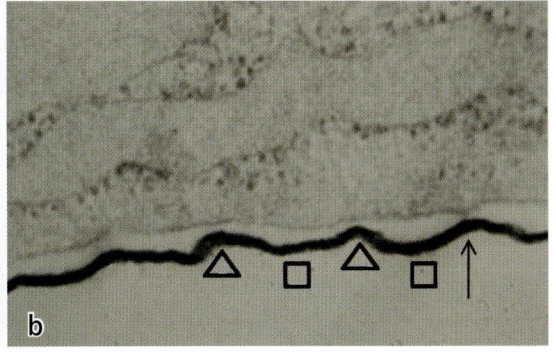

図2 培養間葉系細胞の電子顕微鏡像（a）と vinculin 抗体（緑）を用いた共焦点レーザー顕微鏡像（b）
a：1μm の幅を有する溝とリッジの上では骨芽細胞がリッジ上で vinculin を介した接着をしている。
b：チタン薄膜（黒線）と細胞との距離により接着様式が異なる。focal adhesion（↑），focal contact（△），extracellular matrix による接着（□）（× 5,000）。

発現に有利に働く大きさは in vitro の研究で 1 〜 2μm 程度といわれている[3]。この程度の大きさの粗面上で骨芽細胞を培養すると骨芽細胞の分化と骨形成能の亢進があると報告されている[4]。そして，表面形状が幾何学的であると，骨芽細胞はその形態に沿うように伸展してくることが知られている。特に微細溝（microgroove）上では，その溝に沿って伸展，配列し[5]，細胞骨格である actin の走行や骨芽細胞とインプラント体との接着に関与する vinculin というタンパクの発現も多くなることによって強固に接着することが蛍光抗体法や透過電顕的に報告されている[6, 7]（図 2a）。間葉系細胞と基質との距離によって細胞接着様式が異なることが知られている。最も距離が短いものから focal adhesion，focal contact，extracellular matrix による接着とされているが，foacal adhesion は電顕的に電子密度が高く，図 2a で示した多くのタンパクが介在する接着と考えられている（図 2b）。

3. 歯科インプラントと上皮界面

　天然歯のエナメル質と上皮（付着上皮）は，歯の発生段階からの結合が保持されており，その結合はヘミデスモゾーム結合でなされている。一方，歯科インプラントは後天的に埋入されたものであるため，天然歯のような上皮結合は得られにくい。しかし，生体の細胞は障害性の少ない物質の場合には接着する機能があり，in vitro 的には上皮細胞がチタ

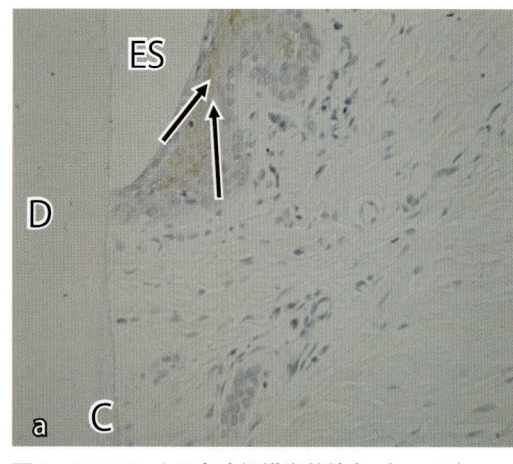

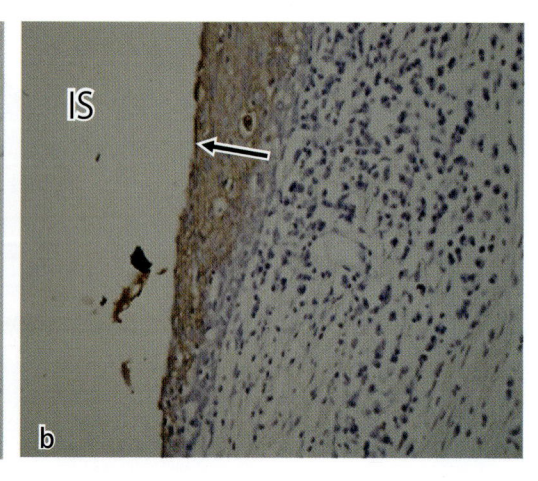

図3　BM-1による免疫組織学的染色（×100）
　a：　天然歯の付着上皮　b：インプラント周囲上皮
　↑：上皮細胞の分化方向　D：象牙質　C：セメント質　ES：エナメルスペース　IS：インプラントスペース

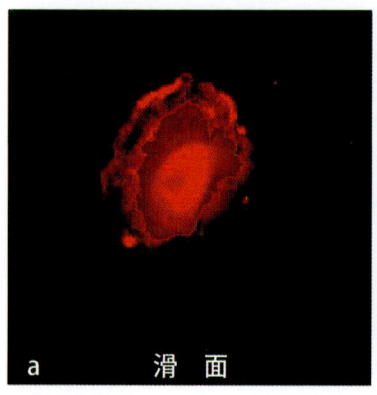

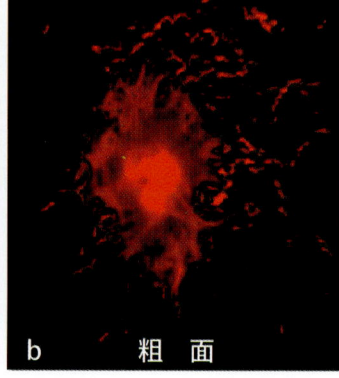

図4　培養線維芽細胞のFocal adhesion kinase抗体を用いた蛍光顕微鏡像
　a：平滑面上　b：粗面上
　粗面上での線維芽細胞は多数のmicrospikesによって基質へ接着している。

ンに接する場合にはlaminin-5やintegrin β4などのヘミデスモゾーム構成タンパクにより接着しているという報告がみられる[8]。In vivoにおける実験では，上皮細胞が歯科インプラント体に沿って伸長するが，歯科インプラント先端部にのみlaminin-5の発現がみられるとの報告もある[9,10]。電顕的には歯科インプラントに接する上皮細胞には多数のmicrovilliが認められるが，インプラント体との間にはバクテリアが侵入し[11]，天然歯の付着上皮は内側基底板および外側基底板に接する基底細胞が歯肉溝に向かって分化するが，インプラント周囲上皮では結合組織に接する基底細胞がインプラント体に向かって分化すると報告されている（図3）。

4. 歯科インプラントと結合組織界面

　歯科インプラントの上皮と接する部と骨と接する部との間には線維性結合組織が接する部が存在する。この結合組織も外部からのバクテリアの侵入を防ぐためにインプラントと接着していることが必要である（図4）。しかし，天然歯は歯根のセメント質に線維を入れ，

歯肉方向へ向かう線維により固定されているものの，インプラントの場合は表面に沿って被包しているにすぎない。線維芽細胞もインプラント表面が平滑なものよりも粗面上の方がコラーゲンの産生能力が亢進され[12]，細胞の器質接着にも有効に働く[13]（図4）。しかし，バクテリアの付着も容易となることから[1]，骨縁上の結合組織に接する部ではチタンインプラントの表面が鏡面加工されている。

まとめ

以上，歯科インプラントと組織の界面は，生体が非自己に適応する形態，機能になっている。

参考文献

1) Inoue T et al.（2005）Dentistry in Japan 41：196-213.
2) Matsuzaka K et al.（2007）Implant Dentistry 16：309-316.
3) Nashimoto M et al.（2005）Bull Tokyo Dent Coll 45：201-211.
4) Takemoto K et al.（2010）Oral Pathol Med 15：45-51.
5) Matsuaka et al.（1999）Biomaterials 20：1293-1301.
6) Matsuzaka et al.（2000）Clinical Oral Implat Res 11：325-333.
7) Matsuzaka et al.（2003）Biomaterials 24：2711-2719.
8) Park et al.（1998）Int J Oral Maxillofac Implats 13：826-836.
9) Atsuta I et al.（2005）Biomaterials 26：1751-1760.
10) Atsuta I et al.（2005）Biomaterials 26：6280-6287.
11) Fujiseki et al.（2003）Bull Tokyo Dent Coll 44：185-199.
12) Shiigai et al.（2004）Biomedical Res 25：61-68.
13) Kokubu E et al.（2009）J Biomed Mater Res A 53：69-75.

IX - 4. 歯原性嚢胞：odontogenic cyst

覚道 健治
大阪歯科大学口腔外科学第二講座

キーワード
　原始性嚢胞，含歯性嚢胞，腺性歯原性嚢胞，歯根嚢胞，歯周嚢胞

　歯原性嚢胞は，エナメル器，歯堤，マラッセ上皮遺残などの歯原性上皮に由来する嚢胞で，WHO分類（1992，2005）では，発症機序から発育性と炎症性に大別される。

1. 発育性歯原性上皮嚢胞

1）原始性嚢胞
　歯の硬組織形成以前の歯胚に由来し，嚢胞内に埋伏歯を含まない。①嚢胞壁が非角化重層扁平上皮で被覆される非角化型と，②正角化重層扁平上皮で被覆される角化型にわかれる。尚，錯角化重層扁平上皮で被覆されるものは，再発が多く，歯原性腫瘍として分類される（図1a, b）。

2）含歯性嚢胞
　歯冠形成終了後の歯原性上皮に由来し，腔内に埋伏歯を含む嚢胞である。嚢胞壁は非角化重層扁平上皮で被覆される（図2a, b, c, d）。

3）腺性歯原性嚢胞
　嚢胞腔内面を裏装する上皮肥厚部での腺管様形成を特徴とする稀な病変である。

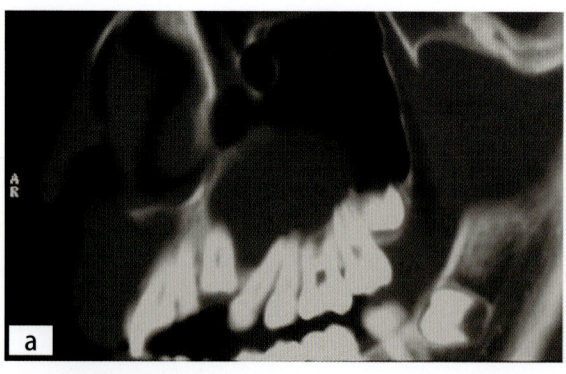

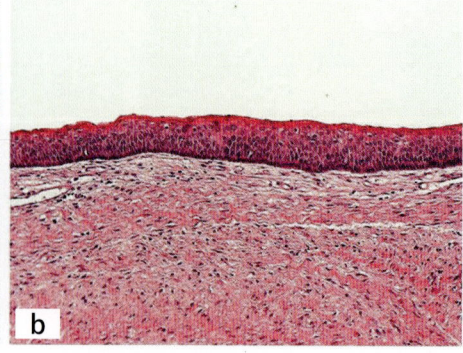

図1　原始性嚢胞
　a：原始性嚢胞　CT像
　b：非角化型　原始性嚢胞　病理組織像（×100）

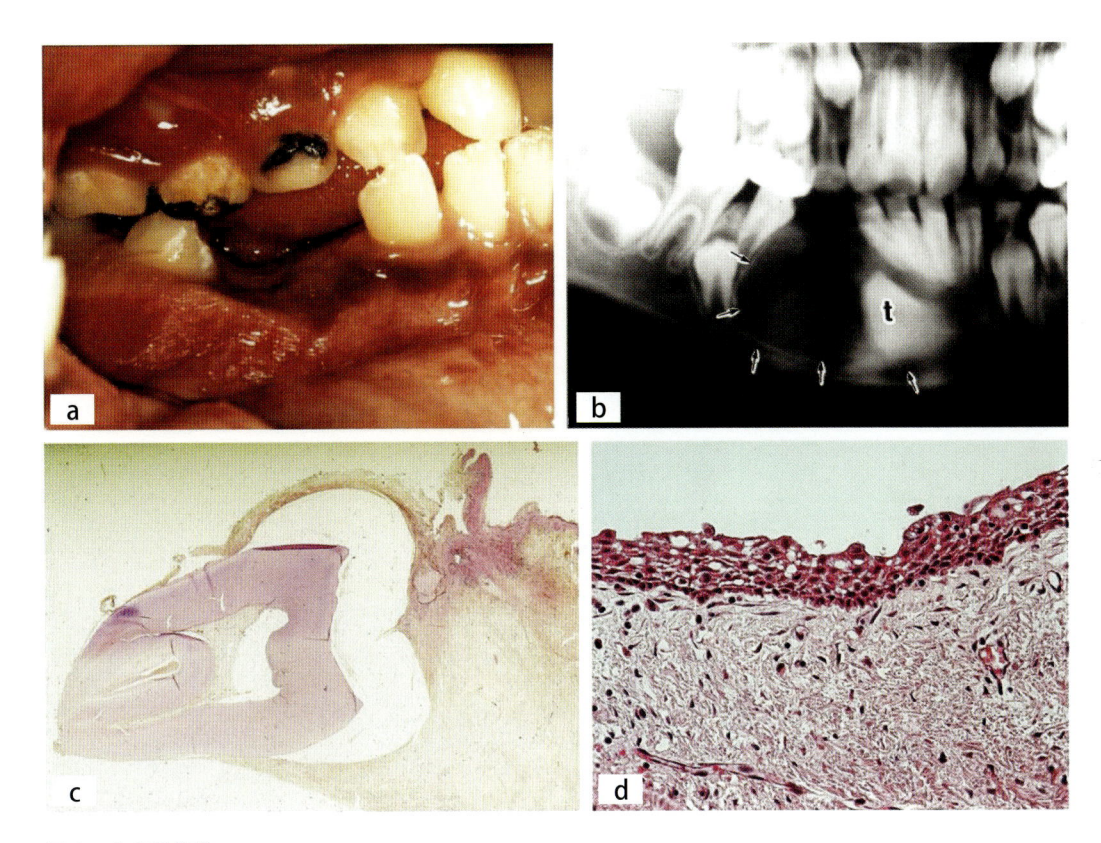

図2 含歯性嚢胞
a：右側下顎犬歯部含歯性嚢胞　口腔内写真
b：右側下顎犬歯部含歯性嚢胞　パノラマX線像　t：右側下顎埋伏犬歯　　矢印：嚢胞壁
c：含歯性嚢胞　病理組織像（マクロ）
d：含歯性嚢胞　病理組織像（拡大，×100）

2．炎症性歯原性上皮嚢胞

1）歯根嚢胞

　歯髄の炎症が根尖部あるいは根側部に進展し，根尖性あるいは根側性肉芽腫を形成する場合に発生し，関連歯は失活歯である。この時，肉芽腫内でマラッセの上皮遺残が炎症の刺激によって増殖し，上皮で裏装された嚢胞腔を形成する。多くは①根尖性歯根嚢胞で，時に根側性歯根嚢胞がみられる。嚢胞壁は，非角化性扁平上皮による裏装上皮，炎症性肉芽組織，繊維性結合組織の三層からなり，上皮内にラシュトン体，繊維性結合組織内にコレステリン結晶をみることがある（図3a，b，c）。

2）歯周嚢胞

　歯周ポケットからの感染による辺縁性歯周炎あるいは歯冠周囲炎に起因して歯頸部の歯根側面に生じた上皮性嚢胞で，裏装上皮は歯周靱帯の歯冠側部の歯原性上皮（マラッセの上皮遺残）に由来する。関連歯は歯根嚢胞とは異なり生活歯である。

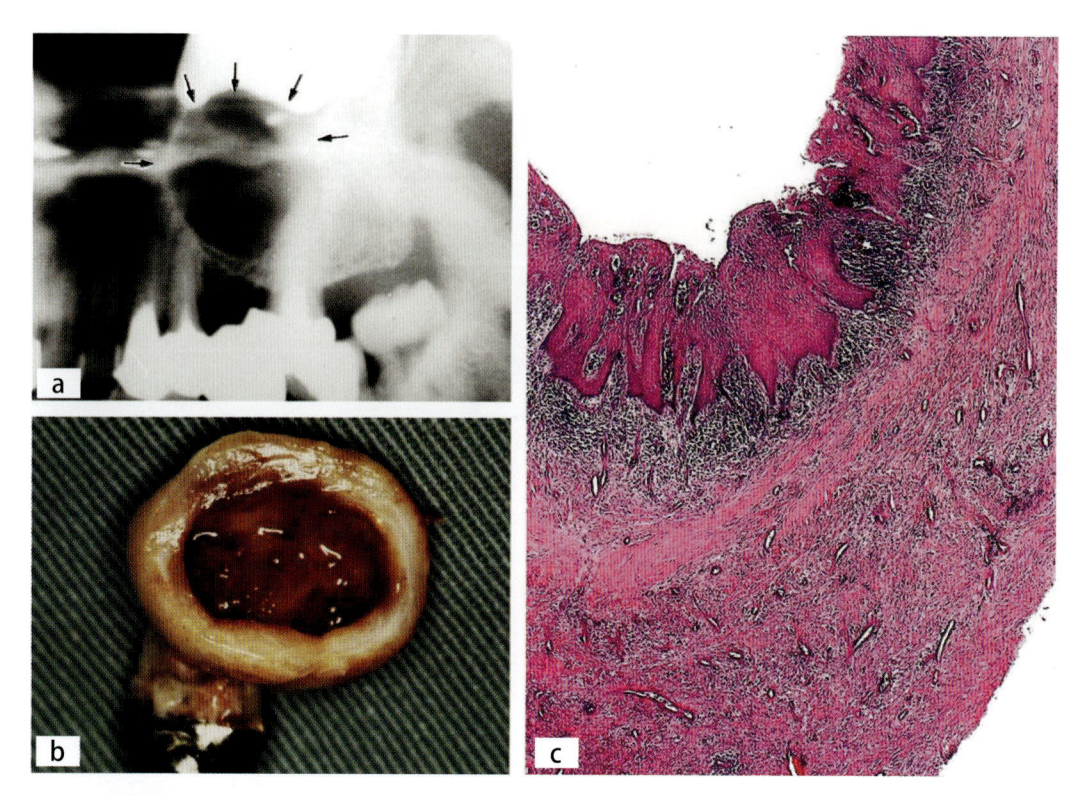

図3 歯根嚢胞

　a： 歯根嚢胞　パノラマX線像
　b： 歯根嚢胞　摘出物
　c： 歯根嚢胞　病理組織像（×100）

参考文献

1) 下野 正基, 高田 隆 編：新口腔病理学, 第1版：医歯薬出版, 東京, 2008
2) Barnes, L, . et al. (eds)：World Health Organization Classification of Tumors, Pathology and Genetics of Tumors of Head and Neck. ：International Agency for Cancer Research press, Lyon, 2005

IX-5. 歯原性腫瘍：odontogenic tumor

覚道 健治

大阪歯科大学口腔外科学第二講座

キーワード

エナメル上皮腫，腺腫様歯原性腫瘍，石灰化上皮性歯原性腫瘍，角化嚢胞性歯原性腫瘍，石灰化嚢胞性歯原性腫瘍

　歯原性腫瘍は，歯を形成する組織に由来する腫瘍で，その大多数は顎骨内に発生し，ときに顎骨外の歯肉部に発生する。大多数は良性で，悪性は極めて少ない。

　歯原性腫瘍に関するWHO組織分類（2005）（表1）では，腫瘍の臨床的動態を重視して，悪性腫瘍と良性腫瘍に分け，さらに悪性腫瘍を歯原性癌腫と歯原性肉腫に分けている。また，良性腫瘍を，①歯原性上皮からなり，成熟した線維性間質を伴い，歯原性外胚葉性間葉組織を伴わないもの，②歯原性上皮と歯原性外胚葉性間葉組織からなり，硬組織形成を伴うもの，あるいは伴わないもの，③間葉あるいは歯原性外胚葉性間葉組織からなり，歯原性上皮を伴うもの，あるいは伴わないもの，の3つに大別している。本項では代表的疾患を述べる。

1. エナメル上皮腫

　腫瘍実質が歯胚の上皮成分に由来する歯原性腫瘍で，①充実型/多嚢胞型（図1a，b），②骨外型/周辺型，③類腺型，④単嚢胞型（図1c，d）に亜分類される。

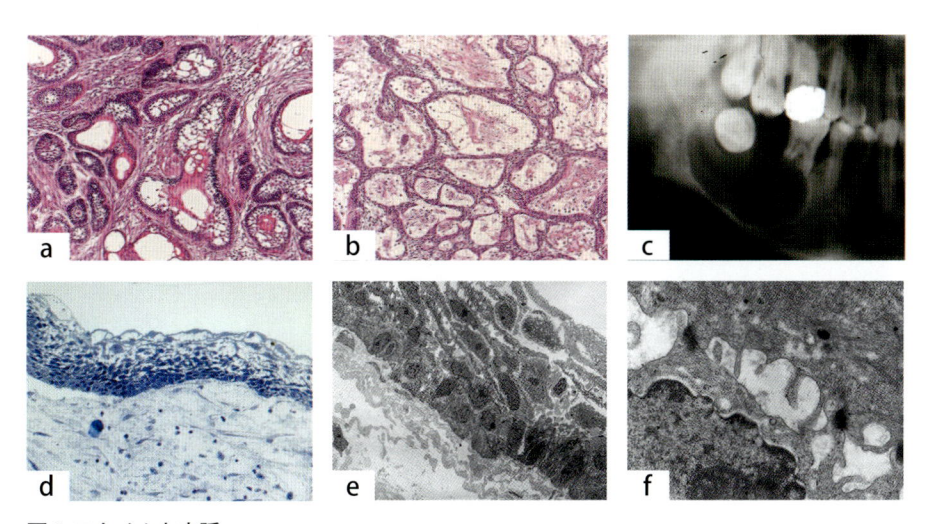

図1 エナメル上皮腫

　　a：濾胞型（充実型/多嚢胞型）エナメル上皮腫，病理組織像（×100），b：叢状型（充実型/多嚢胞型）エナメル上皮腫，病理組織像（×100），c：単嚢胞型エナメル上皮腫，パノラマX線像，ナイフカット状歯根吸収がみられる，d：単嚢胞型エナメル上皮腫，病理組織像，e：単嚢胞型エナメル上皮腫，電顕像，f：単嚢胞型エナメル上皮腫，電顕像（拡大）

表1　歯原性腫瘍に関する WHO 組織分類（2005）　　注：（　）内は同義語

悪性腫瘍 MALIGNANT TUMOURS	ICD-O コード
歯原性癌腫　　Odontogenic carcinomas	
転移性（悪性）エナメル上皮腫　　Metastasizing（malignant）ameloblastoma	9310/3
エナメル上皮癌―原発型　　Ameloblastic carcinoma - primary type	9270/3
エナメル上皮癌―二次型（脱分化型），骨内性	
Ameloblastic carcinoma - secondary type（dedifferentiated），intraosseous	9270/3
エナメル上皮癌―二次型（脱分化型），周辺性	
Ameloblastic carcinoma - secondary type（dedifferentiated），peripheral	9270/3
原発性骨内扁平上皮癌―充実型　　Primary intraosseous squamous cell carcinoma - solid type	9270/3
角化嚢胞性歯原性腫瘍に由来する原発性骨内扁平上皮癌	
Primary intraosseous squamous cell carcinoma derived from keratocystlc odontogenic tumour	9270/3
歯原性嚢胞に由来する原発性骨内扁平上皮癌	
Primary intraosseous squamous cell carcinoma derived from odontogenic cysts	9270/3
明細胞性歯原性癌　　Clear cell odontogenic carcinoma	9341/3
幻影細胞性歯原性癌　　Ghost cell odontogenic carcinoma	9302/3
歯原性肉腫　　Odontogenic sarcomas	
エナメル上皮線維肉腫　　Ameloblastic fibrosarcoma	9330/3
エナメル上皮線維象牙質肉腫およびエナメル上皮線維歯牙肉腫	
Ameloblastic fibrodentino- and fibro-odontosarcoma	9290/3
良性腫瘍　　BENIGN TUMOURS	
歯原性上皮からなり，成熟した線維性間質を伴い，歯原性外胚葉性間葉組織を伴わない腫瘍	
Odontogenic epithelium with mature, fibrous stroma without odontogenic ectomesenchyme	
エナメル上皮腫，充実型／多嚢胞型　　Ameloblastoma, solid / multicystic type	9310/0
エナメル上皮腫，骨外型／周辺型　　Ameloblastoma, extraosseous / peripheral type	9310/0
エナメル上皮腫，類腺型　　Ameloblastoma, desmoplastic type	9310/0
エナメル上皮腫，単嚢胞型　　Ameloblastoma, unicystic type	9310/0
扁平上皮性歯原性腫瘍（歯原性扁平上皮腫）　　Squamous odontogenic tumour	9312/0
石灰化上皮性歯原性腫瘍（歯原性石灰化上皮腫）　　Calcifying epithelial odontogenic tumour	9340/0
腺腫様歯原性腫瘍　　Adenomatoid odontogenic tumour	9300/0
角化嚢胞性歯原性腫瘍　　Keratocystic odontogenic tumour	9270/0
歯原性上皮と歯原性外胚葉性間葉からなり，硬組織を伴うあるいは伴わない腫瘍	
Odontogenic epithelium with odontogenic ectomesenchyme with or without hard tissue formation	
エナメル上皮線維腫　　Ameloblastic fibroma	9330/0
エナメル上皮線維象牙質腫　　Ameloblastic fibrodentinoma	9271/0
エナメル上皮線維歯牙腫　　Ameloblastic fibro-odontoma	9290/0
歯牙腫　　Odontoma	9280/0
歯牙腫，複雑型　　Odontoma, complex type	9282/0
歯牙腫，集合型　　Odontoma, compound type	9281/0
歯牙エナメル上皮腫　　Odontoameloblastoma	9311/0
石灰化嚢胞性歯原性腫瘍　　Calcifying cystic odontogenic tumour	9301/0
象牙質形成性幻影細胞腫　　Dentinogenic ghost cell tumour	9302/0
間葉あるいは歯原性外胚葉性間葉からなり，歯原性上皮を伴うあるいは伴わない腫瘍	
Mesenchyme and/or odontogenic ectomesenchyme with or without odontogenic epithlium	
歯原性線維腫　　Odontogenic fibroma	9321/0
歯原性粘液腫瘍／歯原性粘液線維腫　　Odontogenic myxoma / myxofibroma	9320/0
セメント芽細胞腫　　Cementoblastoma	9273/0
骨関連病変　　Bone-related lesions	
骨形成線維腫　　Ossifying fibroma	9262/0
線維性異形成症　　Fibrous dysplasia	
骨性異形成症　　Osseous dysplasia	
中心性巨細胞病変（中心性巨細胞肉芽腫）　　Central giant cell lesion（granuloma）.	
ケルビズム　　Cherubism	
脈瘤性骨嚢胞　　Aneurysmal bone cyst	
単純性骨嚢胞　　Simple bone cyst	
その他の腫瘍　　OTHER TUMOURS	
乳児の黒色性神経外胚葉性腫瘍　　Melanotic neuroectodermal tumour of infancy	9363/0

臨床的には緩慢な発育を呈し，局所浸潤性を示し，顎骨のびまん性膨隆を呈し，羊皮紙様感を呈するまで進展すると試験穿刺をすると麦わら状の内容液を確認できる。X線的には多胞性で石けんの泡状を示すものと，単胞性のものとがあり，関連歯は生活歯で歯根がナイフカット状吸収を呈する（図1c）。

組織像では，濾胞型と叢状型に大別され，濾胞型（図1a）は，エナメル器に似た島状の上皮胞巣からなり，柵状に配列した円柱状，立法状の最外層細胞と疎な網状を呈する胞巣内部の多角形・紡錘形細胞が認められる。胞巣内にはしばしば水腫性変化による嚢胞変性が生じ，融合して肉眼的にも嚢胞状を呈する。叢状型（図1b）は，立方状ないし，円柱状細胞で囲まれ，内部の細胞はエナメル髄様の星状網配列を示す上皮細胞索が吻合し，網目状構造をなしている。

電顕像では，円柱状あるいは立法状細胞は多角形で微絨毛を有し，細胞外形に類似した核を持ち，細胞質には小器官とともにトノフィラメント束が認められる。隣接細胞とはデスモゾームで接合している（図1e, f）。

2. 腺腫様歯原性腫瘍

腺管様構造に伴うエナメル上皮成分と誘導された間葉成分とからなる比較的稀な歯原性腫瘍で，嚢胞形成を伴うことが多く（図2a），しばしば埋伏歯を伴う。

組織像では，腫瘍の上皮成分は，渦巻き状塊状物や花冠状を構成する紡錘形細胞あるいは多角形細胞と，腺管状構造を形成し，内腔にエオジン好性物質を認める円柱細胞とからなる（図2b）。

電顕像では，渦巻き状塊状物や花冠状を構成する紡錘形細胞は，微絨毛様突起を有し，豊富なミトコンドリアを持ち，隣接細胞とはデスモゾームあるいはinterdigitationで接着している。また，細胞間の所々に微細な線維性均質物質と類結晶体の集積である顆粒状物質が認められる。環状配列をなす円柱細胞は細胞成分が乏しく，トノフィラメント束がわずかに散在性に認められ，管腔側とはヘミデスモゾーム，隣接細胞とはデスモゾームで接着している（図2c, d）。

3. 石灰化上皮性歯原性腫瘍

Pindborg腫瘍の別名で知られ，腫瘍実質内にアミロイド様物質の形成と石灰化を特徴とし，歯原性遺残上皮，退縮エナメル上皮，含歯性嚢胞の裏装上皮などから発生すると考えられており，稀な歯原性腫瘍である。X線的には埋伏歯と不定形の点状不透過像を伴う（図3a, b）。

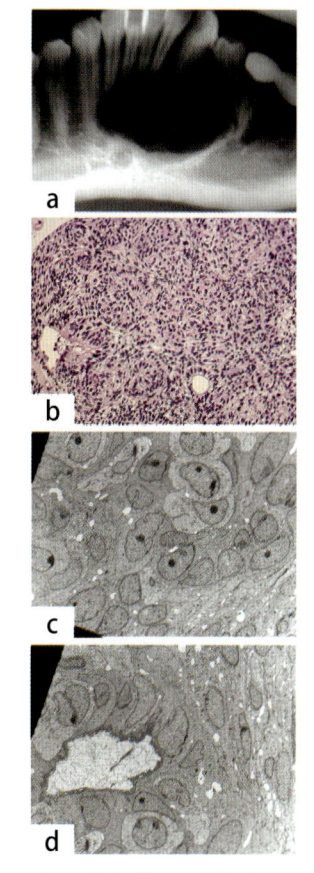

図2 腺腫様歯原性腫瘍
a：パノラマX線像
b：病理組織像（×100）
c：電顕像（花冠状構造）
d：電顕像（腺管状構造）

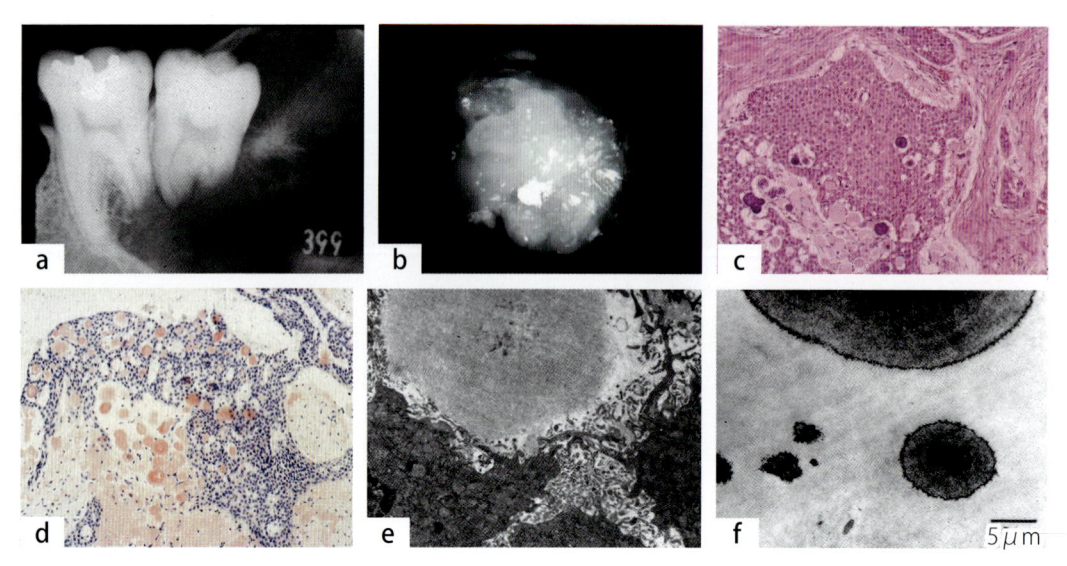

図3　石灰化上皮性歯原性腫瘍
　a：デンタルX線像，ナイフカット状歯根吸収と点状石灰化物がみられる，b：摘出物軟X線像，点状石灰化物がみられる，c：病理組織像（×100），d：病理組織像（コンゴーレッド染色，×100），e：電顕像（腫瘍胞巣部），f：電顕像（同心円構造を示す石灰化物）

　組織像では，腫瘍胞巣は敷石状，シート状の多角形上皮細胞からなり，エオジン好性の類円形均一無構造物質が認められ，コンゴーレッド染色陽性である（図3c，d）。
　電顕像では，敷石状細胞は細胞成分に乏しく，トノフィラメント束が認められ，細胞間に同心円状構造を示す石灰化物や，均質無構造な顆粒状物質が認められる（図3e，f）。

4. 角化囊胞性歯原性腫瘍

　これまで歯原性角化囊胞の錯角化型として，歯原性囊胞に分類されていたが，2005年のWHO分類の改定で歯原性腫瘍として取り扱われるようになった病変で，歯の硬組織形成以前の歯胚に由来し，下顎臼歯部から下顎角部にかけて好発する。X線的には単発性囊胞様透過像を示す（図4a）ものが多数であるが，稀に多発性囊胞様透過像を示し，基底細胞母斑症候群の一分症となる場合もある。
　組織像では，大きな囊胞様構造を形成し，周囲に娘囊胞や歯原性上皮塊をみることがある。上皮表層は錯角化を呈する（図4b）。
　電顕像では，基底膜を介してanchoring fibrilsによって上皮層と上皮下結合組織とが接合している。またグリコーゲン顆粒が認められる（図4c，d）。

5. 石灰化囊胞性歯原性腫瘍

　以前は石灰化歯原性囊胞とよばれた歯原性腫瘍の内，囊胞性のものをいい，充実性のものを象牙質形成性幻影細胞腫として分離した。X線的には境界明瞭な単胞性透過像の中に

図4 角化嚢胞性歯原性腫瘍
a：パノラマX線像
b：病理組織像（×100）
c：電顕像
d：電顕像（上皮表層部）

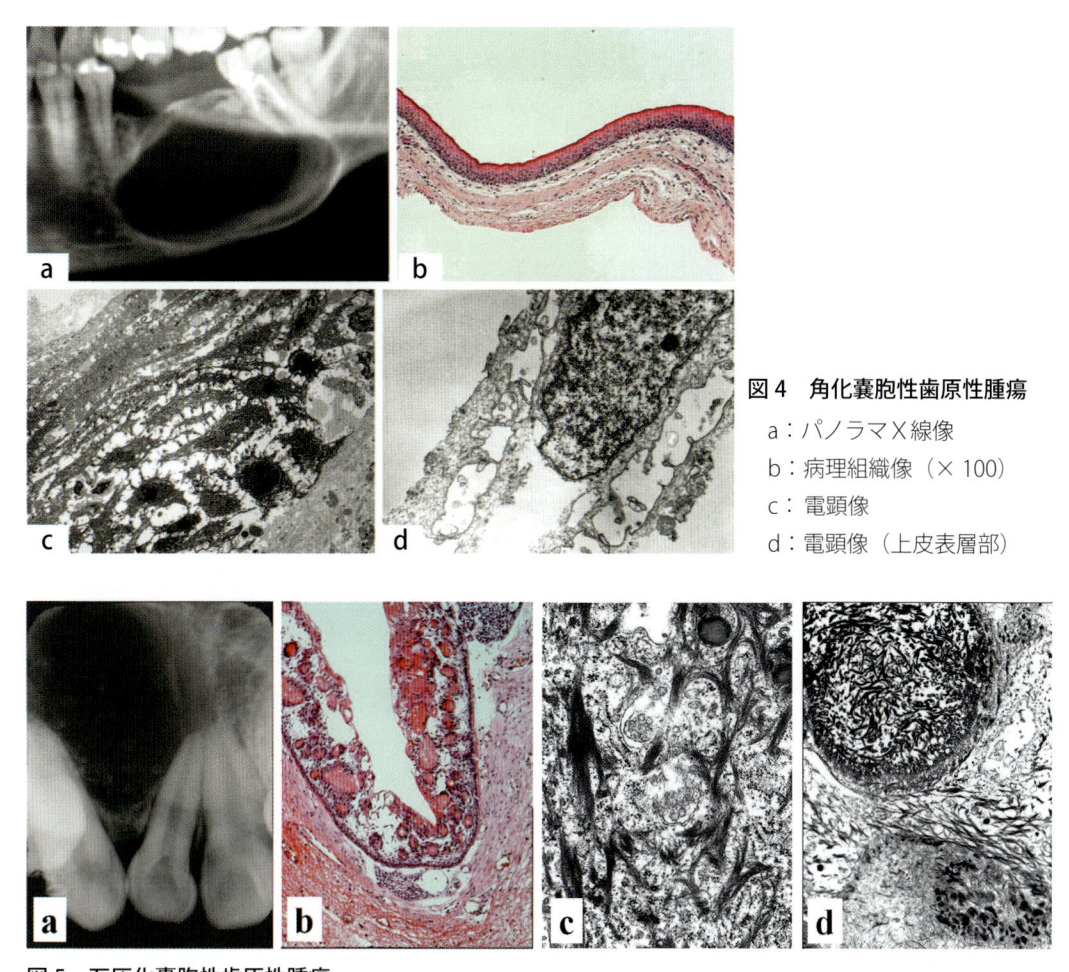

図5 石灰化嚢胞性歯原性腫瘍
a：デンタルX線像　隣在歯根の偏位と点状石灰化物がみられる，b：病理組織像（×100），c：電顕像　細胞質内のトノフィラメント束，d：電顕像　幻影細胞にみられるトノフィラメント束の同心円状集束

砂状の石灰化物を認め，時として歯牙腫の合併症がある（図5a）。

組織像では，嚢胞壁は円柱状細胞からなる基底層，星状網に類似する基底層直上の層，エオジン好性の幻影細胞の集塊からなる（図5b）。

電顕像では，基底細胞は立法状あるいは低い円柱状で，小さな細胞質突起を有し，細胞内に中等度のトノフィラメント束と細胞小器官が散在し，隣接細胞とはデスモゾームで接着している。幻影細胞は細胞質内に高密度なトノフィラメント束（直径0.2〜0.3μm）の同心円状の集束が認められ，疎な細胞小器官と細胞質突起のない外形および断裂した細胞膜が特徴である（図5c，d）。

参考文献

1) Barnes, L., et al. (eds)：World Health Organization Classification of Tumors, Pathology and Genetics of Tumors of Head and Neck.：International Agency for Cancer Research press, Lyon, 2005

IX-6. 前癌病変，口腔癌

杉原 一正，上川 泰子，上川 善昭
鹿児島大学大学院医歯学総合研究科顎顔面機能再建学講座顎顔面疾患制御学分野

キーワード
　口腔癌，口腔扁平上皮癌，口腔前癌病変，白板症

1. 前癌病変：precancerous lesion（特に白板症：leukoplakia）

　口腔粘膜の代表的な前癌病変としては，白板症と紅板症（erythroplakia）があるが，臨床的頻度では圧倒的に白板症のほうが多い。口腔白板症は「擦過によって除去できない白色の板状あるいは斑状の角化性病変で臨床的にも病理組織学的にも他のいかなる疾患にも分類できないもの」と定義されている。50～70歳代の男性に多く，舌，頬粘膜，歯肉（図1），口底，口蓋に好発する。臨床所見は，白斑の色調，形，表面形態，広がり方により多様であり，WHOは均一型と不均一型に分け，さらに均一型には平滑型，シワ（溝）型，潰瘍型の3型があり，不均一型には結節型と斑点型に分類している。癌化率は4.4%～17.5%と報告されている。

　光顕所見では，角化の亢進，角化層の肥厚，有棘層の肥厚，顆粒層の出現，上皮下への炎症性細胞浸潤，種々の程度の上皮の異形成などが認められる（図2）。癌化との関連において上皮異形成の程度，すなわち，軽度，中等度，重度の病理組織学的所見は重要である。重度上皮異形成（severe dysplasia）を呈する白板症の癌化率は高い。

　走査型電顕所見では，低倍像で境界明瞭な多角形の上皮細胞が敷石状に配列し平坦な構造を示すが，個々の上皮細胞の剥離傾向が著明である。個々の剥離細胞の高倍像では，細胞表面に小舌状の微小堤（microridge）が密生しているのが観察される[1]。

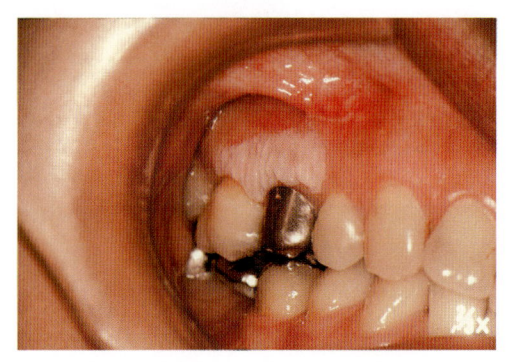

図1　歯肉に発生した白板症の肉眼所見

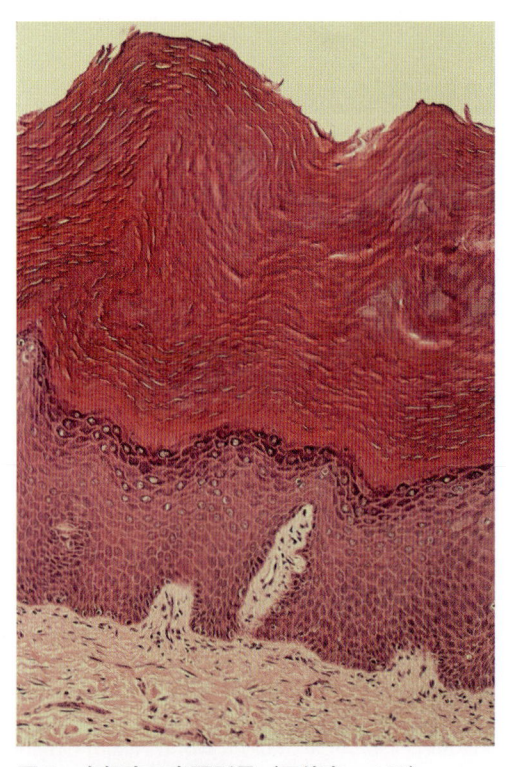

図2　白板症の光顕所見（原倍率×100）

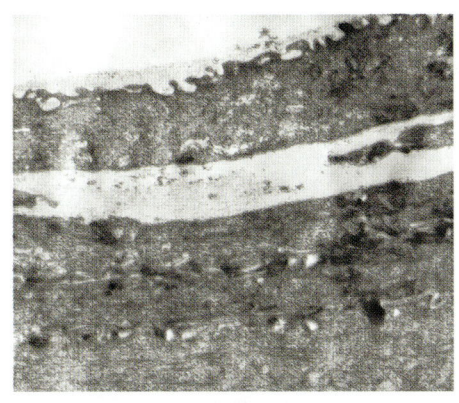

図3　白板症の透過型電顕所見(原倍率×2,000) 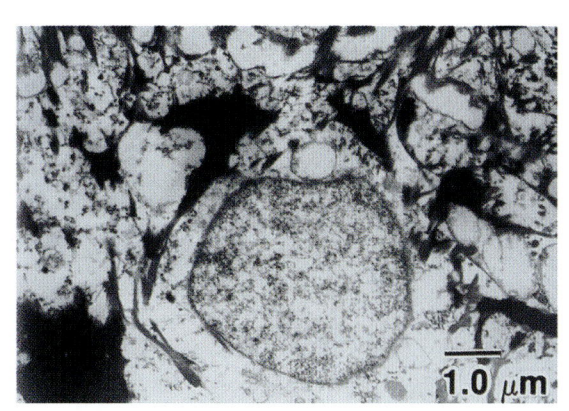　図4　白板症の透過型電顕所見

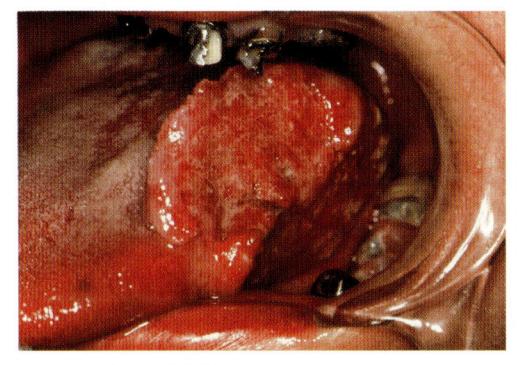

図5　舌癌の肉眼所見 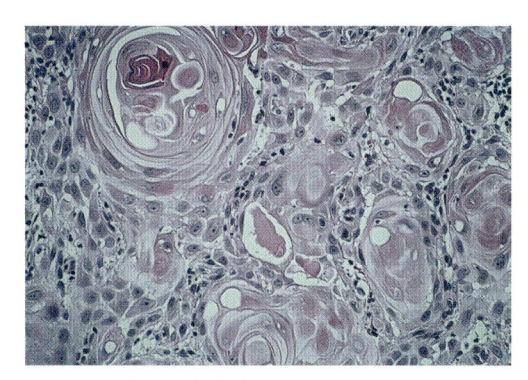　図6　口腔扁平上皮癌の光顕所見(原倍率×200)

　透過型電顕所見では，角化層の表層では細胞が扁平となり細胞質内にはトノフィラメントが細胞の長軸方向に密に配列するとともにケラトヒアリン顆粒も多数観察されるため細胞質全体の電子密度が増大している。デスモゾーム接合は表層へ行くほど少なくなり，細胞間隙も拡大している(図3)。顆粒細胞層の細胞の核は卵円形を呈するも核小体は不明瞭であり，核周囲の細胞質内には大小様々な不規則な形をしたケラトヒアリン顆粒が多数観察される。トノフィラメントは，細胞質全体にわたって存在し交錯しているが，比較的疎な配列をなすために個々のフィラメントを識別できる。隣接する細胞とは，デスモゾーム接合が多数観察される(図4)。基底細胞層においては，上皮異形成の程度が増すとともに細胞の極性が乱れ，核は肥大し核膜の凹凸，切れ込みが強くなる。

2．口腔癌：oral cancer（口腔扁平上皮癌：oral squamous cell carcinoma）

　全癌に対する口腔癌の割合は1～3%で，頭頸部癌の35%を占める。50～70歳代の男性に多く，発生部位では舌(図5)が最も多く30%，上下歯肉25%，口底10%，頬粘膜7%である。口腔癌の病理組織型別発生頻度は，扁平上皮癌が80%を占め，唾液腺癌が10%，悪性リンパ腫が4%，残りは悪性黒色腫，転移性癌などである。

　口腔癌の発育様式は，外向性増殖，内向性増殖，表在性増殖に分けられ，肉眼形態から膨隆型，潰瘍型，肉芽型，白板型，乳頭型の5型に分類されている。口腔粘膜に発生す

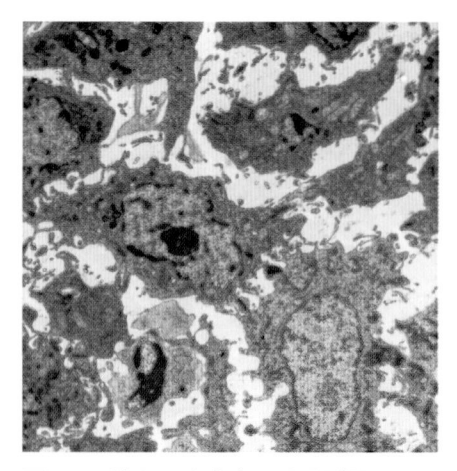

図7　口腔扁平上皮癌の透過型電顕所見
　　（原倍率×1,600）

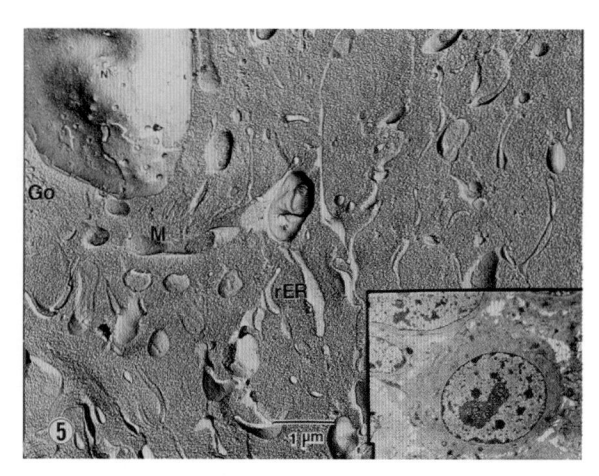

図8　口腔扁平上皮癌のフリーズ・フラクチャー電顕所見
　　右下は透過型電顕所見の（原倍率×3,000）を示す。

る扁平上皮癌は角化を示す高分化型が多いが，中分化型や低分化型もあり，所属リンパ節転移をきたしやすいのが特徴である。

　口腔扁平上皮癌の光顕所見では，高分化型では癌真珠の形成や単一細胞内角化を示す異型核分裂像，多形性，異型性，核の過染色性を示す腫瘍細胞が胞巣を形成し，筋層内に浸潤性増殖を示し，周囲の間質にはリンパ球を中心とした炎症性細胞の浸潤も認められる（図6）。

　口腔扁平上皮癌の走査型電顕所見では，腫瘍細胞の表面に多数の微絨毛様突起が観察される[1]。

　口腔扁平上皮癌の透過型電顕所見では，低倍像で細胞間隙は拡大しデスモゾームや細胞間橋などは減少し，核は大きく卵円形を呈するが，核膜の切れ込みや陥凹が著明で，核小体も明瞭となりヘテロクロマチンは核膜や核内に凝集傾向を示し，核内封入体も観察される（図7）。高倍像では，トノフィラメントは核周囲に集積する傾向にあり，その太さ，形，方向はいずれも不規則な配列を示す。細胞間には微絨毛様突起が多数観察される[2]（図8）。

　口腔扁平上皮癌のフリーズ・フラクチャー電顕所見では，高分化型扁平上皮癌のP面において直径8〜11nmの膜内粒子の集合体として観察されるデスモゾームと分枝して網目構造を形成するタイト・ジャンクションが多数観察される。低分化型扁平上皮癌では，核膜孔を有する卵円形の大きな核と細胞質内にはミトコンドリア，粗面小胞体，ゴルジ装置，ライソゾームなどの細胞内小器官の割断像が観察され，細胞間隙は拡大し，細胞質突起で嵌合しているが，デスモゾームやギャップジャンクションなどの細胞間結合装置は減少し，タイト・ジャンクションはほとんど観察されない[3]（図8）。

参考文献

1) 杉原一正 他：歯科基礎医学会雑誌：208-218，1977
2) Tanaka N et al.：Med Electron Microscopy 35：127-138，2002
3) Kawano S et al.：日本口腔診断学会雑誌 18：383-387，2005

IX-7. 唾液腺腫瘍

立川 哲彦
昭和大学歯学部口腔病理学教室

キーワード

唾液腺腫瘍，多形腺腫，腺様嚢胞癌，浸潤，MMP

　唾液腺腫瘍は他の臓器の腫瘍と異なり，非常に多くの組織型が存在することが特徴である。唾液腺の組織は基本的に導管上皮細胞，腺房細胞，筋上皮細胞に分けられる。腫瘍発生の観点からみると，これらの細胞の組み合わせと細胞分化により，種々なる良性および悪性腫瘍に発生をみる。例えば，導管上皮細胞と筋上皮細胞への分化を示した腫瘍では多形腺腫，基底細胞腺腫，腺様嚢胞癌，多形性腺腫由来癌，癌肉腫などがあり，同時に間質の形成も多様性を持つ。また，導管上皮細胞と腺房細胞へと分化した腫瘍細胞では細管状腺腫，オンコサイトーマ，導管内乳頭腫，腺房細胞癌，粘表皮腫，唾液腺導管癌などがある。もう1つの特徴は，腫瘍の細胞構成が様々なことである。例えば，多形腺腫，腺様嚢胞癌，上皮筋上皮腫などでは導管上皮と筋上皮細胞の2層性を示し，介在部導管上皮由来の腫瘍であることが示される。同時に筋上皮細胞由来の腫瘍では基底膜成分やムコ多糖の分泌がみられ，間質の形成も多様になる。

　本稿では唾液腺腫瘍の中でも多彩な組織像を示す多形腺腫と悪性腫瘍の中で，高頻度に発生し，細胞学的には悪性所見が少ないが浸潤性が高い腺様嚢胞癌について，プロテアーゼと細胞分化および浸潤性の関連について最新の知見を記載した。

1. 多形腺腫：pleomorphic adenoma PA

　本腫瘍は唾液腺腫瘍の中でも最も高頻度に発生する良性腫瘍であり，その約80％が耳下腺に発生する。注意すべき点として，本腫瘍で被膜浸潤がみられた場合の再発と本腫瘍の5〜10％に多形腺腫由来の癌腫が発生することである[1]。

　組織学的には上皮成分と間葉系成分が混在することが特徴である。上皮成分は腺管構造，筋上皮細胞の増殖がみられ，腺管構造は管状，充実性，索状の多様な構造形成が認められる。特に間質に形成される組織の多様性から mix appearance と表現し，粘液性間質，軟骨成分形成，硝子様基底膜成分，線維化などが認められ，間質成分の形成が非常に強く発現する。遺伝子解析では，本腫瘍の約30％は正常染色体を示すが，残りの39％は8q12の再構成，8％は12q13-15の再構成を示すと報告されている[2〜3]。

　このような多様な増殖形態を示す組織像は間質に存在する間質筋上皮細胞とよばれる細胞が増殖形態の多様性を示す1つの鍵を握っているものと考えられている。事実 PA が浸潤性の増殖形態を示すのは間質筋上皮細胞が大きな役割を有しているという報告がある[4]。そこで PA を構成する細胞と細胞の浸潤増殖に関与する Matrix metalloproteinases（以下 MMPs）と，インヒビターとしてその活性を制御する Tissue inhibitors of metalloproteinases（以下 TIMPs）についてレーザーマイクロダイセクション法とリアル

タイム PCR 法を用いて検索している。その結果，MMPs の mRNA 発現は導管上皮細胞よりも筋上皮由来間質成分でその発現量が増加する傾向を示した。一方，TIMPs の mRNA の発現は明らかに間質筋上皮細胞に高い発現量を示した。これらのデータより MMP-9/TIMP-1，MMP-2/TIMP-2 の割合を算出し，MMPs の相対的な活性化抑制を評価している。その結果，一般的にいわれている MMP-9/TIMP-1 の比よりも MMP-2/TIMP-2 の比の方が，より多形腺腫の性格を評価するために重要である可能性が示唆された。また，MMPs は主に筋上皮由来間質成分で発現しており，MMP-2 は多形腺腫においてより生物学的に重要な役割を果たしている可能性が示唆されている（図 1）。

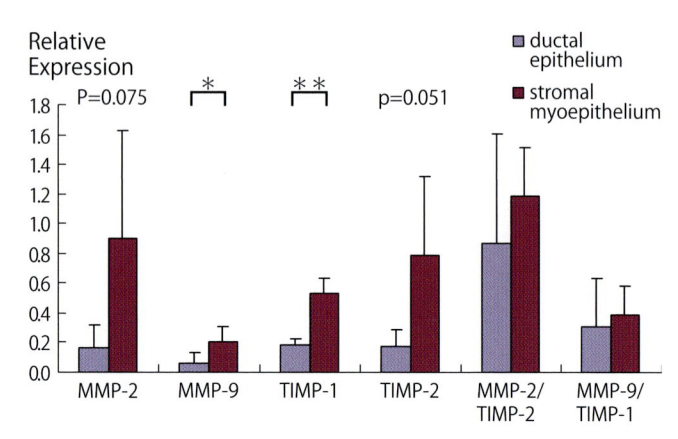

図1　多形腺腫における導管上皮と間質筋上皮細胞の MMP-2，MMP-9，TIMP-1，TIPM-2 の発現様相

2. 腺様嚢胞癌：adenoid cystic carcinoma ACC

　本腫瘍は唾液腺悪性腫瘍で，大唾液腺では粘表皮癌，腺房細胞癌についで頻度が高いが，口腔内では最も高頻度にみられる。臨床的には発育緩慢な腫瘍で，経過中に痛みを伴い，好んで神経リンパ隙に浸潤する。また，局所再発を繰り返し，肺，リンパ節，骨組織へ転移する。

　組織学的には導管上皮様細胞と筋上皮様細胞からなる腫瘍であるが，一般的に腫瘍細胞は異型性を欠き，形態学的に悪性腫瘍細胞としての特徴がみられないことである。その組織型には篩状型，管状型，充実型の 3 つのパターンがある。篩状型は本腫瘍で最も多くみられる組織型で，大小の胞巣内に小嚢胞が形成され，篩状を呈する。管状型は導管上皮細胞と筋上皮細胞で構成され，2 層構造を呈する。しばしば篩状型と種々の割合で混在する。充実型は主に筋上皮細胞の充実性胞巣構造からなるために，このタイプの腫瘍は筋上皮細胞の性格を示すが，分化の低い細胞の出現も多いために，充実型は 2 つに比べ，予後が悪いとされる[1]。そこで，プロテアーゼインヒビターと本腫瘍の細胞増殖パターンとの関連をレーザーマイクロダイセクション法とリアルタイム PCR 法，免疫染色法を用いて解析している。

　MMPs と TIMPs は，唾液腺腫瘍において正常唾液腺よりも高い発現が認められる[5〜6]。一方，TIMP-1 の mRNA 発現量は ACC の管状型と比較して篩型において有意に減少している（図 2-1）。また，TIMP-2 の mRNA 発現量は管状型と比較して篩型で減少する傾向を示している（図 2-2）。免疫染色においては TIMP-1，2 ともに管状の形態を示す部位に陽性像が認められ，篩型にみられる偽腺管様の構造には染色されなかった[7]（図 3）。以上の結果より，TIMPs の発現は ACC の成長様式や組織型と重要な関係があることが明らかになっている。

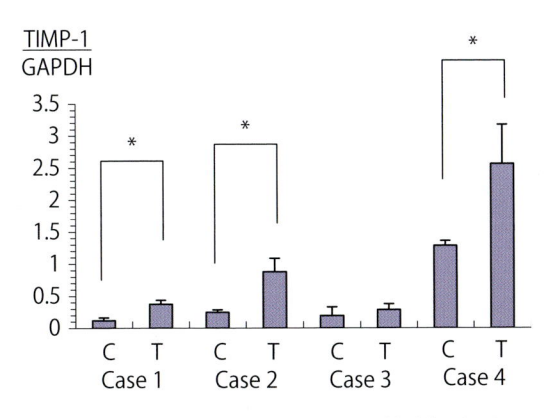

図2-1　腺様嚢胞癌の篩状型（C）と腺管（T）型における TIMP-1 の発現様相

図2-2　腺様嚢胞癌の篩状型（C）と腺管（T）型における TIMP-2 の発現様相

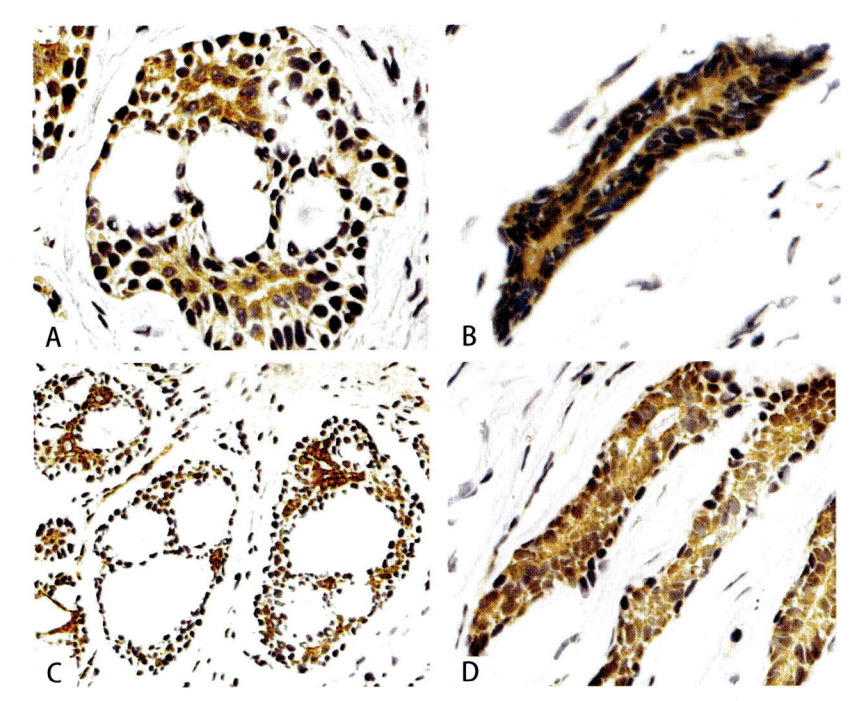

図3　腺様嚢胞癌の篩状型および管状型における TIMP-1（A，B）と TIMP（C，D）の免疫染色（A，B，D：×20，C：×10）

文　献

1) 日本唾液腺学会 編：唾液腺腫瘍アトラス：40-50，2005
2) Bullerdiek J et al.：Cancer Genet. Cytogenet. 65：27-31，1993
3) Roijer E et al.：Am. J. Patholo. 160：434-440，2002
4) Zhang, X. et al.：Histopathology 55：260-260.
5) Azumi N.et al.：*Cancer* 60：1589-1598，1997
6) Nagel H et al.：*Histopathology* 44：222-231，2004
7) Yan Wang et al.：Oral Oncology，41：821-827，2005

IX - 8. 口腔カンジダ症

上川 善昭[1]，永山 知宏[2]，坂元 亮一[3]，川崎 清嗣[3]，新田 哲也[1]，杉原 一正[3]

鹿児島大学医学部・歯学部附属病院・口腔顎顔面センター・口腔外科[1]
鹿児島大学大学院医歯学総合研究科・生体機能制御学講座・歯科応用薬理学分野[2]
鹿児島大学大学院医歯学総合研究科・顎顔面機能再建学講座・顎顔面疾患制御学分野[3]

キーワード

口腔カンジダ症，偽膜性口腔カンジダ症，紅斑性口腔カンジダ症，義歯性口腔カンジダ症

　口腔カンジダは口腔常在真菌であるが，免疫能の低下した患者では日和見感染を生じやすく，健常人でも抗菌剤の長期投与により容易に菌交代現象として生じる[1]。カンジダの多くは酵母型と(仮性)菌糸型の2型性を示し，菌糸型になると上皮細胞に強固に付着して上皮下に侵入する。機械的刺激により口腔粘膜に生じた物理的障壁の破壊や，ステロイドホルモン長期投与や免疫抑制剤投与あるいはHIV感染による免疫学的障壁の破壊により口腔カンジダは口腔粘膜に付着し容易に粘膜内に浸入する。

1. 口腔カンジダ症の形態学

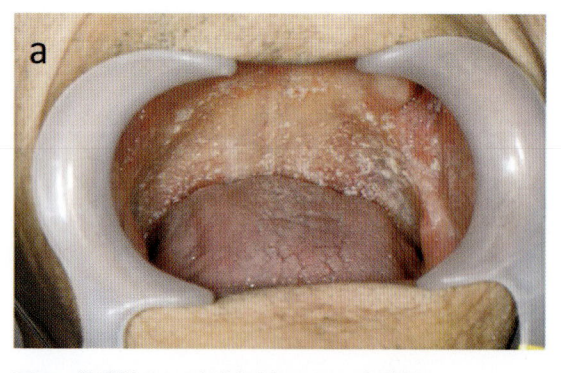

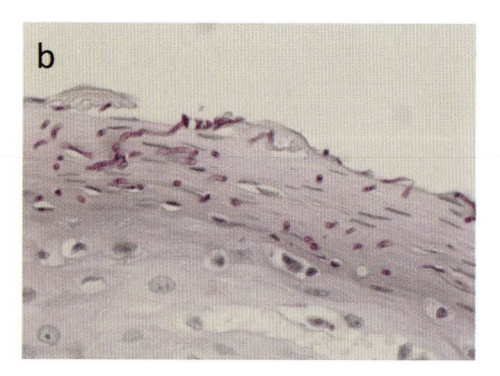

1) 偽膜性カンジダ症（白いカンジダ症）

　白い膜やヨーグルトの澱のような白いかす（白苔）が付着した拭い取れる病変で診断は容易で鵞口瘡がこれにあたる。ステロイドの長期連用や抗生物質による菌交代現症，HIV感染症や悪性腫瘍などの免疫能の低下した患者に多い。白苔を除去した直下にはびらんや発赤，潰瘍などが観察される（図1-a）。

(1) 光顕所見

　粘膜上皮の表層の錯角化層にかけて，PAS染色では鮮明に赤褐色に染まる仮性菌糸および酵母型の菌体が観察される（図1-b）。

図1　偽膜性カンジダ症（白いカンジダ症）
a：39歳，男性。HIV感染症患者の偽膜性カンジダ症。口腔内図。
b：PAS染色（×200）

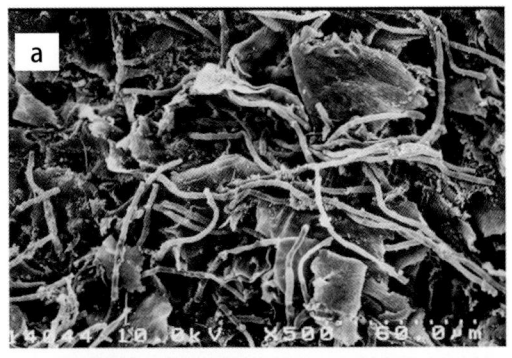

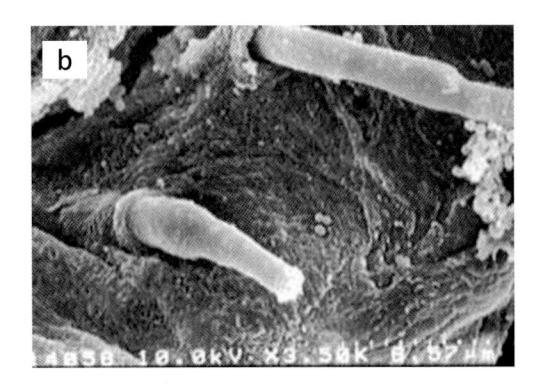

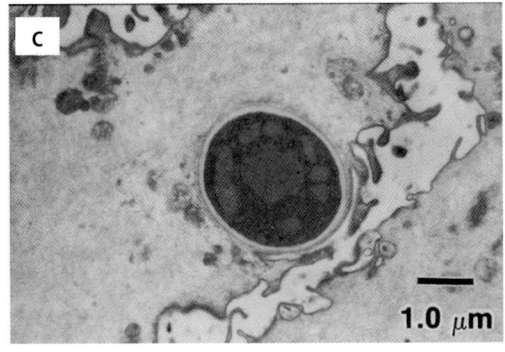

図2 39歳，男性。HIV陽性患者の偽膜性口腔カンジダ症。
a：SEM図（×500）
b：SEM図（×3,500）
c：TEM図

（2）走査電顕所見

　低倍像では剥離傾向の強い上皮細胞の表面や細胞間隙に，細長く紐状にのびたカンジダの仮性菌糸と球状で上皮細胞表面に付着した酵母型の菌体が多数観察される（図2-a）。

　高倍像ではカンジダの仮性菌糸が敷石状に並んだ扁平上皮に付着し，上皮細胞の細胞間隙から上皮内に侵入したり，上皮細胞の細胞膜を貫いて細胞内へ侵入したりしている所見が観察される（図2-b）。

（3）透過型電顕所見

　角化層の上皮細胞の細胞質内にはカンジダの仮性菌糸の断面が観察される[2]（図2-c）。

2) 紅斑性，萎縮性カンジダ症（赤いカンジダ症）

　口腔粘膜や舌の有痛性発赤，舌乳頭の喪失が特徴であり疼痛，灼熱感を伴うことが多い。注意深い観察（視診）を行い，周囲粘膜より赤くなっていることを確認する必要がある。舌背中央部に菱形の赤い病変（正中菱形舌炎）が観察されることがあり，従来は発生期の奇形とされてきたが，近年，カンジダとの関連が指摘され抗真菌薬が奏効するとの報告も多い。このように経過の長い難治性の口腔粘膜疾患では紅斑性カンジダ症を疑いカンジダ検査を行う必要がある。また，紅斑性カンジダ症は義歯床下粘膜の発赤として観察されることもある（義歯性口腔カンジダ症）が，義歯不適合による外傷性疾患とされ義歯調整のみが行われ難治化していることがある。紅斑性病変と相対する義歯症の粘膜面にはデンチャープラークが観察されることが多い（図3-a，b）。

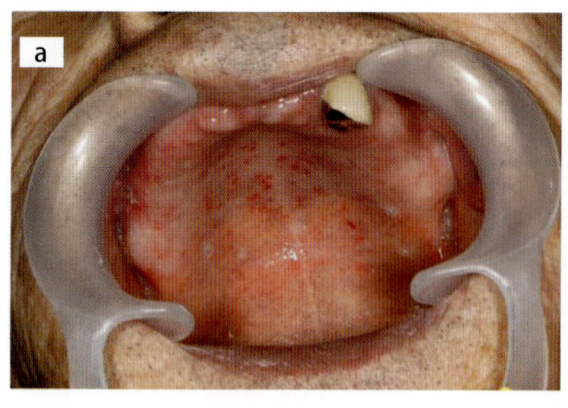

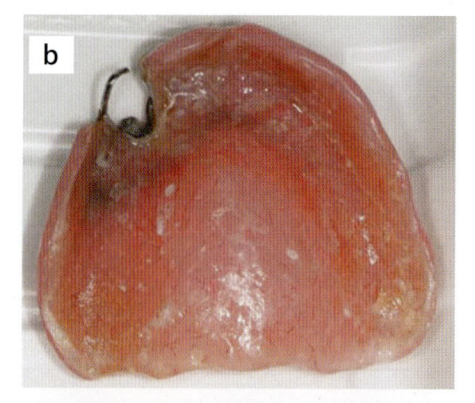

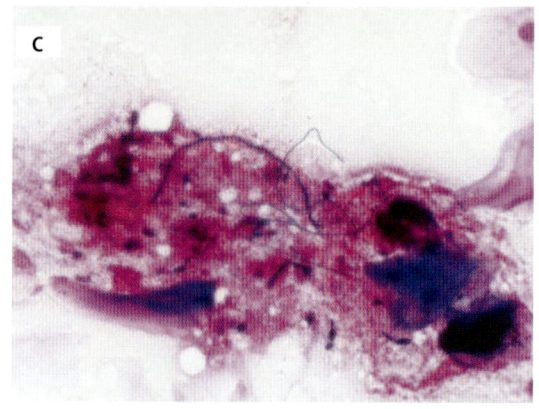

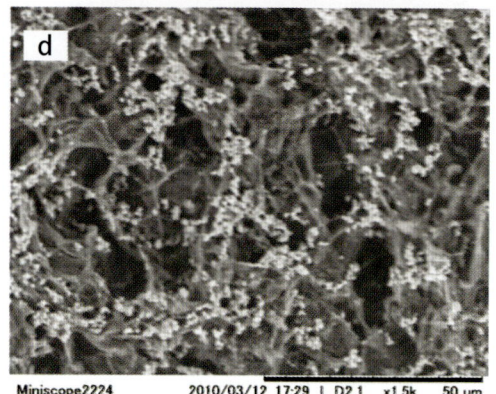

図3 義歯性口腔カンジダ症
a：72歳，男性。義歯性カンジダ症。
b：義歯表面にはデンチャープラークが認められた。
c：デンチャープラークのGram染色図（×600）
d：デンチャープラークの低真空SEM図（×1,500）

(1) デンチャープラークのGram染色所見

Gram陽性に染まった多数のカンジダの酵母型菌体と仮性菌糸が上皮細胞と付着している像が観察される（図3-c）。

(2) デンチャープラークの低真空走査型電顕所見

カンジダの仮性菌糸型と酵母型の菌体が密に絡み合い，そこに球菌が密集してバイオフィルムを形成している所見が観察される（図3-d）。

(3) 義歯表面の低真空走査型電顕所見

*C.albicans*は酵母型や菌糸型で義歯表面の小窩や溝に入り込んで密着している。*C.glabrata*は酵母型でしか存在しないが，義歯表面の小窩や溝に入り込んで互いに密着して小窩や溝の中に充満して強固に付着している像が観察される（図4a，b）。

義歯は疎水性の高さやその表面形状からカンジダが付着しやすく口腔カンジダのリザーバーとなっていることが多いので，ミコナゾールゲル（MCZ gel：フロリードゲル®）を義歯床粘膜面に塗布するなどカンジダに着目した治療や，抗真菌酵素や次亜塩素酸を配合

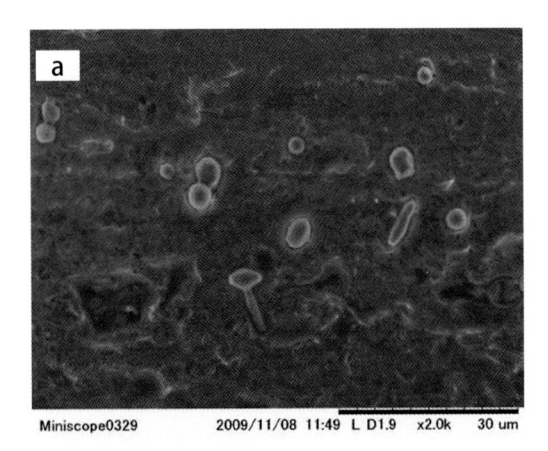

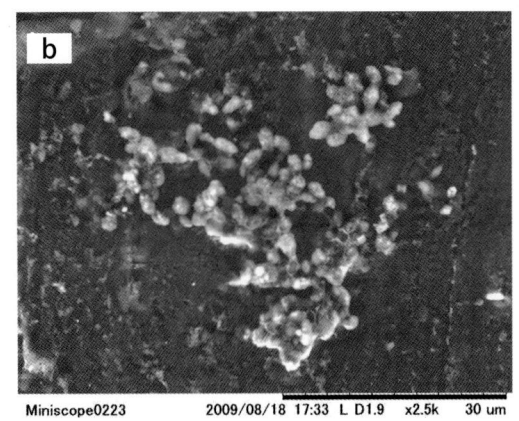

図4 義歯床表面に付着したカンジダ
a：義歯床表面に付着した C. albicans の低真空 SEM 図（× 2,000）
b：義歯表面に付着した C. glabrata の低真空 SEM 図（× 2,500）

した義歯洗浄剤を使用した予防のための清掃が重要である[3,4]。

　紅斑と白斑が混在した類似疾患である口腔扁平苔癬や移植片対宿主病は紛らわしい疾患であるので鑑別が必要である。また，これらの病変では治療にステロイドホルモンが長期連用されることが多く，その結果，2次的に口腔カンジダ症を惹起して難治化することがあるので，症状の増悪時にはカンジダの関与を考慮する必要がある[5,6,7]。

参考文献

1) Scully C., et al.：Oral Biol. Med.：5（2）：125-157，1994
2) 杉原 一正 他：口腔疾患電顕アトラス：50-51，永末書店，東京，1996
3) 上川 善昭 他：Therapeutic research 28（8）：161-76，2007
4) 川崎 清嗣 他：口腔ケア学会雑誌：3（1）：44-7，2009
5) 寺井 陽彦 他：日本歯科評論 67：137-145，2007
6) 上川 善昭：口腔ケア学会雑誌：4（1）：17-23，2010
7) 上川 善昭 他：歯科医療 2010 年秋号：24-30，第一歯科出版，東京，2010

IX-9. 慢性扁桃炎とタイト結合

郷　充[1]，小島　隆[2]，高野 賢一[1]，氷見 徹夫[1]，澤田 典均[2]

札幌医科大学耳鼻咽喉科学講座[1]
札幌医科大学病理学第二講座[2]

キーワード

タイト結合，バリア機能，ワルダイエル咽頭輪，慢性扁桃炎，クローディン

はじめに

　咽頭粘膜には輪を形成するように多数のリンパ組織が配置されており，口蓋扁桃，咽頭扁桃，舌扁桃，咽頭側索，耳管扁桃などを総称してワルダイエル咽頭輪とよぶ。同部位は，鼻腔・口腔から侵入するウイルス，細菌をはじめとする外来病原物質に対して最初に接触を持つリンパ組織であり，生体防御機構の上で重要な役割を担っている免疫臓器であると考えられている。

　一方，扁桃は外来病原物質の標的になる感染臓器でもある。特に口蓋扁桃は，陰窩という深い入り江のような構造を有することで，鼻・咽腔という外界と直接に接する表面積を拡大し，ウイルスや病原細菌が定着し増殖しうる環境を自ら作り提供している。このような免疫臓器であり感染臓器であるという二面性からも，扁桃は生理的炎症臓器とよばれており，この炎症状態が，軽度であるのか重度となるのか，急激であるのか徐々に進行するのかは，炎症を引き起こしている外来病原物質の質・量とそれに対する生体側の反応様式との関係で決定される。ここでは，扁桃の解剖学的および病理学的特性と生体のバリア機能の最も基礎となるタイト結合について述べる。

1. 扁桃の臨床解剖

　口蓋扁桃は前・後口蓋弓の間の凹窩である扁桃洞に存在する。実質はリンパ組織からなり，表面は非角化性扁平上皮に覆われ，背後は結合織よりなる被膜に包まれる。12～20個の陰窩とよばれる特有の上皮の凹みを有し，扁桃内深部まで枝分れして発達している。この陰窩の存在により扁桃の表面積は咽頭粘膜全体の約 6.5 倍（295 cm^2）の広さを有する。光顕上，陰窩では扁平上皮が疎らとなっており，リンパ上皮共生とよばれる扁桃リンパ球と上皮が混在する像を認め，同部位で抗原情報がリンパ球に効率的に受け渡されると考えられている。さらに，陰窩では電顕上多数の基底膜の小孔と基底膜上の M 細胞の存在が確認されている。M 細胞は扁桃以外にパイエル板にも認められ，樹状細胞とともに抗原情報の伝達に深く関与すると考えられている。

　扁桃はリンパ組織としての生理的変化をみとめ，6～7 歳をピークに増大し，以降徐々に縮小するとともに結合織の増生が高度となる。活発な炎症に曝されている小児の扁桃では活動性の炎症部位の占める範囲が多いため扁桃は肥大を示すことが多い。長期にわたり炎症の再燃を繰り返していたり軽度の炎症のみの成人扁桃では，炎症の進行の末に線維性瘢痕の占める割合が増大し，その結果萎縮扁桃や埋没型扁桃の比率が増える傾向にある。

2. 慢性扁桃炎の病理，起因菌

　急激で著しい症状を伴うものが臨床上の急性扁桃炎であり，軽度で徐々に進行するものが臨床上の慢性扁桃炎，また，慢性扁桃炎を基盤として急性炎症を繰り返すものが習慣性扁桃炎であると考えられている。急性扁桃炎の急性期とは異なり，慢性単純性扁桃炎では，A群β溶連菌や黄色ブドウ球菌などの強い病原性を持つ菌株の検出率は低い。慢性単純性扁桃炎より検出される細菌は，α溶連菌群が最も多く，次いでナイセリア族，ブドウ球菌族で，正常の扁桃細菌叢と変わりがない。しかし，習慣性扁桃炎の場合と同様に，病原性を持つA群β溶連菌や黄色ブドウ球菌の発育に拮抗作用を持つα溶連菌数の減少が指摘されている[1]。明らかな急性炎症の既往もなしに慢性炎症が成立する例もあり，この場合，喫煙，有害ガス，塵埃，冷気，乾燥，飲酒，香辛食などの物理・化学的な刺激が原因となっていることが多い。扁桃周辺の炎症の波及，たとえば鼻・副鼻腔疾患からの後鼻漏の慢性刺激（う歯，歯肉）の炎症も原因となりうる。

　さらに重要なことに，扁桃で何らかの免疫学的異常反応が起こり，持続的となって全身へと波及すると，炎症の首座である扁桃局所を越えて別の遠隔臓器，皮膚，骨関節，腎などに，一見扁桃とはなにも関係のないような新たな二次疾患が形成されることがある。これらは病巣性扁桃炎（扁桃病巣感染症）とよばれ，掌蹠膿胞症，IgA腎症，胸肋鎖骨過形成症などがあげられる[2,3]。

3. ヒト扁桃上皮のタイト結合およびバリア機能

　近年まで重層扁平上皮には上皮のバリア機能を有するタイト結合は無いと考えられてきたが，タイト結合構造物を構築可能な膜貫通タンパク質であるclaudinが発見されて以来，重層扁平上皮でのタイト結合の存在が確認された[4]。さらに，claudinは現在20種類以上のメンバーが報告されており，本来の機能と考えられてきた細胞間の物質の透過性に関する狭義のバリア機構に加え，イオンの透過性の調節などに関与していることが明らかとなった。

　我々は手術時に得た患者の口蓋扁桃におけるタイト結合関連タンパクの発現を免疫組織学的に検討したところ，claudin-1,-7の上皮での広範な発現とoccludinの上皮最表層での発現がみられた。その一方でclaudin-4については，扁桃自由表面とは異なり陰窩上皮において，occludinと同じ上皮最表層に認められるという，陰窩特有の局在パターンを示した（図1）。陰窩の形態については凍結割断法で観察すると，ネットワーク形成の乏しいタイト結合ストランドがみられバリア機能の低下も認められた[5]。

　最近，口蓋扁桃と同様のNALTの1つである消化管のパイエル板上皮において，claudin-4の高発現が報告された[6]。claudin-4は，選択的なイオンチャネルとしての機能および食中毒の原因菌であるclostridium perfringens内毒素の受容体としての役割も持つと考えられている[7]。扁桃陰窩上皮最表層での特徴的なclaudin-4の発現変化は，選択的なイオンチャネルや細菌の受容体としての役割の可能性を示している。慢性扁桃炎のタイト結合関連タンパクの発現の低下ならびに陰窩上皮でのバリア機能の低下は，口蓋扁桃上皮の特徴であるリンパ上皮共生を考慮すると，抗原刺激によって上皮内のリンパ球から産

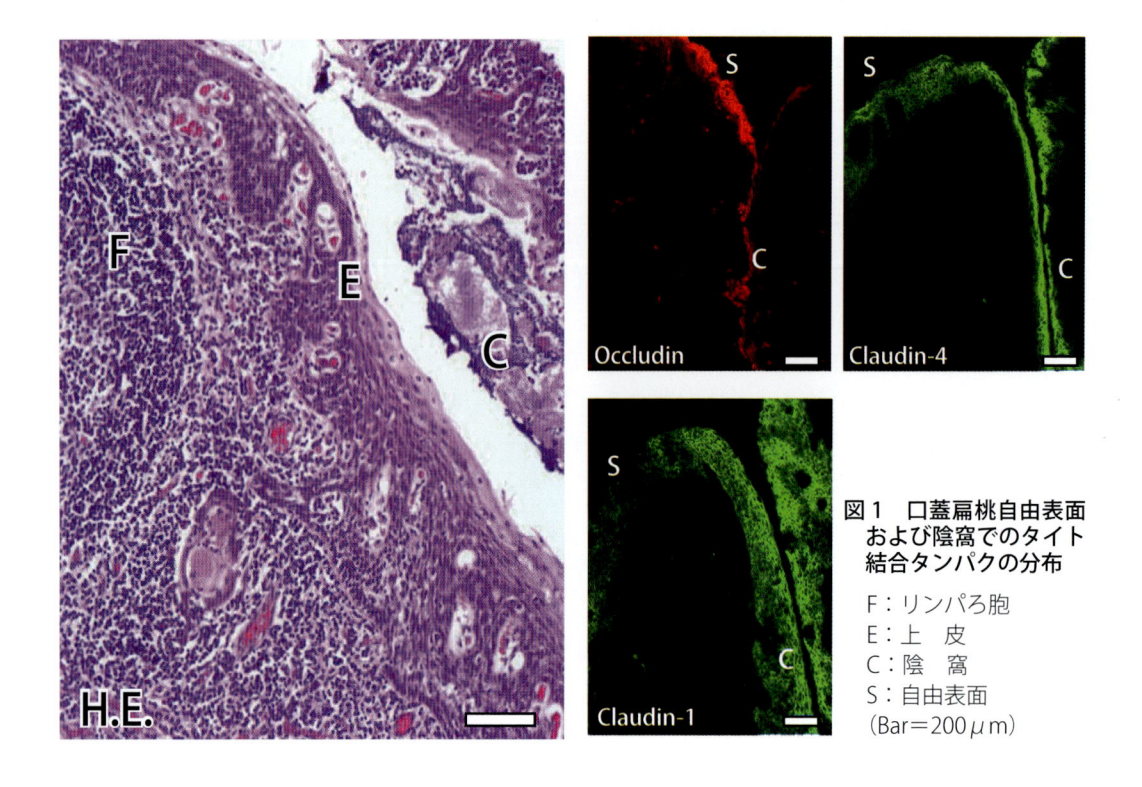

図1 口蓋扁桃自由表面および陰窩でのタイト結合タンパクの分布
F：リンパろ胞
E：上　皮
C：陰　窩
S：自由表面
（Bar＝200μm）

生された IL-6，IFN-γ や TNF-α などのサイトカインが，タイト結合の発現および機能に影響を与えている可能性がある[8]。

参考文献

1) 藤森 功 他：日扁桃誌 27：152-157，1988
2) 形浦 昭克：2つの顔を持つ臓器　扁桃とその病気：南山堂，2005
3) 小柴 茂 他：扁桃研究の新展開－扁桃病巣感染症のメカニズム Annual Review 免疫：164-171，中外医学社，2007
4) Tsukita S et al.：Curr Opin Cell Biol 14：531-536，2002
5) Go M et al.：J Histochem Cytochem 52：1627-1638，2004
6) Tamagawa H et al.：Lab Invest 83：1045-1053，2003
7) Katahira J et al.：J Biol Chem 272：26652-26658，1997
8) Harabuchi Y et al.：Acta Otolaryngol Suppl 523：75-77，1996

IX-10. 口腔傍器官とは何か？

伊藤 正孝 [1]，井出 文雄 [2]
防衛医科大学校再生発生学講座 [1]
鶴見大学歯学部口腔病理学講座 [2]

キーワード
　口腔傍器官，口腔粘膜，唾液腺，神経終末

1. 発見の歴史と器官の概念

　口腔傍器官（Juxta-oral organ）は1885年にデンマークの解剖学者J. H. Chievitzが唾液腺の観察中に発見し初めて報告した，両側の上顎部口腔粘膜下に存在する上皮性索状器官である。発見者の名前に因んでChievitz器官（organ of Chievitz）ともよばれる。この器官に関しては，肉眼解剖学的に剖出することが容易でなく機能的にも不明な点が多いため，発見からすでに100年以上を経ていながら本邦での知名度は低く，各種解剖学書にも記載がない。本稿では，この未知といっても過言ではない器官に関する限られた知見の中から，解剖生理学的な基礎的側面と，臨床的・病理学的な側面を紹介する。

　まずその用語であるが，「Juxta-oral organ」の語は1998年に出版された国際解剖学会の用語集「Terminologia Anatomica」に解剖学用語として初めて掲載された。それ以前の用語集「Nomina Anatomica」には掲載がない。また，「Juxta」と「oral」はハイフンでつなぐのが正しく，多くのこれまでの英文誌ではハイフンなしの「Juxtaoral organ」と記載されているので，文献検索のときなどには注意を要する。さらに，「口腔傍器官」の語は「Terminologia Anatomica」に邦訳を加えた解剖学用語改訂13版（2007年発行）より掲載されている。

　これまでのヒト口腔傍器官に関する解剖学的知見の要点は次の4点である。①内側翼突筋近傍の上顎臼後部の口腔粘膜下に存在する長さ数mmの上皮性器官である。②口腔粘膜由来の上皮索を芯とする。③胎生期の遺残でも痕跡器官でもない，終生存在する器官で，器官発生後は口腔粘膜とも唾液腺上皮とも接触がない。④三叉神経第3枝末梢の頬神経の神経終末が多く分布する。これらの中で最も重要な要点は①であろう。医学部・歯学部における解剖実習検体や病理解剖検体を用いて正常な口腔傍器官を体表から剖出しようとしても，咬筋，下顎骨，頬骨弓などの存在によってアプローチは容易ではない。さらに，その小ささから，近傍の脈管，神経との鑑別も慣れていないと困難である。これに対して，小型の実験動物であれば，頭部全体またはその半切を脱灰後パラフィンブロックに包埋して連続切片を作成すれば必ず断面を観察することができる。筆者らはこれまでにマウス [1]をはじめ，複数のほ乳類動物で口腔傍器官の存在を確認しているので，系統発生的にはほ乳類には共通して存在する器官であると考えられるが，鳥類以下の動物にこの器官が存在するのか否かについてはさらなる検討を要する。また，ヒトで全長が数mmに過ぎないのに対して，マウスにおける口腔傍器官の分布はヒトに比してはるかに広く，前方は下顎部

の咬筋前縁から頬骨弓下，眼窩後壁を経て後方は口蓋粘膜下におよぶ[2]。それでもその微細構造はヒトの口腔傍器官とよく似ており，感覚小体様の神経終末もヒトのそれに類似するので，相同の器官と考えられる。

近年，ヒト胎児における口腔傍器官の発生過程を詳細に記載した報告もあり[3]，これが口腔粘膜上皮由来であることや発生初期より頬神経の枝を伴っていることなどの旧来の知見が再確認され，上皮性器官の器官発生モデルとしても注目される。

2. 組織学的特徴と機能

口腔傍器官の組織構築は，口腔粘膜由来の上皮細胞（すなわち非角化重層扁平上皮細胞）の索（芯）の周囲を神経周皮様の線維芽細胞が取り囲み，上皮索（parenchyma）と線維芽細胞層の間に神経終末と弾性線維束が多数存在している，3層構造である（図1）。上皮索と神経終末はそれぞれ基底膜で包まれ，血管と遊走細胞，および三叉神経の末梢枝である有髄または無髄の神経線維束がそれら近傍まで侵入する場合もある。

口腔傍器官の機能は現在のところ不明といわざるを得ないが，多数存在する神経終末の形状は多くの末梢神経の感覚小体に類似していることと，上皮性の芯とこれを支えるように走行する弾性線維束，これらにまとわりつくように多数存在する神経終末，といった構造を総合的に判断すると咀嚼，嚥下，構語等の口腔運動に伴う機械的刺激の受容器と考えるのが妥当のようである。さらに，咀嚼筋が特に発達したげっ歯類でよく発達していることはこの器官の機能を考える上での大きなヒントになりうる。

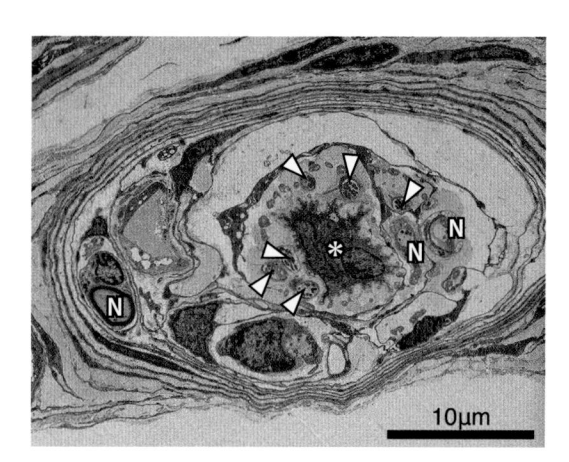

図1　マウス口腔傍器官の電子顕微鏡写真
＊：上皮索，矢頭：神経終末，N：末梢神経線維束。
上皮索周囲の細胞外基質中の中間密度の構造物は弾性線維である。

3. 臨床との関連

口腔傍器官は臨床的に2つの意義を持つ。最も重要な点は半世紀にわたり繰り返し警告されている病理組織診断上の隠れた危険性で，口腔傍器官を口腔癌の末梢神経浸潤と誤診する可能性である。特に扁平上皮癌の術中迅速診断で凍結切片に口腔傍器官が取り込まれた場合，断端陽性と判定されやすい[4,5]。鑑別診断は成書に譲るが[4]，外科病理学分野では口腔傍器官は発生学的偽腫瘍に分類され[5]，病理医の必須知識である。

また，他方の意義は口腔傍器官自身に起因する病変であるが，この器官に直接に関連した病態は知られていない。さらに，未だにその機能が未解明な現状において，切除後の機能障害の有無も不明である。口腔傍器官は被覆粘膜から3.5〜10 mmの深さに位置

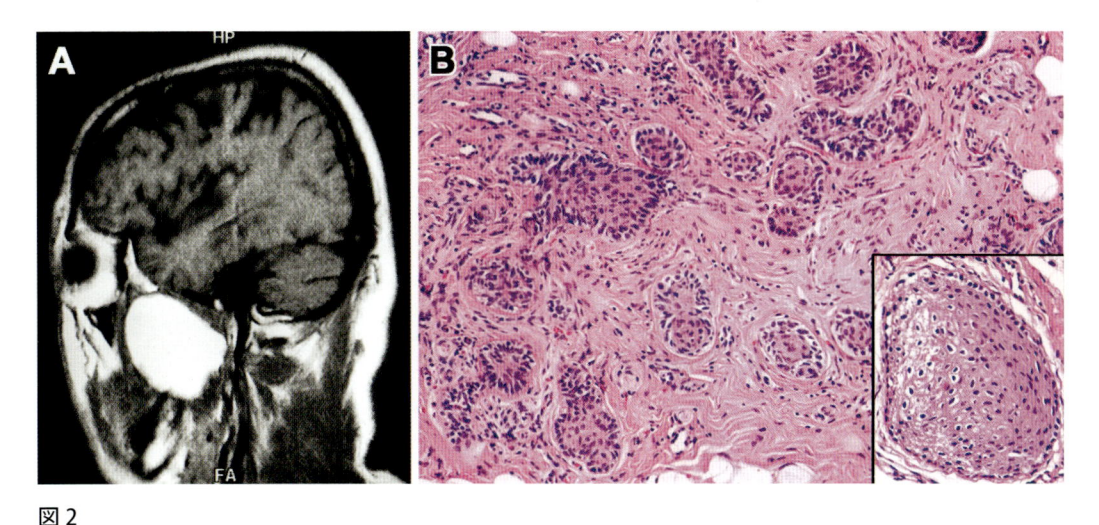

図 2
　A：MRI像　側頭下窩腫瘍，B：光顕像　巣状過形成を示す口腔傍器官の扁平上皮（HE染色，×100，挿入部×400）。

し，視診や触診は不可能であるが，小児では臼後部付近の頬粘膜部より突出し，開口時に顕在化する無症状の小腫瘤（＜1 cm）として臨床的に観察された3例の報告（5～12歳）がある[4,6]。いずれも解剖学的異常としてのヘルニアで，口腔傍器官の腫瘍ではない。また，側頭下窩に6 cmの腫瘤を形成した63歳の例は口腔傍器官を巻き込んだ線維脂肪腫である（図2）[7]。口腔傍器官の芯を構成する扁平上皮細胞塊は10～150細胞と多様な大きさを示すが，過形成巣（＞4 mm）の出現頻度は1％と稀で[8]，文献記載は前述の成人臨床例[7]と68歳例[8]のみである。組織深部に隔離された休眠状態の上皮が炎症や外傷などの局所刺激あるいは発癌因子などにより再活性化されて細胞周期に入る機会は少ないと推測される。

　口腔傍器官由来と確定された腫瘍の報告はないが[6]，口腔傍器官が走行する側頭下窩から耳下腺管部頬粘膜には異所性と診断される上皮性嚢胞や腫瘍が稀に発生する。通常の扁平上皮細胞としての特徴以外，同定に有用な免疫組織化学的指標や超微構造が明らかでない現在，組織起源の未知な病変に口腔傍器官関連の嚢胞や腫瘍が含まれている可能性は否定し得ない。また，同部は末梢神経鞘腫瘍の好発部位であり，口腔傍器官を構成する豊富な神経網の関与は今後の興味ある課題といえる。

参考文献

1) Ito M et al. : J Anat 215 : 452-461, 2009
2) Mérida-Velasco JR et al. : J Anat 206 : 155-163, 2005
3) Grüneberg H. : J Embryol Exp Morphol 25 : 247-261, 1971
4) Barnes L. : Surgical Pathology of the Head and Neck, 3rd ed, vol.2 : 669-671, 2009
5) Wick MR et al. : Arch Pathol Lab Med 134 : 351-361, 2010
6) Pantanowitz L et al. : ENT J 83 : 230, 2004
7) Ide F et al. : J Clin Pathol 56 : 789-790, 2003
8) Leibl W et al. : Virchows Arch A Pathol Anat Histol 374 : 389-391, 1976

X-1. 妊娠による乳癌予防の分子メカニズム

上原 範久
関西医科大学医学部病理学第二講座

キーワード
　乳癌，妊娠，乳腺，化学発癌剤

1. 妊娠による乳癌予防の分子メカニズム

1) 妊娠と乳癌リスク

　乳癌は世界中の女性において最も普遍的な癌である．本邦において，乳癌の罹患率，死亡数，死亡率はいずれも上昇し続けており，その予防の重要性は増している．若年期（～30歳）に満期妊娠を経験した経産婦の乳癌に対する生涯リスクは，未産婦と比較して顕著に減少する．経産による乳癌の抑制は，人種的・地理的要因にかかわらず普遍的な現象である．すなわち，特別な遺伝的・環境要因によるものではなく，経産を契機とした乳腺あるいはホルモン環境の生物学的変化によるものと考えられる．この現象はマウス，ラットの化学発癌剤誘発乳癌モデルや乳癌好発トランスジェニック動物においても再現され，乳癌リスクの減少をみる．これまでの疫学およびモデル動物を用いた研究により，妊娠・出産などの生殖要因と乳癌リスクとの関連性およびその分子機構が徐々に明らかとなってきている[1]．

2) 乳癌を予防する妊娠関連要因

　妊娠に関連するいくつかの因子は，乳癌リスクを低減することが知られている．

- 初産年齢が早いほど，生涯にわたり乳癌リスクは低下する．
- 初産年齢が35歳以降の女性は，初産年齢が20歳以前の女性と比較し約2倍の乳癌発症リスクがある．
- 初産年齢が30歳以後の女性の乳癌リスクは，未産婦とほぼ同程度である．
- 2児以上の出産経験は乳癌リスクを下げる．特に若年における2児以上の出産によって，生涯にわたり乳癌リスクが低下する．
- 妊娠後の1年以上の授乳は，わずかであるが乳癌発症リスクが低下する．

3) 妊娠後の体内ホルモンレベルの変化

　妊娠後のホルモンレベルの変化は，その後の乳癌リスクに影響をおよぼすことが示されている．妊娠期の短期高濃度エストロゲン暴露は，経産による乳癌抑制と最も関連づけられているが，妊娠後の体内エストロゲンレベルは未産婦と比較して変化はみられない．しかし，乳汁産生を促すプロラクチンは妊娠後の永続的なレベルの低下がみられ，妊娠回数に比例して段階的に減少することから，妊娠による乳癌リスク低下への関与が示唆されている．加えて妊娠後のプロラクチンレベルの低下と乳癌抑制は，マウス，ラットにおいても同様に確認されており，高濃度のプロラクチン暴露により，化学発癌剤処置された経産マウスの乳腺腫瘍発生率は未産マウスと同等となる．

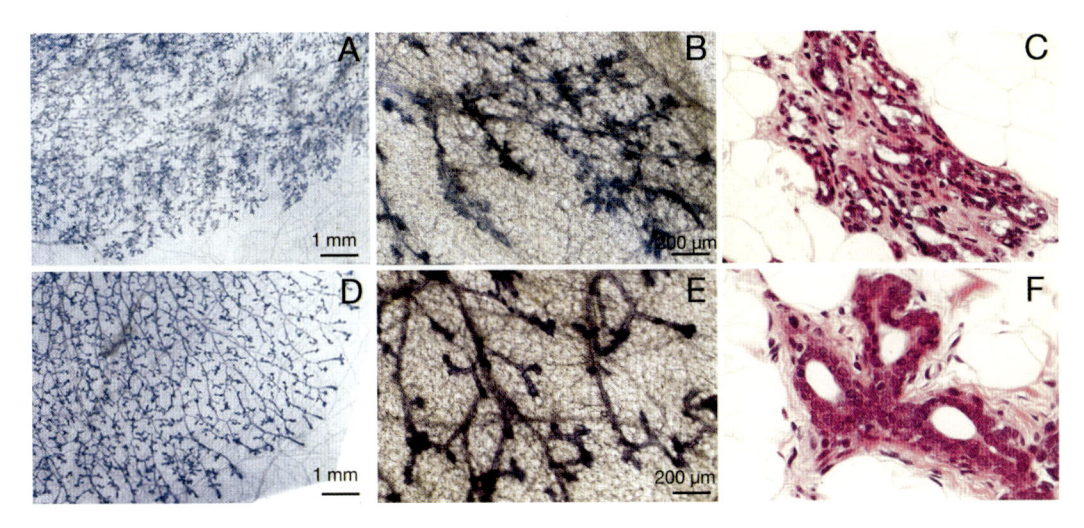

図1 ラット乳腺の妊娠後の形態変化
　授乳期間3週間，退縮期間4週間の後，MNU 曝露後3週間の経産乳腺像（A，B：ホールマウント，C：H&E）と MNU 曝露後同日齢未産乳腺像（D，E：ホールマウント，F：H&E）。経産乳腺において，分枝状の乳管と腺房への分化がみられ（AおよびB），萎縮性の細胞により構成される（C）。未産乳腺では乳管の分枝，腺房への分化の程度は低い（D，E，F）。

4）経産乳腺における形態変化

　妊娠期のホルモン暴露により乳腺構造は劇的に変化する（図1）。妊娠に伴う乳腺の分化は，癌化の標的とされる terminal end bud（TEB）を減少させる。妊娠による乳癌の抑制は，TEBの減少により説明されうるとする説があるが，未産ラットへのペルフェナジン（perphenazine：ドーパミンレセプター阻害剤）投与による乳腺の分化誘導では，化学発癌剤に対する乳癌抑制効果がみられない。したがって乳腺の分化に伴う TEB の減少のみでは妊娠による乳癌抑制の説明は不十分である。

5）経産乳腺における遺伝子発現変化

　妊娠による乳癌抑制のメカニズム解明に向け，マウスおよびラットの化学発癌剤誘発乳癌モデルを用いた分子生物学的検討は Russo（2000），Sivaraman（2001），D'Cruz（2002）によりなされ，いくつかの候補遺伝子が同定されている。我々は，近交系 Lewis ラットの化学発癌剤 N-methyl-N-nitrosourea（MNU）誘発乳癌の経産による乳癌抑制モデルを用いて，経産乳腺と同週齢未産乳腺，ならびにそれら乳腺の MNU 投与後の網羅的遺伝子発現解析を行った[2,3]。未産乳腺と比較して経産乳腺では，乳腺上皮細胞分化関連遺伝子群の発現上昇および細胞増殖，癌関連遺伝子群の発現抑制が確認され，発癌剤刺激後においてもその発現抑制が維持されていた（表1）[3]。経産乳腺で顕著な発現抑制をみたメソセリン（*mesothelin*）は，乳癌を含む様々な腫瘍において発現上昇が報告されている。ヒト乳癌細胞株を用いた機能解析の結果，メソセリンは足場非依存的増殖ならびに細胞生存の促進因子として機能することが明らかとなった[4]。経産乳腺におけるメソセリンの発現低下は，乳腺発癌抑制へ寄与する可能性がある。

表1 MNU曝露後の経産乳腺特異的発現遺伝子群

	Function	Fold change
Up-regulated		
・whey acidic protein	milk protein	2.4
・casein beta	milk protein	8.0
・casein gamma	milk protein	3.9
・lipopolysaccaride binding protein	milk protein	2.4
・glycosilation-dependent cell adhesion molecule 1	cell adhesion	4.7
Down-regulated		
・amphiregurin	cell proliferation	1.9
・regenerating islet-derived 3 alpha	cell proliferation	2.7
・mesothelin	cell adhesion	8.2
・cell division cycle control 2 homolog A	cell cycle	2.8
・insulin-like growth factor 2	growth factor	2.4
・insulin-like growth factor binding protein 4	growth factor binding	1.5
・stathmin 1	cell proliferation	2.4
・homeobox, and msh-like 1	development	2.8

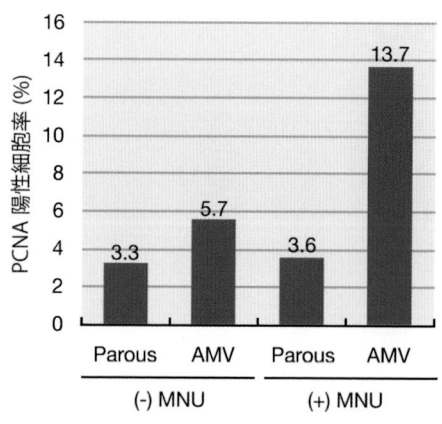

図2 PCNA染色によるラット乳腺上皮細胞増殖活性の比較

経産乳腺におけるPCNA陽性細胞率はMNU曝露後においても低く抑えられている。Parous：経産ラット，AMV：age-matched virgin（同週齢未産ラット）。

6）乳腺上皮細胞の増殖活性

　マウスおよびラット経産乳腺における乳腺上皮細胞の増殖は，未産乳腺上皮細胞と比較し低下することから発癌抑制との関与が示唆されている。経産および未産ラットのproliferating cell nuclear antigen（PCNA）染色によると，経産乳腺ではMNU曝露前後において乳腺上皮細胞のPCNA陽性細胞率はいずれも低いが，未産乳腺ではいずれも経産乳腺と比較して陽性細胞率の上昇をみた（図2）[3]。経産乳腺上皮細胞の増殖活性の抑制が，細胞分化関連遺伝子群の発現上昇および細胞増殖・癌関連遺伝子群の発現低下と相関をみることは，妊娠による乳腺発癌抑制メカニズムの一端を担う可能性があり興味深い。

文　献

1) Tsubura A et al.：In Vivo 22：191-202, 2008
2) Yang J et al.：Carcinogenesis 20：623-628, 1999
3) Uehara N et al.：Oncology Reports 15：903-911, 2006
4) Uehara N et al.：Molecular Cancer Research 6（2）：186-193, 2008

X-2. 天然産物による乳癌の化学予防と治療への応用

圦 貴司, 螺良愛郎
関西医科大学病理学第二講座

キーワード

化学予防, 乳癌, ドコサヘキサエン酸, ペリリルアルコール, ゲニステイン

はじめに

　癌は我が国の死亡率の第1位を占め, 予防策樹立は喫緊の課題である。癌化学予防の基本的な概念は, イニシエーションあるいはプロモーション期に作用する天然あるいは合成された化学物質を用いて癌化の過程を抑制したり, 治療後の再発を制御することである。各種の抗癌剤や放射線といった癌の治療法が確立されたが, より副作用の少ない化学物質の同定は重要である。

　細胞の癌化には遺伝子変異の蓄積が必要であるが, 遺伝子が変異をきたす要因として, 遺伝要因や特定のウイルス感染がリスクとなるとともに, 癌の発生には地域差がみられることから, 人種差とともに生活習慣, とりわけヒトが日々摂取している食品因子の関与が示唆される。疫学的事実に裏付けされた天然産物による癌化学予防は, 最終的にヒトを対象とした臨床研究により実証される必要があるが, 動物モデルを用いた実験系における癌の抑制効果の解析や発癌制御機序の解明は, 臨床試験の前段階として不可欠である。本稿では, 食品因子に含まれる天然産物による乳癌化学予防ならびに治療に関する有効性を紹介する。

1. n-3系多価不飽和脂肪酸による乳癌化学予防

　必須脂肪酸とは, 他の脂肪酸から体内で合成できないために, 食物として摂取する必要がある脂肪酸のことで, n-3系多価不飽和脂肪酸(n-3 PUFA)であるエイコサペンタエン酸(EPA)やドコサヘキサエン酸(DHA)といった水産脂質や, n-6 PUFAであるリノール酸(LA)といった陸生脂質が含まれる。n-3 PUFAの豊富な水産脂質を多く摂取するグリーンランドのエスキモーや伝統的な食習慣を営む日本人は, n-6 PUFAの多い陸生脂質を多量に摂取する欧米人と比較して, 乳癌の発生率が格段に低い。乳癌に対するEPAやDHAの有効性は指摘されているが, 乳癌化学予防に対する作用強度は明確ではない。よって, EPAとDHAの乳癌化学予防効果を, ニトロソ化合物(N-methyl-N-nitrosourea：MNU)によるラット乳腺発癌モデルを用いて, 10% EPA食摂取群, 10% DHA食摂取群, 5% EPAと5% DHA食摂取群の3群を作製して乳癌の発生を比較したところ, 10% DHA食摂取群で累積乳癌発生数は, 他の2群と比較して有意に減少した(図1)[1]。

　EPAやDHAは乳癌の化学予防としても有益な天然産物であるが, 中でもDHAはより強力な化学予防効果を有しており, かつ, DHAは網膜障害抑制効果も併せ持つ[2]。

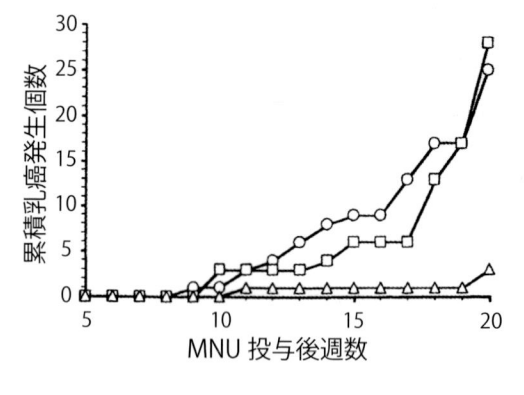

図1 エイコサペンタエン酸(EPA)やドコサヘキサエン酸(DHA)によるN-methyl-N-nitrosourea(MNU)誘発乳癌発生個数の差異
○:10% EPA
□:5% EPA + 5% DHA
△:10% DHA

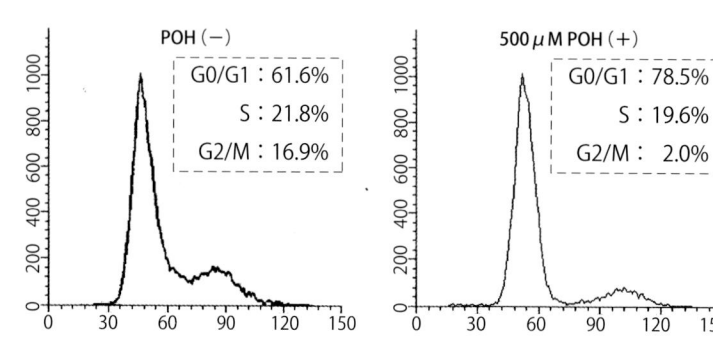

図2 Flow cytometryによるペリリルアルコール(POH)のKPL-1ヒト乳癌細胞株に対する細胞周期停止作用

POH(−): G0/G1:61.6%　S:21.8%　G2/M:16.9%
500μM POH(+): G0/G1:78.5%　S:19.6%　G2/M:2.0%

2. テルペンによる乳癌細胞増殖停止効果

　ペリリルアルコール(POH)はラベンダーなどの香草に含まれる天然産物であり,テルペン環を1個有するモノテルペンに属する。POHはエストロゲン受容体(ER)陽性(KPL-1,MCF-7)ならびに陰性ヒト乳癌細胞細胞株(MKL-F,MDA-MB231)に対し,時間・用量依存的に増殖抑制効果を示し,フローサイトメトリーを用いた細胞周期解析では,POHの乳癌細胞増殖抑制効果は,G1期における細胞周期停止による(図2)。細胞周期関連タンパクの発現変動では,POH添加により,G1期早期に関与するサイクリンD1の発現低下ならびにサイクリンD1の制御因子の1つであるp21$^{cip1/waf1}$の発現亢進が認められる。さらに,KPL-1細胞を雌BALB/cヌードマウスの胸部乳腺脂肪織に移植すると,POHを投与したマウスの腫瘍容積の増大は,対照群と比較して有意に抑制され,領域(腋窩)リンパ節への転移も抑制した。以上より,POHのヒト乳癌細胞に対する腫瘍増殖抑制効果は,静細胞的に働き,細胞周期停止による[3]。

3. ゲニスタインによる乳癌細胞増殖停止ならびに細胞死作用

　ゲニスタインは大豆に含まれるイソフラボンであり,エストロゲン作用を有する天然産物である。ER陽性(MCF-7)ならびに陰性ヒト乳癌細胞株(MDA-MB-231)をゲニスタインを添加した培地で培養すると,乳癌細胞株は時間・用量依存的にG2/M期停止を介する増殖抑制がみられ,電子顕微鏡による微細構造の観察では,癌細胞は収縮し,クロマチンは核膜周辺に凝縮するアポトーシスの形態が認められた(図3)。ウエスタンブロット法で

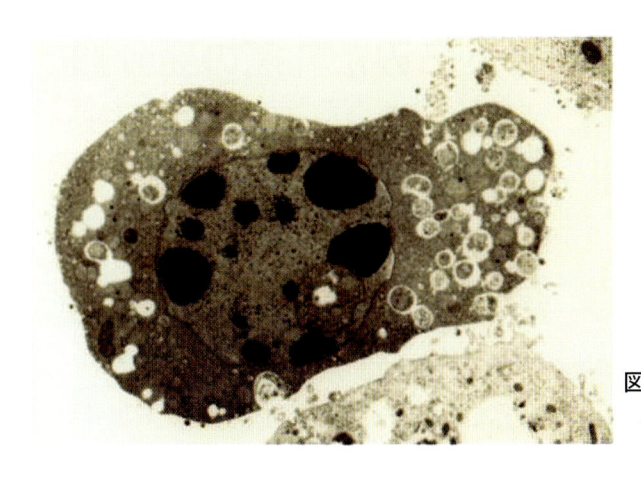

図3　ゲニスタインによる Sm-MT 乳癌細胞株の核クロマチンの核膜周辺への凝集像（×5,120）

は，アポトーシスを促進する Bax の発現上昇，抑制にはたらく Bcl-xL の発現低下がみられ，細胞周期の停止とともに殺細胞効果をみた。さらに，ゲニスタインに EPA を添加して培養を行うと，それぞれ単独で培養を行った場合よりも，増殖抑制効果が増強した[4]。日本人は古来より，味噌や豆腐などの大豆を原料とした食品とともに海産物を好んで摂取してきたが，ゲニスタインや EPA といった癌化学予防因子が複合作用を発揮して，日本人女性の乳癌の発生率低下に貢献しているようである。

さいごに

ヒトが日々摂取する食品の中に含まれる天然産物には，癌の発生ならびに増殖を抑制する化学物質が存在し，細胞周期の停止や細胞死の誘導など，作用メカニズムは個々の物質により異なる。なお，ヒトは肉類や野菜類を取り混ぜて食べる雑食系であるが，複数の天然産物を組み合わせることにより，単独に摂取するよりもその作用が増強する複合作用をみることもある。癌の治療を継続する上で，薬物による副作用は深刻な事象である。乳癌の化学予防を目的とした合成薬品の代表的なものとしてタモキシフェンがあげられるが，子宮内膜癌のリスクの上昇など致命的な副作用も有する。食品に含まれる天然産物を癌の予防のみならず，治療にも応用することは，毒性の観点からみても有利である。欧米人と比較し，伝統的に海産物や大豆食品を多く摂取してきた日本人の食生活に変化が指摘されて久しい。近年，動物性脂肪の摂取量が急増している本邦において，増加の一途をたどる乳癌の抑止策として，天然産物を用いた化学予防ならびに治療への応用は，今後さらに発展していくものと予想される。

参考文献

1) Yuri T et al.：Nutr Cancer 45：211-217, 2003
2) Moriguchi K et al.：Exp Eye Res 77：167-173, 2003
3) Yuri T et al.：Breast Cancer Res Treat 84：251-260, 2004
4) Nakagawa H et al.：J Cancer Res Clin Oncol 126：448-454, 2000

X-3. 遺伝子プロファイルからみた乳癌の亜分類

鹿股 直樹, 森谷 卓也

川崎医科大学病理学 2

キーワード

遺伝子プロファイル, DNA マイクロアレイ, トリプルネガティブ乳癌, 基底細胞

　DNA マイクロアレイによる mRNA レベルでの網羅的解析により, 腫瘍を亜分類する方法は, 遺伝子プロファイル手法の 1 つとして知られている。通常, 臨床データを加味しないで, マイクロアレイデータを解析して行う (unsupervised analysis)。2000 年に Perou 等が Nature に発表した論文[1]では, 乳癌を ER＋/luminal-like, basal-like, Erb-B2(HER2)＋, normal breast tissue-like に分類している。この論文では, 当初は, 乳癌を 8,102 もの遺伝子を用いて解析し, 階層的な分類を施行した。次いで, より少ない遺伝子のセットで乳癌を効率よく亜分類するため, 406 の "intrinsic" な遺伝子に絞った解析を施行している (図 1)。これにより, 前述の 4 つの亜分類が示されたのだが, これは, "intrinsic subtype" ともよばれる。Luminal subtype は ER, CK8/18, LIV1, CCND1 などの発現が高く, p53 mutation は 20％未満に留まる。Erb-B2(HER2) subtype は, HER2 の他に GRB7 も高発現する。p53 mutation は 40～80％でみられる。4 つの亜分類の中で最も注目されたのは basal-like subtype である。正常の乳腺組織内には, 免疫染色で CK5/6 あるいは CK17 が陽性となる基底細胞とよばれる上皮細胞があるが, この基底細胞に類似した性質を持つ, というのが名前の由来である。p53 mutation の頻度が高く, 組織学的異型度も高い。Basal-like subtype の乳癌は, ホルモンレセプター(エストロゲン・プロゲステロン) 陰性, HER2 陰性であり, いわゆるトリプルネガティブ乳癌の多くを占めるタイプである。Basal-like subtype の乳癌の中には claudin 発現が低く, 形態的に化生癌の像を示す腫瘍が含まれている[2]。なお, luminal subtype は, 後に HER2 などの発現の多寡でさらに, luminal A と luminal B に分けられるようになった[3]。

　Basal-like subtype の乳癌は予後が悪いこと[4], また BRCA 遺伝子変異を持つ女性に多いタイプの乳癌であることもわかってきた[5]。遺伝子プロファイルによる亜分類形質は, 腫瘍が転移した場合でも保たれる, いわば, 「安定した」形質であることも報告されている[6]。

　遺伝子プロファイルによる乳癌の亜分類は現在では, 70 の遺伝子の解析で可能と報告されている[5,6]。また, 免疫染色を組み合わせる方法でも, 遺伝子プロファイルに準じた亜分類が可能である (図 2a, b, c)。Nielsen 等は, 乳癌の組織マイクロアレイを用いて ER, HER1, HER2, c-kit, CK5/6, CK17 の免疫染色を施行し, 階層的分類を施行し, 予後との比較検討も行った[7]。その結果, ER, HER1, HER2, CK5/6 の 4 種類の免疫染色で, basal-like subtype を同定できる, と結論づけている。また, 免疫染色による乳癌の亜分類は, 最近になり, 今までの因子(ER, PgR, HER2, CK5/6, EGFR/HER1)に Ki-67 を加え, luminal A, luminal B, luminal-HER2, HER2 enriched, basal-like, TNP-nonbasal の 6 つに分類する方法が, 局所再発およびリンパ節再発の予測に有効と報告されている[8]。

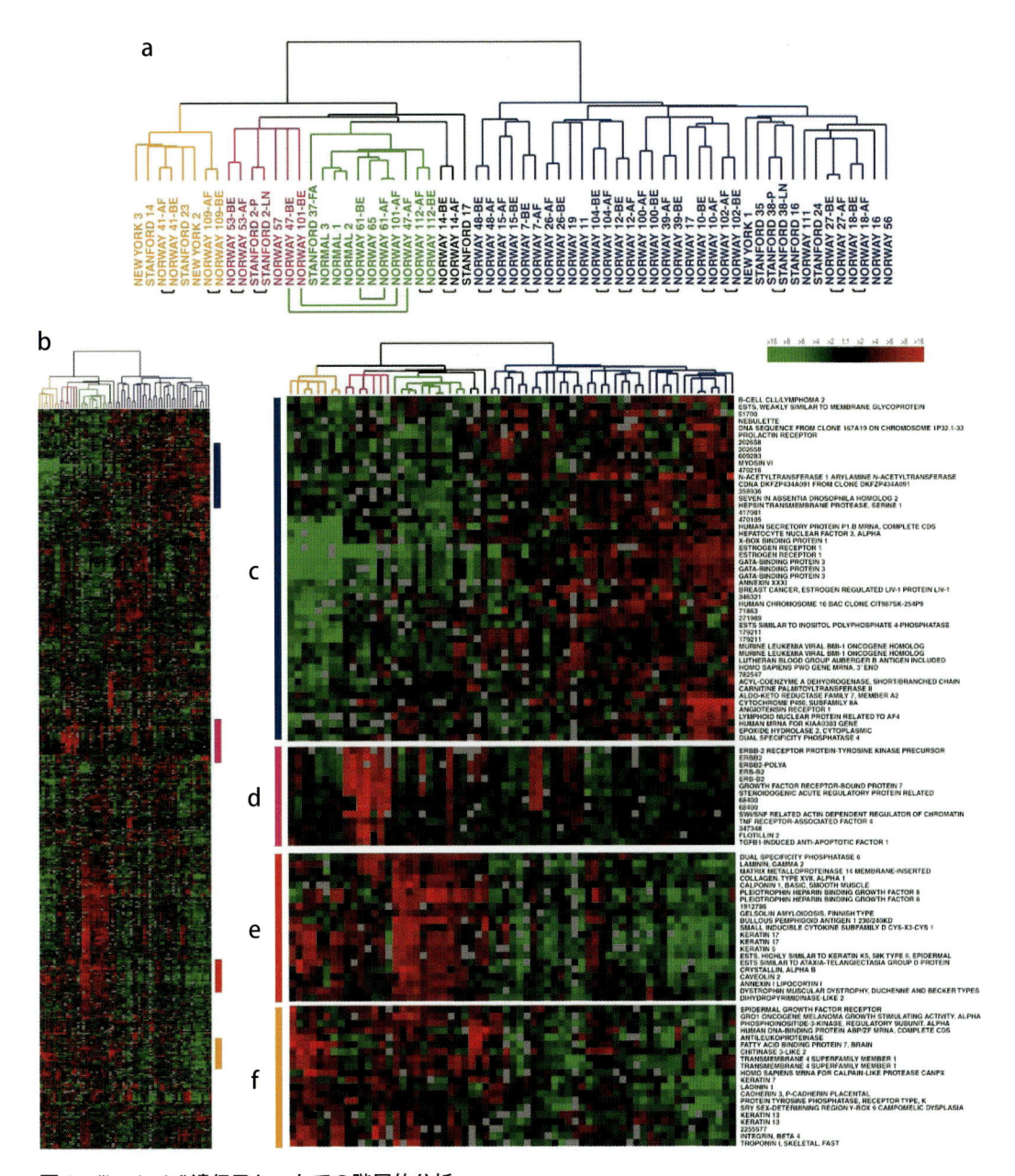

図1 "intrinsic" 遺伝子セットでの階層的分析

a では, オレンジ色が basal-like, ピンクが Erb-B2 ＋, 緑が normal-breast-like, 青が luminal/ER ＋を各々示している（文献1からの引用）。

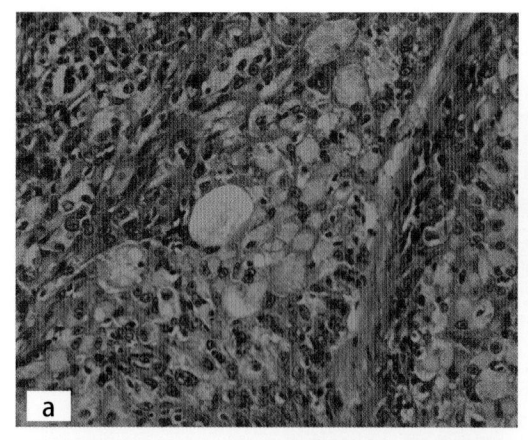

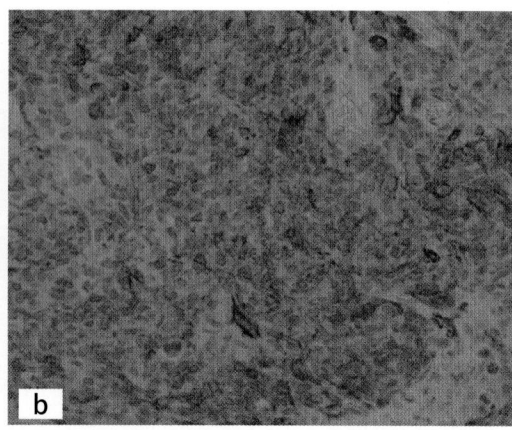

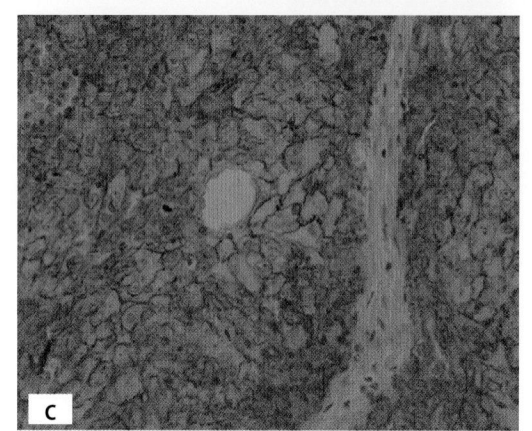

図2 Basal-like subtype の乳癌組織（対物×20）
a：Basal-like 乳癌の HE 染色所見。HE 染色所見からは，遺伝子プロファイルによる亜分類の診断はできないが，basal-like 乳癌では，核異型が強い傾向がある。
b：CK5/6 免疫染色で陽性像を示す。
c：HER1（EGFR）免疫染色。細胞膜に陽性所見を認める。

　以上の所見に加え，ER, PgR, HER2 陰性所見を合わせ，basal-like subtype と診断した。

参考文献

1) Perou CM et al.：Nature 406：747-52, 2000
2) Hennessy BT et al.：Cancer Res 69：4116-24, 2009
3) Hu Z et al.：BMC Genomics 7：96, 2006
4) Sorlie T et al.：Proc Natl Acad Sci U S A 98：10869-74, 2001
5) Sorlie T et al.：Proc Natl Acad Sci U S A 100：8418-23, 2003
6) Weigelt B et al.：Cancer Res 65：9155-8, 2005
7) Nielsen TO et al.：Clin Cancer Res 10：5367-74, 2004
8) Voduc KD et al.：J Clin Oncol 28：1684-91, 2010

X-4. 乳癌の組織型：特徴的な病理形態

前田 一郎 [1], 土屋 眞一 [2]

聖マリアンナ医科大学診断病理学 [1]
日本医科大学付属病院病理部 [2]

キーワード

Breast cancer, Ductal carcinoma, Lobular carcinoma, WHO classification

　日本乳癌取扱い規約（第 16 版；2008 年）の組織学的分類（表）の骨子は，約 30 年前の規約発刊以来変わることなく脈々と受け継がれている。最大の特徴は浸潤性乳管癌を乳頭腺管癌（図 1），充実腺管癌（図 2），硬癌（図 3）の 3 型に亜分類した点にあり，WHO 分類 [1] とは一線を画している。本分類は予後を加味した分類でもあるが，近年の画像解像度（超音波，MMG，MRI）の向上に伴い，組織・画像面での比較検討を容易ならしめた優れた分類である。

　乳癌を診断学と治療学に分けた場合，診断学にとって極めて有用な分類であることは論を待たないが，治療学の分類においても本分類，さらに WHO 分類，前項で解説されている Basal-like subtype に代表される instinct subtype が新しい分類として発表されている。

　乳癌取扱い規約の中の浸潤性乳管癌の 1 亜型である乳頭腺管癌には 2 種類が挙げられる。1 つは浸潤癌成分よりも乳管内癌成分が優位な型で，画像診断では非浸潤性乳管癌（Ductal carcinoma in situ：DCIS）との鑑別が困難な症例が多い。もう 1 つは浸潤傾向が強い乳頭腺管癌で，管状・篩状あるいは乳頭状構造を保ちながら間質に浸潤する高分化な乳癌である。頻度としては前者が比較的多く観察される。後者は WHO 分類の Invasive papillary carcinoma や Invasive cribriform carcinoma が含まれ，周囲間質に対して圧排性増生を示すことが多く，画像

表　乳腺腫瘍の組織学的分類

I. 上皮性腫瘍
　A. 良　性
　　1. 乳管内乳頭腫
　　2. 乳管腺腫
　　3. 乳頭部腺腫
　　4. 腺　腫
　　　4a. 管状腺腫
　　　4b. 授乳期腺腫
　　5. 腺筋上皮腫
　B. 悪　性
　　1. 非浸潤癌（DCIS, LCIS）
　　　1a. 非浸潤性乳管癌
　　　1b. 非浸潤性小葉癌
　　2. 浸潤癌
　　　2a. 浸潤性乳管癌
　　　　2a1. 乳頭腺管癌
　　　　2a2. 充実腺管癌
　　　　2a3. 硬　癌
　　　2b. 特殊型
　　　　2b1. 粘液癌
　　　　2b2. 髄様癌
　　　　2b3. 浸潤性小葉癌
　　　　2b4. 腺様嚢胞癌
　　　　2b5. 扁平上皮癌
　　　　2b6. 紡錘細胞癌
　　　　2b7. アポクリン癌
　　　　2b8. 骨軟骨化生を伴う癌
　　　　2b9. 管状癌
　　　　2b10. 分泌癌
　　　　2b11. 浸潤性微小乳頭癌
　　　　2b12. 基質産生癌
　　　　2b13. その他
　　3. Paget 病
II. 結合織性および上皮性混合腫瘍
　A. 線維腺腫
　B. 葉状腫瘍
　C. 癌肉腫
III. 非上皮性悪性腫瘍
IV. 分類不能腫瘍
V. 乳腺症
VI. 腫瘍様病変
　A. 乳管拡張症
　B. 炎症性偽腫瘍
　C. 過誤腫
　D. 女性化乳房
　E. 副　乳
　F. その他

（日本乳癌学会　乳癌取扱い規約　第 16 版）

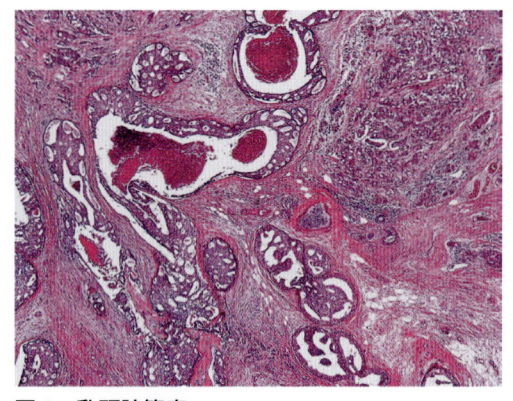

図1 乳頭腺管癌
　拡張乳管内に篩状構造や中心壊死を伴う面疱型を認める。これらの周囲には浸潤巣が認められる。乳管内成分優位な乳頭腺管癌の像である（HE，×10）。

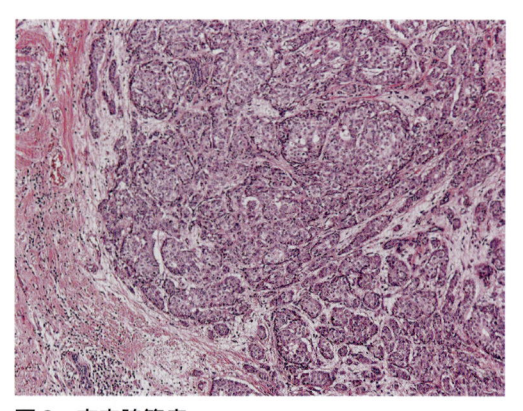

図2 充実腺管癌
　癌細胞が数十〜数百の細胞集塊を成し，周囲に圧排性に増生を示している。充実腺管癌の像である（HE，×10）。

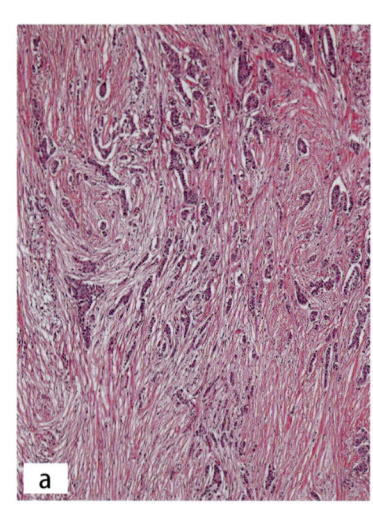

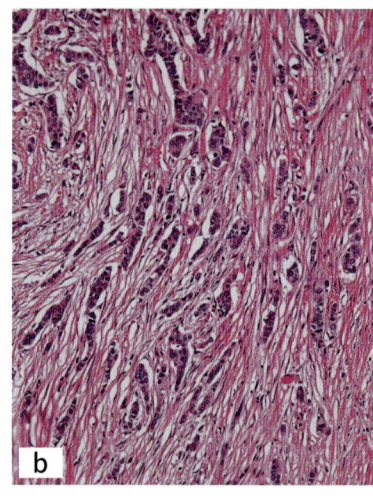

図3 硬癌
　癌細胞が索状，線状に間質に浸潤している。硬癌の像である（HE，a：×4，b：×20）。

　診断では後述する充実腺管癌との鑑別が必要となる症例もある。充実腺管癌は数十から数百個の癌細胞集塊が浸潤性に増生する型で，周囲間質に向かって圧排性増生の傾向が強い。また，小さい腺管構造を伴うことがある。硬癌も2つの形態に分けられる。1つは狭義の硬癌で癌細胞が個々ばらばらに，あるいは小塊状，索状となって間質に浸潤する型であり，もう1つは広義の硬癌とよばれ，乳頭腺管癌あるいは充実腺管癌の特徴を有しながら，びまん性に間質浸潤をきたした型である。
　非浸潤癌はDCISと非浸潤性小葉癌（Lobular carcinoma in situ：LCIS）に亜分類される。DCISは面疱型，乳頭型，低乳頭型，篩状型，充実型，平坦型があり，これらが種々の割合で混在していることが多いが，別の観点から，面疱型と非面疱型に分ける分類や，核異型度によってLow grade，Intermediate grade，High gradeに分ける立場もある。一方，WHO分類[1]ではDuctal intraepithelial neoplasia（DIN）の概念が提唱されており，

DIN を 1 〜 3 に分類している。すなわち，DIN1A は Flat epithelial atypia（FEA），DIN1B は Atypical ductal hyperplasia（ADH），DIN1C は Low grade DCIS，DIN2 は Intermediate grade DCIS，DIN3 は High grade DCIS に相当するとしている。この分類は癌の多段階発現を意識したものと想定されるが，現段階では乳癌の多段階発現説は証明されていない。LCIS は全乳癌に対する頻度は約 0.1％ と稀であるが，現在では Atypical lobular hyperplasia，LCIS の 2 型を総括した Lobular neoplasia の用語が一般的である。ただし臨床的な取扱いに関しては切除すべきとする立場と十分な経過観察とする立場があり，混沌としている[2]。

浸潤性小葉癌は取扱い規約では特殊型に分類されている。全乳癌に対する頻度は欧米で 10 〜 15％ と高率であるが，日本では 3 〜 5％ と低率である。この原因は本邦の病理医が浸潤性小葉癌の 1 亜型である古典型を中心に分類しているのに対し，欧米では他の亜型を積極的に導入していることが大きな要因である。臨床的には浸潤性乳管癌に比べて多中心性発生，両側発生が高率であると同時に，周囲間質にとけ込むように浸潤するため境界が極めて不明瞭となりやすい。その結果，画像診断時に大きさを過小評価することが多いため，切除範囲の設定には十分な留意が必要な組織型である。本型は古典型，充実型，包巣型，多形型，tubulolobular type に亜分類する立場があるが，古典型，充実型，包巣型は同様の細胞形態をとり，腫瘍細胞は小〜中型でほぼ均一な大きさを呈しクロマチンに乏しく淡明な核を有する。多形型は古典型より比較的大きな異型核で構成されており，Histiocytoid type と呼称されている型である。形質細胞様で豊富の好酸性細胞質を有し，アポクリン細胞への分化を示唆する GCDFP（Gross cystic disease fluid protein）-15 が陽性となることが多い。Tubulolobular type は Tubulolobular carcinoma ともよばれ，浸潤性小葉癌と管状癌の中間的存在であるといわれている。極めて小さな腺管を構成し，浸潤形態は浸潤性小葉癌の形態を呈している。この小型腺管の周囲には浸潤性小葉癌と判定できる像がみられ，その移行像も確認できる。以上のように，浸潤性小葉癌も多岐に渡る組織像を呈するが，診断する上では硬癌との鑑別が重要である。免疫組織学的に，浸潤性小葉癌は免疫組織化学の E-cadherin が陰性を示すが，硬癌では陽性となる点が異なっている。

乳癌の特徴的な病理形態について，乳癌取扱い規約，WHO 分類を加味して概説した。今後も，乳癌取扱い規約の乳腺腫瘍組織学的分類は診断学，特に画像診断に対し，多大な寄与とその重要性を増すと考える。

参考文献

1) Tavassoli F and Devilee P：World Health Organization Classification of Tumours of the Breast and Female Genital organs：Lyon，France，2003（IARC Press）.
2) O'Malley F P.：Mod Pathol 2010：23 Suppl 2：S14-25，2010

XI-1. 子宮頸癌

西川 鑑
NTT東日本札幌病院産婦人科部長・札幌医科大学医学部臨床教授

キーワード
子宮頸癌，HPV，異形成，ワクチン

はじめに

　我が国では子宮頸癌に年間8,000人が罹患し約2,400人が死亡している。全世界では毎年約50万人が罹患しその半数が死亡し，女性の死亡原因の第2位に位置している。先進国では癌検診の普及により減少傾向にあるが，日本では癌検診の受診率が低いこと，特に若年層での新規受診者が増加しないことなどから，20代，30代においては年々発症率が上昇している。

　子宮頸癌は，100年以上前から性行為との関連性が示唆されていた。かつて，単純ヘルペスウイルス説が提唱され，多くの研究がなされたが前方視的研究により否定された。1956年にコンジローマにコイロサイトーシスが存在することが報告され，1977年には子宮頸癌の前癌病変である異形成（Dysplasia）にコイロサイトーシスが存在することが形態学的に証明された。その後，1980年，コンジローマからヒトパピローマウイルス（HPV）6型が同定されたことから，コイロサイトという類似した形態を持つ異形成さらには子宮頸癌にもHPVが関与しているものとして，頸癌からHPVの分離が精力的に試みられた。1983年，zur Hausenらのグループが子宮頸癌から6型とは異なるHPV16型の分離同定に成功した。それを機に，HPVと子宮頸癌について数多くの研究がなされた。その後，子宮頸癌には16型をはじめ多くのタイプが子宮頸癌に関与していること，癌から検出されるリスク型HPVは癌遺伝子を持ち，発癌に関与していることなどが明らかになっていった[1]。

1. 子宮頸癌の病理

　子宮頸癌はその約9割が扁平上皮癌で約1割が腺癌である。子宮頸部のSquamo-columner junctionの基底層部分にある予備細胞にHPVが感染することで，細胞が不死化し正常上皮が異形成，上皮内癌，扁平上皮癌へと進展する（図1）。扁平上皮癌の前癌病変としては異形成が存在している

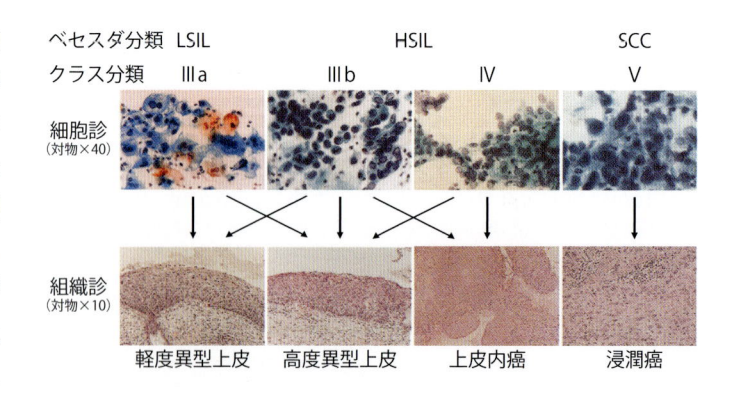

図1A　異形成と扁平上皮癌の細胞と組織像

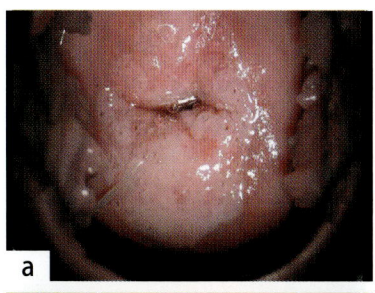

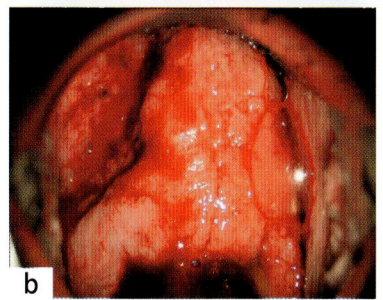

図 1B　上皮内癌と浸潤癌のコルポスコープ所見
a：上皮内癌，b：浸潤癌

表 1　子宮頸部の細胞診と組織診断の用語

| 細胞診用語 (Papスメア) ||組織診断用語 (バイオプシー・生検) ||
クラス分類	ベセスダシステム	CIN 分類	WHO 分類
クラスI	Normal	Normal	Normal
クラスII	ASC-US	Inflammatory/reparative responses	Inflammatory/reparative responses
クラスIIIa	LSIL	CIN1	軽度異形成
クラスIIIb	HSIL	CIN2	中等度異形成
クラスIV	HSIL	CIN3	高度異形成；上皮内癌
クラスV	浸潤子宮頸癌	浸潤子宮頸癌	浸潤子宮頸癌

ASCUS, atypical squamous cells of undetermined significance；LSIL or HSIL, low-or high-grade squamous intraepithelial lesion.
Solomon D et al. JAMA 2002：287, 2114-9, 2002

が，腺癌の上皮内病変としては腺上皮内癌以外，明らかな腺系の前癌病変は明らかになっていない[1]。

表1に示すように，これまで我が国の癌検診ではクラス分類が用いられてきたが，米国で主流となっているベセスダ分類を採用した。組織診断の用語としても我が国では主にWHO分類の異形成を使用しているが，諸外国ではCIN（Cervical intraepithelial neoplasia）分類を使用している。

2. HPVと子宮頸癌

HPVは約8,000塩基対からなる環状二本鎖DNAをゲノムとして持つDNAウイルスである（図2）。ゲノムのホモロジーにより型が分類され，現在120種類以上のHPVが同定されている。そのうち40種類以上のタイプが粘膜に感染する。これらは良性の尖圭コンジローマの原因である6，11型などの低リスク型，子宮頸癌から検出される高リスク型（16，18，31，33，35，45，51，52，58型など）に分けられる[2]。子宮頸癌の90%以上から高リスク型HPVが検出される。世界的にみて16型が最も高頻度に検出されるが，欧米では比較的検出率の高い45型は日本ではほとんど検出されないなど，タイプ別の検出頻度には地域差がある。

HPVは癌化へのある段階で宿主細胞への組み込みが起こる。環状DNAであるHPVは切断され，一部のHPV遺伝子が欠損し線状のDNAとして宿主DNAへ組み込まれるが，癌遺伝子としての機能を持つE6，E7とLCR領域は必ず保存されており，癌化に重要な

役割を果たしていることがわかる。E6, E7の機能としては, E7タンパクはRbタンパクと, E6タンパクはp53タンパクとそれぞれ結合し, 癌抑制遺伝子の作用を不活化することが知られている。さらに, 角化細胞の分化抑制や免疫監視機構からの逃避などの機能を持つことがわかってきた[2]（図3）。

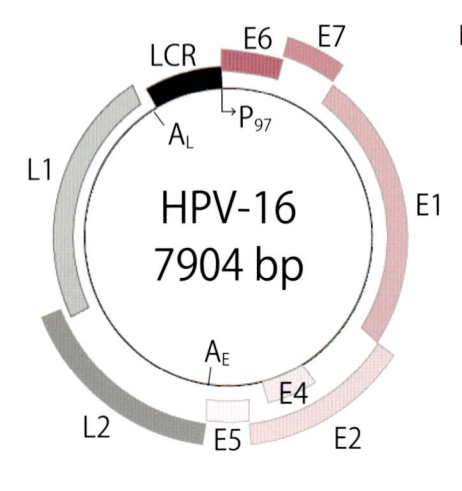

図2 HPV16のゲノム構造と各遺伝子の機能

- E1： DNA複製
- E2： DNA複製, E6プロモーターの抑制
- E3： 機能は不明
- E4： 粒子形成・遊離に関与
- E5： 感染細胞の形質転換に関与
- E6： p53との結合と崩壊, 転写調節形質転換, 細胞増殖刺激
- E7： Rbとの結合, 転写調節, 細胞DNA合成誘導, 形質転換, 細胞増殖刺激
- L1： 主要なカプシドタンパク
- L2： 微量なカプシドタンパク

（清水 文七 編：パピローマウイルスによる腫瘍：170-172, 文光堂, 東京, 2000 より引用）

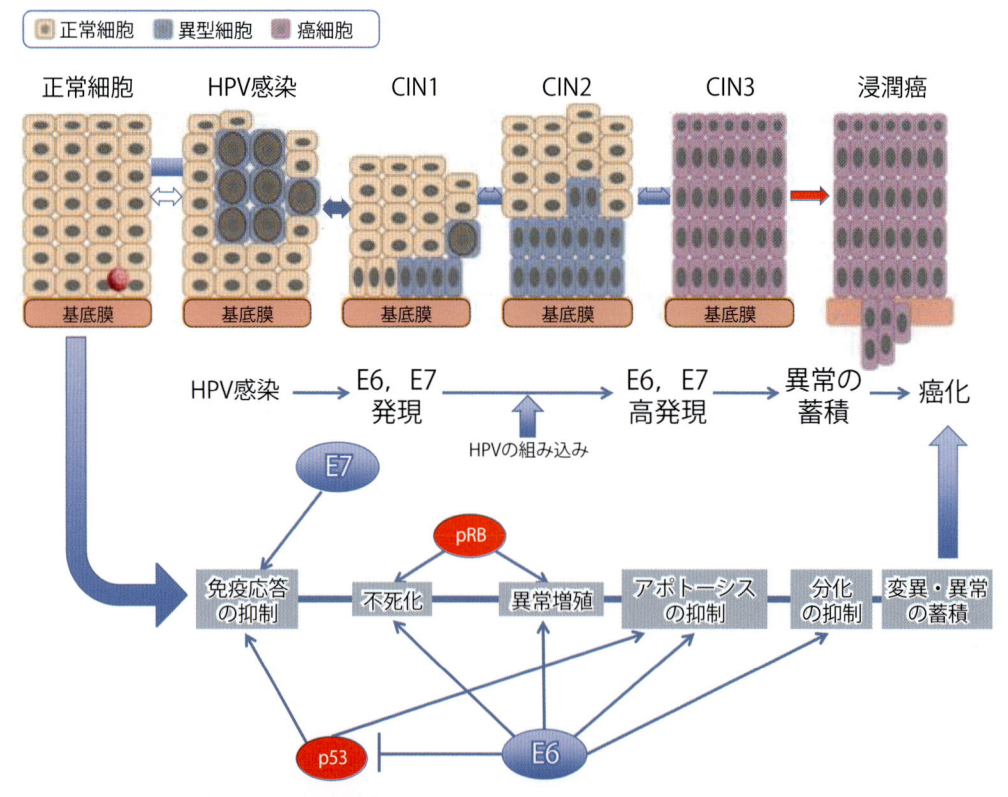

図3 子宮頸癌の癌化機構とHPVの役割

3. ワクチンによる子宮頸癌の予防

　HPVに対するワクチンとしてHPV16, 18に対するワクチンが2009年に我が国でも承認された。現在まで世界100カ国以上で2価(HPV18.18)あるいは4価(HPV6, 11, 16, 18)のワクチンが臨床応用されている。これまでの臨床試験では対象となるHPVの感染を完全に防いでおり、子宮頸癌の約7割を予防できると考えられている[3]。これらのワクチンの接種率が増えればワクチンによる罹患率減少効果が期待できる。しかし、日本では52や58型などは欧米に比べて検出頻度が高いこともあり、16/18以の型にも効果があるワクチンの開発が期待される。

　現在、子宮頸癌の一次予防としてのワクチンの話題が大きく取り上げられているが、二次予防として、従来の細胞診によるスクリーニングの普及をより推進することも我が国にとっては大きな課題である。

文　献

1) 工藤 隆一, 西川 鑑：婦人科臨床エビデンス：358-371, メジカルビュー社, 2003
2) 斉藤 真子, 清野 透：日本臨床：53-61, 2009
3) Paavonen J et al Lancet. : 374 (9686) : 301-14, 2009

XI-2. 子宮体癌に対するヒトモノクローナル抗体 HMMC-1 の特性

進 伸幸[1], 鈴木 直[2], 青木 大輔[1]

慶應義塾大学医学部産婦人科[1]
聖マリアンナ医科大学産婦人科[2]

キーワード

卵巣癌, ヒトモノクローナル抗体, 糖鎖抗原, ムチン型糖鎖, 補体依存性細胞障害活性

はじめに

現在, 多くの悪性腫瘍の治療で用いられる化学療法については, 様々な薬剤が開発されているものの, 進行・再発癌について十分満足のいく治療成績が得られるとは言い難いのが現状であり, 分子標的治療など, 新たなアプローチが試みられている。モノクローナル抗体を用いた抗体薬による治療もその1つであるが, 抗体がマウス由来であったり, マウスとヒトのキメラ型抗体やヒト化抗体である場合, ヒトに投与すると少なからずマウス成分に起因する抗原性の出現が懸念される。そこで, 治療に応用可能な抗体薬の開発を目途に, 子宮体癌に対するヒトモノクローナル抗体を作成した。作成した抗体はヒト型であるので臨床応用に結びつけやすいと考えられる。

1. HMMC-1 の免疫学的特性

今回作成したヒトモノクローナル抗体は HMMC-1 (human monoclonal antibody against müllerian duct-related carcinoma) と命名された。HMMC-1 は, ヒト子宮体癌由来培養細胞 SNG-S を免疫したヒト抗体産生マウスの脾臓の細胞とミエローマ細胞とから作成したハイブリドーマが産生するヒト IgM モノクローナル抗体である[1]。

HMMC-1 の免疫組織化学的反応性を検討したところ, 子宮体癌の 54.6% に反応するのに対して正常子宮内膜には反応しない。また, 子宮頸部腺癌の 76.9%, 上皮性卵巣癌の 75.0% に陽性反応を示し, 腹膜癌の 87.5% に陽性である。実際の免疫組織化学的反応性を図1に示した。その他, 消化管, 肝, 肺, 脳, 甲状腺などについては正常組織に対しても悪性腫瘍組織に対しても陰性である。以上より HMMC-1 は女性生殖器由来すなわち胎生期のミューラー管に関連する組織の悪性腫瘍 (müllerian carcinoma) に対して高い特異性を示す抗体である[1]。

2. HMMC-1 の細胞障害活性

HMMC-1 の持つ特性として SNG-S に対する細胞障害活性がある。SNG-S は HMMC-1 抗原を強発現しており, HMMC-1 と反応することによって血清中の補体と結合して補体依存性細胞障害活性が起こり細胞融解を生じる (図2)。一方, 同じ子宮体癌株であっても HMMC-1 抗原を発現していない SNG-Ⅱ ではこの現象は観察されないことから, HMMC-1 抗原の発現が HMMC-1 による細胞障害の鍵と考えられる[1]。

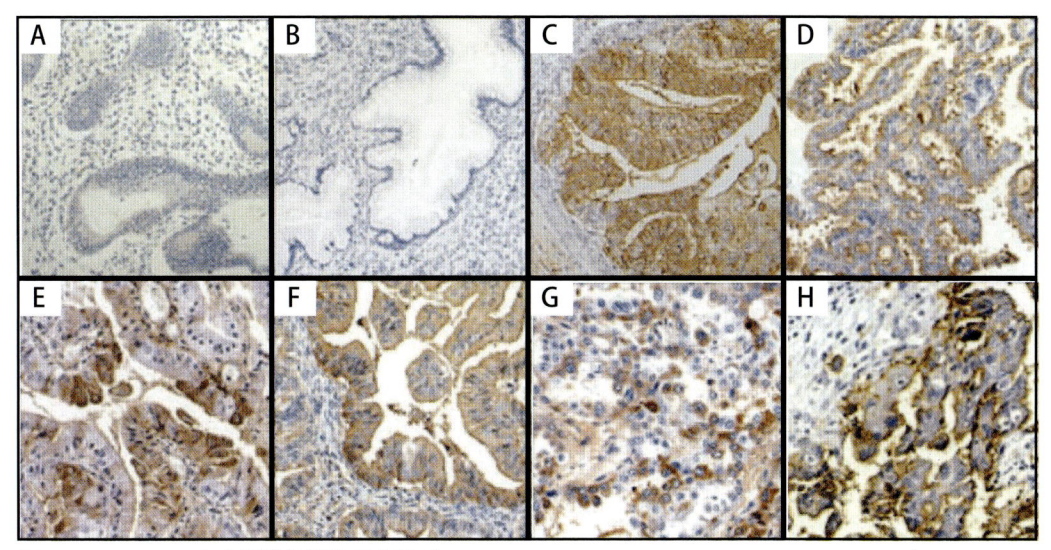

図1　HMMC-1の免疫組織化学的反応性（A, B：×75，C, D, E, F：×100，G, H：×125）
A：正常子宮内膜（増殖期），B：正常子宮頸管腺，C：子宮体癌（類内膜腺癌），D：卵巣漿液性腺癌，E：卵巣粘液性腺癌，F：卵巣類内膜腺癌，G：卵巣明細胞腺癌，H：腹膜癌。正常の子宮内膜や頸管腺に対しては反応陰性。子宮体癌や種々の卵巣癌組織および腹膜癌に対しては陽性。文献1より引用。

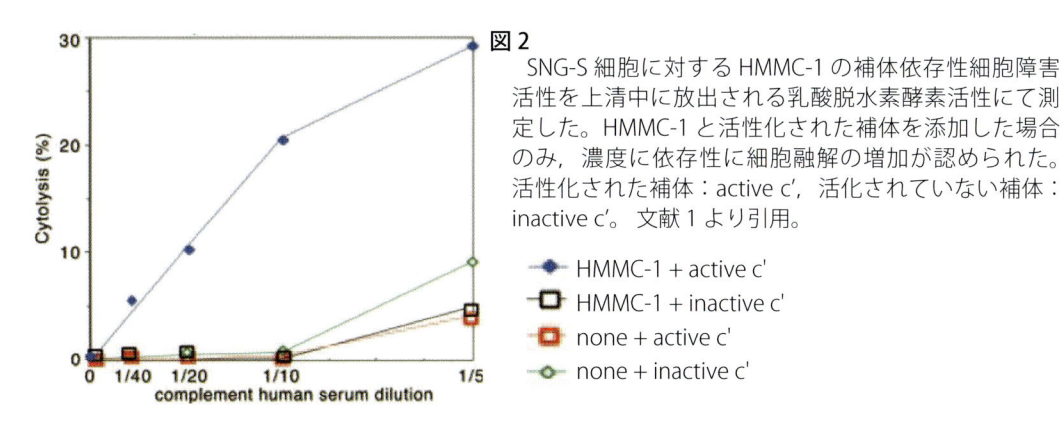

図2
SNG-S細胞に対するHMMC-1の補体依存性細胞障害活性を上清中に放出される乳酸脱水素酵素活性にて測定した。HMMC-1と活性化された補体を添加した場合のみ，濃度に依存性に細胞融解の増加が認められた。活性化された補体：active c'，活化されていない補体：inactive c'。文献1より引用。

3. HMMC-1抗体によって認識される抗原エピトープの構造

それではHMMC-1抗原分子とはどのような構造を持つのであろうか。予備的な検討ではHMMC-1抗原分子には糖鎖が関与していたことから複合糖質についての解析を行った。SNG-Sライセートを展開したウエスタン・ブロッティングでは70〜200kDaのバンドが認められるが，ムチン型糖鎖（O-glycan）の合成を阻害するbenzyl N-acetyl α-galactosaminideを添加して培養した場合には，このバンドの出現が抑制されるのでHMMC-1抗原はO-glycanを有していると考えられた[1]。

次にHMMC-1抗原を構築するのに必要な糖転移酵素を検索することによってエピトープの構造の詳細を探った。この検討は抗原を発現していないSNG-IIに，O-glycanの合成に寄与する7種の糖転移酵素cDNAを様々な組み合わせでトランスフェクションすることによってHMMC-1抗原が発現するか否かを調べることによって行った（図3）。結果として抗原エピトープは，伸張したcore 1 O-glycan（extended core 1）の末端にフコースが結合したFucα1→2Galβ1→4GlcNAcβ1→3GalNAcα1→Ser/Thrと考えられた[1]。

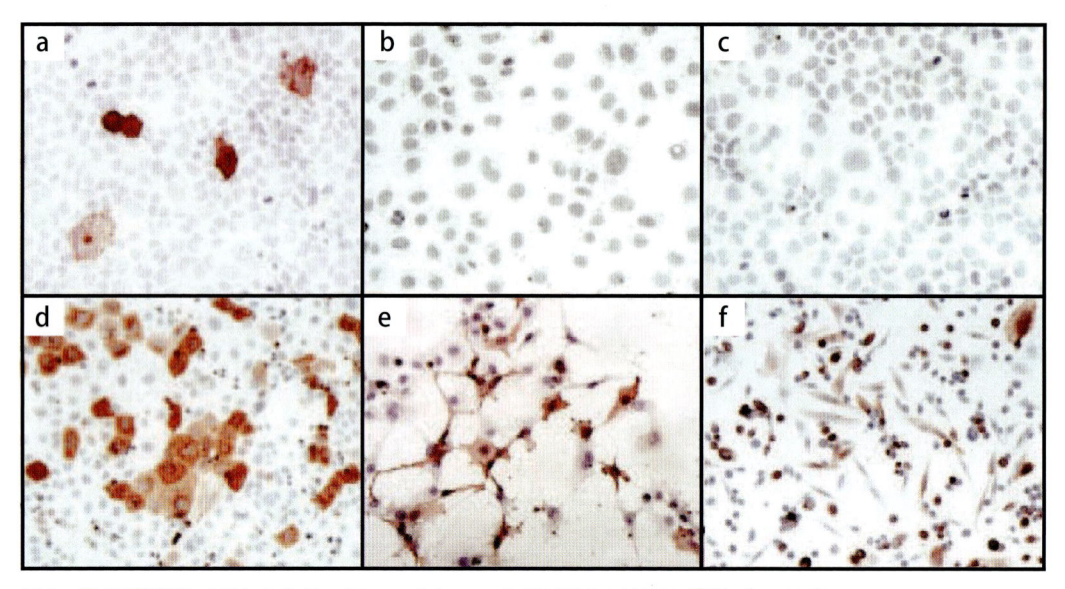

図3　糖転移酵素 cDNA のトランスフェクションと HMMC-1 抗原の発現（×150）

　a〜d：SNG-Ⅱ，e：COS 細胞，f：CHO 細胞。文献 1 より引用。

- a： 7種の糖転移酵素（α-1,2 fucosyltransferase 1, α 1,3/4 fucosyltransferase, core 1 β 1,3-N-acetylglucosaminyltransferase, core 2 N-acetylglucosaminyltransferase-L, core 2 N-acetylglucosaminyltransferase-M, core 3 N-acetylglucosaminyltransferase, β 1,3-galactosyltransferase）cDNA をトランスフェクションした場合に HMMC-1 反応陽性となる。
- b, c： α-1,2 fucosyltransferase 1 (b) または core 1 β 1,3- N- acetylglucosaminyltransferase (c) をそれぞれ除外した 6 種 cDNA を同時にトランスフェクション。HMMC-1 反応陰性。
- d： α-1,2 fucosyltransferase 1 と core 1 β 1,3- N- acetylglucosaminyltransferase の 2 種 cDNA をトランスフェクション。HMMC-1 反応陽性。
- e, f： α-1,2 fucosyltransferase 1 と core 1 β 1,3-N-acetylglucosaminyltransferase の 2 種をトランスフェクション。HMMC-1 反応陽性。

4. HMMC-1 抗体の可能性

　HMMC-1 抗原は女性生殖器，すなわちミューラー管由来の悪性腫瘍に特異的に発現し，それを認識する HMMC-1 には補体依存性細胞障害活性があることから，その抗原を発現している悪性腫瘍細胞をターゲットとする治療戦略の開発に結びつけられる可能性がある。そして HMMC-1 がヒトモノクローナル抗体であるという利点と，認識抗原のエピトープが明らかである点は，こういった分子標的治療の実用に向けて強力なサポートとなると考えられる。分子標的治療は，当該分子がターゲットとなる細胞に局在することが必要になる。ターゲット分子を発現している癌を有する症例だけを治療対象とすればよい。多くの悪性腫瘍は生検，手術などによって癌組織を得ることができるので，免疫組織化学的手法はターゲット分子の局在を知る有力なツールである。

文　献

1) Nozawa S, et al.：Clin Cancer Res. 10：7071-7078, 2004

XI-3. 卵巣腫瘍
1) 表層上皮性・間質性腫瘍

田代 浩徳, 片渕 秀隆

熊本大学大学院生命科学研究部産科婦人科学分野

キーワード
表層上皮性間質性腫瘍・ミューラー管・上皮性卵巣癌・母細胞・分子発癌機構

はじめに

卵巣表層上皮性間質性腫瘍は，良性，境界悪性ならびに悪性に分けられ，中でも悪性腫瘍は上皮性卵巣癌（卵巣癌）とよばれている。卵巣癌には多彩な組織型が存在し，それぞれに特異な遺伝子の発現や異常が見出されつつある。さらに，癌責任遺伝子，いわゆるdriver gene に応じた臨床経過を示すことも明らかになってきている。近年，この卵巣癌を臨床分子病理学的観点で2つに大別し単純化することで整理していくことが提唱されている[1]。

1. 卵巣癌発生母地

卵巣癌は不可視領域の腹腔内に発生するために，多くは診断される際に進行した状態で発見されることから，その発生母地はいまだに完全には解明されていない。しかし，上皮系と間葉系の両者の性格を有する卵巣表層上皮（ovarian surface epithelium：OSE）[2] やそれが卵巣間質内に陥入し形成された封入嚢胞[3] より発生した初期の卵巣癌が稀ながら捉えられている。このことより，OSE が卵巣癌の発生母地として長く信じられ，機能解析ならびに発癌研究が進められてきた[4〜12]。その中で，子宮の原基であるミューラー（Müller）管は胎生期において体腔上皮の陥入により発生することから，腹膜中皮や卵巣を被覆する表層上皮と，ミューラー管由来の臓器の発生起源は同一であるという概念（secondary Müllerian system）が提唱され，卵巣癌の形態学的特徴である卵管上皮，子宮内膜腺上皮あるいは子宮頸管腺上皮に類似した癌腫が発生するものと信じられてきた[5]。近年の分子生物学の進歩により，このミューラー管由来の臓器形成をプログラムしているHOXA遺伝子（HOXA9-11）がそれぞれの組織型に応じて発現していることが確認され，実験的にもマウスならびにヒトの腫瘍形成性OSE 細胞株にこれらの遺伝子を導入し移植することでそれぞれの組織型に類似した癌腫を形成することが示されている[13]。一方，最近になり，卵巣に近接する卵管采上皮が発生母地となっている癌腫が卵巣癌に包含されていることが指摘され注目されている。これは，欧米において家族性乳癌卵巣癌症候群の責任遺伝子であるBRCA1 もしくはBRCA2 の変異保有者に対して予防的子宮付属器摘出術が施行されるようになり，その摘出標本の病理組織学的検索で初期病変が卵管采上皮に捉えられることが多いことによる[14]。このことを拠りどころに，卵管采上皮細胞より発生した癌細胞が卵巣表層に付着し癌腫を形成すると考えられている。また，OSE や卵管上皮から直接発

生するのではなく，良性あるいは境界悪性腫瘍から癌腫の発生が確認されることもある[1]。さらに，類腫瘍病巣であるチョコレート嚢胞内の子宮内膜症の構成上皮からの癌化が捉えられることもある[1, 15~16]。

2. 卵巣癌の臨床分子形態学的分類

　最近，Shih and Kurman は，臨床病理学，組織病理学ならびに分子病理学の三者から論理を展開し，良性ならびに境界悪性卵巣腫瘍やチョコレート嚢胞などの前癌病変から発生する type I 卵巣癌，前癌病変を介さず OSE や卵管采上皮から de novo に発生する type II 卵巣癌の 2 つに大別することを提唱している（表 1）[1]。

　卵巣癌の中で，最も頻度の高い漿液性腺癌では，境界悪性腫瘍から，微小乳頭状癌（micropapaillary carcinoma）[17]，低悪性度漿液性腺癌と進展していく type I と OSE や卵管采上皮より de novo に発癌する高悪性度漿液性腺癌の type II に分類される。前者においては，遺伝子解析において，K-ras や B-raf 遺伝子などの変異が高頻度に同定されており，RAS-MAPK のシグナルの異常が知られている。その一方で，p53 遺伝子の変異はほとんど観察されない[1]。このような type I の腫瘍では非常に多くの砂粒小体が観察されることがあり，type I の特徴の 1 つと考えられる。これは p53 タンパクの機能が保持されることでアポトーシスが生じやすく，結果としてアポトーシスをきたした細胞に石灰沈着を伴った砂粒小体が観察されると推察される（図 1）[18]。Type II では，K-ras や B-raf 遺伝子自体の変異の頻度は極めて低く，多くは p53 遺伝子の変異が同定されている（図 2）[18]。また，これらの type II の漿液性腺癌においては，p53 タンパクの機能喪失により，ゲ

表 1　組織型，推定前癌病変，遺伝子変化より分類される卵巣癌タイプ分類[1]

	組織型	推定前癌病変	既知の遺伝子変化
Type I	漿液性腺癌（低悪性度） 浸潤性微小乳頭状漿液性癌	漿液性嚢胞腺腫／腺線維腫 異型増殖性漿液性腫瘍 非浸潤性微小乳頭状漿液性癌	BRAF 変異， KRAS 変異（~67%）
	粘液性腺癌	粘液性嚢胞腺腫 異型増殖性粘液性腫瘍	KRAS 変異（>60%）
	類内膜腺癌	子宮内膜症 類内膜腺線維腫 異型増殖性類内膜腫瘍	LOH/PTEN 変異（20%） β-catenin 変異（16~54%） KRAS 変異（4~5%） MI（13~50%）
	明細胞腺癌	子宮内膜症 明細胞腺線維腫 異型増殖性明細胞腫瘍	KRAS 変異（5~16%） MI（~13%） TGF-β RII 変異（66%）
Type II	漿液性腺癌（高悪性度） 未分化癌	de novo （卵巣表層上皮・卵管采上皮）	p53 変異（50~80%） HER2/neu（10~20%）， AKT2（12~18%）の遺伝子増幅 p16 不活化（10%~17%）
	悪性中胚葉性混合腫瘍 （癌肉腫）	de novo （卵巣表層上皮）	p53 変異（>90%）

LOH：loss of heterozygosity,　MI：microsatelite instability

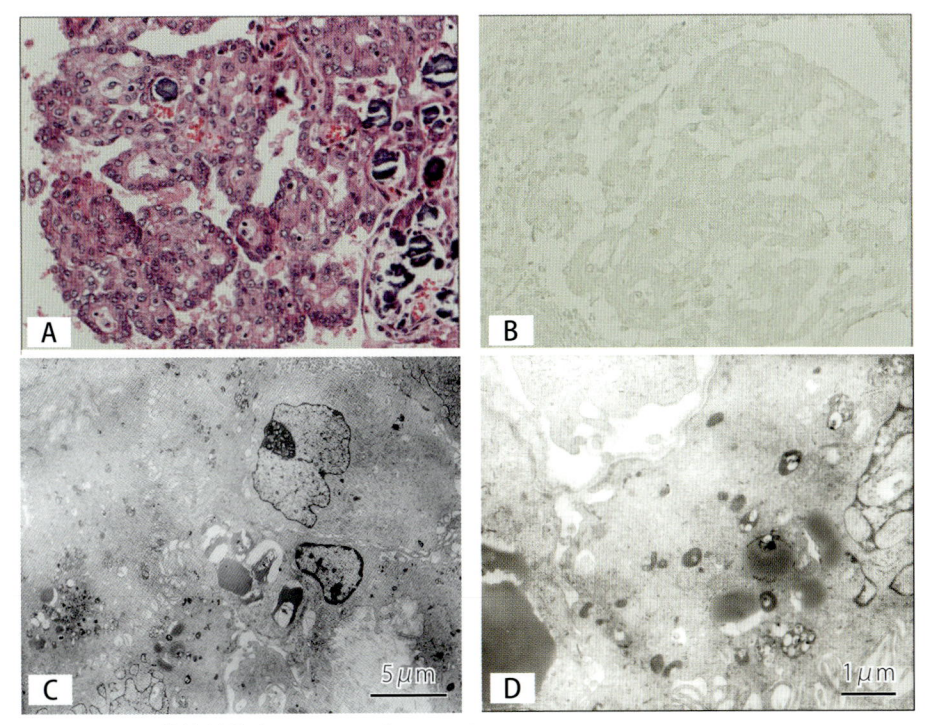

図1 Type I漿液性腺癌　Serous adenocarcinoma

19歳のIV期，pT3cN1M1の症例で，高分化型の漿液性腺癌であり，光顕による観察で多数の砂粒小体を有していた（A）。また，p53タンパクに対する免疫染色陰性であった（B）。電顕では，砂粒小体近傍において細胞質内に顆粒が多数存在し細胞器官の減少した細胞が観察された（C）。また，核が不正で核クロマチンが粗造となった細胞もみられ，細胞質内にlysosome様の顆粒や空胞形成もみられた。

本症例は，術後20年を経過し，健在である。

（A：ヘマトキシリン・エオジン染色　光顕×20，B：p53免疫染色（Do-7）メチルグリーン染色　光顕×20，C：酢酸ウラン・クエン酸鉛染色 透過型電顕 Bar＝5μm，D：酢酸ウラン・クエン酸鉛染色 透過型電顕 Bar＝1μm）

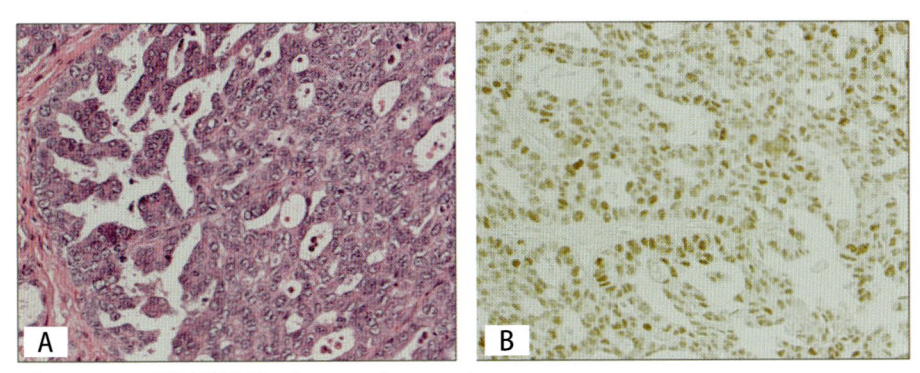

図2 Type II漿液性腺癌　Serous adenocarcinoma

64歳のIIIb期，pT3bN0M0の症例で，低分化型の漿液性腺癌であり，砂粒小体は認められなかった。また，p53タンパクに対する免疫染色で陽性であった。初回手術後，化学療法に対し抵抗性を示し，12ヶ月後に原癌死した。

（A：ヘマトキシリン・エオジン染色×20，B：p53免疫染色（Do-7）メチルグリーン染色×20）

ノム不安定性を有し染色体異常（aneuploidy）や多くの遺伝子増幅などの異常を伴っている[18]。Type Ⅱでは，type Ⅰのような多数の砂粒小体が観察されることは稀である[18]。

卵巣粘液性腺癌においては，多くは良性卵巣腫瘍や境界悪性腫瘍を介して癌化するtype Ⅰが多いとされ，K-ras遺伝子の変異が多く報告されている。類内膜腺癌においては，卵巣の子宮内膜症由来のtype Ⅰとde novoの発生のtype Ⅱが知られている。前者においては，PTENやCTNNB1の変異によりphosphoinositide 3-kinase（PI3K）/PtenやWnt/β-cateninシグナルの異常がみられることが多く，後者においてはp53の変異が同定されることが多い。明細胞腺癌においては，卵巣における子宮内膜症あるいは腺線維腫を発生母地としたtype Ⅰが知られているが，これらとは関連のない明細胞腺癌も存在すると考えられている。明細胞腺癌では，腫瘍細胞性格の特徴を示すanexine A4やhypoxia inducible factor（HIF）1α, hepatocyte nuclear factor（HNF）1βなどの遺伝子発現が知られている。最近，明細胞腺癌にchromatin remodelingにかかわるARID1A遺伝子の変異が高頻度に同定され，これが癌抑制遺伝子として機能していることが報告されている[19]。

おわりに

卵巣癌は，その発生部位の特異性と多彩な組織型の存在により，その発癌過程はブラックボックスの中にあった。しかし，分子生物学的解析の発展により，その仕組みが徐々に明らかにされてきている。現在，この基礎的解析に臨床病理学的概念が導入され，複雑な卵巣癌の病態が明らかにされようとしている。

参考文献

1) Shih IM et al.：Am J Pathol 164：1511-1518, 2004
2) 片渕 秀隆 他：日婦人科病理・コルポ誌 13：162-166, 1995
3) 片渕 秀隆 他：日婦腫瘍会誌 20：292-304, 2002
4) Nakamura M et al.：Virchow Arch 424：59-67, 1994
5) Okamura H et al.：Int Rev Cytol 242：1-54, 2005
6) Okamura H et al.：It J Anat Embryol 106（Suppl 2）：263-276, 2001
7) Ohtake H et al.：Jpn J Fertil Steril 44：147-152, 1999
8) Nagayoshi Y et al.：Mol Hum Reprod 11：615-621, 2005
9) Katabuchi H et al.：Med Electron Microsc 36：74-86, 2003
10) Nitta M et al.：Gynecol Oncol 81：10-17, 2001
11) Maeda T et al.：Br J Cancer 93：116-123, 2005
12) Sasaki R et al.：Carcinogenesis 30：423-431, 2009
13) Cheng W et al.：Nat Med. 11：531-537, 2005
14) Kindelberger DW et al.：Am J Surg Pathol 31：161-169, 2007
15) 前田 知子 他：日婦腫瘍会誌 21：45-53, 2003
16) van Gorp T et al.：Best Pract Res Clin Obstet Gynaecol 18：349-371, 2004
17) Katabuchi H et al.：In J Gynecol Pathol 17：54-60, 1998
18) Motohara T et al.：Cancer Sci 101：1550-1556, 2010
19) Jones S et al.：Science：2010（in press）

XI - 3. 卵巣腫瘍
2) 性索間質性腫瘍

中嶋 達也, 神崎 秀陽

関西医科大学産科婦人科学講座

キーワード

卵巣腫瘍, 性索間質性腫瘍, 顆粒膜細胞腫, セルトリ・間質細胞腫瘍, ステロイド細胞腫瘍

はじめに

卵巣の性索間質腫瘍は全卵巣腫瘍の5～10%程度とされる稀な腫瘍である。組織学的には表のように分類され、その中では、顆粒膜細胞腫が一番多い。ホルモン産生性を持つことがあり、多彩な臨床症状を呈する場合もある。実験動物においては、卵母細胞が枯渇し、下垂体機能が正常な状況で、性索腫瘍を比較的簡単に誘導することができることから、卵母細胞がなくなった後の卵胞顆粒膜細胞の変性と、引き続いて起こる下垂体性ゴナドトロピンの上昇が顆粒膜細胞の腫瘍化にかかわるという仮説が支持されている[1]。この仮説は、顆粒膜細胞腫の大部分が閉経直後に発症する事実と一致するが、その他の時期に発生する腫瘍の説明ができないという難点がある。また、散発例の性索間質性腫瘍を調べた報告で、染色体19p13.3領域のヘテロ接合性の消失が41%に認められたとの報告がある[2]。この領域には Peutz-Jeghers syndrome（PJS）に関係する遺伝子の *SKT11/LBT1* があり、PJSには以下に述べる、輪状細管を伴う性索腫瘍との関連が報告されおり、徐々にではあるが、分子遺伝学的な知見も得られつつある。しかし、まだまだ組織発生については不明な点が多い。また、症例数が少ないことから、確立された治療法がなく、治療方法の選択に苦慮する場合も多い。表の分類にしたがって概説する。

表 組織学的分類

性索間質性腫瘍
1. 顆粒膜・間質細胞腫瘍
    1) 顆粒膜細胞腫
        ① 成人型
        ② 若年型
    2) 莢膜細胞腫・線維腫群腫瘍
        (1) 莢膜細胞腫
        (2) 線維腫
        (3) 線維肉腫
        (4) 僅少な性索成分を伴う間質性腫瘍
        (5) 硬化性間質性腫瘍
        (6) 間質性ライデッヒ細胞腫
        (7) その他
2. セルトリ・間質細胞腫瘍
    1) 高分化型
        ①セルトリ細胞腫
        ②セルトリ・ライデッヒ細胞腫
        ③（ライデッヒ細胞腫）
    2) 中分化型
    3) 低分化型
    4) 網状型
    5) 混合型
3. ステロイド<脂質>細胞腫瘍
    1) ライデッヒ細胞腫
    2) 間質性黄体腫
    3) 分類不能型
4. 輪状細管を伴う性索腫瘍
5. ギナンドロブラストーマ
6. 分類不能

文献（5）より引用

1. 顆粒膜・間質細胞腫瘍

1) 顆粒膜細胞腫

　卵巣の性索間質性腫瘍の約70%を占め，最も頻度が高い[3]。約60%は閉経後に発症するが，初経前に発症するものも5%程度あるとされる[2]。通常エストロゲン産生性であるが，活性がないかアンドロゲン産生を示すものもある。悪性の臨床経過を示すものは少数とされ，進展がゆっくりであることや，晩発性の再発が特徴とされる。組織像の特徴から①成人型と，②若年型とに分類される。前者は閉経期前後に多く，後者は若年者に多い。頻度は成人型が圧倒的に高い(95%以上)が，多彩な組織像を呈するため，様々な腫瘍との鑑別が必要となる[4]。形態学的に鑑別が困難な場合もあり，免疫染色による抗原マーカーの発現も有用な診断根拠となっている[5]。

2) 莢膜細胞腫・線維腫群腫瘍

(1) 莢膜細胞腫

　全卵巣腫瘍の1%を占めるとされ，閉経後，60歳代に発症頻度が高い[5]。エストロゲン分泌に伴う症状を半数以上に認め，90%以上の症例でα-インヒビンが陽性になるとされる[2]。基本的に良性の腫瘍である。

(2) 線維腫

　1%に胸水，腹水を伴うMeig's syndromeを呈するとされる[5]。基本的に良性の腫瘍である。ときに石灰化を伴うが，その頻度は10%未満とされる[2]。

(3) 線維肉腫

　極めて稀な腫瘍である。発症の平均年齢は58歳，大きな腫瘍として診断されることが多いとされる[2]。

(4) 僅少な性索成分を伴う間質性腫瘍

　線維腫または莢膜細胞腫の組織内に性索成分を伴うもので，性索成分が10%未満のものとされる[2]。良性腫瘍である。

(5) 硬化性間質性腫瘍

　若年者に多く，70%は14～29歳の間に分布するとされる。ホルモン活性を示すことは通常なく，基本的に良性の腫瘍とされる[2]。

(6) 間質性ライデッヒ細胞腫

　発症は閉経後に多く，平均60歳とされる。約半数の症例で男化が起こるのに対し，3分の1の症例では，エストロゲン分泌に伴う症状を伴うとされる[2]。

2. セルトリ・間質細胞腫瘍

　30～50%の症例でアンドロゲン症状を示す[5]が，ホルモン活性がないもの，あるいはエストロゲン活性を示すものもあるとされる。75%は40歳未満にみられ，卵巣癌の0.2%未満の頻度とされる。98%が片側性で，90%以上の症例ではⅠ期で診断され，大部分は低悪性度とされる[1]。

1）高分化型
　30歳代に多く，エストロゲン分泌に伴う症状を呈することが多く，男化徴候は少ないとされる。血清α-フェトプロテインが高値を示す症例があり，ライデッヒ細胞がなければ①セルトリ細胞腫，ライデッヒ細胞が存在すれば，②セルトリ・ライデッヒ細胞腫，主にライデッヒ細胞からなれば，③ライデッヒ細胞腫と診断される[5]。

2）中分化型
　組織型の中では最も多いとされる。男性化徴候を示すことが多いとされる[5]。

3）低分化型
　男化徴候が著明で，50％以上が悪性の経過をたどるとされる[5]。

4）網状型
　若年者に発症し，男化徴候は稀であるとされる[5]。

3. ステロイド＜脂質＞細胞腫瘍
　30～40歳代に多く，約40％に男性化徴候，7％にステロイド産生によるCushing症状を呈するとされる[6]。

1）ライデッヒ細胞腫
　前述したライデッヒ細胞腫はステロイド細胞腫瘍として再掲分類される。

2）間質性黄体腫
　80％の症例で閉経後の発生であり，60％の症例でエストロゲン分泌に伴う症状を認め，12％にアンドロゲン分泌に伴う症状を示すとされる。卵巣のステロイド腫瘍の20％を占めるといわれ，臨床的には良性の腫瘍である[2]。

4. 輪状細管を伴う性索腫瘍
　PJSを合併する場合とそうでない場合の2つのタイプがある。合併する場合は，約3分の1で，多発性，両側性に腫瘍ができ，そのうち15％に子宮頸部のminimal deviation adenocarcinoma（いわゆる悪性腺腫）を認める[2]。合併しない場合は，片側性で大きな腫瘍を認めるとされ，そのうち20％は悪性の経過をたどる[2,5]。PJSを合併するしないにかかわらず，エストロゲン分泌に伴う症状をしばしば認める[2]。PJSは，粘膜皮膚色素沈着，消化管の過誤腫を特徴とする疾患で，消化管，乳腺，卵巣，子宮頸部，精巣の良性，悪性腫瘍を合併する場合が知られている。常染色体優性遺伝の疾患で，染色体19p13.3に存在する遺伝子である*SKT11/LBT1*の変異と関連することがわかっている[7]。

5. ギナンドロブラストーマ
　セルトリ細胞と顆粒膜細胞の両成分を含む極めて稀な腫瘍とされる。臨床的にはエストロゲン活性を示すもの，アンドロゲン活性を示すもの，ホルモン活性のないものなど様々

であるが，稀にエストロゲン活性とアンドロゲン活性の両方を示すものがあるとされる。報告例は少なく，フォローアップされた症例は限られているが，そのほとんどはⅠ期であり，予後も良好であるとされる[2]。

6. 分類不能

2つのタイプがあり，一般的なのは，顆粒膜細胞腫またはセルトリ・ライデッヒ細胞腫と分類するには十分な分化が認められないもの，もう1つは，異なった部位で顆粒膜細胞腫またはセルトリ・ライデッヒ細胞腫に似た分化をしているが，ギナンドロブラストーマと分類するには十分ではないものである。臨床的にはエストロゲン活性を示すもの，アンドロゲン活性を示すもの，ホルモン活性のないものなど様々である。報告例は少ないが，Ⅰ期では予後は良好と考えられている[2]。

おわりに

性索間質性腫瘍に関しては，症例数が少ないことなどにより，予後についてもわからないことが多く，治療方法の選択や，管理に迷うことも多い。今後さらに研究が進み，さらなる知見が得られることを期待する。

参考文献

1) Colombo N et al.：J Clin Oncol 25：2944-2951，2007
2) Roth LM.：Int J Gynecol Pathol. 25：199-215，2006
3) 高野 政志 他：産科と婦人科 72（増刊）：276-279，2005
4) 清川 貴子 他：診断病理 24：18-20，2007
5) 井上 正樹：産婦人科治療 90：93-104，2005
6) 青木 陽一：産科と婦人科 76：451-456，2009
7) Gibbon DG.：J Pediatr Hematol Oncol. 27：630-632，2005

XI - 3. 卵巣腫瘍
3）胚細胞腫瘍

加来 恒壽，大石 善丈，小川 伸二
九州大学大学院医学系学府保健学専攻

キーワード

胚細胞腫瘍，卵巣，ディスジャーミノーマ，卵黄嚢腫瘍，奇形腫

卵巣腫瘍取扱い規約2009年12月［第2版］[1]およびWHO分類（2003年版）[2]を参照しながら胚細胞腫瘍について述べる。

胚細胞腫瘍は未熟な生殖細胞（胚細胞）から発生したと考えられる腫瘍の総称であり，stem cell systemの分化の多方向能を持った均一性のない腫瘍群である。原発性卵巣腫瘍の約30％を占め，その95％は成熟奇形種である。欧米では残りの胚細胞腫瘍は悪性で卵巣悪性腫瘍の約3％を占めるとされている[2]。日本では卵巣腫瘍の20％程度であり，発症年齢は平均18歳である。悪性胚細胞腫瘍は幼児，思春期の女性に多く，21歳以下の女性の卵巣腫瘍の約60％は胚細胞腫瘍であり，その内の3分の1は悪性である[2]。悪性胚細胞腫瘍は悪性卵巣腫瘍の4.25％を占め，40歳未満が59％であるが，最近では早期であれば化学療法でほぼ100％が治癒する[3,4]。

1. ディスジャーミノーマ：Dysgerminoma

原始胚細胞に類似した大型の腫瘍細胞からなる悪性腫瘍である。精巣に発生するセミノーマと同様の腫瘍と位置づけられる。他の胚細胞腫瘍との合併も認められる。

腫瘍細胞は大型類円形あるいは立方形で細胞境界は明瞭である。核は大型円形〜類円形でクロマチンは粗顆粒状で1〜2個の核小体を有し，核分裂も多く，細胞質は明るく，豊富なグリコーゲンを有する。腫瘍細胞は島状，胞巣状あるいは索状に配列し，これを線維性間質が囲んでいる（図1）。間質には種々の割合でリンパ球浸潤を伴い，Langhans型巨細胞や異物巨細胞が出現し，肉芽腫もみられることがある。免疫組織化学的に胎盤性アルカリホスファターゼが細胞膜に認められる。頻度は低いが合胞体栄養膜細胞が認められ，hCGが染色される場合がある[1,2,5]。

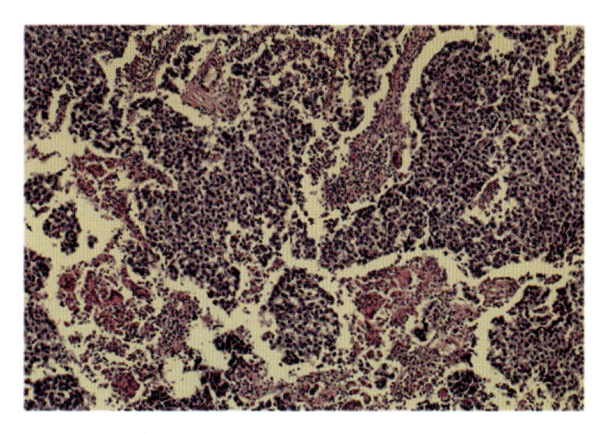

図1 ディスジャーミノーマ
腫瘍細胞は大型類円形で胞巣状に配列し，線維性間質が囲んでおり，リンパ球浸潤を伴っている（×100）。

2. 卵黄嚢腫瘍：Yolk sac tumor

腫瘍性の胚細胞が卵黄嚢 yolk sac 方向に分化し，α-フェトプロテインを産生する腫瘍と定義されている[1]。内胚葉洞腫瘍 endodermal sinus tumor ともよばれ，他の胚細胞腫瘍との合併も認められる。

卵巣腫瘍取扱い規約でも多彩な組織像を呈し，多くは，種々の組織像の混在・移行もみられるが，いずれかの組織像が優位となることがあるとされ，以下に組織学的パターンを示す。①微小嚢胞状あるいは網状，②大嚢胞状，③充実性，④腺管・蜂窩状，⑤内胚葉洞様，⑥乳頭状，⑦粘液腫様，⑧多小胞状卵黄嚢，⑨肝様，⑩原腸様[1,2,4]（図2）。また次のような亜型がある。

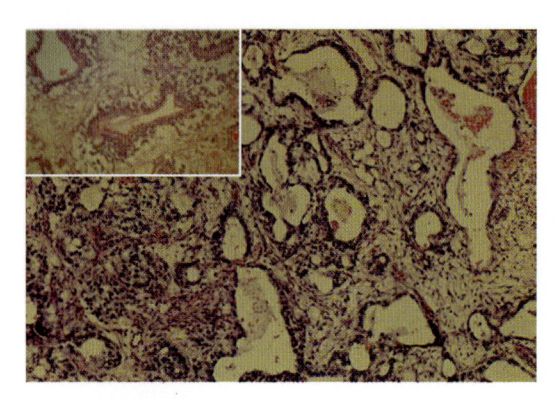

図2 卵黄嚢腫瘍
大嚢胞状および微小嚢胞状のパターンを示す。枠内は Schillar-Duval body である（× 40）。

(1) 典型的（内胚葉洞）
腫瘍細胞が血管周囲に配列を示すシラー・デュヴァル小体 Schillar-Duval body がみられ，細胞質はグリコーゲンや脂肪に富み明るい。細胞内外に好酸性硝子球がしばしばみられる。

(2) 多小胞状卵黄嚢型
初期胚の二次卵黄嚢に類似した形の多数の小胞からなる。

(3) 肝様型
肝細胞あるいは肝細胞癌に類似する好酸性の腫瘍細胞が充実性胞巣状，管状，索状に配列する[6]。

(4) 腺型
子宮内膜腺様の腺管構造を示し，核下空胞がみられる。若年者に多い[1]。

3. 胎芽性癌：Embryonal carcinoma

卵巣では稀で，若年者に多い腫瘍である[2,4]。胎芽期の未熟な上皮様の大型の異型細胞からなり，細胞境界は不明瞭，核は長円形，核小体は明瞭である。核分裂も目立ち，シート状，腺管状，乳頭状に増殖する。免疫染色で CD10，OCT3/4 が陽性で，EMA 陰性である[1,5]。

4. 多胎芽腫：Polyembryoma

発生段階の正常初期（受精後 13 〜 18）の胎芽成分に類似した胚盤，羊膜腔，卵黄嚢に相当するものからなり，いわゆる類胎芽体 embryoid body の一方的な増殖によって構成される腫瘍である。純粋型よりも卵黄嚢腫瘍や未熟奇形腫と共存することが多い[1,2,5]。

5. 非妊娠性絨毛癌：Non-gestational choriocarcinoma

多くは混合型胚細胞腫瘍内に混在する。単核の細胞性栄養膜細胞 cytotrophoblast（CT）と，多核で好塩基性の広い細胞質を有する合胞体栄養膜細胞 syncytiotrophoblast（ST）に類似する腫瘍細胞からなり，中間型栄養膜細胞 intermediate trophoblast（IT）も出現する。免疫染色で hCG は主に ST に陽性を示し，IT は hPL が陽性となる[1,2,5]。

6. 奇形腫：Teratoma

体細胞組織を模倣した2～3胚葉の組織からなる成熟奇形腫，胎生期の組織を模倣する未熟奇形腫や，単一の体組織を模倣する単胚葉性奇形腫も認められる。悪性転化を起こすことがある。

1）2胚葉あるいは3胚葉性の奇形腫

(1) 未熟奇形腫：Immature teratoma

構成組織が種々の程度に胎児様の未熟性を示す奇形腫である。未熟な組織は細胞密度が高く，核は濃染し，核分裂像も目立つ。ほとんど成熟組織からなるときも神経成分は未熟なことがある（図3）。未熟な神経上皮成分および他の組織の未熟成分の量は予後推定のための指標になると考えられ，組織学的異型度判定 grading に用いられる。Grade 0～3に分類される（表1）[1,2,5]。神経膠組織が腹膜播腫をきたしたものは腹膜神経膠腫症とよばれ，成熟組織のみからなる場合は grade 0 として扱われる[1]。

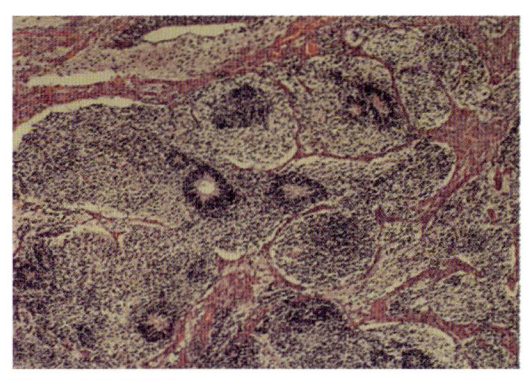

図3 未熟奇形腫
未熟な神経上皮成分よりなり，神経管様構造がみられる（×40）。

表1 未熟奇形腫の分化度分類（Grading）

Grade 0	すべての成分が成熟した組織よりなる（→成熟奇形腫）
Grade 1	未熟組織が少量みられ，成熟組織と混在する。核分裂像は少ない。未熟な神経上皮成分は，標本あたり低倍率（対物×4）で1視野を超えない。
Grade 2	未熟な成分が中等量みられ，核分裂がかなりみられる。未熟な神経上皮成分は，標本あたり低倍率（対物×4）で3視野を超えない。
Grade 3	未熟組織と未熟神経上皮が広範囲に存在する。未熟な神経上皮成分は，標本あたり低倍率（対物×4）で4視野あるいはそれ以上存在する。

（文献1より引用）

(2) 成熟奇形腫：Mature teratoma

　成熟した2～3胚葉の体細胞組織からなる腫瘍である。肉眼的な形態から①充実性，②囊胞性，③胎児性 fetiform（こびと型 homunculus）に分類される。囊胞性のものは皮様囊腫 dermoid cyst ともよばれる。通常の成熟奇形腫では，表皮，毛囊，毛髪，皮脂腺，汗腺，軟骨，呼吸上皮，神経膠組織，平滑筋，脂肪組織などが認められる。脈絡叢，神経節，網膜，小脳，メラノサイト，消化管上皮，骨，甲状腺などもしばしば認められる[1,2,5]。

2）単胚葉性奇形腫および成熟奇形腫に伴う体細胞型腫瘍

　奇形腫の一構成成分のみが増殖したと考えられるものがあり，これを単胚葉性奇形腫とよぶ。また，成熟奇形腫の中に二次的に体細胞性腫瘍（癌，肉腫など）が発生することもある（悪性転化を伴う成熟奇形腫）[1,2,5]。

(1) 卵巣甲状腺腫：Struma ovarii

　すべてあるいは大部分が甲状腺組織よりなる奇形腫をいう。腺腫様甲状腺腫，濾胞腺腫様の像を示すものなどが認められる。さらに悪性腫瘍と認識できる組織を含むものを悪性卵巣甲状腺腫とよぶ。乳頭癌であることが多い[1,2,5]。

(2) カルチノイド：Carcinoid

　低悪性度の内分泌細胞腫瘍で，甲状腺腫性カルチノイド，島状カルチノイド，索状カルチノイド，粘液性カルチノイド，混合型の5型に亜分類される。島状カルチノイドの多くは平滑筋収縮作用を持つセロトニンを産生するが，甲状腺腫性と索状カルチノイドの多くは消化管の運動を抑える作用を持つペプチドYYを産生する[1]。

(3) 神経外胚葉性腫瘍群：Neuroectodermal tumor group

　ほとんどすべてが神経外胚葉成分から神経系腫瘍の様々な方向へ分化するものが含まれる。上衣腫のようによく分化したものや，原始神経外胚葉性腫瘍 primitive neuroectodermal tumor（PNET），髄上皮腫のような低分化なもの，膠芽腫のような退形成性のものなどが含まれる[1]。

(4) 癌腫群

　成熟奇形腫から発生する悪性腫瘍の大部分は扁平上皮癌で，多くは浸潤癌である。
　また成熟奇形腫内に腺癌，悪性黒色腫など稀に発生することがある[1,2,5]。

文　献

1) 日本産科婦人科学会，日本病理学会：卵巣腫瘍取扱い規約，第1部　組織分類ならびにカラーアトラス，第2版：金原出版，2009年12月
2) Tavassoli FA et al.：World Health Organization Classification of Tumours, Pathlology and Genetics of Tumours of Breast and Female Genital Organs：2003（IARC Press）
3) 日本婦人科腫瘍学会：卵巣がん治療ガイドライン2010年版：金原出版，2010
4) Gershenson DM.：J Clin Oncol 25：2938-2943, 2007
5) Ulbright TM et al.：Modern Pathol 18：S61-S79, 2005
6) Ishikura H et al.：Cancer 60：2775-2784, 1987

XI-4. 子宮筋腫・子宮内膜症

万代 昌紀，鈴木 彩子，小西 郁生
京都大学医学部医学研究科婦人科学産科学

キーワード
　エストロゲン，プロゲステロン，クローナリティー，発癌環境，明細胞腺癌

1. 子宮筋腫：uterine myoma

1) 概念と発生

　子宮筋腫は性成熟期の女性に最もよくみられる婦人科良性腫瘍である。かつては悪性化への懸念や卵巣腫瘍との鑑別の困難さから高頻度に子宮摘出が行われてきたが，最近の経腟超音波や MRI 等の画像診断の発達によって経過観察が行われることが次第に多くなり，それに伴って筋腫の自然経過の理解や病態解析も少しずつ進んできた。子宮筋腫は孤発性の場合もあるが，多くの症例で多発する。クローナリティー解析によって，多発筋腫の場合も個々の腫瘤はモノクローナルであることが示されており，正常子宮平滑筋細胞から遺伝子の変化を伴って筋腫細胞に変化した単一細胞からなることが示されている[1]。しかしながら，なぜ，子宮においてこれほど高頻度に，かつ，多発性に良性腫瘍が発生するか（しかも悪性化の頻度が低いのか）という疑問に対する答えはまだない。子宮筋腫細胞はエストロゲンやプロゲステロン反応性に増大することが示されているが，臨床的には同じようなホルモン状態の患者でもしばしば急に増大したり，しばらく変化が無かったりする。どのような患者でどのような背景で筋腫が増大するのかについても必ずしもまだ明らかではない。子宮筋腫の variant として，cellular leiomyoma, bizarre leiomyoma, diffuse leimyomatosis などがあり，さらに発育形態の特殊なものとして intravenous leiomyomatosis, benign metastasizing leiomyoma, diffuse peritoneal leiomyomatosis などがあるが，これらが同一の発生起源・機序を有するものかどうかに関しても様々な見解がある。

2) 子宮筋腫の分子形態学

(1) ホルモンの影響

　エストロゲン受容体のうち ER-α, β いずれも筋腫細胞では発現が亢進していることが報告されているが特に ER-α の果たす役割が重要と考えられている。一方，筋腫細胞においてはプロゲステロンも増殖に働くと考えられており，プロゲステロン受容体のレベルも筋腫で高いことが知られている。エストロゲンとプロゲステロンは単独にあるいは協働して EGF・EGF 受容体発現の亢進，bcl-2 発現の亢進や TGF-β の亢進を通じて，以下に述べるように筋腫の病態を形作っていると考えられる[2]。

(2) 筋腫細胞における増殖・アポトーシス

　子宮筋腫細胞はまわりの平滑筋細胞に比べて増殖速度が速いと考えられる。実際，サ

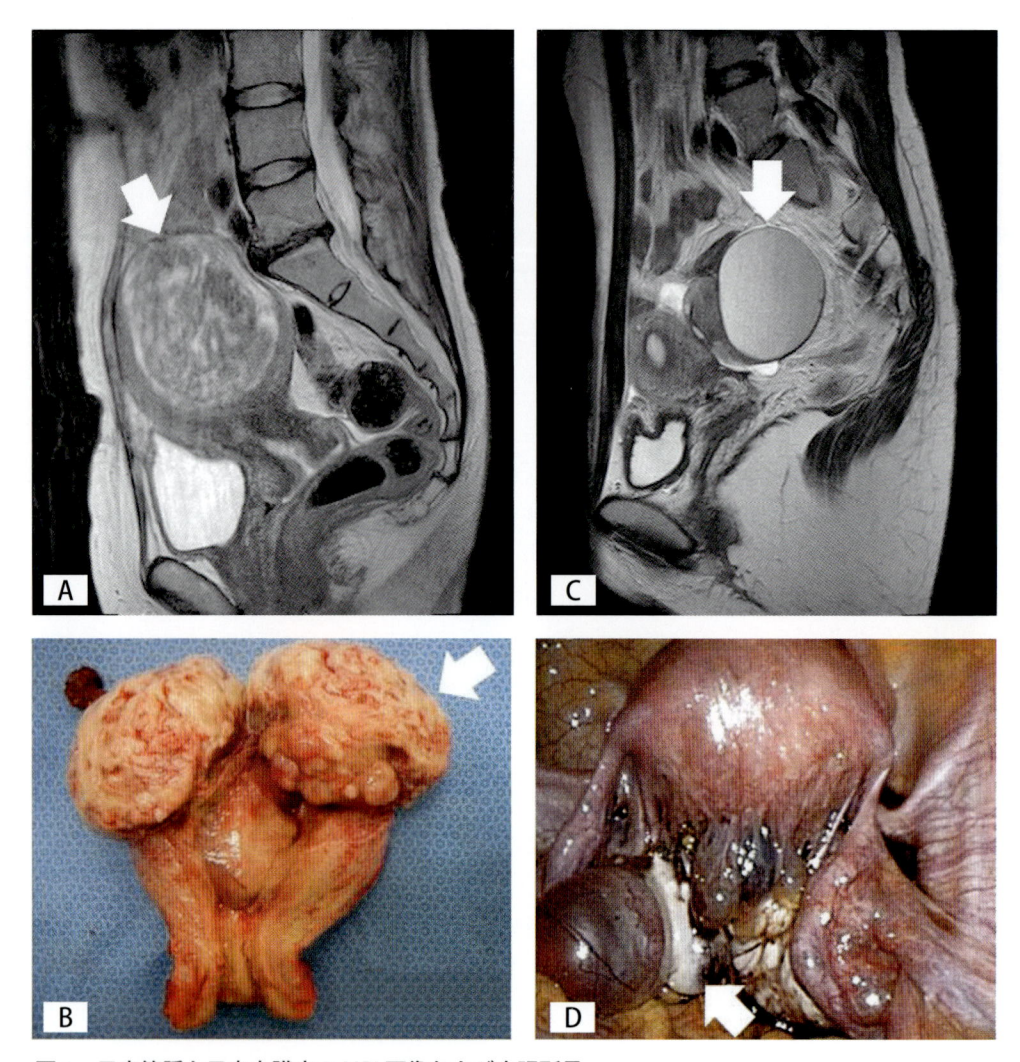

図1 子宮筋腫と子宮内膜症のMRI画像および肉眼所見

　　A：子宮筋腫のMRI画像　B：子宮筋腫の摘出肉眼所見　C：子宮内膜症性嚢胞のMRI画像　D：子宮内膜症の腹腔鏡手術時所見

　　内膜症性卵巣嚢胞（矢印）とともに高度の癒着を認める。

イクリンE, cdc2, cdk2などの細胞周期調節因子の発現亢進が報告されている。また，子宮筋腫細胞では増殖に加えてアポトーシスの抑制が起こっていることが知られている。bcl-2，sFRP1といったアポトーシス抑制に関与する遺伝子の高発現とともにIGF-BP6，TRAILといったアポトーシス抑制因子の発現低下も示されており，筋腫は全体として抗アポトーシス状態にも保たれている[1]。

（3）線維化の亢進

　筋腫の増大における細胞外基質の役割は最もよく研究されている分野の1つである。筋腫細胞では子宮平滑筋細胞に比べてコラーゲンⅠ・Ⅲ型の産生が亢進していること，さらにはTGF-βが関与していることが報告されている。細胞外基質を構成するプロテ

オグリカンの中で筋腫では fibromodulin, decorin の発現が亢進する一方で dermatoponin が低下しており，筋腫における細胞外基質の異常は量的なものだけでなく質的変化を伴うものと考えられる[1]。

2. 子宮内膜症：endometriosis

1）概念と発生

　子宮内膜症は子宮内膜に類似した組織が子宮以外の部位で発育増殖する疾患である。しかしながら，なぜ，子宮内膜類似組織がそのような場所にできるかに関しては，長年にわたる論争にもかかわらず明らかになっていない。発生機序として最も受け入れられている2つの説が20世紀の初めごろに提唱された。1つは1920年代にSampsonにより提唱された，子宮内膜が月経血の逆流等によって骨盤内に播種・生着するという子宮内膜移植説である。内膜症が月経を有する性成熟期の女性に好発し，骨盤内に限局し，中でも特に月経血が貯留しやすいダグラス窩に多いこと，月経時に実際に血液が逆流し，そのなかに生きた内膜細胞が含まれていること等，この説を支持する根拠は多い。また，様々な動物モデルでもある条件下では移植された内膜組織が生着し，内膜症様の病変を形成することが確かめられている。一方，1900年前後にIwanoffやMeyerらにより提唱された仮生説では，胎生期の体腔上皮から分化した腹膜中皮はもともとミュラー管臓器への分化能を有しており何らかの条件でこれが内膜に化生することで内膜症が生じるとされている。機能性内膜を持たないRokitansky症候群患者やエストロゲン治療を受けた男性に内膜症が稀に発生することなど，この説を支持する根拠も多数示されている。いずれにおいても，内膜症が発生するためには何らかの誘因が必要と考えられる。月経やエストロゲンの関与は疑いないが，そのほかにも免疫，遺伝的素因，環境ホルモンといった要素がかかわっていると考えられている[3]。

2）子宮内膜症の分子形態学

（1）発生における分子機構

　月経の逆流は女性にとって普遍的な現象と考えられているが，逆流した血液や剥離内膜は通常は免疫学的処理機構によって処理され，異所性内膜として生着することはない。しかし，この処理機構に何らかの破綻が起こると内膜症は発症する環境がもたらされると考えられる。一方，内膜症を有する患者では，特に腹腔内局所で様々な免疫学的な異常が起こっていることが報告されている。内膜症患者では子宮内膜等，様々なものに対する自己抗体が産生されている一方で，内膜症患者の腹腔内には活性化マクロファージ由来ともされるサイトカインや液性増殖因子が高濃度に存在し，これが内膜症の増殖に関与するといわれている。腹膜との関連で，インテグリン等の接着因子，さらには血管新生にかかわるVEGF等も重要な役割を担っていると考えられる[3]。

（2）分子生物学的特性

　内膜症は発生場所によって卵巣内膜症，骨盤内膜症，骨盤外（異所性）内膜症に分けら

れるが，それぞれで分子生物学的な性格は微妙に異なっている。例えば，卵巣の内膜症性嚢胞（いわゆるチョコレート嚢腫）のクローナリティーやLOHの解析では，内膜症性嚢胞は基本的にモノクローナルな病変であり，多数のLOHを有する腫瘍性病変であることが判明している。一方で，腹膜の微小な病変ではクローナリティーの解析結果は必ずしも一致せず，もしかしたらもともとポリクローナルな病変として発生したものが次第に腫瘍化するのかもしれない。内膜症の上皮においては，様々な遺伝子発現の変化が報告されている。中でも炎症関連のプロスタグランジンやメタロプロテアーゼ，各種サイトカインやケモカインは正常内膜等と比較して高発現していることが知られている。また，内膜症の上皮・間質では正常内膜に比してアロマターゼ高発現による高エストロゲン状態とプロゲステロン反応性の低下により増殖状態に置かれている可能性も指摘されている[3,4]。

(3) 悪性転化

内膜症の取り扱いで臨床的に問題となっているものの1つが内膜症性嚢胞（チョコレート嚢腫）の癌化である。日本での疫学調査によると内膜症性嚢胞の約0.7％が癌化するといわれており，これは漿液性腺腫や粘液性腺腫等の良性卵巣嚢腫に比べて明らかに高頻度である。また，内膜症性嚢胞の癌化では通常の卵巣癌と異なり，明細胞腺癌や類内膜癌といった比較的稀な組織型が好発することが知られているがその機序は明らかではない。特に明細胞腺癌は化学療法抵抗性で進行例では予後不良であり，治療に難渋するがその発生機序は不明で，p53変異等の卵巣癌に多い遺伝子変異もほとんどみられない。一方，PIK3CA遺伝子の変異やHNF-1βの高発現といった特異な変化も認められ，特殊な発癌過程を想定させる。我々は，最近，内膜症性嚢胞内の特殊な環境が特異な遺伝子発現を引き起こし，明細胞腺癌の発生に関与するという仮説を提唱している[4,5,6]。

参考文献

1) 鈴木 彩子 他：日本臨床，67巻増刊号5：265-269，2009
2) Blake RE. : J Natl Med Assoc, 99：1170-84, 2007
3) 杉本 修：子宮内膜症と子宮腺筋症：知人社，2004
4) Mandai M, et al. : Int J Clin Oncol, 14：383-91, 2009
5) Yamaguchi K, et al. : Clin Cancer Res, 14：32-40, 2008
6) Yamaguchi K, et al. : Oncogene, 29：1741-52, 2010

XI - 5. 子宮腺筋症と内膜ポリープ

相馬 廣明, 藤田 浩司, 峯尾 松一郎, 國場 寛子, 吉浜 勲
東京医科大学分子病理学教室, 電顕室

キーワード

子宮腺筋症, 内膜ポリープ, APA

　子宮腺筋症とは筋層内に内膜腺組織が島嶼状に侵入し, 月経周期に応じて反応を示す。そのため病巣が広がるほど, 子宮は増大し月経痛や経血量も増す。一方, 子宮内膜ポリープは子宮腔から有茎をもって突出しているが, 大小様々あり, 臨床的に無症状を示し良性であるものの, ときに内膜癌と誤まることもある。

　組織所見として内膜ポリープ内の腺上皮は無機能性変化を示し, 萎縮性を呈する場合が多い。約1%に腺筋腫状ポリープを呈することがある。そして内膜掻肥などのポリープ切除で発見されることもある。ここで atypical polypoid adenomyoma (APA) との鑑別を要する[1]。文献上 APA は子宮内膜に発生し, 隆起するポリープ状発育を呈し, 閉経期前婦人に多くみられる[2,3,4]。

1. 症例1

　40歳未婚婦人。長年にわたり, 月経困難を訴えており, 子宮内膜症と診断され, ボンゾールや GnRH による薬物治療を受けてきた。しかし月経痛と出血増量および貧血は改善されず, 内診上や MRI 所見で子宮増大が確証されたため, 子宮体部の病巣の部分切除を行った。摘出組織所見で筋層内に入り込んだ内膜腺と間質の存在を確証したが, その後子宮は縮小し, 月経困難や過多月経も軽減した。しかし3年後, 再度強い月経痛が到来し子宮は再び増大を示した。そのためやむなく子宮膣上部切断術を施行した。子宮は手挙大を呈し, 子宮内腔には上下部2箇所に超拇指頭大のポリープが存在していた。

1) 組織構造

　子宮筋層内の間質に囲まれた内膜腺の多くは, 増殖期像と核重積を示す。これに対し子宮内膜ポリープ内の子宮腺上皮には同じく核重積を示す層状構造を呈する増殖期像がみられる。腺を囲む間質は緻密な線維状を呈している。ポリープ腺内には囊胞形成はみられない。そのため Bcl-2 および SMA 染色を施行。筋層内およびポリープ内の内膜腺は Bcl-2 陽染を呈した。また筋線維の存在を追究するための SMA 染色でも子宮腺周囲に陽染を呈した (図1)。

2) 超微構造

　筋層内子宮腺管腔を囲んでの楕円形核を有する腺上皮には, ミトコンドリア (mt) の増生と粗面小胞体 (rER), ゴルジ体 (G) の存在と両細胞間のデスモゾーム, さらに内腔に向っての腺上皮線毛がみられる (図2)。これに対し内膜ポリープ内の腺上皮にはミトコンドリ

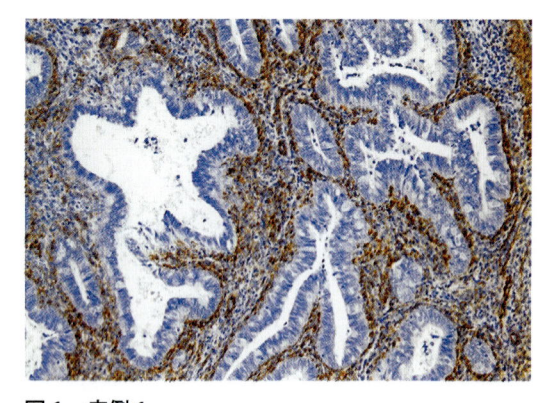

図1 症例1
内膜ポリープ　内膜腺　SMA染色（×200）

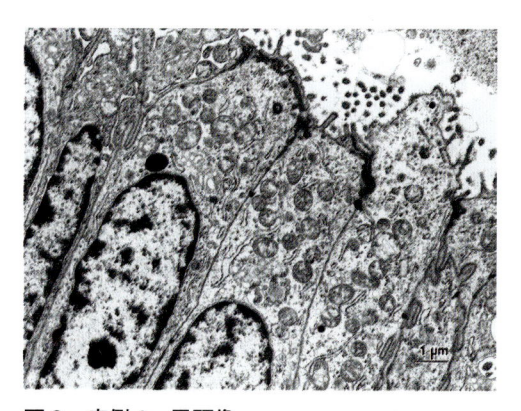

図2 症例1　電顕像
子宮筋層内膜腺上皮（×10,000）

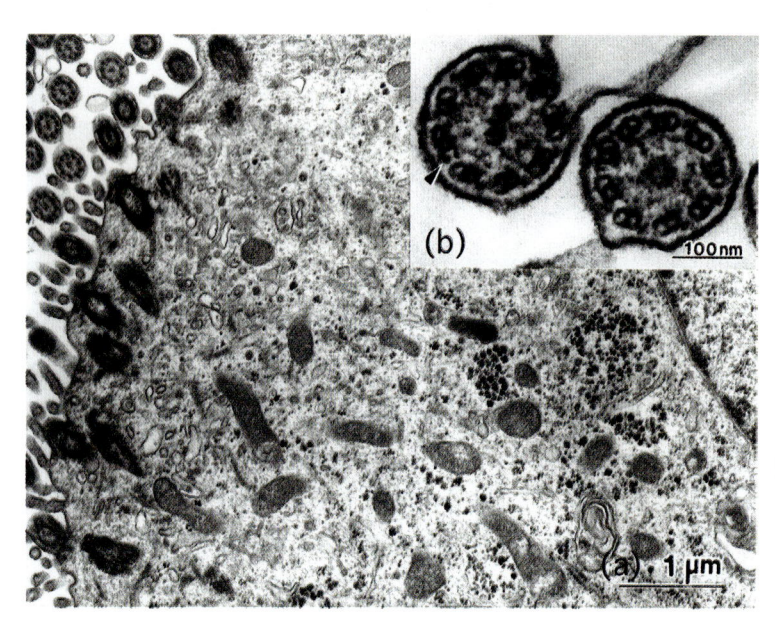

図3 症例1　電顕像
a：子宮内膜ポリープ
　　内膜上皮（×22,000）
b：内膜腺上皮　線毛ダイニン（×150,000）

ア（mt）や粗面小胞体（rER），リボソーム，ゴルジ体（G）の発達がみられるほか，上皮より多数の線毛を認め，しかも周辺軸糸にはダイニンがみられる（図3）。これは線毛運動がここで行われていたことを推定させる。

2. 症例2

　39歳婦人。月経周期，妊娠歴は不明。検診にて子宮頸管部に有茎性ポリープが見出され，細胞診とポリープ除去が行われた。細胞診でClass Ⅲ a，組織学的にMorula様の増殖性の内膜腺構造がみられたが腺周囲の筋線維束の増殖は乏しかった。しかしSMAで陽染を呈した結果（図4），APAを疑った。子宮摘出は行っていないがポリープ切除後も再発はみられない。

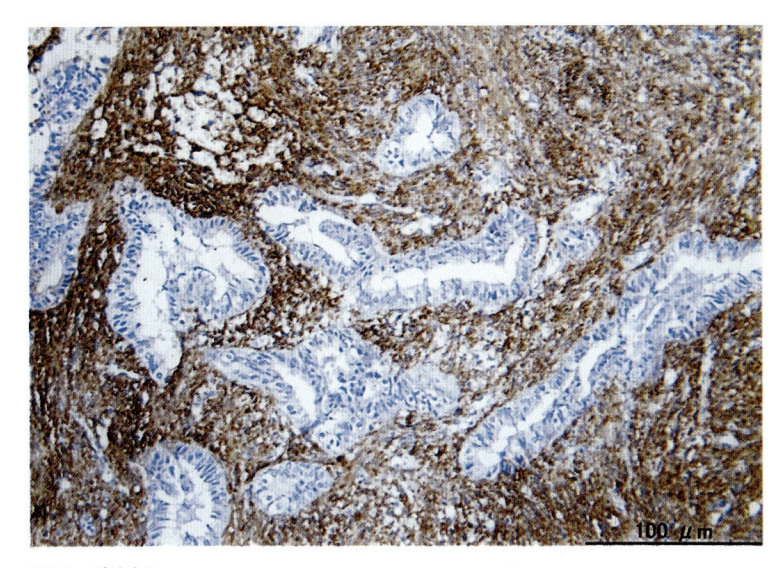

図 4　症例 2
子宮頸管部ポリープ SMA 染色（× 100）

1）考　察

　子宮内膜に発生したポリープは，通常嚢腫状の腺腔を有し，腺上皮も非増殖性を示すことが多いが，しかし中に子宮の増殖期内膜に似る腺上皮を有するポリープがみられた場合には，核異型は軽度であっても腺に Morula 様増殖を認めたり腺管間質に筋線維状増生を認めた場合 APA を疑う[5]。しかしこれまでの報告では子宮腺筋症と合併した APA 例はみられない。本報告では長年にわたり月経困難や出血過多を訴えてきた子宮腺筋症例が子宮摘出により子宮内腔にポリープが見出された。その組織所見で子宮間質内に存在する内膜腺構造と同様，ポリープ内には核重積を伴う増殖期内膜が見出された。しかも超微構造上でも腺筋症内膜腺と相似しており，腺表層上皮の線毛も確認された。これは従来報告されてきた内膜ポリープ構造と異なり，正しく子宮筋層内の内膜エンドメトリオーシス構造と相似するといえる。

　これまでの APA 報告例では筋層からの内膜ポリープ派生の Adenomyoma をのみとり上げているが，Adenomyosis との合併例は取り上げられていない。しかもこれまで報告されてきた内膜ポリープの電顕像もホルマリン戻し標本所見であり，詳細な内膜腺構造は期待できなかった。その点で今回の筋層内とポリープ内の内膜腺上皮の微細構造の比較は，これからの子宮腺筋症の病態の解明にも寄与する資料となろう。

文　献

1) Mazur, M. T.：Am. J. Surg. Pathol 5：473-482, 1981
2) Young, R. H. et al.：Am. J. Clin. Pathol 86：139-145, 1986
3) Longacre, T. A. et al.：Am. J. Surg. Pathol 20：1-20, 1996
4) Fukunaga, M. et al.：Histopathology 27：35-42, 1995
5) 清川 貴子：病理と臨床 24：190-191, 2006

XI - 6. 絨毛性疾患：trophoblastic disease

福永 真治
東京慈恵会医科大学付属第三病院病理部，病院

キーワード

胞状奇胎，全胞状奇胎，部分胞状奇胎，絨毛癌

絨毛性疾患の WHO 分類（1983 年）を表 1 に記す[1]。臨床病理学的に重要な病変とその後に報告された病変について記載する。

1. 胞状奇胎（奇胎）：hydatidiform mole

胞状奇胎はトロホブラストの増殖と絨毛間質の水腫状腫大で特徴づけられる胎盤病変を意味する。胞状奇胎の頻度は世界の地域で大いに異なり，東アジアや東南アジアで高い。奇胎後続発症の発生率は全奇胎後侵入奇胎 10％，絨毛癌 1.21％，部分奇胎後侵入奇胎 1％ である[2]。細胞遺伝学的に全奇胎の多くは二倍体，46XX で時に 46XY，または四倍体で，すべての染色体が父親に由来する雄核発生である[3]。一方，部分奇胎の大部分は三倍体で 69XXY，69XXX のことが多い。2 組の染色体は父親由来，1 組は母親由来である[4]。

1）全胞状奇胎：complete hydatidiform mole

大部分の絨毛の水腫状腫大と広範なトロホブラストの増殖で特徴づけられる病変をいう。肉眼的には大部分の絨毛が腫大しブドウの房状を呈する。しかし初期では肉眼的に絨毛の腫大が確認されないことも多い。胎芽，胎児成分，臍帯や羊膜は存在しない。組織学的には大部分の絨毛間質が水腫状変化を示す。絨毛の輪部は円形ないし貝殻模様である。その中央に槽の形成が認められトロホブラストの増生が広範囲に認められる（図 1）。妊娠 7〜10 週の症例では水腫状腫大とトロホブラストの増生が軽度で，八ツ頭状の絨毛の輪郭，絨毛間質の細胞増加，毛細血管様構造の増生，間質細胞の核崩壊像がみられる[5]。

表 1　WHO の絨毛性疾患分類（1983）

1. 胞状奇胎
    1）全胞状奇胎
    2）部分胞状奇胎
2. 侵入性胞状奇胎
3. 絨毛癌
4. 胎盤部トロホブラスト腫瘍
5. その他の病変
    1）過大着床部
    2）着床部結節・斑

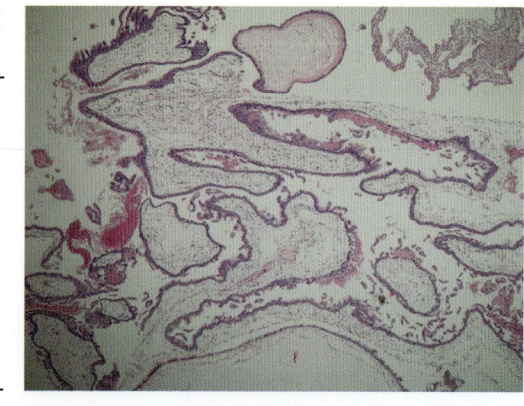

図 1　全胞状奇胎

絨毛間質の浮腫と広範囲にトロホブラストの増生を示す（HE 染色，×100）。

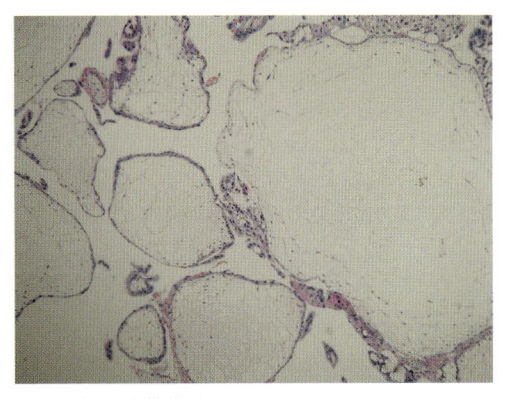

図2 部分胞状奇胎
　一部の絨毛の浮腫，槽の形成と局所の軽度のトロホブラストの増生を示す（HE染色，×50）。

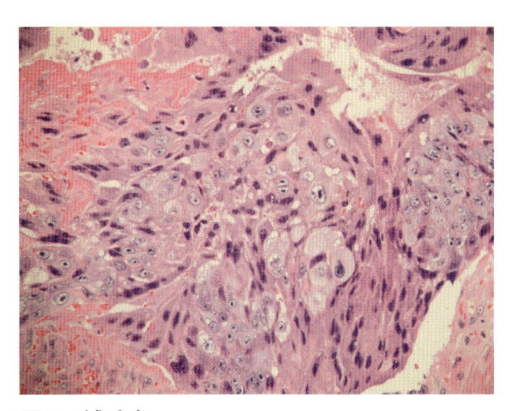

図3 絨毛癌
　細胞性トロホブラストと合胞体性トロホブラストのシート状の増殖を示す（HE染色，×250）。

2）部分胞状奇胎：partial hydatidiform mole

　肉眼的に正常大と水腫状腫大を示す2種の絨毛よりなる病変をいう。組織学的にも正常大と腫大した絨毛が認められ，後者では輪郭が不規則で槽の形成，トロホブラストの封入様像や胎児の有核赤血球をいれる血管を認めることが多い。トロホブラストの増生は全奇胎に比べて軽いが必ず存在し，局所性で軽度のことが多い（図2）。通常，胎児成分が存在する。

2．侵入胞状奇胎：invasive hydatidiform mole

　子宮筋層やその血管腔，また腟や肺などの遠隔部位に水腫性絨毛が存在する病変である。肉眼的には筋層内に不規則な出血性病変として認められる。組織学的には全奇胎のことが多い。筋層内あるいは血管腔内に水腫状絨毛に伴って著しいトロホブラストの増生を認める。侵入奇胎は内膜搔爬材料では診断せず，子宮摘出検体や腟，外陰部や肺などの遠隔部位の検体で行うのが原則である。

3．絨毛癌：choriocarcinoma

　細胞性，合胞体性，中間型の3種のトロホブラストの増殖よりなり絨毛を欠く悪性腫瘍である。胞状奇胎と同様にアジア，アフリカ，南米に多く，北米や欧州では少ない。絨毛癌の先行妊娠はその約50％は奇胎であり，25％は流産，22.5％は正常妊娠で，2.5％は子宮外妊娠である。しかし我が国では奇胎の管理が徹底し，奇胎からの絨毛癌発生は急速に減少した。奇胎を先行妊娠とするものは15％で，約50％が正常妊娠，ついで流産である。肉眼的には比較的境界明瞭な円形の腫瘤で中央部の出血が顕著である。周辺に不規則帯状の腫瘍実質をみる。組織学的には主として細胞性トロホブラストと合胞体性トロホブラストが種々の割合で増殖（図3）し，中間型トロホブラストが混在する。細胞性トロ

ホブラストの核分裂像が高頻度でみられる．絨毛癌の診断には絨毛形態を伴わないことが重要な組織学的診断基準であり，侵入奇胎と同様に原則的に内膜掻爬材料では診断を行わない．

4. 胎盤部トロホブラスト腫瘍：placental site trophoblastic tumor

　胎盤着床部の中間型トロホブラストの増殖により子宮に腫瘤を形成する絨毛性腫瘍をいう[6]．正常満期産や自然流産の数ヵ月後に発症することが多い．組織学的には中間型トロホブラスト様細胞がシート状，充実性配列をなし，筋層を破壊することなく平滑筋線維の間隙を分け入るように浸潤増殖する．また血管周囲ないし血管内に侵襲し，壁にフィブリノイド変性を伴う．多くは予後良好であるが，一部では悪性の経過をとる．化学療法は有効ではない．

5. 類上皮トロホブラスト腫瘍：epithelioid trophoblastic tumor

　絨毛膜型の中間型トロホブラスト増殖よりなる腫瘍をいう[7]．組織学的には，絨毛膜の中間型トロホブラストに類似したほぼ均一な単核細胞が膨張性に増殖し上皮様，胞巣状，索状配列を示す．その中に好酸性の硝子様物質や壊死を容れる．

文　献

1) Gestational trophoblastic disease. Report of a World Heath Organization scientific group. Technical report series 692, Geneva, WHO, 1983
2) 山口和克，半藤保：病理と臨床 12：1176-1184，1994
3) Kajii T, et al.：Nature, 268：633-634, 1977
4) Szulman AE, et al.：Am J Obstet Gynecol, 132：20-27, 1978
5) Fukunaga M, et al.：Hum Pathol, 26：758-764, 1995
6) Scully R, Young R：Am J Surg Pathol, 5：75-76, 1981
7) Shih IM, et al.：Am J Surg Pathol, 22：1393-1403, 1998

XII -1. 下垂体前葉細胞のホルモン分泌機構

小澤 一史

日本医科大学大学院医学研究科生体制御形態科学分野

キーワード

下垂体前葉ホルモン，分泌，トランスゴルジネットワーク，グラニン，調節性分泌経路

1. 下垂体前葉のホルモン

　下垂体前葉には成長ホルモン，プロラクチン，甲状腺刺激ホルモン，性腺刺激ホルモン（gonadotropin）としての卵胞刺激ホルモン（FSH）と黄体形成ホルモン（LH），そして副腎皮質刺激ホルモン（ACTH）といったホルモンを産生する細胞があり，一方，ホルモン産生は行わない非ホルモン産生細胞には濾胞星状細胞（folliculo-stallate cells：FS cells）が存在する。下垂体前葉のホルモン産生細胞は，上位中枢である視床下部に存在する種々の神経内分泌ニューロンから放出される前葉ホルモン調節ホルモンによって，下垂体門脈系を介して分泌調節を受ける一方，前葉ホルモンの標的となる下位末梢器官から分泌されるホルモンや生理活性物質によるフィードバック調節も受け，総合的に分泌調節が行われることが多い[1]。

2. 下垂体前葉ホルモン分泌の仕組み

　ホルモン分泌の「分泌 secretion」という言葉は，①分泌物合成の原材料の取り込み，②DNA情報に基づくリボゾーム（特に粗面小胞体）での分泌物合成，③ゴルジ装置における分泌物の濃縮・修飾・顆粒形成，④細胞内における分泌顆粒の貯留と細胞内輸送，そして⑤主に開口分泌 exocytosis による分泌物の放出の全ての過程を意味する。この過程は，何らかの刺激（制御）によって導かれることから，このような分泌物の分泌経路（様式）を調節性分泌経路（regulated secretory pathway）という。これに対して，細胞内で作られた物質が何の制御も受けず，自律的，持続的に分泌される分泌様式を構成性（あるいは非調節性）分泌経路（constitutive secretory pathway）と称し，例えば免疫グロブリンやコラーゲンなどの細胞外基質成分がこれにあたる。下垂体前葉ホルモンの分泌顆粒への振り分け，すなわち調節性分泌経路への振り分けは，ゴルジ装置の最トランス側に位置する trans-Golgi network（TGN）においてグラニン（granins）とよばれるタンパク分子群がかかわることにより凝集することがきっかけとなり，そこへ細胞固有のホルモン分子が組み込まれることによって行われる[2,3]（図1，2，3）。さらに分泌顆粒の成熟によって顆粒内に組み込まれた分子がさらに修飾を受けて，生物活性を有するようになる場合もある[4]。

　分泌顆粒の細胞膜への融合，開口分泌 exocytosis は，SNARE系とよばれる，顆粒膜に組み込まれた分子と細胞膜に組み込まれた分子の相互作用による結合によって生じる[5]（図4）。

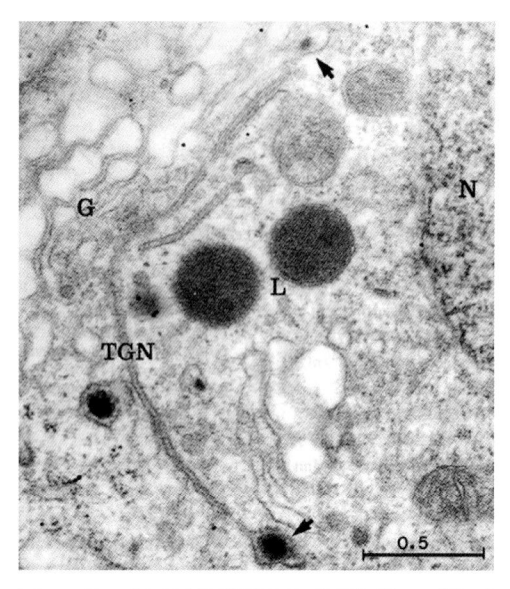

図1 ラット下垂体前葉 PRL 分泌細胞のゴルジ装置周辺の電顕像

G：ゴルジ装置
L：リソソーム
N：核
TGN：trans-Golgi network

TGN 内において濃縮され顆粒化が行われている瞬間の像（矢印）。

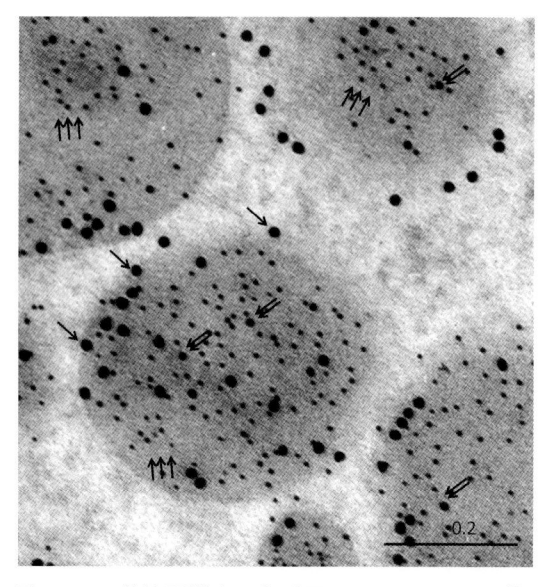

図2 PRL 分泌顆粒内における secretogranin Ⅰ（矢印），secretogranin Ⅱ（二重矢印），PRL（三重矢印）の共存を示す免疫電子顕微鏡像

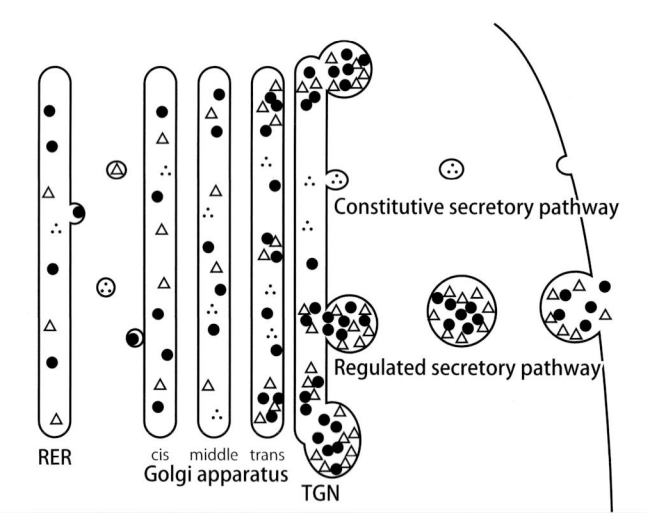

図3 調節性分泌経路と構成性（非調節性）分泌経路の振り分けを示す図

● ：Regulated secretory protein
△ ：Granins
∴ ：Constitutive secretery protein

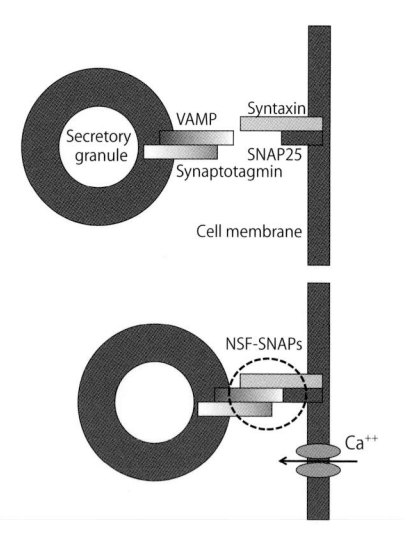

図4 分泌顆粒の膜への融合，開口分泌に関与する分子群の相互作用（SNARE システム）を示す模式図

顆粒膜側の分子と細胞膜側の分子がカルシウムの流入をきっかけにドッキング，融合し，膜同士の融合を誘導する。

基本的にこれまで述べたシステムによって，下垂体前葉ホルモン分泌は制御されるが，さらにその他の因子もかかわって調整されることが報告されている。例えばある種のホルモン分泌には，一定の基礎値の甲状腺ホルモンの存在が必要であったり，副腎皮質ホルモンであるグルココルチコイドが分泌調節に必要であったりする[6]。また，非ホルモン分泌細胞であるFS細胞が産生する，一種のカルシウム結合タンパクがparacrine的にホルモン分泌細胞に働きかけている可能性が強く示唆されており[7]，体の内外の環境変化に対応しつつ，複雑な複合分泌制御機構によってホルモン分泌が調節されることが明らかとなってきている。

文　献

1) 黒住 一昌：解剖誌 66：421-451, 1991
2) Ozawa H, et al.：J Histochem Cytochem 42：1097-1107, 1994
3) Ozawa H, et al.：Cell Struct Funct 20：415-420, 1995
4) Orci L, et al.：J Cell Biolo 126：1149-1156, 1994
5) Sollner TH.：Mol Membrane Biol 20：209-220, 2003
6) Ozawa H, et al.：Cell Tiss Res 295：207-214, 1999
7) Ozawa H., et al.：J Neuroendocrinology 14：621-628, 2002

XII-2. 甲状腺

近藤 哲夫, 中澤 匡男, 加藤 良平
山梨大学大学院医学工学総合研究部人体病理学

キーワード

甲状腺, バセドウ病, 橋本病, 甲状腺腫瘍, エピジェネティクス

はじめに

甲状腺は頸部の気管前方に位置し羽を広げた蝶に似た形態を示す内分泌臓器で, 濾胞上皮細胞による甲状腺ホルモン産生, C細胞によるカルシトニン産生が行われている。甲状腺ホルモン合成の制御には様々な機能分子が関与するが, これら分子に対する自己免疫や遺伝子異常によって先天性, 後天性の甲状腺機能異常症を生じる。また甲状腺腫瘍の組織分類, 分化度には遺伝子異常のみならずエピジェネティクス機構も深く関連していることがわかってきた。本稿では代表的な甲状腺機能異常症と甲状腺腫瘍の形態学的特徴を分子, 遺伝子の視点から概説する。

1. バセドウ病

バセドウ病は甲状腺機能亢進を示す自己免疫疾患であり, Thyroid stimulating hormone (TSH) 受容体に対する自己抗体 (thyroid-stimulating antibody：TSAb) が甲状腺濾胞上皮のTSH受容体を持続的に刺激することで発症する。甲状腺にはびまん性の過形成がみられ, 濾胞上皮は高円柱状となり, 濾胞腔内に乳頭状に増生する[1]。濾胞腔内のコロイドは減少して薄くなり, 濾胞上皮に近い辺縁部では吸収空胞がみられる。これらの組織所見はTSH受容体シグナルによる濾胞上皮の増殖, 甲状腺ホルモンの合成・分泌の促進を反映している。オリゴマーとして細胞膜に存在するTSH受容体はTSHと結合すると活性型のモノマーとなり, GTP結合タンパクGsを介して細胞内シグナルを伝達した後に, 細胞膜にすばやくリサイクルされる[2]。一方TSAbはTSHに比べてより持続的にTSH受容体を活性化する作用があるが[3], その理由としてはTSAbによるTSH受容体のダイマー化, それに伴う受容体リサイクルの遅延化などが推定されている[2,4]。

バセドウ病では甲状腺内の血管新生と血流の増加に伴う血管聴取も特徴の1つである。これはVEGF産生亢進による結果と考えられており, バセドウ病甲状腺の特に濾胞上皮が乳頭状に増生する部分でVEGF発現が強いことが免疫組織化学, in situ hybridizationで確認されている[5]。濾胞上皮におけるVEGF mRNA発現はプロテインキナーゼAおよびCを介したTSH刺激によって誘導されるが, バセドウ病患者血清IgGでもヒト濾胞上皮細胞にVEGF発現が誘導されることが報告されており, バセドウ病甲状腺における血管増生の機序の1つと考えられている[6]。

2. 橋本病

橋本病（慢性甲状腺炎）は自己免疫疾患の1つでびまん性の甲状腺腫大と甲状腺機能低下を示す。組織学的には濾胞の萎縮，濾胞上皮の好酸性変化，リンパ濾胞を形成するリンパ球浸潤，線維化がみられる[1]。浸潤するリンパ球はB細胞，T細胞よりなるが，T細胞は活性型を示唆するHLA-DRを発現したCD4＋ヘルパーT細胞が橋本病甲状腺内に広く分布しており，CD8＋細胞障害性T細胞もリンパ濾胞内に混在してみられる[7]。橋本病の病因は十分解明されていないものの，T細胞が関与した甲状腺濾胞上皮の障害が重要と考えられている。具体的には①CD8＋細胞障害性T細胞が濾胞上皮を破壊，②CD4＋Th1細胞がインターフェロンγを介してマクロファージを活性化し濾胞上皮を障害，などのモデルが挙げられている。抗サイログロブリン（Tg）抗体，抗甲状腺ペルオキシダーゼ（TPO）抗体は橋本病に高率に検出される自己抗体であり，診断基準に含まれている。これらの自己抗体についてはT細胞による甲状腺濾胞上皮の破壊で抗原が放出されたことで二次的に誘導された自己抗体であろうと現在では推測されている[8,9]。誘導された自己抗体，特に抗TPO抗体では液性免疫を介した細胞障害も示されており，濾胞上皮障害，リンパ球浸潤をさらに増強させている考えられる[10,11]。

細胞質の腫大，好酸性変化を示す濾胞上皮はHurthle細胞ともよばれ，橋本病ではリンパ球浸潤の強い領域でよくみられる。電顕による観察では細胞質内に大型化したミトコンドリアが充満しており，他の細胞内小器官は減少している[7]。橋本病における濾胞上皮の細胞障害ではFas受容体を介したアポトーシスが関与すると考えられており，好酸性細胞ではアポトーシスを誘導するFas発現の増加とBcl-2発現の低下がみられる[12,13]。ミトコンドリアの増生にはATP消費，低酸素，核呼吸因子など様々な因子がかかわるが，橋本病における濾胞上皮の好酸性変化は周囲のTh1細胞から放出されるサイトカインへの暴露，アポトーシスに関連するタンパクの発現変化等に対するミトコンドリアの適応現象をみていると考えられる。

3. 甲状腺腫瘍と遺伝子異常

濾胞上皮由来の分化型甲状腺腫瘍は大きく乳頭癌と濾胞性腫瘍に大別できるが，これは腫瘍細胞の核所見の特徴によって判定される[1]。乳頭癌の核所見とはすりガラス状核，核溝，核内細胞質封入体であり，乳頭癌が除外されれば，濾胞腺腫か濾胞癌かについて被膜侵襲像や血管侵襲像の有無が検討される。この古典的な形態分類は現在では遺伝子異常に裏付けされていることがわかってきた（表1）[14,15]。乳頭癌では*RET*遺伝子再構成，*BRAF*点突然変異，*NTRK1*遺伝子再構成がみられ，乳頭癌に特異的とされる[14〜16]。*RAS*点突然変異は組織構造が類似する濾胞型乳頭癌や濾胞性腫瘍の一部に認められる。PAX8-PPARG遺伝子再構成は濾胞性腫瘍で検出される遺伝子変異で濾胞癌での検出率が高く，濾胞腺腫から濾胞癌へのプログレッションに関与することが示唆されている。興味深いことに組織型と関連する遺伝子異常の多くがMAPKシグナル伝達経路に集中し，また1つの腫瘍の中でこれらの遺伝子異常が重複しないことから[17,18]，甲状腺腫瘍の組織像や臨床病理学的特徴を決定する根幹となっていると考えられる。

表1 甲状腺腫瘍と代表的な遺伝子異常

組織型	RET/PTC 遺伝子再構成	BRAF 変異	RAS 変異	PAX8-PPARG 遺伝子再構成	CTNNB1 変異	TP53 変異
乳頭癌	13～43%	29～69%	0～21%	0%	0%	0～5%
濾胞癌	0%	0%	40～53%	25～63%	0%	0～9%
低分化癌	0～13%	0～13%	18～27%	0%	0～25%	17～38%
未分化癌	0%	10～35%	20～60%	0%	66%	67～88%
髄様癌	0%*	0%				

*RETの点突然変異は家族性で95%以上，散発性で30～66%に認められる．

4. 腫瘍の脱分化とエピジェネティクス

甲状腺癌では未分化癌への転化にTP53変異によるp53タンパクの機能障害が重要であることがよく知られている[14]。未分化癌になると腫瘍細胞は紡錘形または多形となって濾胞構造は消失し，ホルモン産生能も失われるが，この脱分化の過程にエピジェネティクス機構も関与することが最近わかってきた[19]。甲状腺転写因子TTF-1はサイログロブリン，TSH受容体，甲状腺ペルオキシダーゼ，ヨード輸送体などの発現を制御する重要な分子であるが，著者らの検討では未分化癌ではTTF-1発現は高度に抑制されており，その60％にCpGアイランドの過剰メチル化が認められた[20]。また甲状腺癌培養細胞株を用いたヒストンタンパクの解析ではヒストンH3リジン9領域のメチル化がTTF-1遺伝子の抑制と相関していた。これらの結果は甲状腺癌の脱分化過程には癌遺伝子や癌抑制遺伝子の異常のみでなくホルモン産生機能に関連する分子のエピジェネティクス制御も関与することを示唆している。

おわりに

本稿では甲状腺疾患において光学顕微鏡的に観察される様々な組織所見に焦点をあて，その形態学的変化の背景となる分子メカニズムを解説した。現在，様々なイメージング技術が急速に発展しているが，古典的手法ではわからなかった新たな細胞，組織の形態変化が甲状腺疾患においても観察されることが予想される。甲状腺機能異常症，甲状腺腫瘍の本体解明に形態学の分野から飛躍的な発展があることを期待したい。

文献

1) 加藤良平（向井清他，編）：甲状腺，外科病理学第4版：745-800，分光堂，東京，2006
2) Baratti-Elbaz C et al.：Mol Endocrinol 13：1751-1765, 1999
3) Michalek K et al.：Autoimmun Rev 9（2）：113-116, 2009
4) Davies T et al.：J Clin Invest 110：161-164, 2002
5) Nagura S et al.：Hum Pathol. 2001 32：10-17, 2001
6) Sato K et al.：J Clin Invest 96：1295-1302, 1995
7) Lloid RV et al：Thyroid gland. Endocrine disease：91-169, AFIP, Washington DC, 2002.
8) McLachlan SM et al.：Endocrinology 148：5724-5733, 2007

9) Michels AW et al.：J Allergy Clin Immunol 125：226-237，2010
10) Kong YM et al.：Immunogenetics 46（4）：312-317，1997
11) Ng HP et al.：Endocrinology 145：809-816，2004
12) Müller-Höcker J.：Virchows Arch 436：602-607，2000
13) Mezosi E et al.：Mol Endocrinol 19：804-811，2005
14) Kondo T et al.：Nat Rev Cancer 6：292-306，2006
15) Nakazawa T et al.：Cancer 104：943-951，2005
16) Kondo T et al：Hum Pathol 38：1810-1818，2007
17) Nikiforova MN et al：J Clin Endocrinol Metab 88：2318-2326，2003
18) Adeniran AJ et al.：Am J Surg Pathol 30：216-222，2006
19) Kondo T et al.：Endocrinol Metab Clin North Am 37：389-400，2008
20) Kondo T et al.：Lab Invest 89：791-799，2009

XII - 3. 内分泌腺の機能形態
―下垂体前葉における機能的組織構築の新しい概説―

屋代　隆
自治医科大学医学部解剖学講座組織学部門

キーワード

内分泌腺，下垂体，ギャップ結合，細胞接着，結合組織

　生体内の組織1つ1つは，実に多種多様な細胞の集まりである。これらの細胞は，互いに接している場合もあるし，「細胞外マトリックス」が細胞と細胞の間を埋めて組織を構築している場合もある。当然のことながら，いくら細胞が集まっても，それぞれがばらばらに活動していたのでは，機能的な組織は成り立つことはない。そこに存在する細胞が，調和のとれた活動をすることによって，はじめて，1つの組織としての役割を果たすことができる。組織全体の活動を調節するのは，神経系や液性因子の役割であるが，組織の中では，同じ種類の細胞であっても置かれた局所環境によって，それぞれがそれぞれの役割を果たさなければならない。

　5種類のホルモン産生細胞と非ホルモン産生細胞である濾胞星状細胞から構成される下垂体前葉は，それらの細胞が適当に分散して構造されているわけではない。数個の濾胞星状細胞は中央部に偽濾胞を持ちながらクラスターを形成し，また特定のホルモン産生細胞の間には異種細胞間の位置的親和性がみられることが知られている[1,2]。濾胞星状細胞間には，ギャップ結合が発達して観察される[1]。またラットの場合，例えば，PRL細胞とLH/FSH細胞は仲がよく親和性が高いが，PRL細胞とACTH細胞は仲が悪くいつも離れている[2]。さらに，これらの細胞塊は，各種の細胞外マトリックスによって周囲が取り囲まれ，いわゆる「小葉構造」を呈していることは大変興味が深い[1,3]。細胞外マトリックスの中で，線維性コラーゲンであるⅠ，Ⅲ，Ⅴ型コラーゲンはこれらの周囲に存在する。他のコラーゲン，Ⅵ型やフィブロネクチンも近似した場所に局在している[4]。

　下垂体前葉の各種ホルモン産生細胞の機能が視床下部ホルモンや末梢のホルモンによってエンドクライン的に制御されていることはいうまでもなく，また下垂体内であっても各種因子によるパラクライン，オートクラインによる制御機構が同時に存在していることも間違いない。これまでのホルモン産生細胞の機能追及は，これらの個々の細胞機能解明の視点からなされてきた。しかし，上述したような組織構築上の特徴は，局所的な細胞機能の調節機構の存在を強く示唆するものであり，そのような新しい観点から研究が進んでいる。機能的組織構築とよんでいいのかもしれない。以下に具体的な例を提示する。

1. 濾胞星状細胞によるネットワーク形成

　下垂体前葉細胞，特に濾胞星状細胞間に接着特殊装置が存在することは以前から報告されている。曾爾らは多角的な電子顕微鏡による実験観察に加え電気生理学的手法などを用

い，下垂体門脈系と並行する新しい濾胞星状細胞間のギャップ結合と細胞ネットワークを介した細胞間相互作用による制御機構の存在を提唱している[3, 5]。

2. 細胞接着因子を基点とした「outside-in」型の情報伝達機構

　細胞接着因子とは，細胞膜に存在していて，細胞と細胞（あるいは細胞と細胞外基質）を機械的に結合する分子のことであるが，最近では，これらの分子が細胞外の情報を細胞内に伝える受容体の役割を兼ね備えていることがわかってきた。同種ないし異種細胞間の接着因子による細胞接着は，その細胞接着因子を起点とした「outside-in」型の情報伝達機構が存在するという新たな研究展開を裏付ける形態として注目がなされている[6]。最も重要な細胞接着因子であるカドヘリンは主に N-，E- の 2 種類があるが，ホルモン産生細胞間には N- が，それに加え濾胞星状細胞間には E- が存在する。下垂体の発生・分化の過程で，前駆細胞がホルモン産生細胞へ分化する段階で，このカドヘリンタイプが変化することがわかった（図 1，カドヘリンスイッチングとよぶ）[7]。下垂体腺腫の発生の観点からも重要な問題提起だと思われる。

3. 細胞機能と細胞外マトリックス

　さらに新しく注目されている制御機構の 1 つにマトリクラインがある。細胞がその周囲の細胞外マトリックスの存在を受容し，その性質を変化させることを意味するものである。前述したように，下垂体内には多種多様な細胞外マトリックスが存在する。しかし，一般に，下垂体前葉には線維芽細胞は存在しないというのが定説であるし，電子顕微鏡で

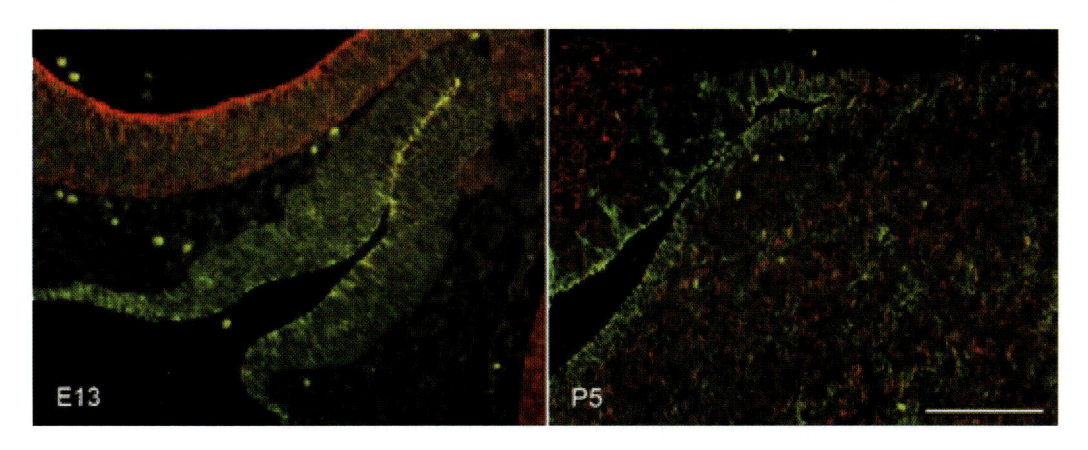

図 1　胎生 13 日および生後 5 日のラット下垂体での E- カドヘリン，N- カドヘリンの二重免疫組織化学

　胎生 13 日（E13：矢状断）と生後 5 日（P5：前頭断）のラット下垂体切片を用い，E- カドヘリン（緑色）と N- カドヘリン（赤色）の二重免疫組織化学を行った。胎生 13 日：ラトケ嚢形成期の未分化な細胞は，すべてが E- カドヘリン，N- カドヘリンの両方を発現しており，細胞膜近辺が黄色ないしは黄緑色に染色されている。生後 13 日：分化した細胞は，E- カドヘリンを失い，赤色に染色されている。これに対し，未分化な細胞は，依然として両方のカドヘリンを発現しており，分化した細胞と明瞭に区別される。スケールバー＝ 100μm。（Kikuchi M et. al.,：Changes in E- and N-cadherin expression in developing rat adenohypophysis, Anatomical Record：Wiley & Sons, Inc, 2007, 文献 7 より引用）

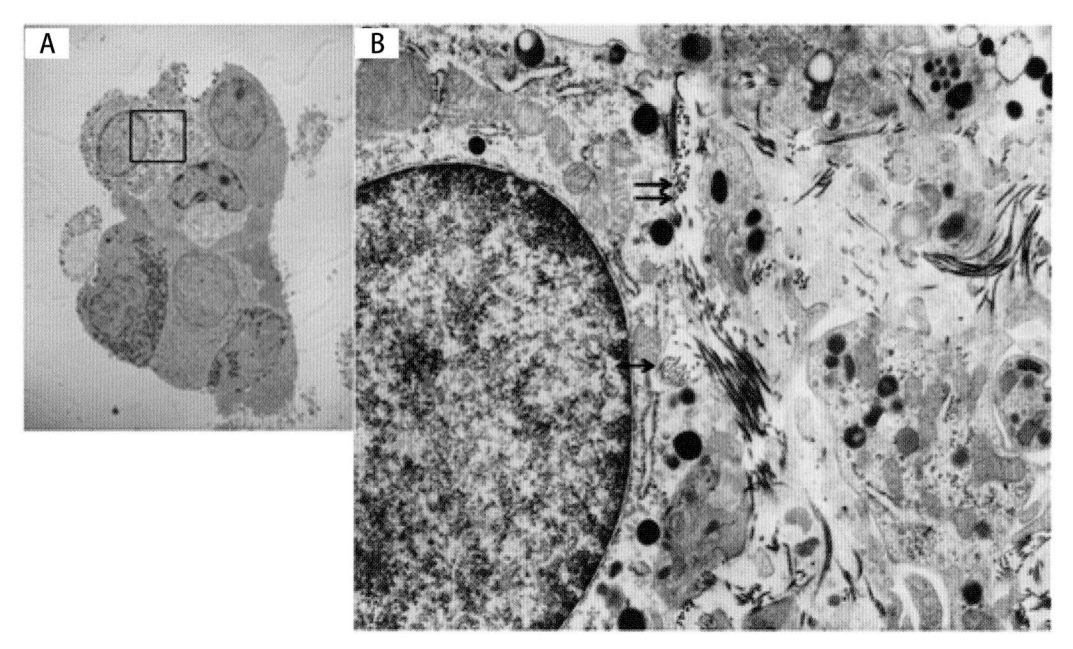

図2 初代培養された下垂体前葉細胞の電子顕微鏡像（A）と A 図四角内拡大図（B）

　　矢印：コラーゲン線維，二重矢印：細いコラーゲン線維
　　通常の酵素処理により一度分離した細胞を通常の手法で初代培養を行った下垂体前葉細胞で，培養開始後 72 時間で固定を行い観察した電顕像である。一度サスペンションの状態となった細胞は徐々に培養プレート上に落ちていくが，その過程で細胞同士が接着しはじめ，小さな細胞塊を形成し最終的には写真のような細胞塊となる。B × 10,000　（屋代 隆 他：下垂体前葉におけるマトリクライン，比較内分泌学：日本比較内分泌学会，2009，文献 4 より引用）

　いくら観察しても線維芽細胞はみつからない。図2をご覧いただきたい。これは，初代培養した下垂体前葉細胞の電子顕微鏡像である。複数の細胞が集合して細胞塊を形成する。矢印で示すように細胞間にはコラーゲン線維が観察されることがある。二重矢印はより細い線維であり，分泌顆粒を有するホルモン産生細胞がコラーゲンタンパクを分泌し，線維が形成されているかのような印象を受ける。もちろん，この細胞が足場とし線維を利用している様子を示している像なのかも知れない。また，他の細胞間には，同定不能な細胞外マトリックスがみられている。プロテオグリカンがグルタールアルデヒドによって固定されている像なのであろうか。生体内とは異なる生活条件の悪い培養条件下に移された前葉細胞は，このような非生理的条件下でも自身の生命を維持するために，ホルモン産生細胞自身が細胞外マトリックスを合成・分泌し自力で細胞外マトリックスを周囲に構築しようとしているのかも知れない。細胞がその周囲の細胞外マトリックスの存在を受容し，その性質を変化させることを意味するものである。

　細胞外マトリックスと各種細胞の機能的関連を追及した研究は無数といってもいいほどあるが[8]，マトリクラインという言葉を用い始めた研究を紹介したい。Eto ら（1998 年）[9]，と Ochiai ら（2007 年）[10] の研究発表である。彼らは，細胞外マトリックスの存在下にサイトカインや IGF 等の成長因子が協調作用し，細胞内のシグナル伝達を介して細胞の機能

変化が引き起こされると述べている。筆者らの研究によれば,下垂体前葉で細胞外マトリックスの直接作用を最も受けるのは濾胞星状細胞であることがわかったが,この影響下で局所的な組織構築の維持を行っていることは間違いないようである[11]。腫瘍化した前葉組織ではどのような事象が起きているのか等,興味が尽きることはない。

引用文献

1) Soji T et al.：Anat Rec 224：523-533, 1989
2) Noda T et al.：Anat Rec A Discov Mol Cell Evol Biol 272：548-555, 2003
3) Shirasawa N et al.：Anat Rec A Discov Mol Cell Evol Biol 278：462-473, 2004
4) 屋代 隆 他：比較内分泌学 35：261-268, 2009
5) Sato Y et al.：Tissue Cell 37：281-291, 2005
6) Pece S et al.：J Biol Chem 275：41227-41233, 2000
7) Kikuchi M et al.：Anat Rec 290：486-490, 2007
8) Paez-Pereda M et al.：Braz J Med Biol Res 38：1487-1494, 2005
9) Tanaka Y et al.：Proc Assoc Am Physicians 110：118-125, 1998
10) Miyamoto S et al.：Cancer Sci 98：685-691, 2007
11) Horiguchi K et al.：J Endocrinol 204：115-123, 2010

XII - 4. 下垂体細胞の分化，下垂体腺腫の原因遺伝子と視床下部・下垂体のクロストーク

松野　彰
帝京大学ちば総合医療センター脳神経外科

キーワード
　下垂体腺腫，細胞分化，原因遺伝子，下垂体前葉ホルモン，視床下部ホルモン

1. 下垂体細胞の分化と下垂体腺腫の発生

　下垂体前葉細胞は，ラトケ嚢幹細胞より種々の転写因子に誘導され，ACTH 産生細胞，ゴナドトロピン産生細胞，GH-PRL-TSH 産生細胞の 3 系列 5 種の成熟細胞へ分化すると考えられている（図）[1]。これらに生じた遺伝子異常により下垂体腺腫が発生し，腺腫細胞が単クローン性に増殖していく。多ホルモン産生下垂体腺腫は，下垂体細胞の分化の種々の段階の前駆細胞に腫瘍を生じ増殖をきたすものであり，中には細胞系譜をこえて発生するものもある[2〜8]。

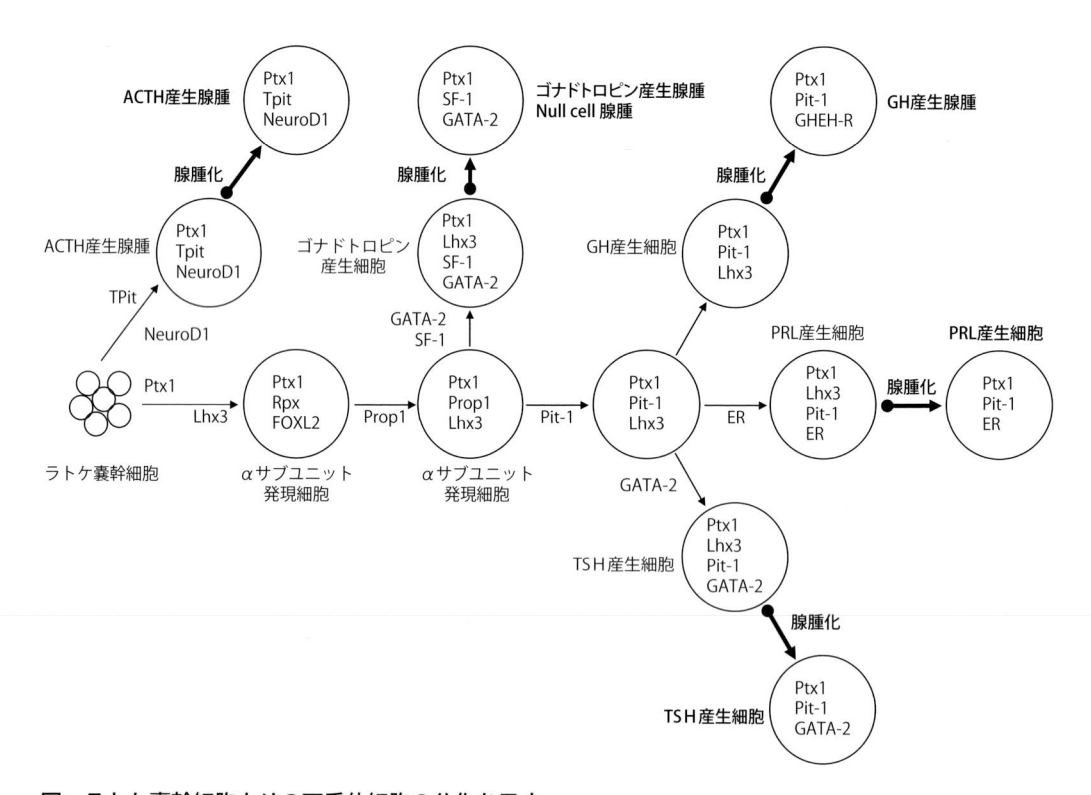

図　ラトケ嚢幹細胞よりの下垂体細胞の分化を示す
　文献 1 より改変

2. 下垂体腫瘍の原因遺伝子

多発性内分泌腺腫症 1 型では，染色体 11q13 に存在する menin 遺伝子(junD による転写活性化を阻害)の変異が原因とされ[9]，Carney complex では，染色体 17q23-24 に存在する protein kinase A regulatory subunit 1αの変異により GH 産生腺腫が生じる[10]。しかし，これらの遺伝子異常は散発性の下垂体腺腫の原因遺伝子ではない。

gsp mutation が GH 産生下垂体腺腫の 30～50%にみられることが報告されている[11]。成長ホルモン放出ホルモン(growth hormone releasing hormone：GHRH)受容体に共役する Gsαの codon 201，227 の変異により，protein kinase A の持続的活性化を生じ，細胞外からの Ca 流入，GH 合成と細胞増殖が生じる。pituitary tumor-derived N-terminally truncated isoform of fibroblast growth factor receptor 4 が下垂体腺腫の約 40%に発現しているという[12]。

また，家族性および弧発性下垂体腺腫で aryl hydrocarbon receptor-interacting protein (AIP) gene についての検討では，9 家系で AIP に変異があることが示された[13]。しかし，AIP 遺伝子の変異は散発性の下垂体腺腫では稀である[14]。このように，下垂体腺腫の原因遺伝子は特定されるには至っていない。

3. 視床下部・下垂体のクロストーク

近年下垂体腺腫細胞自身が視床下部ホルモンを産生するという報告がなされるようになり，下垂体腺腫における視床下部・下垂体のクロストークの観点から，下垂体腺腫の発生には視床下部ホルモンの産生の不均衡が関与するという説も再び注目されるようになってきた。

Thapar らは，in situ hybridization (ISH) 法により GH 産生腺腫の 91%で GHRH mRNA の発現を確認した[15]。筆者らも catalyzed signal amplification (CSA) 法を用いた免疫組織化学により，GH 産生腺腫の 60%で GHRH の産生を確認し，また，CSA 法を用いた ISH 法により，GH 産生腺腫の 72.2%で GHRH mRNA の発現を，GH 産生腺腫の 61.1%で GHRH 受容体 mRNA の発現を確認した[16]。また，筆者らは末梢血 GHRH 濃度が著しく上昇した，希有な GHRH 同時産生 GH 産生腺腫の先端巨大症患者を発見した[17]。これらの報告は，下垂体腺腫の進展に視床下部ホルモン GHRH が関与していることを強く示している。GH 産生腺腫自身の産生分泌する GHRH が GHRH 受容体を介して autocrine，paracrine に作用することにより，GH の産生と腺腫細胞の増殖を促す。GH 産生腺腫での GHRH 遺伝子発現は，腺腫の臨床的活動性と関係し，浸潤性の腺腫ほど GHRH mRNA の発現が高く，GHRH mRNA の発現が Ki-67 染色率と相関する[15]。

Xu らは CSA 法を用いた ISH により，92.3%の顕性 ACTH 産生腺腫で，76.5%の不顕性 ACTH 産生腺腫で CRH mRNA の発現を確認した[18]。正常下垂体に比べ，顕性 ACTH 産生腺腫や不顕性 ACTH 産生腺腫では CRH mRNA の発現の強度も有意に高く，CRH mRNA の発現の強度は Ki-67 染色率やハーディーグレードに相関した[18]。ACTH 産生腺腫での CRH の産生分泌も autocrine，paracrine に ACTH の産生を促進し，ACTH の産生と腺腫細胞の増殖を促すと考えられる。

文　献

1) 長村 義之 他：下垂体腫瘍の機能的病理分類 —下垂体腫瘍のすべて—：67，医学書院，東京，2009
2) Matsuno A, et al.：Hum Pathol 26：272-279, 1995
3) Matsuno A, et al.：Endocr Pathol 6：13-20, 1995
4) Sanno N, et al.：Horm Res 50：11-17, 1998
5) Osamura RY, et al.：Pituitary 1：269-271, 1999
6) Arita K, et al.：Endocrinol Jpn 38：271-278, 1991
7) Kovacs K, et al.：J Neurosurg 88：1111-1115, 1998
8) Matsuno A, et al.：Acta Neurochir 138：1002-1007, 1996
9) Larsson C, et al.：Nature 332：85-87, 1988
10) Kirschner LS, et al.：Nat Genet 26：89-92, 2000
11) Lyons J, et al.：Science 249：655-659, 1990
12) Ezzat S, et al.：J Clin Invest 109：69-78, 2002
13) Leontiou CA, et al.：J Clin Endocrinol Metab 93：2390-2401, 2008
14) Iwata T, et al.：Clin Endocrinol (Oxf) 66：499-502, 2007
15) Thapar K, et al.：Am J Pathol 151：769-784, 1997
16) Matsuno A, et al.：Hum Pathol 31：789-794, 2000
17) Matsuno A, et al.：J Clin Endocrinol Metab 84：3241-3247, 1999
18) Xu B, et al.：J Clin Endocrinol Metab 85：1220-1225, 2000

XII - 5. 原発性アルドステロン症をきたす副腎皮質微小腺腫の組織学的診断

笹野 公伸，中村 保宏

東北大学大学院医学系研究科医科学専攻病理病態学講座病理診断学分野

キーワード

原発性アルドステロン症，副腎皮質微小腺腫，Weiss の criteria，HSD3B，CYP17

はじめに

副腎皮質は球状層，束状層，網状層の3層から構成されており，それぞれ鉱質コルチコイド（アルドステロン），糖質コルチコイド（コルチゾール），アンドロゲンを合成，分泌することが知られている（図1）。これらの中で，アルドステロンは腎尿細管，心血管系，脂肪組織等に発現しているミネラルコルチコイド受容体を介して，高血圧，動脈硬化症，慢性腎疾患などの発症や進展に関与している。原発性アルドステロン症は，アルドステロンを過剰分泌する副腎皮質腺腫（APA）ないし副腎皮質過形成を原因とする疾患である。近年，画像診断の発達および選択的副腎静脈サンプリング等によりこのAPAの責任病変が発見される割合が高くなってきており，現在では全高血圧患者の5〜10%が原発性アルドステロン症によると提唱されている。一方で，APA症例で術前画像診断では診断が困難な微小腺腫の割合も近年増加してきている。副腎皮質の微小腺腫は，腫瘍の最大径が10mm以下であるため肉眼的診断は難しく，組織学的診断ではじめて腺腫の診断がなされる。今回，APA微小腺腫症例での組織学的特徴について解説する。

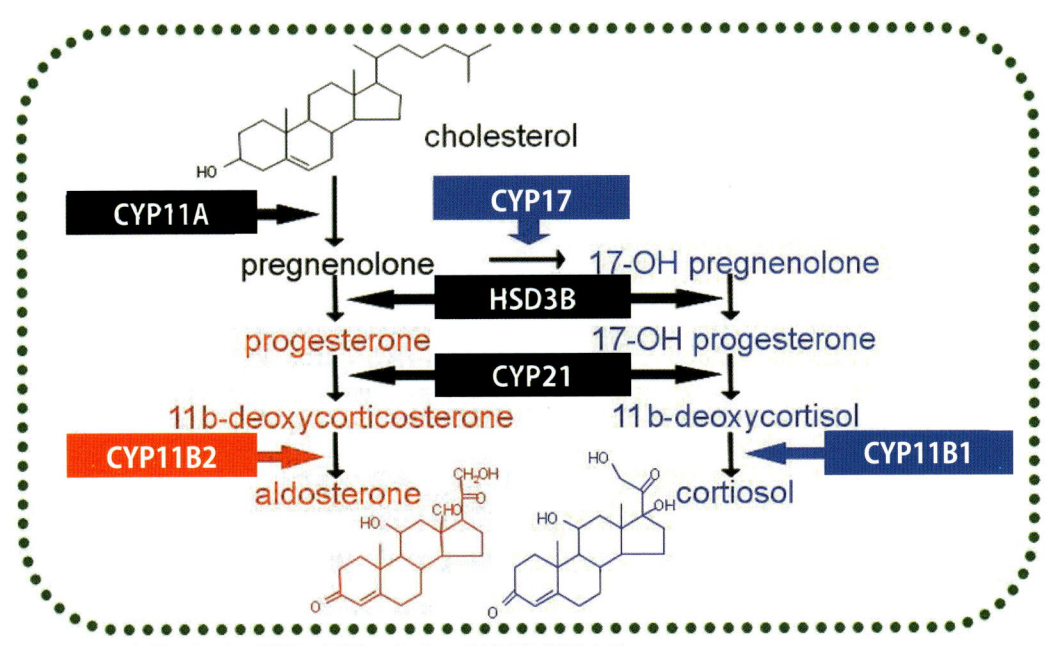

図1 副腎皮質における鉱質・糖質コルチコイド産生経路[1, 2]

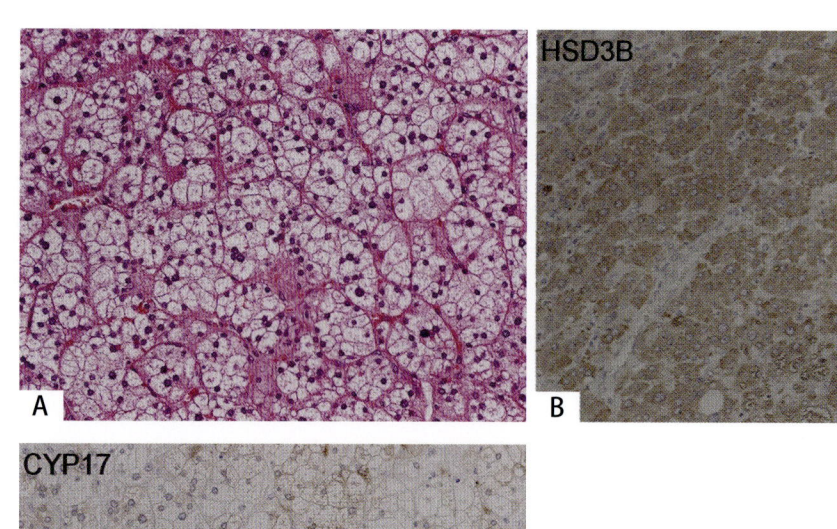

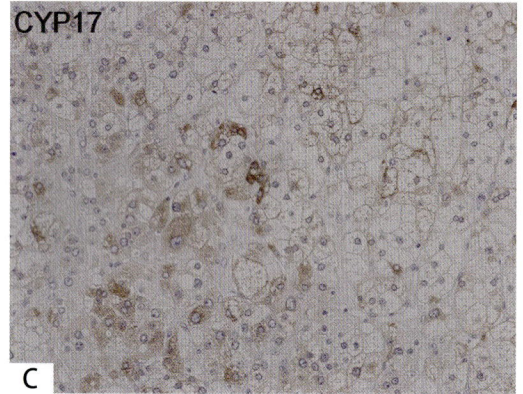

図2 APA微小腺腫症例における組織・免疫組織化学的検索
A：HE染色（×100）
B：HSD3B染色。均一な陽性像を認める（×100）
C：CYP17染色。陽性像が広く消失している（×100）

1. 形態的特徴

　HE染色標本では，画像等で同定されうる通常のAPAと同様で主に類円形の核と淡明な細胞質を有する腫瘍細胞の増殖を特徴としている（図2）。腺腫は通常単発であるが，複数存在することもある。副腎皮質腫瘍の組織診断では腺腫と癌との鑑別が必要であり，その際増殖している細胞の種類，核異型度，脈管侵襲などを点数化したWeissのcriteriaが使用される（0～2点は皮質腺腫，3～9点は皮質癌に相当する）[1]。筆者らの経験では，APAの微小腺腫症例では通常Weissのcriteria上0点相当であることが多い。そのため，60歳以上の高齢者で10～20％にみられ，特に高血圧や糖尿病などの基礎疾患を有する症例ではさらにその頻度が高いとされる非腫瘍性副腎皮質結節との鑑別が困難な場合も存在する。ただし，微小腺腫内では非腫瘍性の副腎皮質結節とは異なり，増殖する腫瘍細胞間で軽度の核の大小不同がみられたり，アルドステロン拮抗剤投与によりスピロノラクトン小体とよばれる好酸性の細胞質内封入体が確認されたりすることもあり，これらが非腫瘍性副腎皮質結節との鑑別の指標となりうると考えられる。

2. 免疫組織化学的検索

　APA微小腺腫の場合，ステロイド合成酵素の免疫組織学的検索がその確定診断に有用である[2～6]。すなわち，この腺腫内では副腎皮質ホルモン全3種類の産生にかかわる

HSD3B が均一に陽性像を呈するのに対し，糖質コルチコイドとアンドロゲン産生にのみ関与する CYP17 の染色陽性像が腫瘍の一部ないし全域で消失していることの確認が重要である。一方で，非腫瘍性副腎皮質過結節では両者の染まりのパターンに明らかな差は認められない。また周囲付随副腎では，球状層が過形成性変化を呈しながらも HSD3B の陽性像が低下・消失している点 (paradoxical hyperplasia) が，APA の存在を支持する所見とされる。なお特発性アルドステロン症 (IHA) の場合でも，皮質球状層が過形成性変化を呈するものの HSD3B の陽性像が強発現しており，免疫組織化学的に両者の鑑別は可能である。

3. 今後の検討事項

APA 微小腺腫の場合，通常の APA と異なり術前に腫瘍の局在同定が困難であり，病側の副腎組織を全摘出し副腎組織を温存できないことが多いため，症例の積み重ねによるその局在の検討が必要とされる。

また APA 全体において，腫瘍の発生機序や病因となる遺伝子の解明が重要である。近年，G-タンパク質共役受容体 (GPCR) の発現上昇と副腎皮質腫瘍発生との関連が報告されている[7]。GPCR は，細胞膜上で 7 回膜貫通部位を持つ受容体であり，様々な生理学的調節および病理学的要因に関与している。そのうち，副腎皮質腫瘍ではこれまでセロトニン受容体や ACTH 受容体等が発現上昇していることが報告されており，またこれらのリガンドであるセロトニンや ACTH 投与により副腎皮質細胞でのアルドステロン産生が刺激されることが証明されている。しかし，これらの受容体の過剰発現と微小腺腫を含む APA 発生の因果関係等については解明されていない。免疫組織化学的検索法などを用いて，APA 微小腺腫症例でのそれらの受容体発現について検討することが必要であると考えられる。

さらに，APA におけるアルドステロン以外の様々なステロイドホルモン産生・代謝も推定され，副腎静脈血サンプルを用いたステロイドホルモン各種の産生について検索を行い，さらに腫瘍細胞における形態的ないし分子生物学的特徴との関連を検討することも有用であると考えられる。

参考文献

1) 笹野 公伸：外科病理学第 4 版：817-842，文光堂，2006
2) Sasano H et al.,：Endocr J 41：471-482，1994
3) Omura M et al.,：Hypertens Res 29：883-889，2006
4) Tamura Y et al.,：Intern Med 47：37-42，2008
5) Leung AM et al.,：Endocr Pract 14：76-79，2008
6) Aiba M et al.,：Am J Pathol 103：404-410，1981
7) Ye P et al.,：J Endocrinol 195：39-48，2007

XIII-1. アトピー白内障
― その発症に関与する要因とメカニズム ―

山本 直樹
藤田保健衛生大学共同利用研究施設分子生物学・組織化学

キーワード

白内障，アトピー性皮膚炎，好酸球顆粒タンパク質，Major Basic Protein (MBP)

アトピー性皮膚炎に合併して発症する白内障（アトピー白内障）は，10～20歳代で発症することが多く[1]，物がみにくいという自覚症状が出現してから比較的短期間で急速に視力が低下する（図1）ため，一般的な加齢に伴う白内障（加齢白内障）とは異なる独特の要因とメカニズムが存在すると考えられている。本章では，これまでの著者の研究に基づくアトピー白内障の発症に関与する要因と発症までのメカニズムについて解説する。

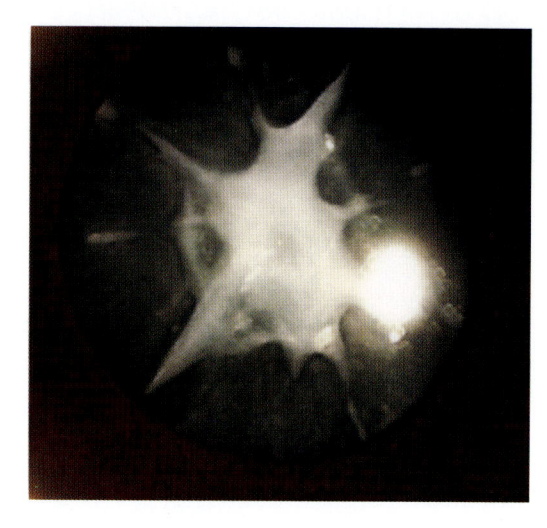

図1 アトピー白内障の水晶体所見
特徴的なヒトデ状前嚢下混濁を呈したアトピー白内障の1例。

1. アトピー白内障の発症率と発症に関する諸説

本邦におけるアトピー白内障の発症率は，アトピー性皮膚炎の軽症例も含めた場合では8～13%であるが，アトピー性皮膚炎が中等度以上の症例に限定した場合では17.3～28%と報告されている[2,3]。2010年までに藤田保健衛生大学病院でアトピー白内障と診断された症例を調査したところ，出生直後から幼少期の間でアトピー性皮膚炎を発症し，思春期以降になっても軽快せず，特に顔面の皮膚炎症状が重篤であり，末梢血好酸球数の高い状態が長期間持続しているような症例では，アトピー白内障を発症する可能性が高いということが明らかとなった。

アトピー白内障の発症要因に関する諸説として，①水晶体が皮膚と同様に外胚葉起源のために水晶体にも様々な病変が発生するという『外胚葉起源説』[4]，②かゆみの為に眼を擦ったり叩いたりするといった物理的な刺激による『物理的外傷説』[5]，③血液中の特異的な原因物質が房水経由で水晶体に移行することにより発症するという『特異的原因物質による併発白内障説』[6]，④アトピー性皮膚炎の治療に用いるステロイド剤による『ステロイド副作用説』[7]，⑤水晶体上皮細胞に傷害を与える自己抗体による『自己抗体説』[8] などがこれまでに提唱されているが，いずれも確証が掴めていなかった。

2. アトピー白内障発症への第一段階

アトピー性皮膚炎の特徴の中で，日本皮膚科学会の診断基準[9]を参考にして他の皮膚炎やアレルギー性眼疾患と異なる点について検討したところ，慢性的，寛解と増悪を繰り返す反復性，遺伝性および顔面などの皮疹に対する掻痒が強いなどといった点が挙げられる。アトピー白内障の症例では，しばしば網膜剥離も合併している[6,7]ことなどから，かゆみによる掻破や殴打によって眼球への物理的刺激（物理的外傷）が加わり，その結果として水晶体に傷害を与える第一段階の要因となっていると考えられる[5,10]。

3. アトピー白内障の発症に関与する特異的原因物質

眼に対する物理的外傷によって血液房水柵が破綻していることは，アトピー白内障患者の前房フレア値が高値である[11,12]ことからも推察でき，本来は前房水に流入しない血液中の物質が加齢白内障とは異なるアトピー白内障の特異的な原因物質になっている可能性がある。著者は，末梢血好酸球数が長期間にわたって高値の場合にアトピー白内障を合併する可能性が高いこと，アトピー白内障前房水から好酸球顆粒タンパク質の1つであるmajor basic protein（MBP）が検出された[13]こと，MBP（分子量：13.8 kDa）には細胞膜に付着すると局所的にリポソームが集積して細胞膜構造を破壊するという細胞障害作用[14,15]があることなどから，MBPに注目して研究を行った。

白内障手術時において，通常は廃棄される前嚢片に接着している水晶体上皮細胞（Lens epithelial cell：LEC）を用いて，MBPモノクローナル抗体による免疫組織化学染色（＝MBPのタンパク質検出）を行ったところ，アトピー白内障のLECではMBP陽性の細胞が観察されたが，加齢白内障のLECは陰性であった。一方，アトピー白内障LECからtotal RNAを抽出し，MBPのPCRを行ったところ，MBPのm-RNAは検出されなかった[16]（図2）。この結果から，アトピー白内障LECがMBPを発現・合成しているのではなく，先述したように本来は前房水から検出されない血液中の物質であるMBPが前房内に移行し，水晶体の周囲を包んでいる水晶体嚢[17]を徐々に透過してLECに付着したと考えた。

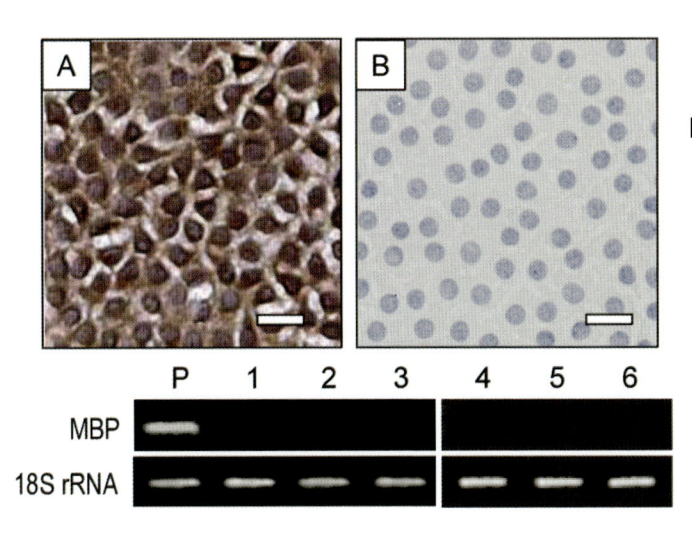

図2 MBPの免疫組織化学染色とPCR

アトピー白内障LECではMBP陽性の細胞が観察された（A）が，加齢白内障LECではMBP陽性の細胞は観察されなかった（B）〔×200，bar＝20μm〕。MBPのPCRの結果では，アトピー白内障LEC（1～3），加齢白内障LEC（4～6）のいずれからも検出されなかった。陽性対照（P）は好酸球から抽出したtotal RNA，内在性コントロールには18S rRNAを用いた。

4. MBPによるLECの細胞障害作用

　ヒト末梢血をPercoll®を用いて遠心分離して顆粒球分画を分離し，さらにCD16マイクロビーズと磁気分離カラムを用いて好酸球を単離した。得られた好酸球を破壊してゲル濾過クロマトグラフィーとアフィニティークロマトグラフィーを行い，MBPを精製した。一方，白内障手術時に得られた前囊片に付着しているLECを培養した後，精製したMBPを100 ng/mlの割合で培養液に加えて24時間培養し，MBPによるLECへの影響（細胞障害性）をMTTアッセイ法によって検証したところ，対照と比較して細胞活性は約70%程度に低下していた。なお，MBPと同時にMBP抗体を添加することで，LECの細胞活性を維持することができた[18]。さらにMBPのリコンビナントタンパク質を合成し，1000 ng/mlの割合で同様の細胞実験を行ったところ，LECの細胞活性は約20%まで低下した[19]。これらの結果から，MBPによってLECの細胞活性は著しく低下することがわかった。

5. アトピー白内障の発症メカニズム

　アトピー性皮膚炎患者の全員にアトピー白内障が合併して発症するわけではない。しかし，かゆみによって眼球を擦ったり，叩いたりする物理的刺激などによって起因され，血液房水柵の破綻により血液中のMBPが前房水に流入し，水晶体囊を徐々に透過したMBPがLECの細胞膜に付着するとLECが傷害を受け，水晶体（LEC）の恒常性が保たれなくなり，結果として混濁が生じてアトピー白内障を発症するという一連のメカニズムが考えられた。

文　献

1) 桂　弘 他：眼紀：380-385，1994
2) 勝島 春美 他：日眼会誌，495-500，1994
3) 松田 晴子 他：臨眼：1239-1243，1979
4) 須貝 哲郎 他：皮膚科の臨床：730-734，1971
5) 後藤 浩 他：あたらしい眼科：1728-1732，1996
6) 松田 秀穂 他：日眼会誌：189-192，1998
7) 勝島 晴美 他：日眼会誌：495-500，1994
8) Ayaki M et al.：Autoimmunity 35：319-327，2002
9) 日本皮膚科学会学術委員会：日皮会誌：176-177，1994
10) 後藤 浩 他：日本白内障学会誌：42-48，2001
11) Matsuo T et al.：Am J Ophthalmol 124：36-39，1997
12) 中野 栄子 他：日眼会誌：64-68，1997
13) Yokoi N et al.：Am J Ophthalmol 122：825-829，1996
14) Gleich GJ et al.：Adv Immunol 39：177-253，1986
15) Abu-Ghazaleh RI et al.：Membrane Biol 128：153-164，1992
16) 山本 直樹 他：あたらしい眼科，359-362，2001
17) 山本 直樹：顕微鏡：286-288，2009
18) 山本 直樹：藤田学園医学会誌，101-135，2003
19) 山本 直樹 他：あたらしい眼科，653-658，2002

XIII-2. 誘発白内障

畔 満喜, 義澤 克彦, 螺良 愛郎
関西医科大学病理学第二講座

キーワード
水晶体, 白内障, *N*-methyl-*N*-nitrosourea, エストロゲン, 放射線

1. 水晶体とは

　水晶体は正常では透明な両凸のレンズであり, 主に屈折・調節と紫外線の吸収といった役割を担っている。成人で赤道径は約 9.0mm, 前後径は約 4.0m を呈し, 前極面の曲率が後極面より大きい。組織学的には水晶体嚢, 水晶体上皮細胞, 水晶体線維細胞から構成され, 水晶体線維細胞は周辺部の水晶体皮質と中心部の水晶体核に分けられる。水晶体嚢は人体の中で最も厚い水晶体上皮の基底膜で, 前極部側を前嚢, 後極部側を後嚢とよぶ。水晶体上皮細胞は前嚢直下に一層に並び, 分裂しながら赤道部, さらに中心部に向かって移動し, 脱核して水晶体線維細胞となる。しかし, 水晶体線維細胞には細胞内小器官は存在し, 細胞の代謝を行っている。水晶体の周辺部を皮質とよび, 中心部は核とよぶ[1]。

2. 水晶体における代謝と白内障

　水晶体では様々な代謝が行われている。水晶体細胞の主たるエネルギー源はグルコースで, 特に赤道部水晶体上皮細胞の線維細胞への分化と形成に必要であり, 房水中から水晶体に取り込まれる。また, 水晶体赤道部では生涯を通じて水晶体上皮細胞から水晶体線維細胞に分化するためタンパク質合成が必要であり, その源であるアミノ酸も房水中から取り込まれている。水晶体タンパク質は水溶性で, ほとんどがクリスタリンである。水晶体はタンパク質含有量が総重量の約 1/3 と高く, これにより高屈折性と透明性を保っている[1]。
　加齢・紫外線・糖尿病を代表とする代謝性疾患など様々な要因により, 水晶体可溶性タンパク質が凝集・会合と高分子量タンパク質の出現・増加により変性する。そして可溶性タンパク質がアルブミノイドとよばれる不溶性タンパク質に変化して不透明化すると, 水晶体は混濁をきたす[1]。水晶体が混濁した状態を白内障という。

3. 薬剤誘発白内障

　実験的にアルキル化剤である *N*-methyl-*N*-nitrosourea (MNU) を動物に投与することにより白内障を誘発することができ (図1), 病態の推移を経時的に観察することができる。
　MNU は標的細胞である水晶体上皮細胞に DNA のメチル化付加体 (7-メチルデオキシグアノシン:7-medGua) を形成し, DNA 修復が不可能な場合, 細胞はアポトーシスに陥る。新生仔動物では雌雄差なく水晶体上皮細胞は成獣のそれより MNU に対して高感受性である。100mg/kg MNU を出生 15 日齢の Sprague-Dawlay ラットの腹腔内に単回投与すると,

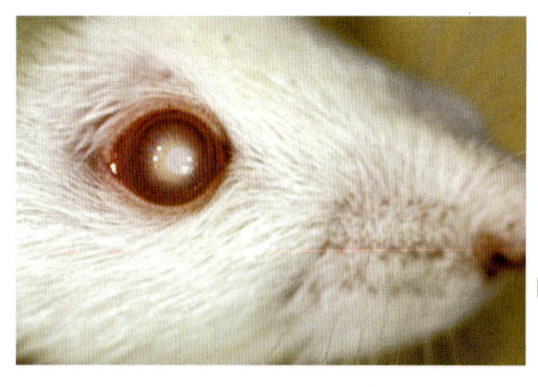

図1 新生仔SDラットにMNUを単回投与して誘発された成熟白内障の肉眼像

水晶体全域が白色混濁（opacity）を呈する。

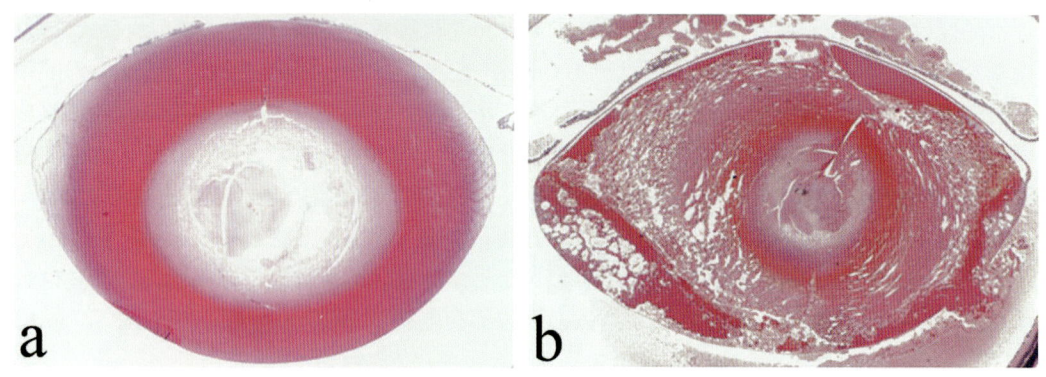

図2 15日齢SDラットに100mg/kg MNUを単回投与して誘発された成熟白内障のHE像

a：無処置対照レンズ，b：MNU投与1ヶ月後のレンズ（ルーペ拡大像）。

水晶体上皮細胞に7-medGua形成が形成され，DNA合成が抑制され，アポトーシスが惹起される。次いで，水晶体囊の剝離，水晶体線維の膨化，断裂，液化，液胞形成と続き，水晶体上皮の筋線維芽細胞化生や石灰化などの変化が出現して，1ヶ月といった短期間で成熟白内障が誘発される[2]（図2）。

4．女性ホルモンと白内障

疫学的には，更年期以後の女性は同年代の男性に比べて白内障のリスクが高い。女性は思春期になると下垂体ホルモンの刺激により卵巣からエストロゲンの分泌が劇的に増加するが，エストロゲンの分泌は加齢とともに徐々に減少してゆき，更年期後は更年期前に比して体内エストロゲン濃度の減少をみる。水晶体上皮細胞にはエストロゲンレセプターが発現していることから，白内障にはエストロゲンの影響が考えられる。成獣を用いた人工誘発白内障モデルはエストロゲンの役割の解明に有用である。

5週齢の雌Lewisラットに卵巣摘出を行い2週間後にMNUを投与し，37週齢時まで観察すると，卵摘群では非摘出群に比べてMNU誘発白内障の程度が有意に軽減される[3]。しかし逆に7週齢雌Sprague-Dawleyラットに卵摘を施し，エストロゲン補充群（血清エストロゲン値は卵巣保有ラットに相応）と非補充群の2群を作製して32週齢時まで観察

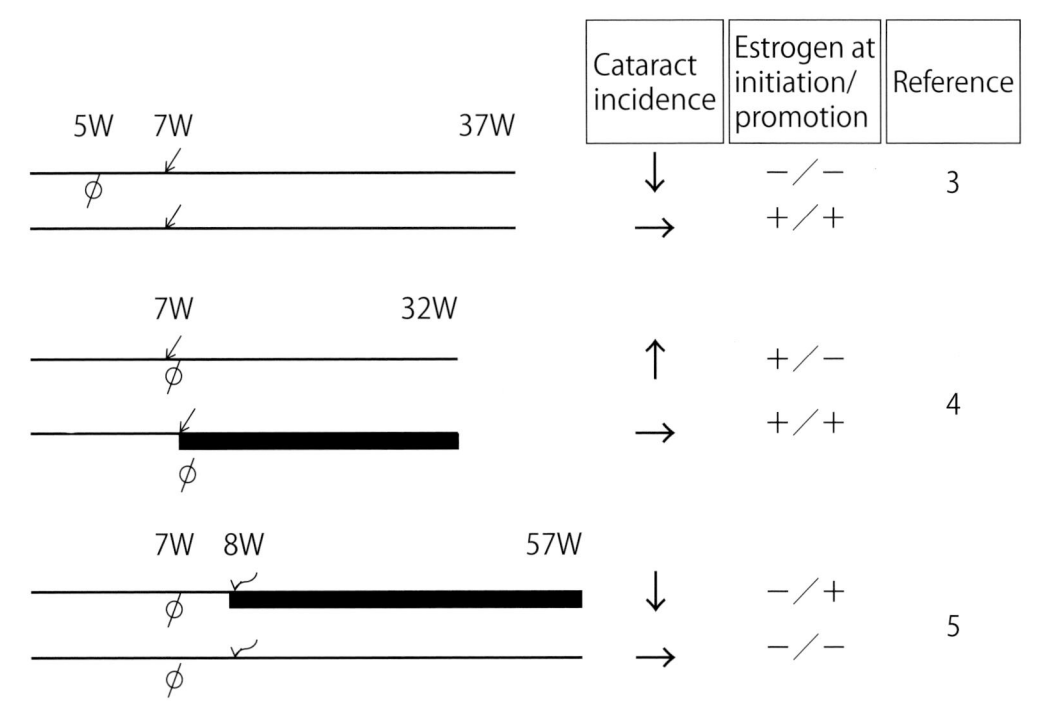

図3 白内障に対するエストロゲンの影響

イニシエーション期のエストロゲンの不足とプロモーション期のエストロゲンの充足が白内障の抑制にかかわっている。

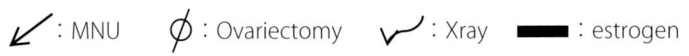

↙：MNU　⌀：Ovariectomy　✓：Xray　■：estrogen

すると，エストロゲン非補充群で白内障は増悪した[4]（図3）。エストロゲン作用をイニシエーション期とプロモーション期に区別すると，イニシエーション期にエストロゲンが通常の雌ラット程度存在すれば白内障が増悪し，去勢して減少しておれば軽減すると考えられる。一方，放射線照射により人工的に白内障を誘発することが可能であるが，7週齢Sprague-Dawleyラットに卵摘を施し，8週齢に放射線照射により白内障を誘発し，エストロゲン補充群と非補充群を作製して57週齢時まで観察すると，プロモーション期のエストロゲン補充群では白内障の抑制をみた[5]。よってイニシエーション期のエストロゲンの欠乏とプロモーション期のエストロゲンの充足は白内障の抑制に働く。ヒトでの白内障誘発因子の暴露時期の同定は困難ではあるが，体内エストロゲン値は白内障の発症に影響をおよぼすことが示唆される。

文　献

1) 長田 正夫 他：眼科学：201-204，文光堂，東京，2002
2) Tsubura A et al.：Anim Eye Res 24：1-8, 2005
3) Miki K et al.：In Vivo 20：5-10, 2006
4) Bigsby RM et al.：Proc Natl Acad Sci USA 94：9328-9332, 1999
5) Dynlacht JR et al.：Radiat Res 170：758-764, 2008

XIII-3. 薬剤誘発網膜変性

畔　満喜，義澤 克彦，螺良 愛郎
関西医科大学病理学第二講座

キーワード

網膜変性，*N*-methyl-*N*-nitrosourea，アポトーシス，視細胞，網膜色素変性症

1. ヒト網膜色素変性症

　網膜色素変性症（retinitis pigmentosa）は夜盲・視野狭窄・視力低下を主な症状とする原発性・両眼性・進行性かつ遺伝性の疾患である。遺伝形式は常染色体劣性・常染色体優性・X連鎖性の3つの形式をとるが，家族歴の証明されない孤発例も半数近くにみられる。現在ロドプシン遺伝子，ペリフェリン/RDS遺伝子など一部の原因遺伝子が判明しているが[1]，原因遺伝子の種類の多いのが本疾患の特徴で，いまだ有効な治療法はない。

　眼底変化は，網膜色素上皮の粗造化・網膜血管の狭細化から始まり，進行すると赤道部から中間周辺部にかけて骨小体様色素沈着を伴う網膜変性が生じ，やがて後極部にも進行する[2]。組織学的にはアポトーシスに起因する視細胞の選択的な消失に始まり，二次的に網膜色素上皮細胞の遊走による網膜内血管周囲への集簇を生じる。なお傷害は網膜外層に限局し，網膜内層にはほとんど変化はみられない。

2. 網膜色素変性症の動物モデル

　遺伝子異常により視細胞のアポトーシスを介する網膜変性を生じる動物モデルが知られている。rd（retinal degeneration）遺伝子を保有するマウスはホスホジエステラーゼのβサブユニットの欠損を認め，早い経過で病変が進行して生後3週齢には視細胞の消失をみる。rds（retinal degeneration slow）遺伝子を保有するマウスはペリフェリン/rds遺伝子の変異を認め，2週齢に始まり1年におよぶ極めて緩徐な経過で視細胞の消失をみる。なお，紫外線照射あるいは特定の薬剤投与により人工的に網膜変性を誘発することができる。

3. MNU誘発網膜変性

　アルキル化剤である*N*-methyl-*N*-nitrosourea（MNU）は，スンクス，マウス，ラット，ハムスター，サルといった広範な動物種の視細胞に選択的にアポトーシスを惹起し，1週間といった短期間で消滅に至らしめる（図1）。視細胞死がアポトーシスに依ることはヒト網膜色素変性と共通の機構である。

　ラットに75mg/kg MNUを単回腹腔内投与すると，投与12, 24時間後にDNA付加体（7-メチルデオキシグアノシン：7-medGua）の発現が視細胞に選択的にみられ，3日の経過でポリ（ADP-リボース）ポリメラーゼ（PARP）の過剰発現をきたし，ニコチンアミドアデニンジヌクレオチド（NAD$^+$）の枯渇をみる[3]。なお，PARPは転写因子であるNF-κB

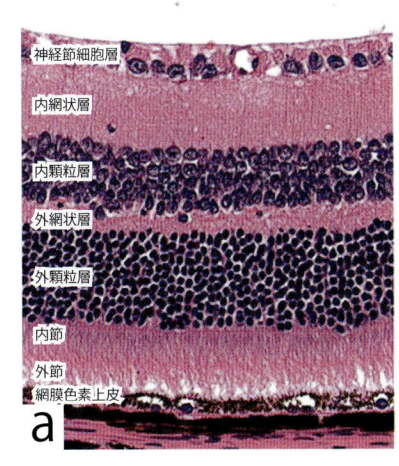

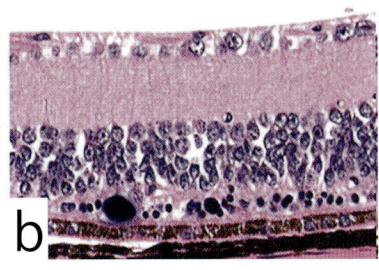

図1 *N*-methyl-*N*-nitrosourea（MNU）を C57BL マウスに単回投与して誘発された網膜外層の変性・萎縮像（× 400）

a：無処置対照動物。
b：MNU 投与動物。網膜外層がほぼ消失しており，残存する外顆粒層には視細胞の核濃縮像や変性した核の凝集像（ヘマトキシリン小体）がみられるが，色素上皮細胞層には異常はない。メタカルン固定，HE 染色。

の発現低下や JNK 経路の転写因子である c-Jun や c-Fos の発現上昇を介してアポトーシスを促進する。この間，アポトーシス関連タンパクの動態は，MNU 投与 12 時間でアポトーシスに抑制的な Bcl-2 タンパクの発現抑制，24 時間でアポトーシスに促進的な Bax タンパクの発現亢進と 3 日でカスパーゼ -3, -6, -8 の活性化がみられる。なお，視細胞ではアポトーシスに特徴的な核濃縮像がみられ，タネル（TUNEL）染色陽性所見が出現する。よって，MNU 誘発視細胞アポトーシスは，視細胞における DNA 付加体形成に始まり，PARP の過剰発現による NF-κB や JNK 経路を介してアポトーシスの調節や実行にかかわる Bcl-2 ファミリータンパクの発現変化やカスパーゼファミリータンパクの活性化に作用している[3]。なお，視細胞アポトーシスは p53 非依存的である[4]。

4. MNU 誘発網膜変性とその病態制御

アポトーシスにかかわる分子を阻害することにより，病態制御が可能である。ビタミン B₃ 複合体であるニコチン酸アミド（NAM）は PARP 阻害作用を示すとともに NAD⁺の前駆体でもあり，また血流増加作用も有する。ラットに 60mg/kg MNU 投与と同時に 1000, 25, 10mg/kg NAM を皮下投与すると網膜変性が抑制される（図2）。なお，1000mg/kg NAM を MNU 投与 4 あるいは 6 時間後に与えても抑制効果をみたが，12 時間後では無効であった[5]。また，より選択的な PARP 阻害剤である 3-アミノベンザマイド（3 - AB）の 50 あるいは 30mg/kg を MNU と同時に皮下投与しても有意な抑制をみたが，10mg/kg では有意な抑制はみない。さらに，カスパーゼ 3 の阻害剤である Ac-DEVD-CHO をラット

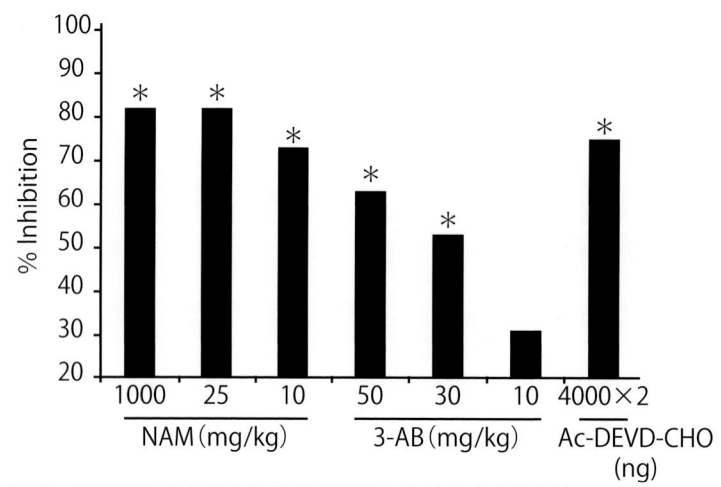

図2 視細胞比率よりみた後極部網膜における病変抑制率

視細胞比率とは視細胞層厚／全網膜厚×100により計算し，病変抑制率とは［視細胞比率（薬剤処置動物−無処置動物）／視細胞比率（薬剤処置動物）］×100　により算出した。

NAM：ニコチン酸アミド，3-AB：3-アミノベンザマイド，Ac-DEVD-CHO：カスパーゼ3阻害剤。
＊は無処置対照群に比して$p < 0.01$

の硝子体内に投与することにより有意な病変抑制をみる。また，視細胞に豊富に存在し視細胞の成長や分化に必須であるドコサヘキサエン酸を混餌投与するとアポトーシス調節分子に作用して網膜変性の発症が抑制される。以上，MNU誘発網膜変性動物モデルは，短時間に，しかも確実に病態が形成されることから，新規治療薬の薬効評価スクリーニング系として利用できる[3〜5]。

文　献

1) 田上 伸子：眼科学：382-385, 文光堂, 東京, 2002
2) 和田 裕子：眼科　48：1619-1627, 2006
3) 義澤 克彦 他：日本眼科学会雑誌　109：327-337, 2005
4) Yoshizawa K, et al.：Mol Vis 15：2919-2925, 2009
5) Tsubura A, et al.：Histol Histopathol 25：933-944, 2010

XIII-4. 脈絡膜新生血管

髙橋 寛二
関西医科大学眼科学講座

キーワード

脈絡膜新生血管，血管新生黄斑症，加齢黄斑変性，ポリープ状脈絡膜血管症，血管内皮増殖因子，網膜色素上皮

脈絡膜新生血管 choroidal neovascularization (CNV) は，種々の血管新生黄斑症 neovascular maculopathy の病態の中心となる病変であり，脈絡膜血管から発生した新生血管のことを指す。CNV は眼底黄斑部の網膜色素上皮下，網膜下に発育して中心視機能の低下を招く。代表的疾患として，人口の高齢化に伴って我が国でも増加が著しい滲出型加齢黄斑変性，アジア諸国に多い強度近視患者にみられる近視性脈絡膜新生血管，若年者にみられる特発性脈絡膜新生血管，網膜色素線条にみられる血管新生黄斑症などがある。

CNV が黄斑部に発生すると出血，滲出をきたし，感覚網膜，特に視細胞の障害を惹起する。自覚症状として変視症，視力低下，中心暗点などがあらわれ，両眼に発症すると読字・書字困難により社会的失明と生活の質の著しい低下を招く。加齢黄斑変性は視覚障害の原因疾患の中で欧米では第 1 位，我が国では第 4 位であり，決して少ない疾患ではない。CNV は網膜色素上皮（RPE）－ブルッフ膜－脈絡膜の複合体の異常によって発生するもので，黄斑疾患の専門家 Gass によって組織学的に RPE 下に発育するもの（1 型新生血管）と RPE を貫いて網膜下に発育するもの（2 型新生血管）に分類されている[1]。

1. 1 型新生血管

1 型新生血管は滲出型加齢黄斑変性で非常に多くみられる病変である。臨床的には軟性ドルーゼンといわれる病変が前駆病変として重要である。組織学的には RPE の加齢性変化によって RPE 基底側の細胞外に沈着した basal deposit が CNV の発生素地として重視されている。Basal deposit は 2 種に分けられ，組織学的に RPE の細胞膜と基底膜の間に沈着したものは basal laminar deposit，RPE の基底膜下（ブルッフ膜の内膠原線維層）に沈着したものは basal linear deposit とよばれる[2]。RPE は視細胞外節を常に貪食消化しているが，加齢や酸化ストレスによって機能低下がおきると十分な消化が不可能となり，細胞残渣や基底膜様物質の沈着が細胞外に起こるとされている。RPE は血管新生促進因子のうち最も重要な増殖因子として知られている血管内皮増殖因子（VEGF），血管新生抑制因子として注目されている色素上皮由来因子（PEDF）を恒常的に発現しているが，そのバランスの崩れによって CNV が発生するという考えがある。近年，basal deposit やドルーゼンにアミロイド β の病的な蓄積が証明されており[3]，それに続発する RPE の機能不全から VEGF の発現亢進がおきて血管新生が発生する機序が示唆されている。一方，加齢黄斑変性患者の疾患感受性遺伝子の研究から，補体活性化の代替経路の抑制因子である補体因子 H の一塩基多型が発症に強く関与することが指摘されており[4]，補体の活性化を通じた慢

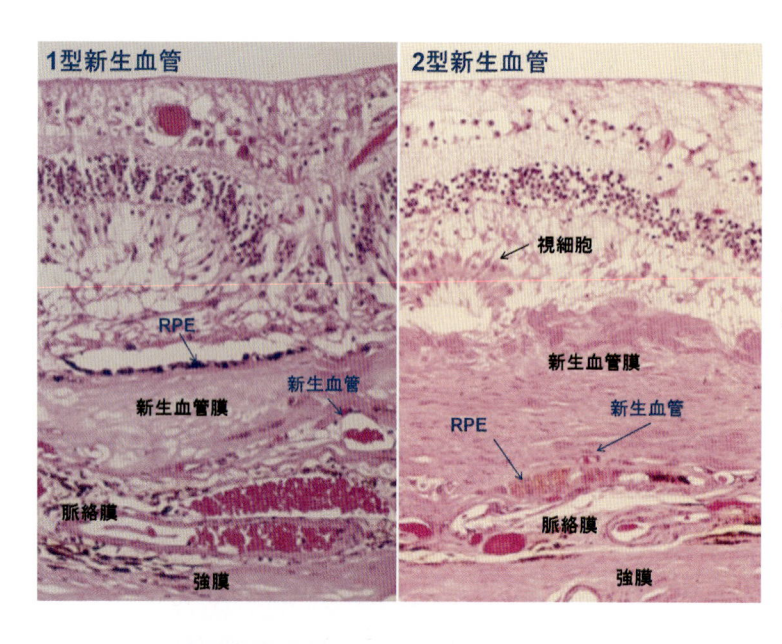

図1　1型新生血管と2型新生血管の光顕所見（HE染色，×240）

1型新生血管は網膜色素上皮（RPE）下，2型新生血管は網膜下に発育するCNVである。新生血管はいずれも強い線維化をきたしており，視細胞は極端に減少，消失している。

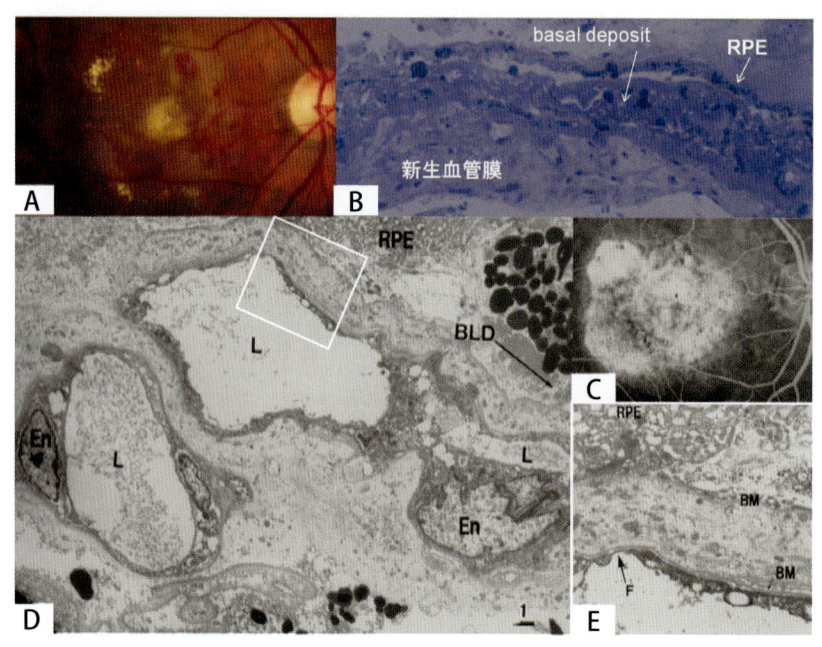

図2　1型新生血管の臨床―病理相関

A：眼底所見：1型新生血管は眼底ではRPEの隆起としてみられ，周囲に出血と滲出を伴っている。

B：摘出標本の光顕所見（トルイジンブルー染色，×240）：RPE下にbasal depositがみられ，その深部に新生血管がみられる。

C：フルオレセイン蛍光眼底造影所見：1型CNVは顆粒状過蛍光を示す。

D：電顕所見：成熟した毛細血管がRPE直下にみられる。RPE下にはbasal linear deposit（BLD）がみられる（L：新生血管の血管腔，En：血管内皮細胞）。

E：図Dの白線部の拡大：新生血管の内皮細胞は胞体が薄く，窓形成（F）がみられる。

性炎症細胞の浸潤がブルッフ膜の病的変化をまねき，CNV の RPE 下，網膜下への侵入を促進すると考える学説がみられる．

　臨床的に 1 型新生血管は RPE 下で発育するため発見が遅くなりがちである．眼球摘出標本や硝子体手術時の摘出標本でみられる 1 型新生血管は，血管内皮細胞の胞体が薄く，時に fenestration を持つ，脈絡膜毛細血管類似の管腔の発達した毛細血管としてみられることが多い．アジア諸国に特に頻度が高いとされているポリープ状脈絡膜血管症は，RPE 直下に比較的太い異常な血管網と，その先端部に海綿状に拡張した異常血管塊（ポリープ状病巣）が発育する疾患であり，滲出型加齢黄斑変性の特殊型として位置づけられており，この異常血管は 1 型新生血管の発育形態のひとつと考えられる．ポリープ状病巣では，組織学的に RPE の基底膜直下に多重の基底膜を有し，変性した血管内皮細胞を持つ拡張血管が海綿状構造をもってみられ，時に血管内腔は血栓で閉塞している．

2．2 型新生血管

　網膜色素上皮を貫いて網膜下で発育する 2 型新生血管は，滲出型加齢黄斑変性の一部や，先に述べた他の血管新生黄斑症の主病態としてみられる．2 型新生血管は，眼底では網膜

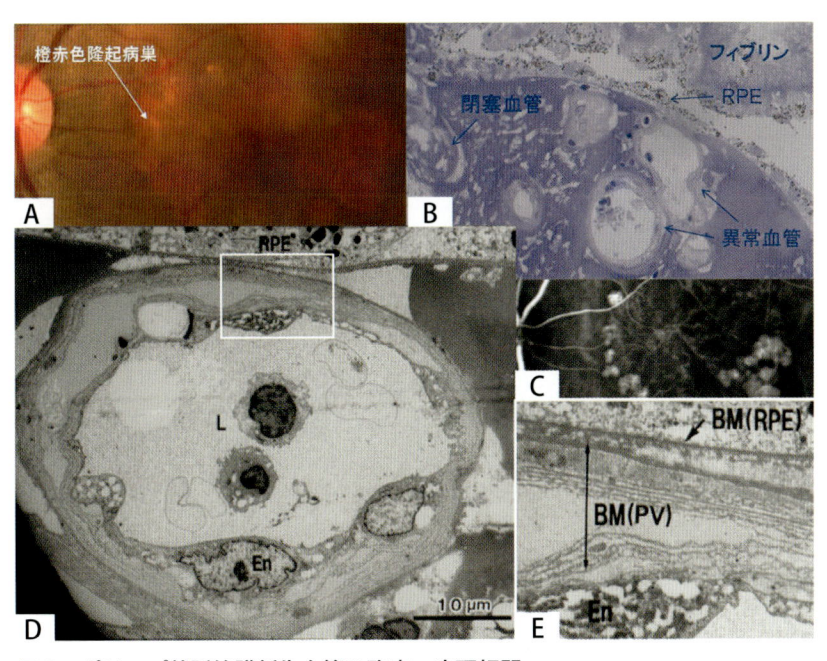

図 3　ポリープ状脈絡膜新生血管の臨床－病理相関
　　A：眼底所見：橙赤色隆起病巣がみられる．
　　B：摘出標本の光顕所見（トルイジンブルー染色，×240）：RPE のドーム状隆
　　　　起の直下に太く拡張した異常血管がみられる．
　　C：インドシアニングリーン蛍光眼底造影：異常血管網の先端部にポリープ状
　　　　病巣がみられる．
　　D：電顕所見：RPE の基底膜直下に異常に拡張した血管がみられる（L：血管腔）．
　　E：図 D の白線部の拡大：異常血管の基底膜 BM (PV) は多重化しており，内皮
　　　　細胞 (En) は変性している．BM (RPE) は RPE の基底膜．

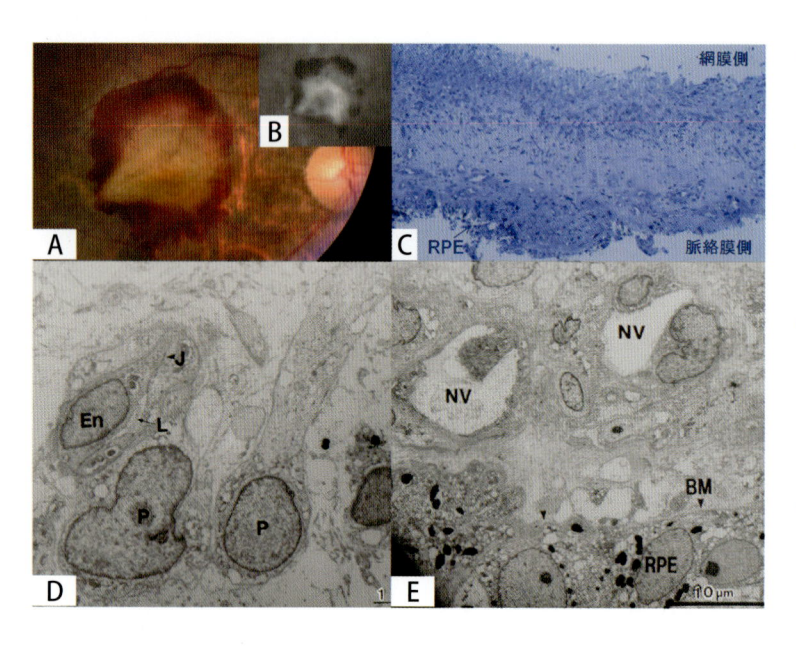

図4　2型新生血管の臨床－病理相関

A：眼底所見：網膜下に灰白色病巣と出血がみられる。
B：フルオレセイン蛍光眼底造影：CNVが明瞭に検出される。
C：摘出標本の光顕所見（×240）：厚い新生血管膜であり，脈絡膜側にRPEの付着と新生血管の管腔形成がみられる。
D：新生血管先進部の電顕所見：幼弱な血管内皮細胞（En）が狭い管腔（L）を形成している。周皮細胞（P）が多数みられる。
E：新生血管基底部の電顕所見：やや成熟し，管腔を形成した新生血管（NV）が多数みられる。

下での出血，滲出によって視細胞に直接障害をおよぼしやすいため，発症が急速で視力低下も強い。人眼の摘出標本でみられる活動期の2型新生血管の組織像では，新生血管の先進部では厚い胞体と狭い血管内腔，そして未発達な細胞間結合装置を持つ非常に幼弱な血管の形態を示す。また，血管内皮細胞周辺には大きい周皮細胞やリンパ球，マクロファージなどの慢性炎症細胞がみられる。RPEに近い基底部では，血管腔が広くなり，やや成熟した毛細血管の像を示すことが多い。2型新生血管の周囲には通常大量のフィブリンがみられ，これが眼底でみられる灰白色の滲出斑の成因になっている。2型新生血管は，長期間経過すると線維化が進行し，脈絡膜線維芽細胞や線維芽細胞様に化生したRPEから産生される多量の膠原線維が成熟した新生血管の周囲にみられるようになる。

近年，以上のような血管新生黄斑症の治療として，光感受性物質ベルテポルフィンの静脈内注射と非熱レーザーの病巣への照射によってCNVを血栓で閉塞させる光線力学的療法（PDT），VEGFアプタマーであるペガプタニブ，抗VEGF中和抗体であるラニビズマブ，ベバシズマブの硝子体内注入（抗VEGF療法）が盛んに行われ，一定の視力改善と視力の安定化が得られるようになった。

文　献

1) Gass JDM, et al.：Am J Ophthalmol 118：285-298, 1994
2) Loeffler KU, et al.：Graefe's Arch Clin Exp Ophthalmol 224：493-501, 1986
3) Johnson LV, et al.：Proc Natl Acad Sci USA 99：11830-11835, 2002
4) Edwards AO, et al.：Science 308：421-424, 2005

索引

【数字】
2型糖尿病　209

【A】
adenoid cystic carcinoma（ACC）　278
adhesion pedestal　98
AIDS　51
Anaplastic ependymoma　162
anti-neutrophil cytoplasmic autoantibody（ANCA）　218
Antoni A 型　173
Antoni B 型　174
APC 遺伝子　79
APC タンパク質　79
AQP　247
　──4　247
ARC 症候群　224
Astrocytoma　150, 154
atypical polypoid adenomyoma（APA）　325
Atypical teratoid/rhabdoid tumor　165
autoimmune hepatitis（AIH）　129
autosomal dominant polycystic kidney disease（ADPKD）　215

【B】
BP180　229

【C】
caspase 3　13
CD117（c-kit）　95
CD34　37, 95
CEDNIK 症候群　223
central nervous system primitive neuroectodermal tumor　165
Central neurocytoma　163
chicken wire pattern　157
choriocarcinoma　329
choroidal neovascularization（CNV）　357
Choroid plexus epithelial cyst　179
CIN　16
clear vesicles　163
Colloid cyst of the third ventricle　179
complete hydatidiform mole　328
CYP17　347
cytotubular structure（CTS）　51
C 型肝炎　112
C 型慢性肝炎　112

【D】
dense core vesicles　164
DNA マイクロアレイ　296
Ductal carcinoma　299
Dysgerminoma　317
dystrophin　247

【E】
early hepatocellular carcinoma　139
Embryonal carcinoma　318
embryonal tumors　165
Endodermal cyst　179
endometriosis　323
Ependymal cyst　179
Ependymoma　160
epithelioid trophoblastic tumor　330
Extraventricular neurocytoma　163
E カドヘリン　142

【F】
familial adenomatous polyposis（FAP）　79
Farber 病　23

【G】
Gastrointestinal stromal tumor（GISfT）　95
Gaucher 病　23
GBM 説　201
Glioblastoma　150, 154
glycocalyx　98
growth hormone releasing hormone（GHRH）　343

【H】
H-lamp-2-ANCA　219
H^+,K^+-ATPase　101
Helicobacter heilmannii　101
Helicobacter pylori（HP）　98
HELMET 法　69, 70
HER2　13
honeycomb appearance　157, 163
HPV　302, 303
HSD3B　347
Human Immunodeficiency Virus（HIV）　51
human monoclonal antibody against müllerian duct-related carcinoma（HMMC-1）　306
hydatidiform mole　328
Hyperplastic foci　140

【I】
IL-22　245
In situ hybridization（ISH）法　66
invasive hydatidiform mole　329

【J】
Juxta-oral organ　287

【K】
Ki-67　13

【L】
late onset hepatic failure（LOHF）　104
leukoplakia　274
Lobular carcinoma　300

【M】
major basic protein（MBP）　349
matrix-assisted laser desorption/ionization（MALDI）　61
Matrix metalloproteinases（MMPs）　277
medulloblastoma　165
micro RNA 異常　17
minigemistocyte　158
MPO-ANCA　218
MSI　16

【N】
N-methyl-*N*-nitrosourea（MNU）　351，354
neovascular maculopathy　357
Netherton 症候群　224
neurocytoma　163
Neuroepithelial cyst　179
neuropathy　183
neutrophil extracellular traps（NETs）　220
NF2 遺伝子　174
Non-gestational choriocarcinoma　319
Nonalcoholic steatohepatitis（NASH）　145

【O】
O-glycan　307
occludin　285
oral cancer　275
oral squamous cell carcinoma　275

【P】
palisading　173
partial hydatidiform mole　329
periodontal disease　257
pervasive developmental disorders（PDD）　186
Pindborg 腫瘍　271

PKD タンパク　216
placental site trophoblastic tumor　330
platelet rich plasma（PRP）　242
pleomorphic adenoma（PA）　277
polycystin　216
Polyembryoma　318
PR3-ANCA　218
precancerous lesion　274
Primary Sclerosing Cholangitis（PSC）　127
Propionibacterium acnes（*P. acnes*）　232

【R】
Rathke cleft cyst　179
retinitis pigmentosa　354

【S】
secretion　331
stromal cell　176
Synaptophysin　164

【T】
Tamm-Horsfall 糖タンパク（THP）　205
Teratoma　319
Thymidine phosphorylase（TP）　88
TIP-Dc/Th17 Theory　244
trans-Golgi network（TGN）　331
tubuloreticular pattern（TRP）　51
TUNEL 法　13

【U】
Uromodulin　205
uterine myoma　321

【V】
Vascular endothelial growth factor（VEGF）　174
VHL 遺伝子　178
V 型プロトンポンプ　48
　——インヒビター　49

【W】
Weiss の criteria　346
WHO classification　299
WHO 分類　150，154
Wilson 病（WD）　133
Wnt シグナル伝達系　79

【Y】
Yolk sac tumor　318

【Z】
zoonosis　101

【あ】

アクアポリン　247
　　　──4　247
アトピー性皮膚炎　225, 348
アトピー白内障　348
アドヘレンス結合　56
アポクリン癌　13
アポトーシス　12, 27, 29, 124, 354
アミロイドーシス（ア症）　23
アルコール性肝障害（ALD）　120
アルコール性肝線維症　120
アルコール性脂肪肝　120
アルブミン　203
アレルギー性鼻炎　148

【い】

胃　98
　　　──癌　88
異形成　303
異型性髄膜腫　170
移行性髄膜腫　169
萎縮性カンジダ症　281
移植片対宿主病　183
異所性灰白質　189
イソシゾマー性　70
胃底腺壁細胞　83
遺伝子　194
　　　──異常　16
　　　──導入法　19
　　　──プロファイル　296
　　　──変異　227
遺伝性鉄過剰症　138
遺伝性皮膚疾患　225
陰性対照実験　68
インテグリン　143
インプラント　262

【う】

ウイルス　198
　　　──肝炎　117
　　　──性肝炎　120
ウイルソン病　133
齲蝕　259
　　　──原性細菌　260

【え】

壊死性糸球体腎炎　219
エストロゲン　124, 352
エタノール代謝　121
エナメル質　259
　　　──形成障害　255
　　　──形成不全　254
エナメル上皮腫　269

エピジェネティクス　70, 336
炎症性角化症　244
炎症性歯原性上皮嚢胞　267
円柱　205

【お】

オートファジー　30
オッセオインテグレーション　262

【か】

界面　262
化学発癌剤　290
化学予防　293
角化　225
　　　──異常　233
　　　──症　221
　　　──嚢胞性歯原性腫瘍　272
角層　225
拡張型心筋症　199
下垂体　338
　　　──細胞　342
　　　──腫瘍　343
　　　──前葉ホルモン　331, 342
化生性髄膜腫　170
家族性腺腫性ポリポーシス　79
活性酸素　112
滑脳症　189
顆粒膜　314
　　　──細胞腫　313
加齢　251
　　　──黄斑変性　357
肝移植　107
肝硬変　116
幹細胞　236
肝細胞　145
　　　──癌　142
含歯性嚢胞　266
間質細胞　176
　　　──腫瘍　314
肝星細胞　118
関節リウマチ　15
乾癬　244
肝線維化　146
肝線維症　109
眼底変化　354
癌肉腫　74
肝不全　104

【き】

奇形腫　319
義歯性口腔カンジダ症　281
奇胎　328
基底細胞　296

基底膜　201
ギナンドロブラストーマ　315
偽膜性カンジダ症　280
ギャップ結合　56, 338
急性肝不全　104
急性心筋炎　198
急性創傷　241
急性発症型　129
急速凍結　73, 209
　　──ディープエッチング（QF-DE）　73
共焦点レーザー顕微鏡　128
莢膜細胞腫　314
魚鱗癬　223, 225
筋ジストロフィー　247
金製剤　25
筋線維芽細胞　44
筋層内子宮腺管腔　325

【く】

グラニン　331
グリオーマ（glioma）　150, 154
クリスタリン封入体　145
クローナリティー　321

【け】

劇症肝炎　104
血管芽腫　176
血管腫性髄膜腫　169
血管新生黄斑症　357
血管内皮細胞　176, 359
血管内皮増殖因子（VEGF）　144, 174, 357
結合組織界面　264
結節性硬化症　189
ゲニスタイン　294
ケラチノサイト　244
ケラチン15　238
ケロイド　243
原因遺伝子　343
原始性嚢胞　266
原発性アルドステロン症　345
原発性硬化性胆管炎　127
原発性胆汁性肝硬変（PBC）　124

【こ】

口蓋扁桃　284
膠芽腫　155
抗癌剤　195, 254
口腔癌　275
口腔カンジダ症　280
口腔粘膜　287
口腔扁平上皮癌　275

口腔傍器官　287
抗好中球細胞質抗体　218
好酸球顆粒タンパク質　349
甲状腺　334
　　──癌　336
　　──腫瘍　335
　　──濾胞状病変　38
光線療法　245
酵素抗原法　15
硬組織　259
好中球　98
　　──細胞外捕捉　220
紅板症　274
紅斑性カンジダ症　281
抗病原体特異抗体　14
興奮性神経細胞　192
広汎性発達障害　186
コクサッキーB群ウイルス　198
骨界面　262
骨格筋細胞　247
骨粗鬆症　252
骨梁　252
コラーゲン　109, 116
ゴルジ装置　145

【さ】

サイトカイン　125, 233, 286
サイトグロビン　46
細胞外基質　10
細胞外マトリックス（ECM）　116, 338
細胞間結合装置　213
細胞間接着装置　54
細胞機能　339
細胞骨格　212
細胞質内線維　10
細胞傷害　26
細胞障害　350
細胞接着　338
　　──因子　339
細胞増殖　12
細胞内局在化法　66
細胞内小管　101
細胞内小器官　10
細胞内分泌細管　84
細胞分化　342
細胞膜　10
細胞遊走　192
裂脳症　189
痤瘡　232
雑種形成　66
砂粒腫性髄膜腫　169
酸分泌活性　83

【し】

子宮筋腫　321
子宮頸癌　302
子宮腺筋症　325
子宮体癌　306
糸球体腎炎　205
子宮内胎仔脳遺伝子導入法　192
子宮内膜　327
　　──症　323, 325
歯原性腫瘍　254, 269
歯原性嚢胞　266
自己免疫疾患　334
自己免疫性肝炎　129
自己免疫性水疱症　229
歯根嚢胞　267
視細胞　354
歯周炎　258
歯周組織　257
歯周嚢胞　267
歯周病　257
　　──原細菌　258
視床下部ホルモン　343
自然免疫　124, 232
質量顕微鏡法　61
質量分析法　61
シナプス　186
　　──伝達　79
歯肉炎　258
自閉症　186
重金属　27
十二指腸 GIST　95
周皮細胞　176
絨毛癌　329
軸索変性　184
腫　瘍　37
　　──被膜　38
シュワン細胞　172
上衣腫　160
上衣性嚢胞　179
漿液性腺癌　310
消化吸収　91
小管小胞　84
硝子円柱　205
常染色体優性遺伝多発性嚢胞腎　215
常染色体劣性遺伝多発性嚢胞腎　215
小　腸　91
　　──吸収上皮細胞　91
上皮界面　263
上皮性卵巣癌　309
小胞体　145
心筋傷害　195
神経終末　287

神経上皮性嚢胞　179
神経鞘腫　172
人工肝補助療法　107
腎糸球体　209
浸潤性小葉癌　301
尋常性痤瘡　232
尋常性天疱瘡　229
神経鞘腫症　172
侵入胞状奇胎　329

【す】

髄芽腫　165
水晶体　351
髄膜腫　170
髄膜皮性髄膜腫　168
スケノイド線維（SF）　73
ステロイド細胞腫瘍　315
スリット説　201
スリット膜　212

【せ】

星細胞腫　154
性索間質性腫瘍　313
性索腫瘍　315
生体内凍結技法　59
生体発光イメージング　19
成長ホルモン放出ホルモン　343
生物学的製剤　244
脊索腫様髄膜腫　170
石灰化歯原性嚢胞　272
石灰化上皮性歯原性腫瘍　271
石灰化嚢胞性歯原性腫瘍　272
線維化　120
線維芽細胞　37
線維腫群腫瘍　314
線維性髄膜腫　169
前癌病変　274
腺腫様歯原性腫瘍　271
腺性歯原性嚢胞　266
潜伏期間　33
全胞状奇胎　328
線　毛　40
　　──病　41
腺様嚢胞癌　278

【そ】

早期肝細胞癌　139, 144
臓器線維症　44
走査電子顕微鏡　86
巣状糸球体硬化症　202
創傷治癒　240

層板顆粒　221, 226
足細胞　212
側方発育型大腸腫瘍　86

【た】

第3脳室コロイド囊胞　179
胎芽性癌　318
退形成星細胞腫　155
退形成性上衣腫　162
退形成性髄膜腫　170
胎児性腫瘍　165
代謝疾患　22
大腸癌　14, 16, 79, 88
大腸腫瘍　86
タイト結合　54, 148, 285
タイトジャンクション　128
大脳皮質　192
　　──形成障害　189
胎盤部トロホブラスト腫瘍　330
唾液腺　287
　　──腫瘍　277
多形腺腫　277
多血小板血漿（PRP）　242
　　──療法　242
多少脳回　189
多胎芽腫　318
脱髄　184
多発性囊胞腎　41, 215
胆管炎　124
胆汁　133
　　──うっ滞　127
タンパク質限定分解カスケード　13
タンパク尿　212

【ち】

チタン　262
遅発性肝不全　104
チミン二量体法　67
中枢神経系原始神経外胚葉性腫瘍　165, 167
中枢神経系内上皮性囊胞　179
中枢性神経細胞腫　163
調節性分泌経路　331
チョコレート囊腫　324

【て】

ディープエッチング（QF-DE）　73
　　──法　209
ディスジャーミノーマ　317
デスモグレイン　229
デスモゾーム　56, 221, 229
鉄　112
　　──過剰症　136

テルペン　294
電子顕微鏡　9, 251
天疱瘡　229

【と】

銅　134
糖衣　91
凍結固定法　58
凍結置換固定法　59
糖鎖抗原　307
糖原病　23
　　──性腎症　209
ときほぐし線維　184
ドコサヘキサエン酸　293
トリプルネガティブ乳癌　296
トロトラスト　34
　　──沈着症（ト症）　34
トロポニン　195

【な】

内胚葉性囊胞　179
内皮細胞傷害　219
内分泌腺　338
内膜症性囊胞　324
内膜ポリープ　325

【に】

にきび桿菌　232
二次性鉄過剰症　138
乳癌　19, 290, 293, 296, 299
乳腺　290
　　──アポクリン癌　13
　　──上皮細胞　292
乳頭状髄膜腫　170
乳頭腺管癌　299
ニューレキシン　187
ニューロパチー　183
ニューロリギン　187
尿検査　205
尿沈渣　205, 207
妊娠　290

【ね】

ネクローシス　30
ネスチン　236
ネフリン　212
ネフローゼ　201
　　──症候群　206
ネフロン癆　41

【は】

歯　254
バイオフィルム　258
胚細胞腫瘍　317
ハイドロキシアパタイト　262
ハイブリダイゼーション　68
白内障　348, 351
白板症　274
橋本病　335
バセドウ病　334
発育性歯原性上皮囊胞　266
発がん　33
　──環境　321
発達障害　186
鼻粘膜　148
バリア機能　284

【ひ】

非アポトーシス細胞死　30
非アルコール性脂肪性肝炎　145
ビオチン　12
鼻腔　148
肥厚性瘢痕　243
皮質神経細胞　192
非小細胞性肺癌（NSCLC）　95
微小囊胞性髄膜腫　170
非浸潤癌　300
非定型奇形腫様　165
ヒトモノクローナル抗体　306
非妊娠性絨毛癌　319
皮膚　240
被膜　37
表皮角層　221
表層上皮性間質性腫瘍　309
病理組織学的解析　20

【ふ】

風船化肝細胞　145
フェロポルチン病　137
副腎皮質　345
　──腺腫（APA）　345
　──微小腺腫　345
部分胞状奇胎　329
プローブ　67
プロゲステロン　321
プロトンポンプ　48
プロフィラグリン　226
分子生物学的アプローチ　252
分子生物学的解析　20
分子組織細胞化学　70
分子発癌機構　309
分泌　331
　──性髄膜腫　170

【へ】

壁在結節　176
壁細胞　83, 101
ヘプシジン　112, 136
ヘミデスモゾーム　229
ヘモクロマトーシス　136
ペリリルアルコール　294

【ほ】

放射線発がん　35
　──機構　33
胞状奇胎　328
紡錘形非上皮系細胞　37
乏突起膠腫　159
母細胞　309
補体依存性細胞障害活性　308
ポドサイト　201
骨　251
ポリープ状脈絡膜血管症　359
ホルモン受容体　13

【ま】

前処理　68
膜消化　91
膜ドメイン　212
末梢神経　183
マトリックスメタロプロテアーゼ（MMP）　109
マトリックスレーザー脱離イオン化法　61
マロリー・デンク小体　146
慢性炎症　44
慢性心筋炎　197
慢性腎不全　206
慢性扁桃炎　285

【み】

ミトコンドリア　28, 112, 146
脈絡叢上皮性囊胞　179
脈絡膜新生血管　357
ミューラー管　309

【む】

ムコ多糖類沈着症　23
無セルロプラスミン血症　137
ムチン型糖鎖　307

【め】

明細胞髄膜腫　170
明細胞腺癌　312, 324
メチル化　70
　──異常　17

免疫グロブリン吸着療法　200
免疫染色　12
免疫二重染色　128
免疫組織化学　58

【も】

毛包幹細胞　236
網膜色素変性症　354
網膜変性　354
毛隆起　237

【や】

薬剤性　195
　──心筋疾患　194
薬剤誘発白内障　351

【よ】

陽性対照実験　68

【ら】

落葉状天疱瘡　229
ラトケ嚢胞　179

ラブドイド腫瘍　165
ラブドイド髄膜腫　170
ラミニン　116
卵黄嚢腫瘍　318
卵　巣　313, 317
　──癌　306, 309
　──腫瘍　317
　──粘液性腺癌　312

【る】

類上皮トロホブラスト腫瘍　330
類天疱瘡　231

【れ】

レプリカ　73
レポーターマウス　109

【ろ】

濾胞星状細胞　331, 338

【わ】

ワクチン　305
ワルダイエル咽頭輪　284

病気の分子形態学

定価　9,500 円（税別）
2011 年 9 月 7 日　発行

編　集　日本臨床分子形態学会
発行者　大塚　忠義
発行所　学際企画株式会社
　　　　〒171-0031　東京都豊島区目白 2-5-24　第 2 平ビル
　　　　TEL 03 (3981) 7281　又は 050 (5530) 1160 (IP 電話)
　　　　e-mail：info@gakusai.co.jp
　　　　URL　　https://www.gakusai.co.jp

Ⓒ無断転用禁ず　　　　　（落丁・乱丁本はお取り替えいたします）

ISBN978-4-906514-80-9 C3047 ¥9500E